Hartman

Guía Básica
para el Cuidado por Asistentes de Enfermería

por Hartman Publishing, Inc.
con Jetta Fuzy, MS, RN

SEXTA EDICIÓN

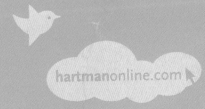

hartmanonline.com

Hartman

Reconocimientos

Editora Ejecutiva
Susan Alvare Hedman

Traductora
María del Roble Mantecón

Revisión del Texto en Español
Gina Patricia Saenz, MD, BS, MEd, Instructora de CNA

Diseñadora
Kirsten Browne

Ilustrador de Portada
Iveta Vaicule

Fotografías
Matt Pence, Pat Berrett, Art Clifton y Dick Ruddy

Revisión del Texto
Kristin Calderon, Sapna Desai y Jacqui Scherrer

Asistente de Edición
Angela Storey

Ventas/Mercadotecnia
Deborah Rinker-Wildey, Kendra Robertson, Erika Walker y Col Foley

Servicio al Cliente
Fran Desmond, Thomas Noble, Brian Fejer, Hank Bullis y Della Torres

Tecnología de la Información
Eliza Martin

Coordinador de Bodega
Chris Midyette

Aviso para los Lectores

Aunque las guías y los procedimientos contenidos en este texto se basan en consultas realizadas con profesionistas del cuidado de la salud, no deben ser consideradas como recomendaciones absolutas. El instructor y los lectores deben seguir las guías federales, estatales, locales y del empleador en relación con las prácticas del cuidado de la salud. Estos lineamientos cambian y es responsabilidad del lector mantenerse informado sobre estos cambios, así como sobre las reglas y los procedimientos de la institución de cuidado para la salud en la que trabaje.

La casa editora, los autores, los editores, los críticos y el traductor no pueden aceptar ninguna responsabilidad por errores u omisiones ni por cualquier consecuencia que se presente por la aplicación de la información contenida en este libro y no brindan ninguna garantía, expresa o implícita, con respecto al contenido del libro. La casa editora no garantiza ni brinda garantía alguna sobre cualquiera de los productos aquí descritos ni realiza ningún análisis en conexión con cualquier información del producto aquí presentado.

Agradecimiento Especial

Le mandamos un agradecimiento especial a nuestros maravillosos y conocedores críticos, los cuales mencionamos a continuación en orden alfabético:

Heather Brown, RN
Greeley, CO

Connie W. DeFillippo, BSN, RN
Cincinnati, OH

Charles A. Illian, BSN, RN
Orlando, FL

Nesha Jones, BSN, RN
Omaha, NE

Roberta Scanlon, RN, Instructora de Enfermería
Eau Claire, WI

Estamos muy agradecidos con las diferentes compañías que compartieron sus fotografías informativas con nosotros:

- Briggs Healthcare
- Detecto
- Dove
- Dreamstime
- Exergen Corporation
- Harrisburg Area Community College
- Hollister Incorporated
- The International Dysphagia Diet Standardisation Initiative
- Medline Industries, LP
- National Pressure Injury Advisory Panel
- North Coast Medical, Inc.
- Nova Medical Products
- RG Medical Diagnostics
- Statewide Program for Infection Control and Epidemiology (SPICE)
- Vancare, Inc.
- Welch Allyn/Hillrom

Uso gramatical del género

Este libro de texto utiliza los pronombres masculinos y femeninos de manera intercambiable para denotar a los integrantes del equipo de cuidado de la salud y a los residentes.

Contenido

iv

Contenido

Procedimientos

Cómo usar un libro de texto de Hartman

¡Entender la manera en que este libro está organizado y cuáles son las características especiales le ayudará a utilizar este recurso al máximo!

Le hemos asignado a cada capítulo una etiqueta con su propio color. Cada etiqueta contiene el número del capítulo y el título en la parte lateral de cada página.

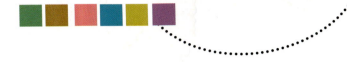

1. Mencionar ejemplos de comportamiento ético y legal

Todo lo que se incluye en este libro, en el libro de actividades para el estudiante y en el material de enseñanza para el instructor está organizado alrededor de objetivos de aprendizaje. Un objetivo de aprendizaje es una pieza de conocimiento o una habilidad muy específica. Después de leer el texto, si usted puede hacer lo que dice el objetivo de aprendizaje, entonces ha obtenido los conocimientos máximos acerca del material.

patógenos transmitidos por la sangre

El texto incluye términos clave con letras resaltadas seguido por su definición. También se incluyen en el glosario en la parte final de este libro.

Tender una cama ocupada

Todos los procedimientos para el cuidado están resaltados con la misma barra negra para identificarlos fácilmente.

Este ícono indica que Hartman Publishing ofrece un video que corresponde a esta habilidad.

Guía de Procedimiento: Prevenir Caídas

Las Guías de Procedimiento y las Observaciones y Reportes están presentados en color verde para referencia fácil.

Derechos de los Residentes
El ... edad de Alzheimer

Los recuadros azules sobre los Derechos de los Residentes enseñan información importante sobre la manera de brindar apoyo y promover los derechos legales y el cuidado centrado en la persona.

Pasos iniciales y finales en los procedimientos del cuidado

Para la mayoría de los procedimientos del cuidado, se deben realizar estos pasos iniciales y finales. Entender la importancia de estos pasos le ayudará a recordar que los debe realizar cada vez que brinde el cuidado.

Pasos Iniciales

Identifíquese por su nombre. Identifique al residente de acuerdo con las políticas de la institución.

La habitación de un residente es su hogar. Los residentes tienen el derecho legal de privacidad. Antes de realizar cualquier procedimiento, toque la puerta y espere permiso para entrar a la habitación del residente. En cuanto entre a la habitación, identifíquese por su nombre y mencione el puesto que usted desempeña. Los residentes tienen el derecho de saber quién está brindando su cuidado. Identifique al residente y salúdelo; esto muestra cortesía y respeto. También establece la identificación correcta; lo cual previene que el cuidado se brinde a la persona equivocada.

Lávese las manos.

El lavado de manos provee control de infecciones. Nada lucha mejor contra las infecciones en las instituciones que realizar el lavado de manos apropiado y consistente. El lavado de manos quizás se tenga que realizar más de una vez durante un mismo procedimiento. Practique las precauciones estándares con cada residente.

Explique el procedimiento al residente. Hable de manera clara, lenta y directa. Mantenga contacto de cara a cara cuando sea posible.

Los residentes tienen el derecho legal de saber exactamente qué cuidado se va a brindar. Esto promueve el entendimiento, la cooperación y la independencia. Los residentes pueden hacer más cosas por sí mismos si saben lo que se necesita hacer.

Brinde privacidad al residente con cortinas, biombos o puertas.

Hacer esto mantiene los derechos de los residentes de privacidad y dignidad. Brindar privacidad en una institución no es simplemente una cortesía, es un derecho legal.

Ajuste la cama a un nivel seguro para trabajar, usualmente a la altura de la cintura. Ponga el freno a las llantas de la cama.

Poner el freno en las llantas de la cama es una medida de seguridad importante. Asegura que la cama no se moverá mientras que usted brinda el cuidado. Elevar la cama le ayuda a recordar el uso apropiado de la mecánica corporal, lo cual previene que usted y los residentes se lesionen.

Pasos Finales

Regrese la cama a la posición más baja. Remueva las medidas de privacidad.	Bajar la cama brinda seguridad al residente. Remueva las medidas de privacidad adicionales que se agregaron durante el procedimiento, incluyendo cualquier cosa que usted haya colocado sobre y alrededor de los residentes, así como las cortinas de privacidad.
Coloque el botón de llamadas al alcance del residente.	Un botón de llamadas permite que el residente se comunique con el personal, cuando sea necesario. Siempre se debe colocar al alcance de la mano más fuerte del residente. Usted debe responder a las llamadas de inmediato.
Lávese las manos.	El lavado de manos es la cosa más importante que usted puede hacer para prevenir la propagación de infecciones.
Reporte a la enfermera cualquier cambio en el residente. Documente el procedimiento utilizando la guía de procedimientos de la institución.	Usualmente, usted será la persona que pase más tiempo con el residente, por lo tanto, se encuentra en la mejor posición para anotar cualquier cambio en la condición de un residente. Cada vez que usted brinde cuidado, observe las capacidades físicas y mentales del residente, así como la condición de su cuerpo. Por ejemplo, un cambio en la habilidad de un residente para vestirse por sí mismo puede ser una señal de un problema mayor. Después de que haya terminado de brindar el cuidado, documente el procedimiento utilizando la guía de procedimientos de la institución. No documente el cuidado antes de haberlo brindado. Si usted no documenta el cuidado, legalmente no pasó.

Adicionalmente a los pasos iniciales y a los pasos finales antes mencionados, recuerde seguir la guía de procedimientos para la prevención de infecciones. Incluso si un procedimiento que se presente en este libro no le pide a usted que utilice guantes o cualquier otro equipo PPE, puede haber situaciones donde sea apropiado utilizarlo.

Unos cuantos procedimientos en este libro mencionan colocar barandales en la cama; sin embargo, la mayoría de las referencias a los barandales laterales se ha omitido debido a la disminución de su uso por riesgos a lesiones. Siga las reglas de la institución sobre los barandales laterales de las camas.

1
La Asistente de Enfermería en el Cuidado a Largo Plazo

1. Comparar el cuidado a largo plazo con otras instituciones del cuidado de la salud

¡Bienvenidos al mundo del cuidado de la salud! El cuidado de la salud se brinda en muchas instituciones. Las asistentes de enfermería trabajan en muchas de estas instituciones. En cada una se realizarán tareas similares; sin embargo, cada institución también es única.

Este libro de texto se enfocará en el cuidado a largo plazo. El **cuidado a largo plazo (LTC por sus siglas en inglés)** se brinda en las instituciones de cuidado a largo plazo para las personas que necesitan cuidado especializado las 24 horas del día. El **cuidado especializado** es el cuidado que es médicamente necesario y que es brindado por un terapeuta o una enfermera especializada; está disponible las 24 horas del día, es ordenado por un doctor y requiere un plan de tratamiento. Este tipo de cuidado se brinda a las personas que necesitan un alto nivel de cuidados debido a sus condiciones continuas. El término de *casas de reposo* (asilos) antes se utilizaba con mucha frecuencia para referirse a estas instituciones. Ahora se les conoce como *instituciones de cuidado a largo plazo (LTCF por sus siglas en inglés), instituciones de enfermería especializada (SNF por sus siglas en inglés), centros de rehabilitación o instituciones de cuidado extendido.*

Las personas que viven en instituciones de cuidado a largo plazo pueden estar discapacitadas y con frecuencia son personas ancianas, aunque en ocasiones, adultos más jóvenes también requieren de cuidado a largo plazo. Estas personas pueden haber llegado de hospitales o de otras instituciones de cuidado para la salud. La **duración de la estancia** (el número de días que una persona se queda en una institución de cuidado para la salud) puede ser corta, de unos cuantos días o unos meses, hasta por más de seis meses. Algunas de estas personas tendrán una **enfermedad terminal**; lo que significa que la enfermedad eventualmente causará la muerte. Otras personas pueden recuperarse y regresar a sus hogares, a vivir en otras instituciones de cuidado o a vivir en otro entorno.

La mayoría de las personas que viven en instituciones de cuidado a largo plazo tienen condiciones crónicas. **Crónico** significa que la condición dura un tiempo largo, incluso toda la vida. Las condiciones crónicas incluyen discapacidades físicas, enfermedad del corazón y demencia (los capítulos 4 y 5 presentan más información). A las personas que viven en estas instituciones usualmente se les llaman *residentes* porque dicha institución es donde ellos viven o residen. Ese lugar será su hogar durante su estancia (Fig. 1-1).

Las personas que necesitan cuidado a largo plazo tendrán diferentes **diagnósticos**, o condiciones médicas, determinadas por un doctor. Las etapas de la enfermedad o del padecimiento determinan qué tan enfermas están las personas y qué tanto cuidado necesitarán. Las tareas que las asistentes de enfermería realizarán también variarán. Esto es debido a que cada residente tiene diferentes síntomas, habilidades y necesidades.

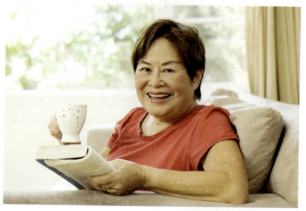

Fig. 1-1. *A las personas que viven en las instituciones de cuidado a largo plazo se le llaman residentes porque la institución es donde ellos viven durante su estancia.*

Otros tipos de instituciones del cuidado de la salud incluyen los siguientes:

El **cuidado de la salud en el hogar**, o el cuidado en el hogar, se brinda en la casa de la persona (Fig. 1-2). Este tipo de cuidado generalmente se brinda a personas que son mayores y que padecen de una enfermedad crónica, pero que pueden y que desean quedarse en su casa. El cuidado en el hogar también puede ser necesario cuando una persona se encuentra débil después de una estancia reciente en el hospital. El cuidado en el hogar incluye muchos de los servicios que se ofrecen en otras instituciones.

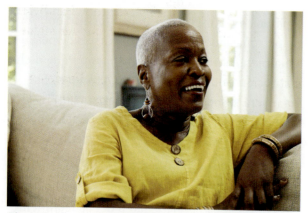

Fig. 1-2. *El cuidado en el hogar se realiza en el hogar de la persona.*

Las **instituciones con servicios de asistencia** son residencias para personas que necesitan un poco de ayuda con las tareas diarias, como bañarse, comer y vestirse. También se les puede brindar ayuda con el medicamento. Las personas que viven en este tipo de instituciones no necesitan cuidado especializado las 24 horas del día. Las instituciones con servicios de asistencia permiten que las personas tengan una vida más independiente dentro de un ambiente parecido al del hogar. Un residente puede vivir en una habitación individual o en un departamento. Una institución con servicios de asistencia puede ser parte de una institución de cuidado a largo plazo o puede encontrarse sola.

El **cuidado diurno para adultos** se brinda a las personas que necesitan algo de ayuda y supervisión durante ciertas horas del día, pero que no viven en la institución donde se brinda el cuidado. Generalmente, el cuidado diurno para adultos se brinda para las personas que necesitan algo de ayuda, pero que no tienen enfermedades o discapacidades serias. Los centros de cuidado diurno para adultos también pueden brindar un descanso para los familiares y amigos.

El **cuidado agudo** es el cuidado especializado que se brinda las 24 horas del día en hospitales y en centros de cirugías ambulatorias. Este cuidado es para las personas que requieren cuidado inmediato a corto plazo por lesiones o enfermedades (Fig. 1-3). Las personas también son admitidas por estancias cortas debido a una cirugía.

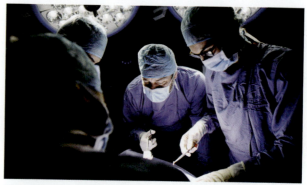

Fig. 1-3. *El cuidado agudo se brinda en hospitales para lesiones o enfermedades que requieren cuidado inmediato.*

El **cuidado subagudo** es el cuidado que se brinda en hospitales o en instituciones de cuidado a largo plazo. Se brinda a las personas que necesitan menos cuidado que el que se necesita para una enfermedad aguda (aparición repentina, corto plazo); pero que requiere más cuidado que el de una enfermedad crónica (de largo plazo). El tratamiento usualmente termina cuando la condición se ha estabilizado o después de cumplir con el tiempo establecido para el tratamiento. El costo es usualmente menor que el costo del cuidado agudo, pero mayor que el de una institución de cuidado a largo plazo.

El **cuidado ambulatorio** se brinda a las personas que han tenido tratamientos, procedimientos o cirugías y necesitan cuidado especializado a corto plazo. Los pacientes no necesitan quedarse una noche en un hospital o en alguna otra institución de cuidado.

La **rehabilitación** es el cuidado que se brinda por parte de especialistas y profesionistas. Los fisioterapeutas, los terapeutas ocupacionales y los terapeutas del lenguaje ayudan a restablecer o mejorar la función después de que se ha presentado una enfermedad o una lesión. El capítulo 9 presenta más información sobre la rehabilitación.

El **cuidado de hospicio** se brinda en instituciones o en el hogar a las personas que tienen seis meses o menos de vida. Los trabajadores del cuidado de hospicio brindan comodidad y cuidado, tanto físico como emocional, hasta que muere la persona. También apoyan a las familias durante este proceso. El capítulo 3 presenta más información sobre el cuidado de hospicio.

2. Describir una institución típica de cuidado a largo plazo

Las instituciones de cuidado a largo plazo son negocios que brindan cuidado de enfermería especializado durante las 24 horas del día. Estas instituciones pueden ofrecer servicios de asistencia, cuidado para demencia o cuidado subagudo. Algunas instituciones ofrecen cuidado especializado. Otras instituciones ofrecen cuidado para todo tipo de residentes. Una institución típica de cuidado a largo plazo ofrece cuidado personal para todos los residentes y cuidado enfocado para residentes con necesidades especiales. El cuidado personal incluye ayuda para bañarse, cuidado de la piel, uñas y cabello, cuidado bucal, asistencia para caminar, comer y tomar líquidos, vestirse, trasladarse e ir al baño. A todas estas tareas del cuidado diario personal se les llaman **actividades de la vida diaria (ADL por sus siglas en inglés).** Otros servicios comunes que se ofrecen en estas instituciones incluyen los siguientes:

- Terapia física, ocupacional y del lenguaje

- Cuidado para las heridas

- Cuidado de diferentes tipos de tubos, como *catéteres* (tubos delgados que son introducidos en el cuerpo para drenar o inyectar fluidos)

- Terapia de nutrición

- Manejo de enfermedades crónicas, como enfermedad de Alzheimer, síndrome de inmunodeficiencia adquirida (SIDA, a lo que en este libro se le hará referencia como AIDS por sus siglas en inglés), diabetes, enfermedad pulmonar obstructiva crónica (COPD por sus siglas en inglés), cáncer e insuficiencia cardiaca congestiva (CHF por sus siglas en inglés)

Cuando se ofrece el cuidado especializado en las instituciones de cuidado a largo plazo, los empleados deben recibir entrenamiento especial. Los residentes con necesidades similares pueden ser colocados juntos en la misma unidad. Las organizaciones sin fines de lucro y las empresas con fines de lucro pueden ser dueñas de estas instituciones.

Derechos de los Residentes

Cuidado Centrado en la Persona y Cuidado Informado sobre Traumas

Muchas instituciones de cuidado a largo plazo promueven ambientes significativos con acercamiento individualizado al brindar el cuidado. El **cuidado centrado en la persona** enfatiza la individualidad de la persona que necesita el cuidado, y reconoce y desarrolla sus capacidades. El cuidado centrado en la persona gira en torno al residente y promueve sus preferencias individuales, decisiones, dignidad e intereses. Los antecedentes de cada persona, así como su cultura, idioma, creencia y tradiciones son respetados. Mejorar la calidad de vida de cada residente es una meta importante. Brindar cuidado centrado en la persona será un enfoque continuo que se manejará en este libro.

El **cuidado informado sobre traumas** es un enfoque hacia el cuidado del paciente que reconoce que las personas pueden haber experimentado traumas en sus vidas. Un trauma puede presentarse por ser testigo o experimentar abuso, negligencia, violencia, haber estado en prisión o en combate militar. Los hogares con ambientes inestables, pobreza y discriminación también pueden ocasionar traumas, como lo puede hacer una enfermedad que amenaza con la vida o una experiencia negativa en un establecimiento de cuidado médico. El cuidado informado sobre traumas busca considerar los traumas, experiencias y preferencias de cada persona y brindar un cuidado centrado en la persona.

3. Explicar Medicare y Medicaid

Los Centros para los Servicios de Medicare y Medicaid (CMS por sus siglas en inglés, página de Internet: cms.gov) son una agencia federal que forma parte del Departamento de Salud y Servicios Humanos de Estados Unidos. El CMS tiene dos programas nacionales para el cuidado de la salud: Medicare y Medicaid. Ambos programas ayudan a pagar el cuidado de la salud y los seguros médicos de millones de estadounidenses. El CMS también tiene muchas otras responsabilidades.

Medicare (página de Internet: medicare.gov) es un programa federal de seguro médico que fue establecido en 1965 para las personas que tienen 65 años o más. También cubre a las personas de cualquier edad que tengan insuficiencia renal permanente o ciertas discapacidades. Medicare tiene cuatro divisiones. La parte A ayuda a pagar el cuidado en un hospital o institución de servicio de enfermería especializado, el cuidado por parte de una agencia de cuidado de la salud en el hogar o el cuidado de hospicio. La parte B ayuda a pagar los servicios de doctores, el equipo y otros servicios médicos. La parte C permite que las empresas privadas de seguros médicos brinden beneficios de Medicare. La parte D ayuda a pagar el medicamento recetado para el tratamiento. Medicare únicamente pagará el cuidado que determine como médicamente necesario.

Medicaid (página de Internet: medicaid.gov) es un programa de asistencia médica para personas que tienen ingresos bajos, así como para personas que tienen discapacidades. Los fondos de este programa se obtienen tanto del gobierno federal como de cada estado del país. La elegibilidad se determina por el ingreso o el sueldo de la persona, así como por circunstancias especiales. Las personas deben calificar para obtener los beneficios de este programa.

Los programas de Medicare y Medicaid pagan una cantidad fija a las instituciones de cuidado a largo plazo por sus servicios. Esta cantidad se basa en las necesidades del residente al momento de ser admitido y durante su estancia en la institución.

4. Describir el papel del asistente de enfermería

Una asistente de enfermería (NA por sus siglas en inglés) realiza las tareas de enfermería que les han sido asignadas, como tomar la temperatura de un residente. Una asistente de enfermería también brinda cuidado personal como bañar a los residentes y ayudarles con el cuidado del cabello. Las obligaciones comunes del asistente de enfermería incluyen las siguientes:

- Bañar a los residentes

- Ayudar con las necesidades para ir al baño

- Ayudar con los ejercicios del arco de movimiento y la ambulación (caminar)

- Trasladar a los residentes de la cama a una silla o a una silla de ruedas

- Medir los signos vitales (temperatura, ritmo del pulso, ritmo de la respiración y presión sanguínea)

- Ayudar con la alimentación (Fig. 1-4)

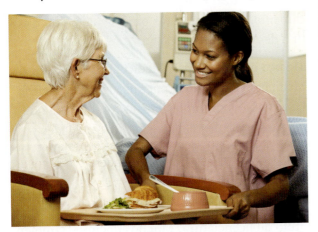

Fig. 1-4. Ayudar a los residentes a comer y a tomar líquidos es una parte importante del trabajo de una NA.

- Ayudar a los residentes a vestirse y desvestirse

- Brindar masajes en la espalda

- Ayudar con el cuidado bucal

- Ayudar a cambiar y tender la cama

- Mantener limpias y ordenadas las áreas donde viven los residentes

- Cuidar los materiales y el equipo

Promover la independencia y el cuidado a sí mismo mientras que realiza estas tareas es una parte muy importante del trabajo de la asistente de enfermería.

Las asistentes de enfermería no tienen permitido insertar o remover tubos, dar alimento por tubo, ni cambiar gasas estériles. Algunos esta-dos permiten que los asistentes de enfermería brinden medicamento si realizan un curso adicional especializado y cumplen con los requerimientos de la institución en particular.

Los asistentes de enfermería pasan más tiempo con los residentes que cualquier otro integrante del equipo de cuidado. Observar cambios en la condición de un residente y reportarlos es una tarea muy importante del NA. El cuidado del residente puede ser revisado o actualizado conforme cambien las condiciones. Otra tarea del NA es observar y escribir información importante sobre el residente. A esto se le llama **documentar en el expediente**.

Las asistentes de enfermería son parte de un equipo de profesionistas de la salud. Este equipo incluye doctores, enfermeras, trabajadores sociales, terapeutas, nutriólogos y especialistas. El residente y la familia del residente también son parte del equipo. Todos, incluyendo el residente, trabajan muy de cerca para cumplir con las metas, las cuales incluyen ayudar a los residentes a recuperarse de enfermedades y a que realicen todo lo que puedan por sí mismos.

Un asistente de enfermería puede tener muchos títulos diferentes. Algunos ejemplos son: *ayudante de enfermería, ayudante de enfermería certificado, técnico del cuidado del paciente y asistente de enfermería certificado*. El título varía dependiendo de los requerimientos del estado. Este libro de texto utiliza el término de *asistente de enfermería*.

Derechos de los Residentes

Responsabilidad sobre los Residentes

Todos los residentes son responsabilidad de cada una de las asistentes de enfermería. Una NA recibirá asignaciones de trabajo para realizar tareas, el cuidado y otras actividades para ciertos residentes. Si observa a un residente que necesita ayuda, aunque no se encuentre en su hoja de asignaciones, la NA debe brindar el cuidado necesario.

5. Describir el equipo de cuidado y la cadena de mando

Los residentes tienen diferentes necesidades y problemas. Los profesionistas del cuidado de la salud con diferentes tipos de educación y experiencia ayudan juntos con el cuidado de los residentes. A este grupo se le conoce como el *equipo de cuidado*. Los integrantes del equipo de cuidado incluyen a los siguientes profesionistas:

Asistente de Enfermería (NA por sus siglas en inglés): El asistente de enfermería realiza las tareas asignadas, tales como tomar los signos vitales. El NA también ayuda o brinda el cuidado personal como bañar a los residentes y ayudarles a ir al baño. Los asistentes de enfermería deben recibir por lo menos 75 horas de entrenamiento y, en muchos estados del país, el entrenamiento excede las 100 horas. Después de realizar un curso de entrenamiento aprobado, los NA deben pasar una evaluación de aptitudes.

Enfermera Certificada (RN por sus siglas en inglés): En una institución de cuidado a largo plazo, una enfermera certificada coordina, administra y brinda cuidado de enfermería especializado. Esto incluye brindar tratamientos especiales y dar el medicamento recetado por un doctor. Una enfermera certificada también asigna tareas y supervisa el cuidado diario de los residentes realizado por las asistentes de enfermería. Una enfermera certificada es una profesionista con licencia que se ha graduado de un programa de enfermería con duración de dos a cuatro años. Las RN tienen diplomas o títulos de universidad. Deben de haber pasado un examen nacional para obtener su licencia. Las enfermeras certificadas pueden tener otros títulos académicos o educación adicional en áreas especializadas.

Licenciada en Enfermería Práctica (LPN por sus siglas en inglés) o Licenciada en Enfermería Vocacional (LVN por sus siglas en inglés): Una licenciada en enfermería práctica o una licenciada en enfermería vocacional brinda medicamentos y tratamientos. Una LPN o LVN es una profesionista con licencia que ha terminado de uno a dos años de educación y ha pasado un examen nacional para obtener su licencia.

Enfermera Certificada de Práctica Avanzada (APRN por sus siglas en inglés): Una enfermera certificada de práctica avanzada (en ocasiones llamada enfermera de práctica avanzada o APN por sus siglas en inglés) es una enfermera certificada que ha terminado sus estudios a nivel de posgrado (maestría o doctorado). Los APRN pueden realizar diagnósticos y prescribir medicamento. Las enfermeras profesionales son un tipo de APRN.

Médico o Doctor (MD [Médico] o DO [Doctor de Medicina Osteopática] por sus siglas en inglés): Un doctor es un profesionista con licencia que diagnostica enfermedades o discapacidades y prescribe tratamiento y medicamento (Fig. 1-5). Un doctor se gradúa después de haber asistido a la escuela de medicina durante cuatro años, lo cual realizan después de haber recibido un título de licenciatura. Muchos doctores también asisten a programas de entrenamiento especializado después de haberse graduado de la escuela de medicina.

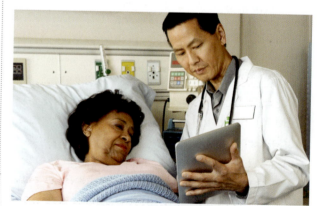

Fig. 1-5. *Un doctor realiza un diagnóstico y prescribe el tratamiento.*

Asistente Médico (PA por sus siglas en inglés): Un asistente médico es un profesionista con licencia que diagnostica enfermedades o discapacidades y desarrolla planes de tratamiento, así como prescribe medicamento. Un PA trabaja bajo la supervisión de un doctor. Las PA tienen un título de maestría y deben pasar un examen nacional para obtener su licencia antes de poder trabajar.

Fisioterapeuta (PT o DPT por sus siglas en inglés): Un fisioterapeuta evalúa una persona y desarrolla un plan de tratamiento para incrementar el movimiento, mejorar la circulación de la sangre, promover la curación, aminorar el dolor, prevenir discapacidades y recuperar o mantener la movilidad (Fig. 1-6). Un PT o un DPT (doctor de terapia física) brinda terapia en forma de calor, frío, masajes, ultrasonidos, estimulación eléctrica y ejercicios a los músculos, huesos y articulaciones. Un fisioterapeuta se graduó de un programa de doctorado después de haber obtenido un título de licenciatura. Los PT deben pasar un examen nacional para obtener su licencia antes de poder trabajar.

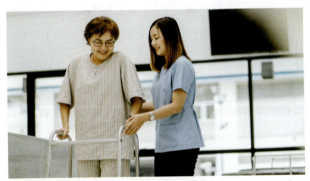

Fig. 1-6. *Un fisioterapeuta ayuda a ejercitar los músculos, huesos y articulaciones para mejorar la fortaleza o restaurar habilidades.*

Terapeuta Ocupacional (OT por sus siglas en inglés): Un terapeuta ocupacional ayuda a que los residentes aprendan a adaptarse a sus discapacidades. Un OT puede ayudar a entrenar a los residentes para que realicen actividades de la vida diaria como bañarse, vestirse y comer. Con frecuencia, esto involucra el uso de equipo llamado **aparatos de asistencia**. El OT evalúa las necesidades del residente y planea un programa para el tratamiento. Los terapeutas ocupacionales han obtenido un título de maestría o doctorado. Los OT deben pasar un examen de certificación nacional antes de poder trabajar.

Patólogo del Habla y Lenguaje (SLP por sus siglas en inglés): Un patólogo del habla y lenguaje, o terapeuta del lenguaje, identifica problemas de comunicación, se enfoca en los factores necesarios para la recuperación y desarrolla un plan de cuidado para cumplir con las metas. Un SLP enseña ejercicios para ayudar al residente a mejorar o superar los problemas del lenguaje. Un SLP también evalúa la habilidad de la persona para deglutir la comida y tomar líquidos. Los patólogos del habla y lenguaje tienen un título de maestría en patología del habla y lenguaje y tienen una licencia o certificación para trabajar.

Dietista Certificado (RD o RDN por sus siglas en inglés): Un dietista certificado (RD) o un nutriólogo certificado (RDN) evalúa el estatus nutricional de un residente y desarrolla un plan de tratamiento para mejorar la salud y manejar enfermedades. Un RD desarrolla dietas para cumplir con las necesidades especiales del residente y también puede supervisar la preparación de la comida y educar a las personas sobre la nutrición. Los dietistas certificados han terminado una licenciatura o tienen un título de maestría y deben pasar un examen de certificación nacional.

Trabajador Social Médico (MSW por sus siglas en inglés): Un trabajador social médico determina las necesidades de los residentes y les ayuda a recibir servicios de apoyo como consejería y asistencia financiera. También puede ayudar a que los residentes obtengan ropa y artículos personales, si la familia no está involucrada o si no lo visitan con frecuencia. Un trabajador social médico puede hacer citas y pedir transportación. Generalmente, los MSW tienen un título de maestría en trabajo social.

Director de Actividades: El director de actividades planea actividades para ayudar a los residentes a socializar y a mantenerse activos. Estas actividades tienen como objetivo mejorar y mantener el bienestar de los residentes, así como prevenir más complicaciones debido a la enfermedad o discapacidad que tengan. Los juegos, las obras, el arte y las manualidades son algunos tipos de actividades que un director de actividades puede planear o dirigir. Un director de actividades usualmente obtiene un título de licenciatura; sin embargo, puede tener un diploma asociado o experiencia de trabajo que lo hace calificar. Un director de actividades puede ser llamado *terapeuta recreacional* o *trabajador recreativo*, dependiendo de la educación y de la experiencia que tenga.

Residente y su Familia: El residente es un integrante importante del equipo de cuidado. Brindar cuidado centrado en la persona significa poner primero el bienestar del residente y dar el derecho de tomar decisiones sobre su propio cuidado. El residente ayuda a planear su cuidado y la familia del residente también puede estar involucrada en estas decisiones. La familia es un gran recurso para obtener información, ya que conocen las preferencias personales del residente, su historial, dieta, hábitos y rutinas.

Derechos de los Residentes

El Residente como Integrante del Equipo de Cuidado

Todos los miembros del equipo de cuidado deben enfocarse en el residente. El equipo gira alrededor del residente, de su condición, metas, prioridades, tratamiento y progreso. Sin el residente, no hay equipo de cuidado.

Una asistente de enfermería realiza las instrucciones que le brinda una enfermera, quien actúa siguiendo las instrucciones de un doctor o de algún otro integrante del equipo de cuidado. A esto se le llama **cadena de mando**, la cual describe la línea de autoridad y ayuda a asegurarse que los residentes reciban el cuidado apropiado para su salud. La cadena de mando también protege a los empleados y al empleador de alguna responsabilidad. La **responsabilidad legal** es un término legal que indica que una persona puede ser responsable por lastimar a alguien

más. Por ejemplo, una NA lastima a un residente al realizar una tarea; sin embargo, la tarea que realizó estaba incluida en el plan de cuidado y la realizó de acuerdo con las reglas y los procedimientos establecidos. En ese caso, tal vez la NA no sea responsable por lastimar al residente; sin embargo, si una NA realiza algo que no se encontraba en el plan de cuidado y lesiona al residente, puede ser considerada responsable. Es por esto por lo que es importante que el equipo siga las instrucciones y que la institución tenga una cadena de mando (Fig. 1-7).

Los asistentes de enfermería deben entender lo que sí pueden y lo que no pueden hacer. Esto es para que no lastimen a los residentes o para que no se involucren, ni involucren al empleador, en una demanda legal. Algunos estados del país certifican que los asistentes de enfermería están calificados para trabajar; sin embargo, los asistentes de enfermería no son proveedores del cuidado de salud con licencia. Todas las tareas que realizan en su trabajo son asignadas por un profesionista en el cuidado de la salud certificado (con licencia). Es por esto por lo que estos profesionistas mostrarán mucho interés en lo que los NA hacen y en la manera en lo que lo hacen.

Cada estado del país otorga el derecho de realizar varios trabajos en el cuidado de la salud por medio de licencias. Algunos ejemplos incluyen licencia para trabajar en el área de enfermería, medicina o terapia física. Cada uno de los integrantes del equipo de cuidado trabaja dentro de sus propias obligaciones. Las **obligaciones de la práctica** definen las tareas que los proveedores del cuidado de la salud tienen permitido realizar legalmente en base a las leyes estatales o federales. Las leyes y las normativas sobre lo que las NA pueden y no pueden hacer varían en cada estado del país. Es importante que las NA conozcan las tareas que son consideradas fuera de las obligaciones de la práctica y que no las realicen.

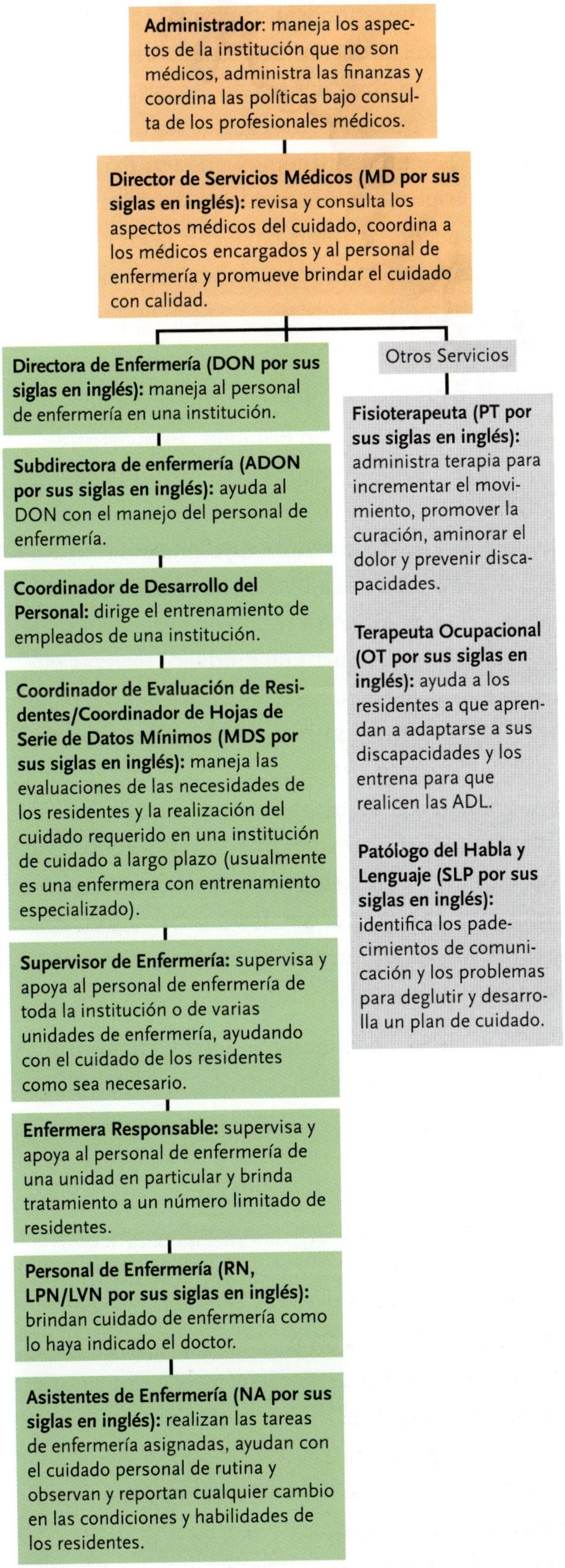

Administrador: maneja los aspectos de la institución que no son médicos, administra las finanzas y coordina las políticas bajo consulta de los profesionales médicos.

Director de Servicios Médicos (MD por sus siglas en inglés): revisa y consulta los aspectos médicos del cuidado, coordina a los médicos encargados y al personal de enfermería y promueve brindar el cuidado con calidad.

Directora de Enfermería (DON por sus siglas en inglés): maneja al personal de enfermería en una institución.

Subdirectora de enfermería (ADON por sus siglas en inglés): ayuda al DON con el manejo del personal de enfermería.

Coordinador de Desarrollo del Personal: dirige el entrenamiento de empleados de una institución.

Coordinador de Evaluación de Residentes/Coordinador de Hojas de Serie de Datos Mínimos (MDS por sus siglas en inglés): maneja las evaluaciones de las necesidades de los residentes y la realización del cuidado requerido en una institución de cuidado a largo plazo (usualmente es una enfermera con entrenamiento especializado).

Supervisor de Enfermería: supervisa y apoya al personal de enfermería de toda la institución o de varias unidades de enfermería, ayudando con el cuidado de los residentes como sea necesario.

Enfermera Responsable: supervisa y apoya al personal de enfermería de una unidad en particular y brinda tratamiento a un número limitado de residentes.

Personal de Enfermería (RN, LPN/LVN por sus siglas en inglés): brindan cuidado de enfermería como lo haya indicado el doctor.

Asistentes de Enfermería (NA por sus siglas en inglés): realizan las tareas de enfermería asignadas, ayudan con el cuidado personal de rutina y observan y reportan cualquier cambio en las condiciones y habilidades de los residentes.

Otros Servicios

Fisioterapeuta (PT por sus siglas en inglés): administra terapia para incrementar el movimiento, promover la curación, aminorar el dolor y prevenir discapacidades.

Terapeuta Ocupacional (OT por sus siglas en inglés): ayuda a los residentes a que aprendan a adaptarse a sus discapacidades y los entrena para que realicen las ADL.

Patólogo del Habla y Lenguaje (SLP por sus siglas en inglés): identifica los padecimientos de comunicación y los problemas para deglutir y desarrolla un plan de cuidado.

Fig. 1-7. *La cadena de mando describe la línea de autoridad y ayuda a asegurar que el residente reciba el cuidado apropiado.*

El **plan de cuidado** es un plan individualizado para cada residente. Se desarrolla para ayudar a cumplir con las metas del cuidado y con las necesidades específicas del residente. El plan de cuidado establece las tareas, los servicios y el tratamiento que los integrantes del equipo de cuidado, incluyendo las NA, deben realizar; indica la frecuencia en que se deben realizar estas tareas y la manera de realizarlas. El plan de cuidado también incluye el diagnóstico y las limitantes del residente, así como las metas e intervenciones, tales como el medicamento, monitoreo, tratamientos y requerimientos nutricionales. El plan también detalla los artículos y el equipo necesario, las actividades permitidas y las medidas de seguridad específicas requeridas.

El plan de cuidado debe involucrar la retroalimentación del residente y/o de la familia, así como de los profesionistas de la salud. El cuidado centrado en la persona coloca un énfasis especial en la importancia de la retroalimentación del residente.

El plan de cuidado es una guía para ayudar a que el residente esté tan sano como sea posible, por lo que se debe seguir con mucho cuidado. Es de suma importancia que las NA realicen observaciones y las reporten a la enfermera. Hasta las observaciones más simples pueden ser muy importantes. La información que reúnen las NA y los cambios que ellas observan ayudan a determinar la manera en que el plan de cuidado puede necesitar cambiar. Las NA pasan mucho tiempo con los residentes, por lo que es posible que tengan información valiosa que pueda ayudar en la planeación del cuidado. Si se les pide a las NA que asistan a las reuniones de planeación del cuidado, deben compartir sus observaciones sobre los residentes.

6. Definir reglas, procedimientos y profesionalismo

Todas las instituciones tienen reglas y procedimientos que todos los empleados deben seguir.

La Asistente de Enfermería en el Cuidado a Largo Plazo

Una **política** (o regla) es un curso de acciones que se debe seguir cada vez que se presente cierta situación; por ejemplo, una regla muy básica es que la información sobre el cuidado de la salud debe permanecer confidencial. Un **procedimiento** es un método o la manera de hacer algo; por ejemplo, una institución tiene un procedimiento para reportar información sobre los residentes. El procedimiento explica cuál es la forma que se debe llenar, cuándo y qué tan frecuente, así como a quién se le debe entregar. Algunas de las reglas comunes de las instituciones de cuidado a largo plazo incluyen las siguientes:

- Toda la información de los residentes debe permanecer de manera confidencial. Mantener la información confidencial significa no platicar con nadie sobre esa información. Esto no es sólo una regla de la institución, sino también es la ley. Más adelante, en este capítulo, se incluye más información sobre la confidencialidad, incluyendo la Ley de Portabilidad y Responsabilidad de Seguro Médico (HIPAA por sus siglas en inglés).

- Siempre se debe seguir el plan de cuidado. **Las actividades que no se encuentran en el plan de cuidado o que no hayan sido autorizadas por una enfermera no se deben realizar.**

- Las asistentes de enfermería no deben realizar tareas que no estén incluidas en la descripción de trabajo.

- Las asistentes de enfermería deben reportar a un enfermero los eventos o cambios importantes que observen en los residentes.

- Los asistentes de enfermería no deben platicar sobre sus problemas personales con los residentes ni con la familia de los residentes.

- Las asistentes de enfermería no deben aceptar dinero ni regalos de los residentes ni de las familias de los residentes.

- Las asistentes de enfermería deben presentarse a tiempo a trabajar y deben ser confiables.

Los empleadores tendrán reglas y procedimientos para cada situación de cuidado del residente, los cuales han sido desarrollados para brindar cuidado de calidad y proteger la seguridad del residente. Los procedimientos pueden parecer largos y complicados, pero cada paso es importante. Las NA deben familiarizarse con las reglas y los procedimientos y siempre deben seguirlos.

Profesional significa que está relacionado con el trabajo o con un empleo. **Personal** se refiere a la vida afuera del trabajo, como la familia, los amigos y la vida en el hogar. **Profesionalismo** es comportarse de manera apropiada en el trabajo, incluyendo vestirse apropiadamente y hablar bien. También incluye presentarse a tiempo a trabajar, realizar las tareas y reportarse con la enfermera. Para una NA, profesionalismo significa seguir el plan de cuidado, realizar observaciones cuidadosas y realizar los reportes de manera precisa. Seguir las reglas y los procedimientos es una parte importante del profesionalismo. Los residentes, los compañeros de trabajo y los supervisores respetan a los empleados que se comportan de una manera profesional. El profesionalismo ayuda a que las personas conserven su trabajo y también puede ayudar a ganar ascensos y aumentos de sueldo.

Una relación profesional con los residentes incluye lo siguiente:

- Brindar el cuidado centrado en la persona.

- Mantener una actitud positiva.

- Realizar únicamente las tareas asignadas que se encuentran en el plan de cuidado y para las cuales la NA ha sido entrenada a realizar.

- Mantener la información de todos los residentes de manera confidencial.

- Siempre ser amable (Fig. 1-8).

- No discutir problemas personales.

- No utilizar teléfonos personales en las habitaciones de los residentes ni en cualquier área del cuidado de residentes.

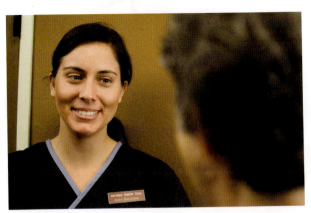

Fig. 1-8. *Ser amable y profesional es algo que se espera de las asistentes de enfermería.*

- No utilizar malas palabras, aunque un residente las utilice.

- Escuchar al residente.

- Llamar a un residente Señor, Señora o Señorita y el apellido o llamarlo por el nombre que él o ella prefiera. Los términos como *querido, cariño, corazón*, etc., son irrespetuosos y no se deben de usar.

- Utilizar los pronombres que un residente prefiera (ella/la, él/el, ellos/los, ellas/las).

- Nunca dar o aceptar regalos.

- Siempre explicar el cuidado antes de realizarlo.

- Seguir las prácticas, como el lavado de manos, para protegerse a uno mismo y a los residentes.

Una relación profesional con un empleador incluye lo siguiente:

- Realizar tareas de manera eficiente.

- Siempre seguir las reglas y los procedimientos.

- Documentar y reportar correcta y cuidadosamente.

- Reportar los problemas con los residentes o con las tareas.

- Reportar cualquier cosa que no le permita a una NA a realizar sus tareas.

- Realizar preguntas cuando la NA no sepa o no entienda algo.

- Tomar instrucciones o críticas sin disgustarse.

- Mantenerse limpio, bien vestido y arreglado.

- Siempre llegar a tiempo.

- Informar al empleador si la NA no puede presentarse a trabajar.

- Seguir la cadena de mando.

- Participar en los programas de educación.

- Ser un modelo de conducta positivo para la institución.

Las asistentes de enfermería deben:

Ser compasivas: Ser **compasivo** significa ser afectuoso, empático, comprensivo y preocuparse por la otra persona. Demostrar **empatía** significa identificarse con los sentimientos de los demás. Las personas que son compasivas entienden los problemas de los demás y se preocupan por ellos. Las personas compasivas también muestran simpatía. Mostrar **simpatía** significa compartir los sentimientos y las dificultades de los demás.

Ser honestas: Una persona honesta dice la verdad y se puede confiar en ella. Los residentes necesitan sentir que pueden confiar en aquellas personas que los cuidan. El equipo de cuidado depende de la honestidad al realizar la planeación del cuidado. Los empleadores confían en que tienen registros verdaderos sobre el cuidado que se brindó y las observaciones que se realizaron.

Tener tacto: Tener **tacto** significa mostrar sensibilidad y tener sentido de lo que es apropiado al tratar con otras personas.

Ser conscientes: Las personas que son **conscientes** siempre tratan de hacer su mejor esfuerzo. Son guiadas por un sentido del bien y el mal. Están alerta, son observadoras, precisas y responsables. Brindar cuidado consciente significa realizar reportes y observaciones precisas, seguir el plan de cuidado y tomar responsabilidad por las acciones que uno realiza (Fig. 1-9).

Ser confiables: Las NA deben ser capaces de realizar y cumplir con sus compromisos. Deben llegar a tiempo al trabajo, deben realizar sus tareas hábilmente, deben evitar faltar al trabajo y deben ayudar a sus compañeros cuando lo necesiten.

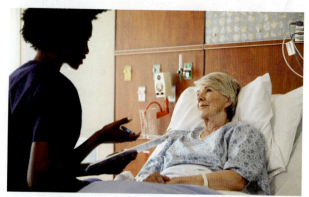

Fig. 1-9. *Las asistentes de enfermería deben ser conscientes sobre documentar observaciones y procedimientos.*

Tener paciencia: Las personas que tienen paciencia no pierden su temperamento de manera fácil. No se irritan o se quejan cuando las cosas son difíciles de realizar. Los residentes usualmente son personas ancianas y pueden estar enfermas o tener dolor; pueden tardarse mucho tiempo en realizar las cosas y se pueden enojar. Las NA deben tener paciencia y no deben apresurar a los residentes ni actuar de manera molesta.

Ser respetuosas: Ser respetuoso significa valorar la individualidad de las demás personas, incluyendo su edad, religión, cultura, sentimientos, costumbres y creencias. Las personas que son respetuosas tratan a los demás de manera cortés y amable.

No tener prejuicios: Las NA trabajan con personas de muchas procedencias culturales diferentes. Deben brindar a cada residente el mismo cuidado de calidad sin importar su edad, género, orientación sexual, identificación de género, religión, raza, origen étnico o condición.

Ser proactivas: Ser proactivo significa anticiparse a los posibles problemas y a las necesidades antes de que ocurran. Si las NA ponen mucha atención a los residentes y al ambiente es más probable que se anticipen a las necesidades y eviten problemas, en lugar de simplemente reaccionar después de que algo ocurra. Observar y reportar cuidadosamente son maneras fundamentales para ser proactivo.

7. Mencionar ejemplos de comportamiento ético y legal y explicar los Derechos de los Residentes

La ética y las leyes guían el comportamiento. La **ética** es el conocimiento sobre el bien y el mal. Una persona ética tiene un sentido del deber hacia los demás y trata de hacer lo que está bien. Las **leyes** son reglas establecidas por el gobierno para ayudar a que las personas vivan juntos en armonía y garantizar el orden y la seguridad. La ética y las leyes son muy importantes en el cuidado de la salud, pues protegen a las personas que reciben dicho cuidado y guían a las personas que lo brindan. Las NA y todos los integrantes del equipo de cuidado deben ser guiados por un código de ética y deben conocer las leyes que aplican para su trabajo.

Guía de Procedimientos: Comportamiento Legal y Ético

G   Sea honesto en todo momento.

G   Proteja la privacidad y confidencialidad de los residentes. No hable sobre sus casos, excepto con otros integrantes del equipo de cuidado.

G   Mantenga la información de los empleados de manera confidencial.

G   Reporte el abuso o las sospechas de abuso de residentes. Ayude a que los residentes reporten el abuso si desean realizar una queja.

G   Siga el plan de cuidado y las tareas asignadas. Si usted se equivoca, repórtelo de inmediato.

G   No realice ninguna tarea que esté fuera de sus obligaciones de la práctica.

G   Reporte a la enfermera todas las observaciones e incidentes de los residentes.

G   Documente de manera precisa y oportuna.

G   Siga las reglas de seguridad y prevención de infecciones (ver el capítulo 2).

G   No acepte regalos o propinas (Fig. 1-10).

G   No se involucre de manera personal o sexual con los residentes, ni con sus familiares o amigos.

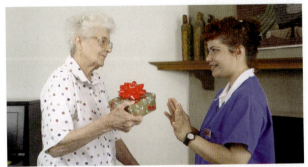

Fig. 1-10. Las NA no deben aceptar dinero o regalos porque no es profesional y puede crear conflictos.

La **Ley de Ómnibus de Reconciliación Presupuestaria (OBRA por sus siglas en inglés)** fue aprobada en 1987 y ha sido actualizada en varias ocasiones. OBRA fue aprobada en respuesta a los reportes de abuso y maltrato en las instituciones de cuidado a largo plazo. El Congreso decidió establecer estándares mínimos del cuidado, los que incluían entrenamiento estandarizado para las asistentes de enfermería.

OBRA requiere que el Programa de Evaluación de Aptitudes y Entrenamiento para las Asistentes de Enfermería (NATCEP por sus siglas en inglés) establezca estándares mínimos para el entrenamiento de las asistentes de enfermería. Las NA deben realizar por lo menos 75 horas de entrenamiento que incluya temas como comunicación, prevención de infecciones, procedimientos de seguridad, procedimientos de emergencia

y promover la independencia y los derechos legales de los residentes. El entrenamiento también debe incluir habilidades básicas de enfermería, el cuidado personal y la manera de observar y reportar cambios en las condiciones de los residentes. Las NA también deben saber cómo responder ante las necesidades de servicios sociales y de salud mental, necesidades de rehabilitación y la manera de cuidar residentes que tengan impedimento cognitivo.

La ley OBRA requiere que las NA pasen una evaluación de aptitudes (un examen) antes de que puedan ser contratadas. Las NA también deben asistir a un mínimo de 12 horas de clases de educación en el servicio al año para mantener sus habilidades actualizadas.

OBRA también requiere que los estados del país mantengan una lista actualizada de los asistentes de enfermería en un registro estatal. Adicionalmente, OBRA establece los estándares que los instructores deben cumplir para poder entrenar asistentes de enfermería. OBRA establece lineamientos sobre los requerimientos mínimos del personal y los servicios especificos que las instituciones de cuidado a largo plazo deben brindar.

Otra parte importante de OBRA son los requerimientos de evaluación del residente. OBRA requiere que se realicen evaluaciones completas a cada residente. Las formas de evaluación son las mismas para cada institución.

OBRA realizó cambios importantes en el proceso de encuestas. Las encuestas son inspecciones que ayudan a asegurarse que las instituciones de cuidado a largo plazo sigan los reglamentos federales y estatales. Las encuestas se realizan periódicamente por parte de la agencia estatal que brinda las licencias a las instituciones. Las encuestas pueden realizarse con mayor frecuencia si una institución ha sido citada por problemas. **Citar** significa documentar un problema durante una encuesta. Las inspecciones pueden realizarse con menor frecuencia si la institución tiene un buen historial. Los equipos de inspección incluyen una variedad de profesionistas del cuidado de la salud entrenados. Los resultados de las encuestas se encuentran disponibles para el público y están desplegados en la institución.

OBRA también identifica derechos importantes para los residentes en instituciones de cuidado a largo plazo. Los **Derechos de los Residentes** especifican la manera en que los residentes deben ser tratados mientras que viven en una institución. Dichos derechos forman un código ético de conducta para los trabajadores del cuidado de la salud. El personal de las instituciones brinda a los residentes una lista con estos derechos y revisan cada uno de los derechos con ellos. En el 2016, los Centros para los Servicios de Medicare y Medicaid (CMS por sus siglas en inglés) finalizó una regla para mejorar el cuidado y la seguridad de los residentes en las instituciones de cuidado a largo plazo. Fue la primera actualización completa desde 1991 e incluye el fortalecimiento de los derechos de los residentes que viven en las instituciones de cuidado a largo plazo. Las NA deben familiarizarse con estos derechos legales. Los Derechos de los Residentes incluyen los siguientes:

Calidad de vida: Los residentes tienen el derecho a recibir el mejor cuidado disponible. La dignidad, la toma de decisiones y la independencia son partes importantes de la calidad de vida. La institución debe brindar el mismo acceso para obtener cuidado de calidad sin importar la condición del residente, su diagnóstico o la manera en que se obtiene el pago.

Servicios y actividades para mantener un alto nivel de bienestar: Los residentes deben recibir el cuidado correcto. Los profesionales del cuidado de la salud en las instituciones deben desarrollar un plan de cuidado para los residentes y el cuidado debe mantenerlos tan saludables como sea posible. Un plan de cuidado base para los residentes, el cual incluye las instrucciones para brindar cuidado centrado en la persona, se debe

desarrollar dentro de 48 horas después de que ha sido admitido. La salud del residente no debe deteriorarse como resultado directo del cuidado que se brinda en la institución.

El derecho de estar completamente informado sobre sus derechos y servicios: Los residentes deben ser informados sobre los servicios que se ofrecen y los costos de cada servicio. Deben ser informados sobre los cargos de manera oral y por escrito. Los residentes deben recibir una copia por escrito de sus derechos legales, junto con las reglas de la institución. Los derechos legales se deben explicar en un lenguaje que cada residente pueda entender. Los residentes deben tener la información de contacto de las agencias estatales relacionadas con la calidad del cuidado, tales como el programa del defensor del pueblo ("*ombudsman*" en inglés). Cuando lo soliciten, se pueden compartir los resultados de las encuestas con los residentes y tienen el derecho de ser notificados con anticipación sobre cualquier cambio de habitación o compañero de cuarto. Tienen el derecho de comunicarse con alguien que hable su idioma. Tienen el derecho de recibir ayuda para cualquier impedimento sensorial, como la pérdida de la vista.

El derecho de participar en su propio cuidado: Los residentes tienen el derecho de participar en la planeación de su tratamiento, de su cuidado y al ser dados de alta. Los residentes tienen el derecho de ver y firmar sus planes de cuidado después de realizar cambios importantes. Tienen el derecho de ser informados sobre los riesgos y beneficios del cuidado y tratamiento, incluyendo tratamientos alternos y otras opciones, así como escoger las opciones que prefieran. El **consentimiento informado** es el proceso en el cual una persona, con la ayuda de un doctor, toma decisiones informadas sobre el cuidado de su salud. Esto protege el derecho legal y ético del paciente para dirigir lo que pasa en su cuerpo.

Los residentes tienen el derecho de solicitar, rechazar y/o descontinuar el tratamiento y cuidado. Pueden rechazar el uso de restricciones y de participar en una investigación experimental.

Los residentes tienen el derecho de ser informados sobre los cambios en su condición y de revisar su expediente médico. Tienen el derecho de escoger y cambiar sus proveedores de cuidado en cualquier momento.

El derecho de tomar decisiones independientes: Los residentes pueden tomar decisiones sobre sus doctores, su cuidado y sus tratamientos. Pueden tomar decisiones personales, como la ropa que quieren usar y la manera en que quieren pasar el tiempo. Ellos pueden participar en las actividades de la comunidad, tanto dentro como afuera de la institución de cuidado. Tienen el derecho de recibir adaptaciones razonables en base a sus necesidades y preferencias. Tienen el derecho de votar en las elecciones federales, estatales y locales. Tienen el derecho de participar en grupos de residentes o grupos de familias, como el Consejo de Residentes, el cual es un grupo de residentes que se reúne con regularidad para discutir sobre asuntos relacionados con la institución de cuidado a largo plazo. Este consejo brinda voz a los residentes dentro de las operaciones de la institución y una oportunidad para brindar sugerencias sobre la manera en que se puede mejorar el cuidado.

Los derechos de privacidad y confidencialidad: Los residentes tienen el derecho de hablar de manera privada con cualquier persona, el derecho a la privacidad durante el cuidado (por ejemplo, evitar que el residente sea expuesto de manera innecesaria durante el cuidado) y el derecho a la confidencialidad en todo lo relacionado con cualquier aspecto de sus vidas (Fig. 1-11). Su información médica y personal no se puede compartir con ninguna persona, a excepción del equipo de cuidado.

Los derechos de dignidad, respeto y libertad: Los residentes deben ser respetados y tratados con dignidad por sus proveedores de cuidado. Los residentes no deben ser abusados, maltra-

tados o ser víctimas de negligencia de ninguna manera.

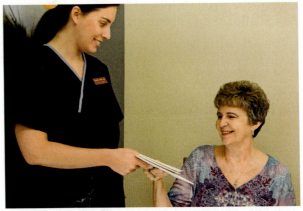

Fig. 1-11. *Los residentes tienen el derecho a la privacidad, lo cual incluye tener conversaciones privadas con cualquier persona. Tienen el derecho de enviar y recibir correspondencia sin abrir.*

El derecho a la seguridad de sus pertenencias: Las pertenencias personales de los residentes deben estar seguras en todo momento. Las instituciones deben hacer el esfuerzo de proteger las propiedades de los residentes de pérdida o robo. Nadie puede tomar o utilizar las pertenencias sin permiso del residente. Los residentes tienen el derecho de poner una queja si sus pertenencias han sido utilizadas sin su consentimiento. También tienen el derecho de manejar sus propias finanzas o de escoger a alguien que lo haga por ellos. Los residentes pueden pedir a la institución de cuidado que maneje su dinero. Si la institución maneja asuntos financieros de los residentes, ellos deben tener acceso a sus cuentas y registros financieros y deben recibir estados de cuenta trimestrales, entre otras cosas. Los residentes tienen el derecho de no recibir cobros por servicios cubiertos por Medicaid o Medicare.

Los derechos durante los traslados y al ser dados de alta: Los residentes tienen el derecho de ser informados y de dar consentimiento sobre cualquier cambio de ubicación. Tienen el derecho de quedarse en una institución, a menos que necesiten ser trasladados a otro lugar o ser dados de alta. Los residentes pueden ser trasladados de una institución debido a razones de seguridad (ya sea por su seguridad o por la de los demás), si su salud ha mejorado o empeorado, o si el pago por el cuidado no ha sido recibido por un periodo de tiempo determinado.

La institución debe desarrollar un plan efectivo para dar de alta a los residentes de manera que involucre las metas y preferencias de los residentes. Este plan se debe revisar con regularidad y se debe actualizar como sea apropiado. Si el residente está planeando quedarse en la institución de cuidado a largo plazo, la planeación para darlo de alta como quiera debe realizarse, manteniendo las preferencias del residente en consideración.

El derecho de quejarse: Los residentes tienen el derecho de expresar sus quejas y hacer reclamaciones sin tener miedo por su seguridad o por la calidad del cuidado que recibirán. Las instituciones deben trabajar de manera rápida para resolver sus preocupaciones.

El derecho de recibir visitas: Los residentes tienen el derecho de recibir visitas de doctores, familiares (incluyendo cónyuges y parejas domésticas), amigos, defensores del pueblo, integrantes del clero, representantes legales o cualquier otra persona. Las visitas no pueden ser restringidas, limitadas o negadas por su color de piel, raza, nacionalidad, religión, sexo, identificación de género, orientación sexual o discapacidad.

El derecho de servicios sociales: La institución debe brindar a los residentes acceso a servicios sociales. Esto incluye consejería, ayuda para resolver problemas con otras personas y ayuda para contactar profesionistas legales y financieros.

Guía de Procedimientos: Proteger los Derechos de los Residentes

G \ Nunca abuse de un residente de manera física, psicológica, verbal o sexual. Observe y reporte de inmediato cualquier signo de abuso o negligencia.

G   Llame al residente por el nombre que él o ella prefiera. Utilice los pronombres que el residente prefiera (ella/la, él/el, ellos/los, ellas/las).

G   Involucre a los residentes en la planeación. Permita que los residentes tomen todas las decisiones que sea posible sobre cuándo, dónde y cómo se realiza el cuidado.

G   Siempre explique el procedimiento a un residente antes de realizarlo.

G   No deje al descubierto de manera innecesaria a un residente mientras que brinda el cuidado.

G   Respete el derecho del residente de rechazar el cuidado. Los residentes tienen el derecho legal de rehusarse a recibir tratamiento y cuidado; sin embargo, repórtelo a la enfermera de inmediato.

G   Informe a la enfermera si un residente tiene preguntas, preocupaciones o quejas sobre el tratamiento o las metas del cuidado.

G   Sea honesto cuando documente el cuidado.

G   No diga chismes o hable sobre los residentes. Mantenga toda la información de los residentes de manera confidencial.

G   Toque la puerta y pida permiso antes de entrar a la habitación del residente (Fig. 1-12)

G   No acepte regalos o dinero de los residentes.

G   No abra la correspondencia de un residente, ni registre sus pertenencias.

G   Respete las pertenencias personales del residente y manéjelas con cuidado. Mantenga los artículos personales etiquetados y almacenados de acuerdo con la política de la institución.

G   Reporte sus observaciones sobre la condición o el cuidado de un residente.

G   Ayude a resolver conflictos reportándolos a la enfermera.

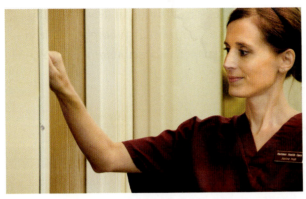

Fig. 1-12. *Siempre respete la privacidad de los residentes. Toque la puerta antes de entrar a las habitaciones, incluso si la puerta está abierta.*

Derechos de los Residentes

Mantener los Límites

En las relaciones profesionales se deben establecer límites, los cuales determinan hasta dónde llega la relación. Las asistentes de enfermería se guían por el código de ética y por las leyes que establecen los límites de sus relaciones con los residentes. Estos límites ayudan a mantener una relación sana entre el residente y el empleado. Al trabajar con regularidad y tan cerca de los residentes puede ser que sea más difícil respetar los límites de las relaciones profesionales. Los residentes pueden sentir que las NA son sus amigas. Si el empleado y el residente se involucran de manera personal entre ellos, es más difícil hacer cumplir los reglamentos. El residente puede esperar que la NA rompa las reglas porque piensa que son amigos. La unión emocional con los residentes no es profesional y puede debilitar el juicio de la NA. Las NA deben ser amigables, amables y atentas con los residentes, pero deben comportarse de manera profesional y mantenerse dentro de los límites establecidos. Deben seguir las reglas de la institución y las instrucciones del plan de cuidado, las cuales han sido establecidas para la protección de todos.

Una parte muy importante sobre proteger los derechos de los residentes es prevenir el abuso y la negligencia. El **abuso** es maltrato intencional que causa lesiones o dolor físico, mental o emocional a una persona. Existen muchas formas de abuso, incluyendo las siguientes:

El **abuso físico** es cualquier trato, ya sea intencional o no, que dañe el cuerpo de una persona. Esto incluye bofetadas, moretones, cortadas, quemaduras, restricciones físicas, empujones, agresiones o hasta trato brusco.

El **abuso psicológico** es daño emocional causado por amenazar, asustar, humillar, intimidar, aislar o insultar a una persona o tratar a un adulto como si fuera un niño.

El **abuso verbal** es el uso de palabras escritas o habladas, dibujos o gestos que amenacen, avergüencen o insulten a una persona.

El **abuso sexual** es el contacto sexual sin consentimiento de cualquier tipo.

El **abuso financiero** es el uso inapropiado o ilegal del dinero de una persona, de sus pertenencias, propiedades u otros bienes.

La **agresión** es una amenaza de dañar una persona teniendo como resultado que la persona se sienta con miedo de que será lastimada. Decirle a un residente que le dará una bofetada si no deja de gritar es un ejemplo de agresión.

La **agresión física** es tocar intencionalmente a una persona sin su permiso. Un ejemplo es una NA que golpea o empuja a un residente; esto también es considerado abuso físico. El forzar a un residente a comer también es otro ejemplo de agresión física.

La **violencia doméstica** es el abuso realizado por cónyuges, parejas íntimas o familiares. La violencia puede ser física, sexual o emocional y la víctima puede ser un adulto o un niño.

La **privación ilegal de la libertad** es la restricción ilegal de una persona que afecta su libertad de movimiento. Tanto las amenazas de ser físicamente privado de la libertad como el hecho de privar físicamente a alguien de su libertad son tipos de privación ilegal. No permitir que un residente salga de la institución también es considerado privación ilegal de la libertad.

El **aislamiento involuntario** es separar a una persona de los demás en contra de su voluntad; por ejemplo, una NA encierra a un residente en su habitación.

La **violencia en el lugar de trabajo** es el abuso de empleados por parte de otros empleados, de los residentes o de visitantes. Puede ser violencia verbal, física o sexual, incluyendo tocamientos inapropiados y discusiones sobre temas sexuales.

El **acoso sexual** es cualquier comportamiento o acercamiento sexual no deseado que crea un ambiente de trabajo ofensivo, hostil o intimidante. Las peticiones de favores sexuales, tocamientos no deseados y de otros actos de naturaleza sexual son ejemplos de acoso sexual.

El **abuso de sustancias** es el uso repetido de drogas o medicamentos legales o ilegales, de cigarros o alcohol de manera que se daña a uno mismo o a los demás. Para la NA, el abuso de sustancias puede causar prácticas inseguras que pueden tener como resultado negligencia, descuido y abuso. También puede ocasionar la pérdida del trabajo de la NA.

Ser negligente es la omisión de brindar el cuidado necesario que tenga como resultado una lesión física, mental o emocional hacia una persona; por ejemplo, dejar solo a un residente que está en cama durante mucho tiempo o negar brindarle comida, sus dentaduras postizas o sus lentes.

Negligencia significa tomar acciones, no hacer nada o no brindar el cuidado apropiado a un residente teniendo como resultado una lesión no intencionada. Un ejemplo de negligencia es que una NA olvide poner el freno en la silla de ruedas de un residente antes de trasladarlo, por lo que el residente se cae y se lesiona. La **negligencia médica** ocurre cuando una persona se lesiona debido a una conducta profesional indebida a través de negligencia, descuido o falta de habilidades.

Las asistentes de enfermería nunca deben abusar de los residentes de ninguna manera. También deben tratar de proteger a los residentes de otras personas que abusen de ellos. Si alguna vez una NA observa o tiene sospechas de que otro proveedor del cuidado, familiar o residente,

está abusando de un residente, debe reportarlo de inmediato a la enfermera a cargo. **Reportar el abuso o las sospechas de abuso no es una opción—es la ley.**

Observaciones y Reportes: Abuso y Negligencia

Las siguientes lesiones son consideradas sospechosas y deben ser reportadas:

- O/R Envenenamiento o lesión traumática
- O/R Marcas de dientes
- O/R Marcas ocasionadas por correas o hebillas de cinturón
- O/R Moretones, contusiones o chipotes
- O/R Cicatrices
- O/R Fractura o dislocación de huesos
- O/R Quemaduras con formas inusuales y en lugares inusuales o quemaduras de cigarro
- O/R Quemaduras por líquido caliente
- O/R Rasguños o heridas punzantes
- O/R Cuero cabelludo sensible o falta de cabello en ciertas partes
- O/R Hinchazón de la cara, dientes quebrados o descarga nasal
- O/R Moretones, sangrado o descarga del área vaginal

Los siguientes signos podrían indicar abuso:

- O/R Gritar obscenidades
- O/R Miedo, aprehensión o miedo de estar solo
- O/R Poco autocontrol
- O/R Dolor constante
- O/R Amenazas de lastimar a los demás
- O/R Alejamiento de los demás o apatía (Fig. 1-13)
- O/R Abuso de alcohol o drogas
- O/R Agitación, ansiedad o signos de estrés

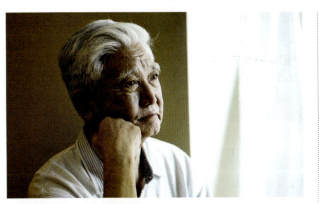

Fig. 1-13. *El alejamiento de los demás es un cambio importante que se debe reportar.*

O/R Baja autoestima

O/R Cambios en el estado de ánimo, confusión o desorientación

O/R No se le permite al residente tener conversaciones privadas, o el familiar/proveedor de cuidado siempre está presente en todas las conversaciones

O/R Reportes de cuidado dudoso por parte del residente o de su familia

Los siguientes signos podrían indicar negligencia:

O/R Úlceras por presión

O/R Cuerpo mal aseado

O/R Piojos corporales

O/R Llamadas de ayuda no atendidas

O/R Ropa de cama sucia o ropa interior no cambiada

O/R Ropa que no está bien puesta

O/R Necesidades no atendidas relacionadas con aparatos de audición, anteojos, etc.

O/R Pérdida de peso o poco apetito

O/R Alimentos no ingeridos

O/R Deshidratación

O/R Agua fresca o bebidas que no se ofrece con regularidad

O/R Reportes del residente o de la familia de no recibir el medicamento recetado

Las asistentes de enfermería están en una excelente posición para observar y reportar abuso o negligencia. Las NA tienen la responsabilidad legal y ética de observar signos de abuso y reportar los casos sospechosos a la persona apropiada. Las NA deben seguir la cadena de mando cuando reporten abuso. Si no se toman las acciones necesarias, la NA debe continuar reportando el abuso hacia el siguiente nivel de la cadena de mando hasta que se tomen acciones en el caso. Si no se toman las acciones necesarias al nivel de la institución, puede llamar a la línea gratuita estatal para reportar abuso o contactar a la agencia estatal correspondiente. El abuso puede ser reportado de manera anónima. Si observa una situación de vida o muerte, la NA debe llevar al residente a un lugar seguro, de ser posible, y buscar ayuda de inmediato o pedirle a alguien que busque ayuda. El residente no debe quedarse solo.

Si tiene sospechas de abuso u observa abuso, la NA debe brindar a la enfermera toda la información que sea posible. Si un residente quiere realizar una queja sobre abuso, las NA deben ayudar de todas las maneras posibles, incluyendo informar al residente sobre el proceso y sus derechos. Las NA nunca deben tomar represalias (castigos) contra residentes que se quejen de abuso. Si una NA observa a alguien que está siendo cruel o abusivo hacia un residente que ha realizado una queja, debe reportarlo. Todos los integrantes del equipo de cuidado son responsables de la seguridad de los residentes y deben tomar esta responsabilidad con seriedad.

En las instituciones de cuidado a largo plazo en los Estados Unidos, un **defensor del pueblo** ("*ombudsman*" en inglés) es asignado por ley como el abogado legal para residentes (página de Internet: ltcombudsman.org). La Ley de Estadounidenses de la Tercera Edad (OAA por sus siglas en inglés) es una ley federal que requiere que todos los estados del país tengan un programa de defensa para el pueblo. Los defensores del pueblo visitan las instituciones, escuchan a los residentes y deciden qué acción se debe tomar si existen problemas. Los defensores del pueblo pueden ayudar a resolver conflictos y tomar acuerdos sobre disputas en relación con la salud del residente, su seguridad, bienestar y derechos. Ellos reúnen información y tratan de resolver problemas de los residentes. Los defensores del pueblo brindan una presencia continua en las instituciones de cuidado a largo plazo. Ellos monitorean el cuidado y las condiciones del cuidado (Fig. 1-14).

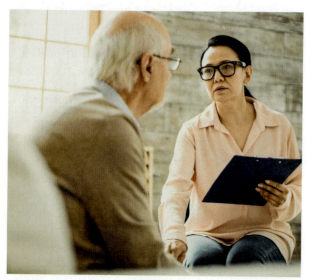

Fig. 1-14. *Un defensor del pueblo es un defensor o abogado legal de los residentes. Él o ella visita la institución, escucha a los residentes y puede trabajar con otras agencias para resolver quejas.*

Respetar la **confidencialidad** significa mantener las cosas que son privadas de manera privada. Las asistentes de enfermería conocerán información confidencial (privada) sobre sus residentes, incluyendo asuntos sobre salud, finanzas y relaciones del residente. Ética y legalmente, deben proteger esta información. Las NA no deben compartir información sobre los residentes con ninguna persona que no sea integrante del equipo de cuidado.

El Congreso aprobó la **Ley de Portabilidad y Responsabilidad de Seguro Médico (HIPAA por sus siglas en inglés)** (página de Internet: hhs.gov/hipaa) en 1996. Esta ley ha sido revisada y modificada desde entonces. Una de las razones por las que esta ley fue aprobada fue para ayudar a mantener la información médica de manera segura y privada. Todas las organizaciones del cuidado de la salud deben tomar precauciones especiales para proteger la información médica. Sus empleados pueden ser multados y/o encarcelados si no siguen las reglas para proteger la privacidad del paciente.

Bajo esta ley, la información sobre la salud de una persona debe mantenerse de manera privada. La **información de salud protegida (PHI por sus siglas en inglés)** es información que puede ser usada para identificar a una persona y se relaciona con la condición del paciente, cualquier cuidado de salud que haya recibido y cualquier pago realizado para ese cuidado de la salud. Algunos ejemplos de PHI incluyen el nombre del paciente, dirección, número telefónico, número de seguro social, dirección de correo electrónico y número de expediente médico. Solamente aquellas personas que deben tener información para brindar el cuidado o para procesar los registros deben conocer la información de salud privada de una persona y deben protegerla. Ninguna otra persona debe conocerla o utilizarla y se debe mantener de manera confidencial.

HIPAA aplica para todos los proveedores del cuidado de la salud, incluyendo doctores, enfermeras, asistentes de enfermería y cualquier otro integrante del equipo de cuidado. Las NA no pueden brindar ninguna información sobre un residente a ninguna persona que no se encuentre directamente involucrada en el cuidado del residente, a menos de que el residente brinde un consentimiento oficial o de que la ley así lo requiera; por ejemplo, si un vecino le pregunta a una NA cómo está el residente, ella debe contestar: "Lo siento, pero no puedo compartir esa información; es confidencial." Ésa es la respuesta correcta para cualquier persona que no tiene una razón legal para saber información sobre el residente.

Guía de Procedimientos: Proteger la Privacidad

G   Asegúrese que usted se encuentre en un área privada cuando escuche o lea sus mensajes.

G   Infórmese quién es la persona con la que usted está hablando en el teléfono. Si no está seguro de quién es, pida el nombre y el número telefónico. Regrese la llamada después de haber confirmado que está bien compartir información con esta persona.

G   No hable sobre los residentes en lugares públicos (Fig. 1-15). Las áreas públicas incluyen elevadores, supermercados, salas de estancia, salas de espera, estacionamientos, escuelas, restaurantes, etc.

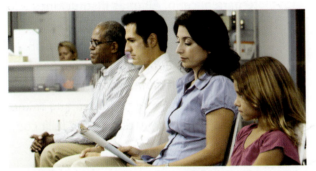

Fig. 1-15. *No platique sobre los residentes en lugares públicos, como restaurantes y salas de espera.*

G   Utilice salas confidenciales para dar los reportes a otros integrantes del equipo de cuidado.

G   Si usted se encuentra a algún familiar del residente o a algún antiguo residente en un lugar público, tenga cuidado cuando lo salude; puede ser que la persona no quiera que los demás sepan quién es o que él o ella fue un residente.

G   No traiga familiares o amigos de usted a la institución para que conozcan a los residentes.

G   Asegúrese de que nadie pueda ver información de la salud protegida o información personal en la pantalla de su computadora mientras trabaja. Sálgase del sistema y/o sálgase del navegador cuando termine de trabajar en la computadora.

G   No envíe información confidencial en correos electrónicos.

G   No comparta información de los residentes, ni fotografías o videos en ningún sitio de redes sociales de Internet como Instagram, Twitter o Facebook. No comparta información del residente por medio de mensajes de texto.

G   Asegúrese que los números de fax sean los correctos antes de enviar información. Utilice una hoja de portada con un comunicado de confidencialidad.

G   No deje documentos donde otras personas puedan verlos.

G   Almacene, archive o destruya los documentos de acuerdo con las políticas de la institución. Si usted encuentra documentos con información de un residente, entrégueselos a la enfermera.

Todos los trabajadores del cuidado de la salud deben seguir las normas de la ley HIPAA sin importar dónde se encuentren o lo que estén haciendo. Existen multas importantes para las personas que infrinjan estas reglas, incluyendo las siguientes:

• Multas desde $100 dólares hasta $1.5 millones de dólares

• Sentencia en prisión hasta por 10 años

Mantener la confidencialidad es una obligación legal y ética. Es una parte de respetar a los residentes y sus derechos. Hablar sobre el cuidado o los asuntos personales del residente con alguna persona que no sea integrante del equipo de cuidado infringe la ley.

8. Explicar los aspectos legales del expediente médico del residente

El expediente médico del residente o archivo es un documento legal. Lo que está documentado en el expediente, es considerado en la corte como lo que en realidad pasó. En general, si algo no se encuentra en el expediente de un residente, legalmente no sucedió. No documentar el cuidado puede ocasionar serios problemas legales a las NA y a los empleadores. También podría lastimar a los residentes. Las NA deben recordar que, si no lo documenta, no se realizó. La documentación cuidadosa del expediente es importante por las siguientes razones:

- Es la única manera de garantizar una comunicación clara y completa entre todos los integrantes del equipo de cuidado.

- La documentación es un registro legal de cada parte del tratamiento de un residente. Los expedientes médicos se pueden utilizar en la corte como evidencia legal.

- La documentación ayuda a proteger a las asistentes de enfermería y sus empleadores de alguna responsabilidad legal comprobando lo que hicieron cuando brindaron el cuidado a los residentes.

- La documentación brinda un registro actualizado del estatus y del cuidado de cada residente.

Guía de Procedimientos: Documentación Cuidadosa

G   Documente el cuidado inmediatamente después de haberlo brindado. Esto ayuda a recordar detalles más fácilmente. **No registre el cuidado antes de realizarlo.**

G   Piense lo que quiere decir antes de que lo documente; sea tan breve y claro como sea posible.

G   Escriba hechos, no opiniones.

G   En muchas instituciones, la documentación se realiza de manera electrónica utilizando computadoras o tabletas. Las computadoras registran y almacenan información que puede ser revisada cuando se necesite. Ésta

es una manera más rápida y exacta, que escribir la información a mano. Una computadora puede permanecer en la habitación de un residente para que los integrantes del equipo de cuidado agreguen información cada vez que visiten la habitación o la computadora puede estar en el pasillo o en otras áreas comunes. Una computadora o una tableta se pueden llevar de un cuarto a otro para realizar la documentación. Algunos lineamientos generales para realizar documentación electrónicamente se mencionan a continuación:

- Si su institución utiliza documentación electrónica, usted recibirá entrenamiento para hacerlo. Algunas instituciones utilizan registros electrónicos y registros escritos a mano. Incluso cuando las instituciones requieren documentación electrónica, el entrenamiento con frecuencia incluye la manera de documentar a mano en caso de que se presente una falla con el sistema.

- Las reglas para la documentación legal aplican tanto para los expedientes médicos en papel como para los expedientes electrónicos.

- Los lineamientos de privacidad de la ley HIPAA aplican para la documentación electrónica. Asegúrese que nadie pueda ver información de la salud protegida en la pantalla de su computadora. No comparta su información de acceso con ninguna persona.

- No pida a nadie más que capture la información por usted, incluso si es más práctico.

- Asegúrese que esté accesando el expediente del residente correcto antes de empezar a documentar. Salga del sistema y/o del expediente del residente cuando haya terminado con la documentación.

- Algunos sistemas computacionales llenan automáticamente ciertos campos con información que ha sido previamente llenada (llenado automático). Asegúrese que esté documentando de manera correcta y que cualquier entrada automática esté correcta. Revise la información capturada antes de salir del expediente de un residente.

- Maneje las computadoras con mucho cuidado.

- No utilice las computadoras o tabletas de la institución para navegar por internet o accesar cualquier cuenta personal.

G Utilice tinta negra cuando documente a mano. Escriba de la manera más ordenada posible.

G Si se equivoca al documentar a mano, marque una línea sobre el texto equivocado y escriba la información correcta. Escriba sus iniciales y la fecha. Nunca borre algo que haya escrito, ni utilice corrector líquido. La documentación que se realizan en una computadora tiene registrado la hora; solamente se pueden cambiar escribiendo otra nota.

G Firme con su nombre completo y título (por ejemplo, Sara Martínez, NA). Escriba la fecha correcta.

G Documente como se indica en el plan de cuidado. La documentación puede realizarse utilizando códigos; por ejemplo, cuando documente actividades de la vida diaria en una hoja de flujos, quizás sea necesario que escoja un código para explicar lo que el residente pudo hacer: 0 (cero) puede ser clasificado como *independiente*, 1 como que *necesita supervisión*, 2 como que *necesita ayuda limitada*, 3 como que *necesita ayuda extensa* y 4 como *dependencia total*. Usted recibirá entrenamiento en la institución en donde trabaje sobre la manera de documentar apropiadamente.

G Tal vez sea necesario documentar utilizando el reloj de 24 horas, o tiempo militar (Fig. 1-16). El tiempo regular utiliza números del 1 al 12 para mostrar cada una de las 24 horas del día. Las abreviaturas *a.m.* y *p.m.* son utilizadas en el tiempo regular para indicar la hora del día que es. En tiempo militar, las horas se enumeran de 00 a 23. No es necesario utilizar las abreviaturas *a.m.* y *p.m.* La media noche se expresa como 0000 (o 2400), la 1:00 am es 0100, la 1:00 pm es 1300 y así sucesivamente.

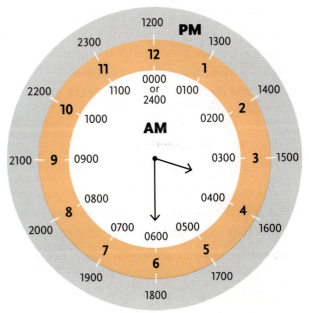

Fig. 1-16. *La ilustración muestra las divisiones en el reloj de 24 horas.*

Para cambiar las horas entre 1:00 p.m. a 11:59 p.m. a tiempo militar, agregue 12 al horario regular; por ejemplo, para cambiar 3:00 p.m. a tiempo militar, agregue 3 + 12. El tiempo es expresado como 1500 (quince) horas.

La medianoche se puede escribir como 0000 y también como 2400. Usar el 2400 sigue la regla de sumarle 12 al horario regular. Siga la regla de la institución sobre la manera en que se debe escribir la media noche.

Tanto el horario regular como el militar consideran los minutos y los segundos de la misma manera. Los minutos y los segundos no cambian cuando se convierte el tiempo regular a tiempo militar.; por ejemplo, para cambiar las 4:22 p.m. a horario militar, sume 4 + 12. El tiempo se expresa como 1622 horas (dieciséis horas con veintidós minutos).

Para cambiar de tiempo militar a tiempo regular, reste 12. Los minutos no cambian; por ejemplo, para cambiar las 2200 horas a tiempo estándar, reste 12 de 22 y la respuesta es 10:00 p.m.

9. Explicar la Hoja de Serie de Datos Mínimos (MDS)

El gobierno federal desarrolló un sistema de evaluación de residentes en 1990, el cual ha sido revisado periódicamente. A este sistema se le llama **Serie de Datos Mínimos (MDS por sus siglas en inglés).** La hoja MDS es una forma detallada con lineamientos para evaluar a los residentes; también incluye lo que se debe hacer si se identifican problemas con el residente. Las enfermeras deben llenar una hoja MDS para cada residente en el transcurso de los primeros 14 días después de haber sido admitido y, posteriormente, una nueva cada año. Además, la hoja MDS de cada residente debe ser revisada cada tres meses. Se debe llenar una hoja MDS nueva cuando se presente un cambio considerable en la condición del residente. Las NA contribuyen información a la hoja MDS reportando cambios en los residentes de manera oportuna y documentando de manera precisa. Hacer esto significa que se puede llenar una hoja MDS cuando sea necesario.

10. Explicar los reportes de incidentes

Un **incidente** es un accidente, un problema o un evento inesperado durante la realización del cuidado. Es algo que no es parte de la rutina normal. Un error en el cuidado, como brindar la bandeja de alimentos equivocada a un residente, es un incidente. Un residente que se cae o que se lastima es otro tipo de incidente. Las acusaciones presentadas por parte de los residentes contra empleados y las lesiones de empleados son otro tipo de incidentes. Los reglamentos estatales y federales requieren que los incidentes sean registrados en un reporte de incidentes. Un reporte de incidentes (o también conocido como *reporte de ocurrencias, reporte de accidentes, reporte de incidentes/accidentes o reporte de eventos*) es un reporte que documenta el incidente y la respuesta que se brindó. La información en un reporte de incidentes es confidencial. El propósito es utilizarlo de manera interna para prevenir incidentes en el futuro. Los reportes de incidentes deben realizarse cuando ocurra cualquiera de las siguientes situaciones:

- Un residente se cae (todas las caídas se deben reportar, incluso si el residente dice que está bien).

- Una NA o un residente rompe o daña algo.

- Una NA se equivoca en el cuidado.

- Un residente o un familiar solicita que se realice algo que se encuentra fuera de las obligaciones de la práctica de la NA.

- Un residente o un familiar realiza comentarios o acercamientos sexuales.

- Cualquier cosa que haga sentir a una NA incómoda, amenazada o insegura.

- Una NA se lesiona en el trabajo.

- Una NA está expuesta a sangre o fluidos corporales.

Reportar y documentar incidentes se realiza para proteger a todas las personas involucradas. Esto incluye al residente, al empleador y a la asistente de enfermería. Las NA deben reportar de inmediato cualquier incidente a la enfermera a cargo, incluyendo las lesiones relacionadas con el trabajo. Cuando documenten incidentes, las NA deben llenar el reporte tan pronto como sea posible y entregárselo a la enfermera a cargo. Esto es importante para que no se olviden los detalles.

Si un residente se cae y el NA no vio lo que pasó, no debe escribir: "El Sr. Grant se cayó"; sino debe escribir: "Encontré al Sr. Grant en el piso", o "El Sr. Grant dice que se cayó". Las NA deben escribir descripciones breves y precisas sobre los eventos como ocurrieron. No deben culpar a nadie ni sugerir responsabilidad dentro del reporte.

Guía de Procedimientos: Reportes de Incidentes

G   Diga lo pasó. Mencione la hora y la condición física y mental de la persona.

G   Describa la reacción de la persona ante el incidente.

G   Mencione los hechos; no brinde opiniones.

G   No documente en el expediente médico que se realizó un reporte de incidentes.

G   Describa la acción que se tomó para brindar el cuidado.

2

Las Bases Fundamentales del Cuidado del Residente

1. Entender la importancia de la comunicación verbal y escrita

La comunicación efectiva es una parte muy importante del trabajo que realiza una asistente de enfermería. Las asistentes de enfermería deben comunicarse con supervisores, con el equipo de cuidado, con residentes y con sus familiares. La salud de un residente depende de qué tan bien una NA comunique sus observaciones y preocupaciones a la enfermera.

Comunicación es el proceso de intercambiar información con los demás. Es un proceso que incluye enviar y recibir mensajes. Las personas se comunican por medio de signos y símbolos, tales como palabras, dibujos y retratos; también se comunican por medio de su comportamiento. La **comunicación verbal** utiliza palabras habladas o escritas; los reportes orales son un ejemplo de comunicación verbal. La **comunicación no verbal** es comunicarse sin utilizar palabras; por ejemplo, una persona encoge los hombros. La comunicación no verbal también incluye la manera en que una persona dice algo. El lenguaje corporal es otra forma de comunicación no verbal. Los movimientos, las expresiones faciales y la postura pueden expresar diferentes actitudes o emociones (Fig. 2-1).

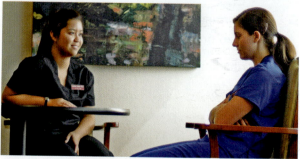

Fig. 2-1. *El lenguaje corporal envía mensajes, así como lo hacen las palabras. ¿Cuál de estas personas parece estar más interesada en la conversación — la persona de la derecha que está viendo hacia abajo con sus brazos cruzados o la persona a la izquierda que está bien sentada y sonriendo?*

Los asistentes de enfermería deben realizar reportes breves y precisos, tanto orales como escritos, para los residentes y el personal. Las observaciones cuidadosas se utilizan para hacer estos reportes y son importantes para la salud y el bienestar de todos los residentes. Los signos y síntomas que deben ser reportados serán mencionados en este libro. Algunas de las observaciones necesitarán ser reportadas de inmediato a la enfermera. Decidir qué se debe reportar de inmediato, requiere del uso de pensamientos críticos. Cualquier cosa que ponga en peligro a los residentes se debe reportar de inmediato, incluyendo lo siguiente:

- Caídas
- Dolor en el pecho
- Dolor fuerte de cabeza
- Problemas con la respiración
- Lectura de presión sanguínea, ritmo de respiración o pulso anormal
- Cambio en el estatus mental
- Pérdida de la movilidad o debilidad repentina
- Fiebre
- Pérdida del conocimiento
- Cambio en el nivel del conocimiento
- Sangrado
- Inflamación de una parte del cuerpo
- Cambio en la condición del residente
- Moretones, heridas u otros signos de posible abuso

Cuando realicen los reportes sobre los residentes, las NA deben recordar que toda la información de los residentes es confidencial y sólo se debe compartir con el equipo de cuidado.

Cuando los residentes reporten síntomas, eventos o sentimientos, los NA deben pedirles que repitan lo que dijeron y pedirles más información. Los NA deben realizar preguntas abiertas que puedan ser contestadas con algo más que un simple "sí" o "no". Por ejemplo, una NA no debe preguntar: "¿Durmió usted bien anoche?", sino preguntar: "¿Me podría decir cómo pasó la noche y cómo durmió?". Esto motivará al residente a mencionar hechos y detalles.

Comunicación Apropiada

Cuando se comunique con los residentes, la NA debe recordar hacer lo siguiente:

- Siempre saludar al residente utilizando el nombre preferido.
- Identificarse con el residente.

- Enfocarse en el tema a revisar.
- Colocarse frente al residente mientras que habla.
- Platicar con el residente, no con otros empleados, mientras brinda el cuidado.
- Escuchar y responder cuando el residente hable.
- Utilizar lenguaje positivo y sonreír con frecuencia.
- Animar al residente a interactuar con usted y con los demás.
- Ser cortés.
- Informar al residente cuando vaya a salir de la habitación.

Derechos de los Residentes

Nombres y Pronombres

Las NA deben llamar a los residentes por el nombre que ellos prefieran. No se deben dirigir a los residentes utilizando su primer nombre a menos que ellos le hayan dicho que está bien hacer eso. Los términos como *cariño*, *corazón* o *querido* son irrespetuosos y no se deben utilizar. Adicionalmente, las NA deben utilizar los pronombres que el residente prefiera (ella/la, él/el, ellos/los, ellas/las).

Cuando realice algún reporte, debe recaudar la información correcta antes de documentarla. Lo más útil para el equipo de cuidado son los hechos, no las opiniones. Hay dos tipos de información real que se necesita al realizar reportes. La **información objetiva** se basa en lo que una persona ve, escucha, toca o huele; esta información se obtiene utilizando los sentidos y también se le llama *signos*. La **información subjetiva** es algo que una persona no puede observar o no observó. Esta información se basa en algo que el residente reportó que puede ser cierto o no y también se le llama *síntomas*. Un ejemplo de información objetiva es el siguiente: "El Sr. Hartman está sosteniendo su cabeza y frotándose la sien". Un ejemplo de un reporte subjetivo de la misma situación puede ser: "El Sr. Hartman dice que le duele la cabeza". La enfermera necesita información real para tomar decisiones sobre el cuidado y el tratamiento. Tanto los reportes objetivos como los subjetivos son importantes.

En cualquier reporte, lo que se observa (signos) y lo que el residente reporta (síntomas) deben ser anotados de manera clara. "La Sra. Scott reporta dolor en el hombro izquierdo" es un ejemplo de un reporte claro. No se espera que las NA realicen diagnósticos en base a los signos que observen; sin embargo, sus observaciones pueden alertar al equipo de cuidado sobre posibles problemas. Para reportar con exactitud, las NA deben observar a los residentes con exactitud. Para observar con exactitud deben utilizar todos los sentidos que sea posible para reunir la información (Fig. 2-2).

Vista. La NA debe buscar cambios en la apariencia del residente, incluyendo sarpullido, enrojecimiento, palidez, hinchazón, desecho, debilidad, ojos hundidos, cambios en la postura o en la manera de andar (caminar).

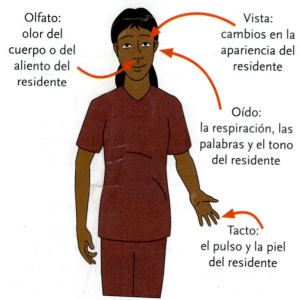

Olfato: olor del cuerpo o del aliento del residente

Vista: cambios en la apariencia del residente

Oído: la respiración, las palabras y el tono del residente

Tacto: el pulso y la piel del residente

Fig. 2-2. *Reportar las observaciones con exactitud requiere utilizar más de un sentido.*

Oído. La NA debe escuchar lo que el residente dice sobre su condición, su familia o sus necesidades. ¿Está hablando el residente claramente y tiene sentido lo que dice? ¿Muestra emociones como enojo, frustración o tristeza? ¿Está respirando de manera normal? ¿Resuella, se sofoca o tose? ¿Se encuentra el área lo suficientemente tranquila para que el residente descanse?

Tacto. ¿Se siente la piel del residente caliente, fría, húmeda o seca? ¿Tiene el ritmo del pulso normal?

Olfato. ¿Nota algún olor en el cuerpo del residente? Los olores pueden sugerir aseo corporal inadecuado, infecciones o incontinencia. La **incontinencia** es la incapacidad de controlar la vejiga o los intestinos. El olor del aliento podría sugerir el uso de alcohol o tabaco, indigestión o mala higiene bucal.

Para brindar reportes orales, la NA debe escribir notas para que no olvide ningún detalle importante. (Fig. 2-3). Cuando necesite brindar un reporte oral, a menos que la situación sea urgente, la NA debe acercarse con la enfermera y esperar a que termine la tarea que está haciendo. Una vez que la enfermera salude a la NA, ella puede mencionar un resumen del mensaje y entregar el resumen escrito (de haber alguno). Esperar a que la enfermera termine lo que estaba haciendo ayuda a reducir el riesgo de error. Después de brindar un reporte oral, la NA debe documentar cuándo, por qué, sobre qué y a quién le brindó el reporte oral. La documentación siempre se debe realizar después de brindar el reporte, no antes.

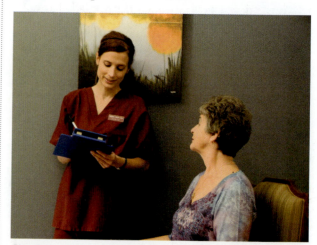

Fig. 2-3. *Tomar notas ayuda a que las asistentes de enfermería recuerden los hechos y realicen reportes de manera precisa.*

Algunas veces la enfermera u otro integrante del equipo de cuidado brindarán a la NA un reporte oral breve sobre alguno de sus residentes. La NA debe escuchar con atención y tomar notas. Debe preguntar sobre cualquier cosa que no entienda y al final del reporte, la NA puede repetir lo que le dijeron para asegurarse que haya entendido.

Durante la capacitación de la NA, ella aprenderá términos médicos para ciertas condiciones. Los términos médicos usualmente se forman utilizando raíces, prefijos y sufijos de palabras. Una raíz es la parte de una palabra que contiene su significado básico. El prefijo es la parte de la palabra que se coloca antes de la raíz para ayudar a formar una nueva palabra. El sufijo es la parte de la palabra que se añade al final de una raíz para ayudar a formar una nueva palabra. Los prefijos y sufijos son llamados *afijos* porque están adjuntos a una raíz. A continuación, se presentan algunos ejemplos:

- La raíz *derm* o *derma* significa piel. El sufijo *itis* significa inflamación. Dermatitis es una inflamación de la piel.

- El prefijo *bradi* significa lento. La raíz *cardia* significa corazón. Bradicardia es el pulso o ritmo cardiaco lento.

- El sufijo *patía* significa enfermedad. La raíz *neuro* significa que está relacionado con los nervios o con el sistema nervioso. Neuropatía es una enfermedad de los nervios o una enfermedad del sistema nervioso.

Cuando hablen con los residentes y sus familiares, las NA deben utilizar términos sencillos, que no sean médicos, porque tal vez ellos no los entiendan. Sin embargo, cuando hablen con el equipo de cuidado, utilizar terminología médica les ayudará a brindar información más completa.

Las abreviaturas son otra manera de ayudar a que el equipo de cuidado se comunique de manera más eficiente entre ellos; por ejemplo, la abreviatura *prn* significa *por razón necesaria*.

Las NA deben aprenderse las abreviaturas médicas estándares que se utilizan en la institución donde trabajen. Pueden utilizarlas para reportar información de manera corta y precisa. Es posible que las NA tengan que saber estas abreviaturas para poder leer las asignaciones o los planes de cuidado. Al final de este libro se incluye una lista breve de abreviaturas. Puede haber otros términos que la institución utilice en particular, por lo que las NA deben seguir las políticas de la institución.

Comunicación Telefónica

Tal vez se les pida a las asistentes de enfermería que realicen una llamada o que contesten el teléfono en la institución donde trabajen.

Guía de Procedimientos: Comunicación Telefónica

G Siempre identifique el nombre de la institución, su nombre y su puesto. Sea amable y profesional.

G Si usted necesita encontrar a la persona con la que desean hablar, coloque la llamada en espera después de confirmar con la persona si está bien ponerlo en espera.

G Si la persona tiene que dejar un mensaje, escríbalo y repita el mensaje para asegurarse que tenga el mensaje correcto. Pida que le deletreen los nombres. No pida más información de la que se necesita para regresar la llamada: nombre, mensaje breve y número de teléfono es suficiente. No brinde información sobre empleados o residentes. Si alguien está llamando para dar una orden del doctor para un residente, busque a la enfermera o tome el mensaje para la enfermera.

G Agradezca a la persona por haber llamado y despídase.

Botón de Llamadas

Las instituciones de cuidado a largo plazo deben tener un sistema de llamadas, el cual, con frecuencia, se le llaman *botones de llamadas*, para que los residentes puedan pedir ayuda cuando la necesiten. Se encuentran en las habitaciones de los residentes y en los baños. Algunos tienen cordones para que los residentes los jalen y otros tienen botones para presionar. La señal usualmente es una luz afuera de la habitación y un sonido que se pueda escuchar en la estación de enfermería. Ésta es la forma principal en la que un residente puede pedir ayuda. Las NA siempre deben responder de inmediato cuando vean la luz o escuchen el sonido. Ellas deben responder incluso si el residente que necesita ayuda no se encuentra en su hoja de asignaciones. Todos los residentes son la responsabilidad de todas las NA. Ellas deben responder las llamadas de asistencia de manera amable y respetuosa. Siempre deben revisar antes de salir de la habitación que el botón de llamadas se encuentre al alcance de la mano más fuerte del residente y que sepa cómo usarlo.

2. Describir las barreras de comunicación

La comunicación puede ser bloqueada o interrumpida de muchas maneras (Fig. 2-4). A continuación, se presentan algunas barreras de comunicación y algunas maneras en que las asistentes de enfermería pueden evitarlas:

El residente no escucha lo que la NA dice, no escucha correctamente o no entiende. La NA debe colocarse enfrente del residente y hablar de manera lenta y clara. No debe gritar, susurrar o hablar entre dientes. La NA debe hablar con voz baja y con un tono agradable. Si el residente utiliza un aparato auditivo, debe revisar que esté prendido y que esté funcionando.

Es difícil entender al residente. El NA debe tener paciencia y tomar tiempo para escuchar. Puede pedirle al residente que repita o explique el mensaje. Después el residente debe decir el mensaje utilizando sus propias palabras para asegurarse que haya entendido.

El NA, el residente u otras personas utilizan palabras que no se entienden. Un NA no debe utilizar términos médicos con los residentes o sus familiares. Debe hablar utilizando palabras cotidianas y sencillas y preguntar lo que significa una palabra si no está seguro.

El NA utiliza modismos o groserías. El NA debe evitar usar modismos. Esto no es profesional y puede ser que el residente no entienda. Tampoco debe decir groserías, aunque el residente lo haga.

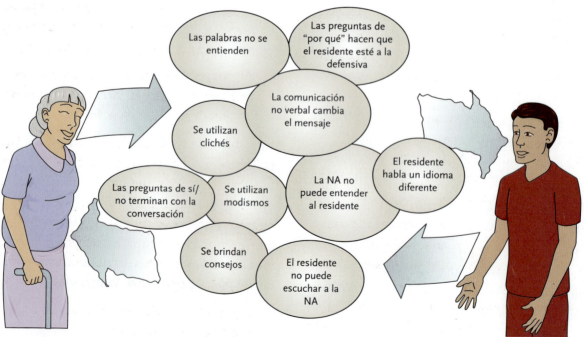

Fig. 2-4. *Barreras de comunicación.*

El NA usa clichés. Los **clichés** son frases que se utilizan de manera repetitiva y que en realidad no significan nada; por ejemplo, la frase: "todo estará bien", es un cliché. En lugar de utilizar un cliché, el NA debe escuchar lo que realmente está diciendo el residente y debe responder con un mensaje significativo.

El NA responde con un "¿Por qué?" El NA debe evitar preguntar "¿Por qué?" cuando un residente hable. Este tipo de preguntas ocasiona que las personas se sientan defensivas.

El NA da consejos. El NA no debe ofrecer su opinión ni dar consejos. Brindar consejos médicos no se encuentra dentro de las obligaciones de la práctica de un NA y podría ser peligroso.

El NA hace preguntas que sólo requieren respuestas de sí/no. El NA debe realizar preguntas abiertas que requieran algo más que una respuesta de "sí" o "no". Las preguntas con respuestas de sí y no terminan la conversación; por ejemplo, si un NA quiere saber qué le gusta comer al residente, no debe preguntar: "¿Le gustan los vegetales?"; sino debe preguntar: "¿Cuáles vegetales le gustan más?".

El residente habla un idioma diferente. Si un residente habla un idioma diferente al que habla la NA, ella debe hablar despacio y claro. La NA debe mantener los mensajes cortos y sencillos. Debe estar atenta a palabras que el residente entienda y a signos que indiquen que el residente sólo está fingiendo que entiende. Puede ser necesario utilizar un tablero de comunicación. Si el residente prefiere comunicarse en su idioma materno, para lo cual debe utilizar un intérprete o un servicio de interpretación. La NA debe tener paciencia y estar tranquila.

El NA o el residente utilizan comunicación no verbal. La comunicación no verbal puede cambiar un mensaje. El NA debe poner atención a su lenguaje corporal y a los gestos que hace al hablar. Puede buscar mensajes no verbales de los residentes y aclararlos con ellos; por ejemplo,

"Sr. Feldam, usted dice que se siente bien, pero parece que algo le duele. ¿Le puedo ayudar?"

Los mecanismos de defensa pueden ser considerados barreras de comunicación. Los **mecanismos de defensa** son comportamientos inconscientes utilizados para liberar la tensión o sobrellevar el estrés; tratan de bloquear sentimientos amenazantes o incómodos. A continuación, se presentan algunos de los mecanismos de defensa más comunes:

* **Negación:** Rechazo completo de los pensamientos o sentimientos–"¡No estoy enojado con usted!".

* **Proyección:** Ver sentimientos en otros que realmente son de uno mismo–"Mi maestra me odia".

* **Desplazamiento:** Transferir un fuerte sentimiento negativo hacia una situación más segura; por ejemplo, un empleado que no está contento en su trabajo no puede gritarle a su jefe por su miedo a perder el trabajo, pero más tarde le grita a su esposa.

* **Racionalización:** Realizar excusas para justificar una situación; por ejemplo, después de robar algo dice: "Todos lo hacen".

* **Represión:** Bloquear sentimientos o pensamientos dolorosos de la mente; por ejemplo, no recordar una experiencia traumática.

* **Regresión:** Regresar a un comportamiento anterior, usualmente inmaduro; por ejemplo, hacer berrinche siendo adulto.

La cultura puede afectar la comunicación. Una **cultura** es un sistema de creencias y comportamientos aprendidos que son practicados por un grupo de personas. Cada cultura puede tener diferentes conocimientos, comportamientos, creencias, valores, actitudes, religiones y costumbres. Cuando una NA se comunica con los residentes, debe preguntarse lo siguiente:

* ¿Qué información necesito para comunicarme con esta persona?

• ¿Esta persona habla español como primer o segundo idioma?

• ¿Hablo el mismo idioma que esta persona o necesito un intérprete?

• ¿Tiene alguna costumbre cultural sobre ser tocado o sobre gestos a los que necesito adaptarme?

Es importante que las NA sean sensibles a las necesidades de cada residente. Esto es clave para brindar el cuidado profesional y centrado en la persona. Aprender sobre el comportamiento y las preferencias de cada residente puede ser un gran reto; sin embargo, es una parte importante de la comunicación. Esto es de suma importancia en una sociedad multicultural (una sociedad formada de muchas culturas) como la de Estados Unidos. La NA debe poner atención a todos los mensajes que envían y reciben. Escuchar y observar con atención ayudará a que las NA entiendan mejor las necesidades y los sentimientos de los residentes.

3. Mencionar la guía de procedimientos para comunicarse con residentes que tienen necesidades especiales

Debido a enfermedades o impedimentos, algunos residentes necesitarán técnicas especiales para ayudarles con la comunicación. Un **impedimento** es la pérdida de una función o habilidad; esta pérdida puede ser parcial o total. Las técnicas especiales para las diferentes condiciones se mencionan a continuación. Información sobre la enfermedad de Alzheimer y los consejos relacionados con la comunicación se encuentran en el capítulo 5.

Impedimento Auditivo

Existen muchos tipos diferentes de impedimentos auditivos (o sordera). Una persona puede haber nacido con impedimento auditivo o puede haber ocurrido de manera gradual. Las personas que tienen un impedimento auditivo pueden utilizar un aparato de audición, pueden saber cómo leer los labios o usar el lenguaje de señas. Las personas con impedimento auditivo también observan las expresiones faciales y el lenguaje corporal de los demás para agregar información sobre lo que se está diciendo.

Guía de Procedimientos: Impedimento Auditivo

G Si la persona tiene un aparato de audición, asegúrese que lo traiga puesto y que esté prendido.

G Existen muchos tipos de aparatos auditivos (Fig. 2-5). Siga las instrucciones de limpieza del fabricante. En general, el aparato de audición necesita limpiarse todos los días. Límpielo con solución especial y un trapito suave; no lo introduzca en el agua. Maneje el aparato con mucho cuidado y no lo deje caer. Siempre guárdelo dentro del estuche cuando no se utilice y apáguelo. Remueva el aparato antes de que el residente tome una ducha, se bañe en la bañera o cuando se lave el cabello con champú. Algunos aparatos de asistencia auditiva tienen baterías recargables y algunos necesitan recargarse cada noche. Siga las instrucciones del plan de cuidado.

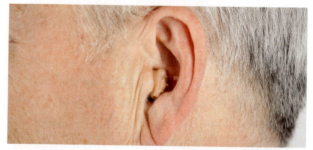

Fig. 2-5. *Un tipo de aparato de asistencia auditiva.*

G Disminuya o remueva el ruido de fondo como la televisión o las conversaciones ruidosas. Cierre las puertas de ser necesario.

G Obtenga la atención del residente antes de hablar. No asuste a los residentes acercándoseles por detrás. Camine enfrente de ellos o tóquelos suavemente en el brazo para mostrar que usted está cerca.

G Hable claro, despacio y con buena iluminación. Colóquese directamente enfrente de la persona (Fig. 2-6). La luz debe estar en su cara, no en la del residente. Pregúntele si puede escuchar lo que usted está diciendo.

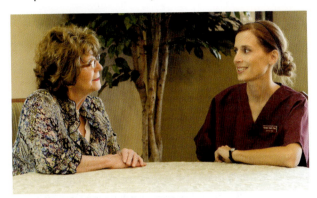

Fig. 2-6. *Hable de cara a cara en un lugar bien iluminado.*

G No grite ni exagere los movimientos de la boca al hablar.

G Mantenga el tono de su voz bajo.

G Es posible que los residentes puedan leer los labios, así que no mastique chicle o coma cuando hable. Mantenga sus manos lejos de su cara cuando hable.

G Si el residente escucha mejor con un oído, trate de pararse y hablar de ese lado.

G Utilice frases cortas y palabras sencillas. Evite los cambios repentinos de tema.

G Repita lo que usted haya dicho utilizando diferentes palabras, cuando sea necesario. Algunas personas con impedimento auditivo querrán que usted les repita exactamente lo que les dijo porque puede ser que solamente no hayan entendido unas cuantas palabras.

G Utilice tarjetas con dibujos o una libreta, cuando sea necesario.

G Los residentes con un impedimento auditivo pueden escuchar menos cuando están cansados o enfermos. Esto pasa con todas las per-

sonas. Tenga paciencia y sea comprensivo. Evite conversaciones largas y tediosas.

G Algunos residentes con impedimento auditivo pueden tener problemas de lenguaje y puede ser muy difícil entenderles. No pretenda que entiende si no entiende. Pídale al residente que repita lo que dijo. Observe los labios, las expresiones faciales y el lenguaje corporal. Después dígale al residente lo que usted piensa que él dijo. También puede pedirle al residente que escriba las palabras.

G El deterioro auditivo puede ser un aspecto normal del envejecimiento. Sea comprensivo y apóyelos.

Impedimento Visual

El impedimento visual (o ceguera) puede afectar a las personas de todas las edades. Puede existir desde el nacimiento o desarrollarse gradualmente y puede ocurrir en un ojo o en ambos. También puede ser el resultado de alguna lesión, enfermedad o por envejecimiento. Algunos tipos de impedimentos visuales ocasionan que las personas usen lentes correctivos como anteojos o lentes de contacto. Algunas personas necesitan usar anteojos todo el tiempo; mientras que otras sólo los necesitan para leer o para realizar ciertas actividades donde necesitan ver objetos a lo lejos, como manejar.

Guía de Procedimientos: Impedimento Visual

G Promueva el uso de anteojos o lentes de contacto (contactos) si se utilizan.

G Si el residente usa anteojos, asegúrese que estén limpios. Limpie los lentes de vidrio con agua y con un pañuelo desechable suave. Limpie los lentes de plástico con líquido limpiador y/o con un trapito para lentes. Los lentes deben quedarle bien y estar en buenas condiciones. Reporte cualquier problema con la enfermera.

G Los lentes de contacto están hechos de diferentes tipos de plástico. Algunos se pueden usar y tirarse todos los días; otros se usan por períodos más largos. Si el residente puede hacerlo, es mejor que él mismo se encargue del cuidado de sus lentes de contactos.

G Toque la puerta e identifíquese con el residente en cuanto entre a la habitación. No toque al residente hasta que usted haya dicho su nombre. Explique por qué está usted ahí y lo que quiere hacer. Informe al residente cuando vaya a salir de la habitación.

G Asegúrese que la habitación tenga iluminación apropiada. Colóquese enfrente del residente cuando hable.

G Cuando usted entre a una habitación nueva con el residente, oriéntelo y explique dónde se encuentran las cosas. Describa las cosas que usted ve alrededor suyo. No utilice palabras como "observe", "vea" o "mire".

G Siempre informe al residente sobre lo que usted está haciendo mientras que brinda el cuidado. Mencione instrucciones específicas, tales como: "en su lado derecho" o "enfrente de usted". Hable directamente hacia el residente al que está asistiendo. No hable con otros residentes o empleados.

G Utilice la cara de un reloj imaginario como guía para explicar la posición de los objetos que se encuentran enfrente del residente; por ejemplo: "Hay un sofá a las 7 en punto" (Fig. 2-7).

G No mueva artículos personales, muebles u otros objetos. Acomode todo en el lugar donde lo encontró.

G Deje el botón de llamadas al alcance del residente. Informe al residente dónde se encuentra el botón de llamadas.

G Deje las puertas completamente abiertas o cerradas, nunca las deje entreabiertas.

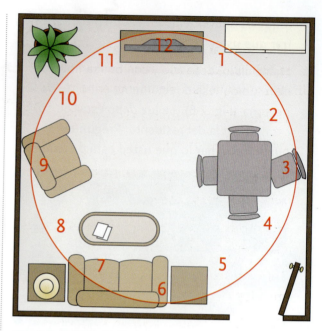

Fig. 2-7. *Utilizar la cara de un reloj imaginario para explicar la posición de los objetos puede ser de gran ayuda.*

G Si el residente necesita guía para acostumbrarse a su alrededor, camine ligeramente enfrente de él. Deje que el residente toque o tome su brazo ligeramente. Camine a la velocidad del residente, no al suyo.

G Brinde ayuda para cortar la comida y abrir contenedores como sea necesario.

G Utilice relojes grandes, relojes con campanadas y radios para ayudar a que el residente lleve registro del tiempo.

G Hay libros disponibles que tienen letra grande, libros grabados en cinta (audio libros), libros digitales y libros escritos en Braille; sin embargo, aprender a leer Braille toma mucho tiempo y requiere entrenamiento especializado.

G Si el residente tiene un perro guía, no juegue con él, no lo distraiga, ni lo alimente.

G Promueva el uso de los otros sentidos, como el oído, el tacto y el olfato. Anime al residente a que sienta y toque las cosas, como la ropa, los muebles o los artículos que están en la habitación.

Enfermedad Mental

La **salud mental** es el funcionamiento normal de las habilidades emocionales e intelectuales. Una persona que está mentalmente sana puede:

- Llevarse bien con los demás (Fig. 2-8).

- Adaptarse al cambio.

- Cuidarse a sí mismo y a los demás.

- Brindar y aceptar amor.

- Lidiar con situaciones que ocasionan ansiedad, decepción y frustración.

- Tomar responsabilidad por decisiones, sentimientos y acciones.

- Controlar y cumplir deseos e impulsos de manera apropiada.

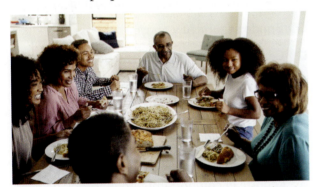

Fig. 2-8. *La habilidad de interactuar bien con las demás personas es una característica de salud mental.*

Mientras que involucra emociones y funciones mentales, una **enfermedad mental** es como cualquier otra enfermedad física en muchas maneras; puede tener causas físicas como diferencias en la estructura del cerebro de la persona o la manera en que el cerebro funciona. Produce signos y síntomas y afecta la habilidad del cuerpo de funcionar. Responde al tratamiento y al cuidado apropiado. Una enfermedad mental interrumpe la habilidad de una persona de funcionar con la familia, en el hogar o en la comunidad. Con frecuencia, causa comportamiento inapropiado. Algunos signos y síntomas de la enfermedad mental son confusión, desorientación, agitación y ansiedad.

Las personas que tienen una enfermedad mental simplemente no pueden escoger estar bien. Las personas mentalmente sanas usualmente pueden controlar sus emociones y acciones. Las personas que tienen una enfermedad mental quizás no tengan este control.

Los diferentes tipos de enfermedad mental afectan qué tan bien se comunican los residentes. Las NA deben tratar a cada residente como una persona individual para promover el cuidado centrado en la persona. Deben determinar su acercamiento en base a la situación.

Guía de Procedimientos: Comunicación y las Enfermedades Mentales

G   No hable con los adultos como si fueran niños.

G   Utilice frases claras y sencillas y con un tono normal de voz.

G   Asegúrese que lo que usted dice y la manera en lo dice demuestren respeto y preocupación.

G   Siéntese o párese a una distancia normal del residente. Ponga atención a su lenguaje corporal.

G   Sea honesto y directo, como lo haría con cualquier otro residente.

G   Evite discusiones.

G   Mantenga contacto visual y escuche con atención (Fig. 2-9).

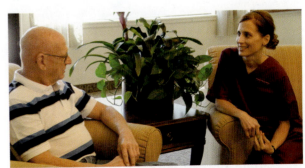

Fig. 2-9. *Mantenga contacto visual y siéntese a una distancia normal cuando se comunique.*

El objetivo de aprendizaje 9 del capítulo 3 tiene más información sobre las enfermedades mentales.

Comportamiento Combativo

Los residentes pueden mostrar **comportamiento combativo**, lo que significa un comportamiento violento u hostil. Dicho comportamiento puede incluir golpear, empujar, patear o realizar ataques verbales. Puede ser el resultado de que la enfermedad esté afectando al cerebro. También puede ser debido a frustración o simplemente puede ser parte de la personalidad de alguien. En general, el comportamiento combativo no es una reacción ante el proveedor de cuidado y no se debe tomar como algo personal. Las NA siempre deben reportar y documentar el comportamiento combativo, incluso si no les molesta este comportamiento, el equipo de cuidado necesita ser notificado sobre la situación.

Guía de Procedimientos: Comportamiento Combativo

G Bloquee los golpes físicos o quítese del camino, pero nunca regrese los golpes (Fig. 2-10). No importa qué tanto lo lastime un residente o qué tan enojado o asustado se sienta usted, nunca golpee o amenace a un residente.

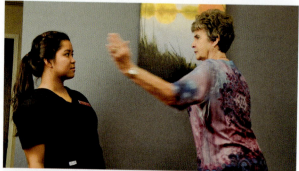

Fig. 2-10. *Cuando trabaje con residentes que tienen comportamiento combativo, quítese del camino, pero nunca regrese los golpes.*

G Permita que el residente se tranquilice antes de interactuar de nuevo con él.

G Asegúrese de que el residente se encuentre en un lugar seguro y bríndele su propio espacio. Cuando sea posible, párese a una distancia de al menos la longitud de un brazo, del lado más cercano al pasillo.

G Manténgase tranquilo y baje su tono de voz.

G Sea flexible y tenga paciencia.

G Manténgase neutral. No responda a los ataques verbales. No discuta ni acuse al residente de mal comportamiento. Si usted debe responder, diga algo como "Entiendo que está enojado y frustrado. ¿Qué puedo hacer para mejorar las cosas?".

G No utilice gestos que puedan asustar o exaltar al residente. Trate de mantener sus manos abiertas y en frente de usted.

G Brinde seguridad y apoyo.

G Considere qué fue lo que provocó al residente. En algunas ocasiones, cosas tan sencillas como un cambio en el proveedor de cuidado o en la rutina puede ser muy molesto para el residente. Pida ayuda para llevar al residente a un lugar más tranquilo, de ser necesario.

G Reporte el comportamiento inapropiado a la enfermera.

Enojo

El enojo es una emoción natural que tiene muchas causas, incluyendo enfermedad, miedo, dolor, soledad y pérdida de independencia. El enojo puede ser tan sólo parte de la personalidad de alguien. Algunas personas se enojan más fácilmente que otras.

Las personas expresan su enojo de diferente manera. Algunas pueden gritar, levantar la voz, amenazar, lanzar cosas o deambular de un lado a otro. Otras personas expresan su enojo alejándose de los demás, quedándose callados o enfadándose. El comportamiento de enojo siempre debe reportarse a la enfermera.

Guía de Procedimientos: Comportamiento de Enojo

G Manténgase tranquilo. No discuta ni responda los ataques verbales.

G Comprenda al residente y trate de entender cómo se siente.

G Trate de determinar qué fue lo que causó el enojo del residente. Escuche con atención mientras que el residente habla. Quédese en silencio, esto puede ayudar a que el residente explique la causa.

G Trate al residente con dignidad y respeto. Explique la razón por la cual va a realizar algo y cuándo lo va a realizar.

G Responda las llamadas de inmediato.

G Manténgase a una distancia segura si el residente presenta comportamiento combativo.

Comportamiento Inapropiado

El comportamiento inapropiado de un residente incluye tratar de establecer una relación personal, en lugar de una profesional con una NA. Algunos ejemplos incluyen hacer preguntas personales, pedir visitas durante el tiempo personal, pedir o hacer favores, brindar propinas o regalos y pedir dinero prestado o prestar dinero.

El comportamiento inapropiado también incluye hacer comentarios y acercamientos sexuales. Los acercamientos sexuales incluyen cualquier comportamiento, comentarios o palabras relacionadas con el sexo que incomoden a la persona a quien se dirige.

El comportamiento inapropiado puede incluir que los residentes se quiten la ropa o se toquen a sí mismos en público. Este comportamiento puede ser causado por enfermedades, demencia, confusión o por algún medicamento.

Los residentes confundidos pueden tener problemas que imitan un comportamiento sexual inapropiado. Pueden tener algún sarpullido in-

cómodo, tal vez la ropa les queda muy apretada, tengan mucho calor o comezón o quizás necesitan ir al baño. Las NA necesitan observar si se presentan estos problemas.

La NA puede manejar el comportamiento inapropiado directamente, diciendo algo como: "Eso me hace sentir incómoda". Las respuestas apropiadas a preguntas personales incluyen: "Realmente no puedo hablar sobre mi vida personal en el trabajo". Si una NA se encuentra a un residente en una situación penosa, debe mantener un comportamiento profesional y no reaccionar de manera exagerada. Tratar de distraer al residente puede ayudar. Si no lo hace, hay que llevar al residente a un área privada y la enfermera debe ser notificada. Cuando los residentes actúen de manera inapropiada, las NA deben reportar el comportamiento, aunque consideren que era inofensivo.

Derechos de los Residentes

Comunicación con los Residentes

Las interacciones de las asistentes de enfermería con los residentes son importantes. La salud física y psicológica de los residentes puede depender, en gran parte, a la manera en que las NA se comunican. Esto es especialmente cierto para residentes que tienen discapacidad cognitiva, que están solos, indefensos o aburridos. Las NA deben ser comprensivas y amables con los residentes. Deben escuchar si ellos quieren hablar. El simple hecho de que una persona comprensiva esté presente puede asegurar a los residentes de que no están solos.

4. Identificar maneras de promover la seguridad y de manejar las emergencias que no sean médicas

Seguridad

Todos los empleados, incluyendo los asistentes de enfermería, son responsables de la seguridad en una institución. Es muy importante tratar de evitar accidentes *antes* de que ocurran. La prevención es la clave de la seguridad. Mientras los

NA realizan su trabajo, deben revisar si encuentran algún peligro de seguridad. Deben reportar de manera oportuna las condiciones inseguras a su supervisor. Antes de salir de la habitación de un residente, un NA debe realizar una revisión final y preguntarse a sí mismo lo siguiente:

- ¿Se encuentra el botón de llamadas al alcance de la mano más fuerte del residente?

- ¿Está el cuarto ordenado? ¿Se encuentran los artículos del residente en su lugar apropiado?

- ¿Se encuentran los muebles en el mismo lugar donde usted los encontró? ¿Se encuentra la cama en la posición más baja?

- ¿Tiene el residente espacio libre para caminar en la habitación y para ir al baño?

Principios de la Mecánica Corporal

Las torceduras o las lesiones en la espalda pueden ser un problema serio para las asistentes de enfermería. La **mecánica corporal** es la manera en la que las partes del cuerpo trabajan en conjunto cuando una persona se mueve. Utilizar la mecánica corporal apropiada ayuda a ahorrar energía y a prevenir lesiones.

Alineación. Cuando usted se encuentra parado, sentado o acostado, el cuerpo debe tener buena alineación y postura. Esto significa que ambos lados del cuerpo sean imágenes iguales entre ellas, con partes del cuerpo alineadas de manera natural. La **postura** es la manera en que una persona sostiene y acomoda su cuerpo. Una persona puede mantener una alineación corporal correcta cuando levanta o carga un objeto manteniéndolo cerca de su cuerpo (Fig. 2-11). Los pies y el cuerpo deben apuntar hacia la dirección a dónde se va a mover y debe evitar girar la cintura.

Base de apoyo. La base de apoyo es la base fundamental que sostiene un objeto. Los pies son la base de apoyo del cuerpo. Mientras más ancha sea la base de apoyo del cuerpo, mejor estabili-

dad tendrá la persona. El pararse con las piernas separadas brinda una mejor base de apoyo. Esto es más estable que pararse con los pies juntos.

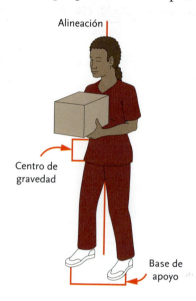

Fig. 2-11. *La alineación corporal apropiada es importante al pararse y sentarse.*

Centro de gravedad. El centro de gravedad en el cuerpo es el punto donde se concentra la mayor parte del peso. Este punto dependerá de la posición del cuerpo. Cuando una persona está parada, el peso se centra en la pelvis. Un centro de gravedad bajo brinda una base más estable de apoyo. Al doblar las rodillas cuando levanta un objeto, se baja la pelvis y, por lo tanto, baja el centro de gravedad de la persona. Esto brinda mayor estabilidad a la persona y reduce las posibilidades de que se caiga o se lastime los músculos que están en función.

Guía de Procedimientos: Utilizar Mecánica Corporal Apropiada

G Evalúe la situación primero. Deje libre el camino y remueva cualquier obstáculo.

G Utilice los dos brazos y las dos manos para levantar, empujar o cargar objetos.

G Cuando levante un objeto pesado del piso, separe sus piernas a la altura de sus hombros. Doble las rodillas y utilice los músculos largos y fuertes de los muslos, de los brazos superiores y de los hombros para levantar el objeto. Levante su cuerpo y el objeto al mismo tiempo (Fig. 2-12).

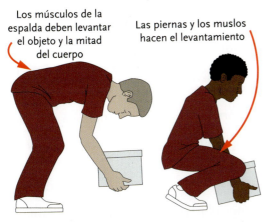

Los músculos de la espalda deben levantar el objeto y la mitad del cuerpo

Las piernas y los muslos hacen el levantamiento

Fig. 2-12. En esta ilustración, ¿cuál persona está levantando el objeto correctamente?

G   Sostenga los objetos cerca de usted cuando los levante o cargue. Esto mantiene el objeto más cerca de su centro de gravedad y de la base de apoyo.

G   Empuje los objetos y el equipo en lugar de cargarlos.

G   Evite doblarse y estirarse siempre que sea posible. Mueva o coloque los muebles de tal manera que usted no tenga que doblarse o estirarse.

G   Si usted está arreglando la cama, ajuste la altura de la cama hasta que llegue a un nivel seguro para trabajar, usualmente a la altura de la cintura. Evite doblar la cintura.

G   Cuando una tarea requiera doblarse, utilice una buena postura. Doble sus rodillas para bajar su cuerpo (como haciendo una sentadilla), en lugar de doblarse por la cintura. Esto utiliza los músculos grandes de sus piernas y muslos, en lugar de utilizar los músculos pequeños de su espalda.

G   No gire su cintura cuando vaya a levantar o mover un objeto. En lugar de eso, gire todo su cuerpo. Gire sus pies en lugar de girar la cintura. Sus pies deben apuntar hacia la

dirección donde se encuentra el objeto que va a levantar o mover.

G   Pida ayuda de compañeros de trabajo para levantar o ayudar residentes, cuando sea posible.

G   Hable con los residentes antes de moverlos. Avíseles lo que usted va a hacer para que ellos puedan ayudar, de ser posible. Póngase de acuerdo en una señal de inicio, como contar hasta tres. Levante o muévase a la cuenta de tres para que todos se muevan al mismo tiempo.

G   Para ayudar a un residente a sentarse, pararse o caminar, coloque sus pies a lo ancho de los hombros. Coloque un pie enfrente del otro y doble sus rodillas. La parte superior de su cuerpo debe mantenerse derecha y en alineación. Haga esto cada vez que tenga que apoyar el peso de un residente.

G   Nunca trate de atrapar a un residente que se está cayendo. Si el residente se cae, ayúdele a acomodarse en el piso. Si usted trata de revertir la caída en progreso, puede lastimarse usted mismo y/o al residente.

G   Reporte a la enfermera cualquier tarea que no pueda realizar de manera segura. Nunca trate de levantar un objeto o a un residente si usted considera que no puede hacerlo.

Prevención de Accidentes

Caídas

Una caída es cualquier descenso repentino e incontrolado de un nivel más alto hacia un nivel más bajo, que tenga o que no tenga como resultado una lesión. La mayoría de los accidentes que ocurren en una institución son caídas, las cuales pueden ser causadas por un ambiente inseguro, por la pérdida de habilidades, por enfermedades y por medicamentos. Los problemas que causan las caídas van desde moretones menores hasta fracturas y lesiones que ponen en peligro la vida. Una **fractura** es un hueso quebrado. Las caídas son especialmente comunes entre los ancianos. Con frecuencia, las personas mayores se lesionan seriamente con las caídas porque sus huesos son más frágiles. Las NA deben estar especialmente alertas al riesgo de caídas. Todas las caídas se deben reportar al supervisor. Los siguientes factores aumentan el riesgo de caídas:

- Desorden

- Tapetes

- Cordones eléctricos expuestos

- Pisos húmedos o resbalosos

- Escaleras o pisos irregulares

- Mala iluminación

- Botones de llamadas que no se encuentran al alcance o llamadas que no son atendidas de manera oportuna

Las condiciones personales que incrementan el riesgo de caídas incluyen medicamentos, pérdida de la visión, problemas con el equilibrio o con la manera de andar (caminar), debilidad, parálisis y desorientación. **Desorientación** significa tener confusión sobre la persona, el lugar o el tiempo.

Guía de Procedimientos: Prevenir Caídas

G Mantenga todos los pasillos o espacios para caminar libres de desorden, basura, tapetes y cordones.

G Todos los tapetes deben tener soporte anti-derrapante.

G Pida a los residentes que usen zapatos fuertes y anti-derrapantes. Asegúrese que las cintas de los zapatos estén amarradas.

G Los residentes no deben usar ropa que les quede muy larga o que arrastre en el piso.

G Mantenga los artículos de uso frecuente cerca de los residentes, incluyendo el botón de llamadas.

G Atienda las llamadas de asistencia de inmediato.

G Limpie de inmediato los derrames en el piso.

G Reporte de inmediato los barandales de mano que estén sueltos.

G Marque las escaleras o el piso irregular con cinta de color contrastante para indicar peligro.

G Mejore la iluminación donde sea necesario.

G Ponga el freno en las sillas de ruedas y mueva los descansapies antes de ayudar a los residentes a sentarse o levantarse.

G Ponga el freno en las llantas de la cama antes de ayudar a un residente a acostarse o levantarse o cuando brinde el cuidado.

G Cuando termine de realizar el cuidado, regrese la cama a la posición más baja.

G Pida ayuda cuando mueva residentes y no asuma que usted puede hacerlo solo. Mantenga los aparatos de asistencia para caminar cerca del alcance de los residentes, como bastones o andadores.

G Ofrezca ayuda con frecuencia con las necesidades para ir baño. Responda de inmediato las solicitudes de ayuda. Piense cómo se sentiría usted si tuviera que esperar ayuda para ir al baño.

G Deje los muebles en el mismo lugar donde estaban.

G Infórmese cuáles residentes están en riesgo de sufrir caídas. Ponga atención para que usted les pueda ayudar con frecuencia.

G Si una residente comienza a caerse, colóquese en una buena posición para apoyarla. Nunca trate de atrapar a un residente que se cae. Utilice su cuerpo para deslizarlo hacia el piso. Si usted trata de revertir una caída, puede lastimarse a usted mismo y/o al residente.

G   Cuando un residente se caiga, lo debe reportar con la enfermera. Siempre llene un reporte de incidentes, incluso si el residente dice que se siente bien.

Quemaduras/Escaldaduras

Las quemaduras pueden ser causadas por calor seco (por ejemplo, plancha caliente, estufa, otros aparatos electrodomésticos), por calor húmedo (por ejemplo, líquidos, agua caliente, vapor) o por químicos (por ejemplo, productos de limpieza, ácidos). Los niños pequeños, los adultos mayores o las personas con pérdida de la sensación (debido a una parálisis o por diabetes) se encuentran en mayor riesgo de sufrir quemaduras. Las **escaldaduras** son quemaduras ocasionadas por líquidos calientes. Solo se necesitan cinco segundos o menos para que ocurra una quemadura seria si la temperatura del líquido es de 140°F. El café, el té y otras bebidas calientes usualmente se sirven a una temperatura de 160°F a 180°F. Estas temperaturas pueden causar quemaduras casi al instante, que requieren cirugía. La prevención de quemaduras es muy importante.

Guía de Procedimientos: Prevenir Quemaduras y Escaldaduras

G   Siempre revise la temperatura del agua con un termómetro para el agua (de estar disponible) o con la parte interna de su muñeca antes de utilizarla.

G   Reporte de inmediato los cordones eléctricos rotos o los electrodomésticos que no parezcan seguros y no los utilice. Remuévalos de la habitación.

G   Informe a los residentes cuando vaya a servir o dejar un líquido caliente.

G   Sirva bebidas calientes lejos de los residentes. Mantenga las bebidas y los líquidos calientes lejos de las orillas de las mesas. Coloque tapas en los recipientes.

G   Asegúrese que los residentes estén sentados antes de servirles bebidas calientes.

G   Si se utilizan calentadores para platos u otro equipo que produzca calor, monitoréelos con cuidado.

Identificación del Residente

Los residentes siempre deben ser identificados antes de que se brinde el cuidado o de que se sirvan los alimentos. El no identificarlos puede ocasionar problemas serios, incluso la muerte. Las instituciones tienen diferentes métodos de identificación. Algunas instituciones tienen fotografías para identificar residentes. Otras tienen letreros en la puerta afuera de la habitación del residente (Fig. 2-13). Las NA deben identificar a cada residente siguiendo las políticas de la institución antes de comenzar cualquier procedimiento o antes de brindar cualquier cuidado. Siempre deben identificar a los residentes antes de colocar las bandejas de alimentos o de ayudar con la alimentación. Deben revisar la tarjeta de la dieta y compararla con la identificación del residente para asegurarse que sean iguales. El residente debe ser llamado por su nombre y pedirle que diga su nombre, si puede.

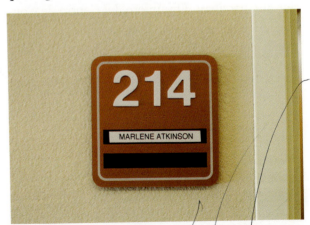

Fig. 2-13. *Junto con el número de la habitación, el nombre del residente puede estar afuera de la habitación para identificar quien está viviendo en dicha habitación. Sin embargo, el número de la habitación no debe ser utilizado para identificar a los residentes. Antes de brindar cualquier cuidado, las asistentes de enfermería siempre deben identificar apropiadamente a los residentes.*

Asfixia

La asfixia puede ocurrir al comer, tomar líquidos o tomar medicamentos. Las personas que están débiles, enfermas o inconscientes pueden asfixiarse con su propia saliva. La lengua de una persona también se puede inflamar y obstruir la vía respiratoria. Para prevenir la asfixia, los residentes deben comer estando sentados tan rectos como sea posible. Los residentes con problemas para deglutir pueden tener una dieta especial de líquidos espesos, los cuales son más fáciles de deglutir. El capítulo 8 presenta más información sobre líquidos espesos.

Envenenamiento

Las instituciones tienen muchas sustancias dañinas que no deben ser ingeridas, como limpiadores, pinturas, medicinas, artículos de limpieza y pegamentos. Estos productos deben ser almacenados o guardados bajo llave, lejos del alcance de residentes confundidos o que tienen visión limitada. No deje productos de limpieza en las habitaciones de los residentes. Los residentes con demencia pueden esconder alimentos y dejar que se echen a perder en armarios, cajones u otros lugares. Las NA deben investigar cualquier olor que perciban. El número del Centro de Control de Envenenamiento de esa región debe estar desplegado cerca de todos los teléfonos.

Cortadas/Abrasiones

Las cortadas o abrasiones usualmente ocurren en el baño de una institución. Una **abrasión** es una lesión que quita la superficie de la piel. Guarde los objetos punzantes, como tijeras, cortaúñas y rastrillos, después de haberlos usado. Las NA deben tener cuidado cuando levanten o acomoden residentes en la cama, sillas de ruedas y sillas. Cuando trasladen residentes en silla de ruedas, las NA deben empujar la silla de ruedas hacia el frente; nunca se deben jalar desde atrás. Cuando utilicen elevadores, las sillas de ruedas deben voltearse hacia el frente antes de entrar al elevador para que el residente esté viendo hacia el frente.

Incendio

Todas las instituciones tienen un plan de seguridad contra incendios y todos los empleados necesitan conocer dicho plan. La guía de procedimientos relacionada con los incendios y los planes de evacuación serán explicados a todos los empleados. Las rutas de evacuación están desplegadas en las instituciones. Las NA deben leerlas y revisarlas con frecuencia. Deben asistir a los programas de capacitación sobre incendios y desastres cuando los ofrezca la institución. Una respuesta rápida, calmada y segura por parte del personal, salva vidas.

Guía de Procedimientos: Reducir Peligros de Incendio y Responder a los Incendios

G   Algunas instituciones no permiten fumar, mientras que otras instituciones sí permiten que los residentes fumen. Si los residentes fuman, asegúrese que lo hagan en el área designada para fumar. Asegúrese que los cigarros sean apagados. Vacíe los ceniceros con frecuencia. Antes de vaciar los ceniceros, asegúrese que no tengan cenizas o cerillos calientes. Hay delantales resistentes a quemaduras para los fumadores, los cuales pueden estar disponibles. Estos delantales ayudan a proteger a la persona de quemaduras causadas por cenizas calientes y cigarrillos encendidos si se caen. Si un residente utiliza este delantal cuando fume, asegúrese que los tirantes y las hebillas estén bien amarradas y que el delantal cubra todo el torso y el regazo. Nunca deje a un fumador desatendido.

G   Los residentes pueden utilizar cigarros electrónicos (*e-cigarettes* en inglés, vapeadores o vaporizadores portátiles). Este tipo de cigarros no necesitan cerillos o encendedores para prenderlos; utilizan una batería para convertir la nicotina líquida en vapor. Para reducir el riesgo de fuego, los cigarros electrónicos solamente deben ser cargados utilizando el aparato brindado por el fabricante. Puede ser necesario que las baterías se apaguen de manera manual y que sean removidas de los cargadores después de que hayan sido cargados por completo. Siga las instrucciones.

G Reporte de inmediato los cables eléctricos dañados o deshilachados. Reporte de inmediato el equipo eléctrico que necesite ser reparado.

G Las alarmas contra incendio y las salidas de emergencia no deben estar bloqueadas. De ser así, repórtelo a la enfermera.

G Cada institución tendrá un extinguidor para incendios (Fig. 2-14). El acrónimo de PASS (palabra en inglés que significa pasar) le ayudará a entender la manera de usarlo:

P Jale el pasador.

A Apunte a la base del fuego cuando rocíe.

S Presione la manivela.

S Rocíe de un lado al otro la base del fuego.

G En caso de incendio, el acrónimo RACE (palabra en inglés que significa carrera) es una buena regla para seguir:

R Remueva a cualquier persona que esté en peligro, si usted no está en peligro.

A Active la alarma o llame al 911.

C Contenga el fuego, de ser posible cerrando todas las puertas y ventanas.

E Extinga el fuego o el departamento de bomberos lo extinguirá. Evacue el área si le piden que lo haga.

Siga estos procedimientos para ayudar a los residentes a salir del edificio de una manera segura:

G Conozca el plan de evacuación de su institución en caso de incendio.

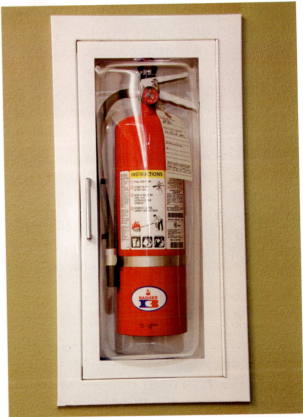

Fig. 2-14. *Conozca dónde se encuentran los extinguidores de incendios y aprenda a utilizarlos.*

G Mantenga la calma. No tenga pánico.

G Siga las instrucciones del departamento de bomberos.

G Conozca cuáles residentes requieren de asistencia individual o aparatos de asistencia. Los residentes inmóviles pueden ser trasladados de varias maneras. Si tienen silla de ruedas, ayúdeles a sentarse en ella. Usted también puede utilizar otros transportadores con ruedas como carritos, sillas de baño, camillas o camas. Una sábana puede ser utilizada como camilla y hasta puede ser utilizada para jalar a una persona por el piso colocándola arriba de la sábana.

G Los residentes que pueden caminar también necesitarán ayuda para salir del edificio. Es posible que aquellos residentes que tienen problemas de audición o sordera no escuchen las advertencias y las instrucciones. El personal necesitará decirles directamente lo que tienen que hacer mientras que los lleva hacia una salida segura. Las personas con problemas de la vista deben moverse lejos del paso de sillas de ruedas, carritos, etc. y necesitarán ayuda para salir del edificio. Los residentes confundidos y desorientados también necesitarán guía.

G Remueva cualquier cosa que bloquee una ventana o una puerta que pueda ser utilizada como salida de emergencia.

G No se suba a un elevador durante un incendio a menos que reciba instrucciones de que lo haga por parte del departamento de bomberos.

G Manténgase cerca del piso de la habitación para escapar del fuego.

G Si una puerta está cerrada, revise si está pasando calor antes de abrirla. Si la puerta o la cerradura se siente caliente, quédese en la habitación si no hay una salida segura. Cierre el marco de la puerta (utilice ropa o toallas húmedas) para prevenir que el humo entre a la habitación. Quédese en la habitación hasta que la ayuda llegue.

G Utilice la técnica para seguridad de incendios de *detenerse, tirarse al piso y rodar* para apagar fuego en la ropa o en el cabello. Deje de correr y quédese quieto. Tírese al piso, acostándose de ser posible. Ruede en el piso para tratar de extinguir las llamas.

G Utilice una cubierta húmeda sobre la boca y la nariz para reducir la inhalación de humo.

G Después de salir del edificio, aléjese de ahí.

Hoja de Datos de Seguridad (SDS)

La **Administración de la Salud y Seguridad Ocupacional (OSHA por sus siglas en inglés**, página de Internet: osha.gov) es una agencia del gobierno federal que define reglas para proteger a los empleados de los peligros en el trabajo. La OSHA requiere que todos los químicos peligro-

sos tengan una hoja de datos de seguridad (SDS por sus siglas en inglés) (antes conocida como *hoja de datos de seguridad del producto* o MSDS por sus siglas en inglés). Esta hoja detalla los ingredientes químicos del producto, sus peligros químicos, los procedimientos para el manejo seguro del producto, para su almacenamiento y para desechar el producto. También debe incluir información sobre las acciones que se deben seguir en caso de emergencia. Algunas instituciones utilizan un número telefónico gratuito para tener acceso a la información de las hojas SDS, las cuales deben estar accesibles para todos los empleados en el lugar de trabajo. La información importante sobre las hojas SDS incluye la siguiente:

• Los empleadores deben tener una hoja SDS para cada químico utilizado.

• Los empleadores deben brindar acceso fácil a las hojas SDS.

• Los empleados deben saber dónde se guardan estas hojas y cómo leerlas. Deben pedir ayuda si no saben cómo hacerlo.

La lista de los químicos peligrosos que deben tener una hoja SDS será actualizada conforme se compren nuevos productos químicos.

Procedimientos para Desastres

Los desastres pueden incluir incendios, inundaciones, terremotos, huracanes, tornados u otro clima severo. Los peligros causados por los hombres, como los actos de terrorismo, amenazas de bombas y situaciones de tirador activo pueden presentar amenazas a los trabajadores del cuidado de la salud y a los residentes.

Las NA necesitan conocer las acciones apropiadas que deben tomar cuando se presenten desastres. Cada institución tiene planes locales para desastres y planes específicos para el área y las NA recibirán entrenamiento sobre estos planes. Las instituciones ofrecen con frecuencia entrenamientos anuales en el trabajo y simulacros para desastres. Las NA deben tomar ventaja de estas sesiones y poner mucha atención a las instrucciones.

Durante los desastres naturales, una enfermera o el administrador le darán instrucciones. Las NA deben escuchar atentamente y seguir las instrucciones. Las instituciones pueden confiar en los grupos estatales o locales de ayuda, así como en la Cruz Roja Americana para asumir responsabilidad por las personas que están enfermas y discapacitadas. La siguiente guía de procedimientos aplica para cualquier situación de desastre:

- Mantenga la calma.

- Conozca la ubicación de todas las salidas y escaleras.

- Conozca dónde se encuentran las alarmas contra incendio y los extinguidores.

- Conozca la acción apropiada que debe seguir en cualquier situación.

- Utilice el internet para mantenerse informado o mantenga la televisión o la radio sintonizada en una estación local para obtener la información de último momento.

Adicionalmente, será requerido que las NA conozcan los lineamientos específicos para el área en la que trabajen. El material del instructor tiene más información sobre desastres específicos y guías de procedimientos de respuesta ante desastres.

5. Demostrar la manera de reconocer y de responder ante emergencias médicas

Las emergencias médicas pueden ser el resultado de accidentes o enfermedades imprevistas. Esta sección habla sobre lo que se debe de hacer en una emergencia médica. Los ataques al corazón, las embolias, las emergencias diabéticas, la asfixia, los accidentes automovilísticos y las heridas de bala son todas emergencias médicas. Las caídas, quemaduras y cortadas también

pueden ser emergencias. En una emergencia, las personas que respondan a la situación deben mantener la calma, actuar rápido y comunicarse claramente. Los siguientes pasos muestran la manera correcta de responder ante emergencias:

Evaluar la situación. La persona que responde a la emergencia debe tratar de averiguar lo que ha sucedido. Debe asegurarse de que no se encuentre en peligro y fijarse qué hora es.

Evaluar a la víctima. La persona que responde a la emergencia debe preguntar a la persona lesionada o enferma qué fue lo que pasó. Si la persona no puede responder, puede estar inconsciente. Estar **consciente** significa estar mentalmente alerta y tener conocimiento de su alrededor, sensaciones y pensamientos. Dar a la persona una palmadita suave y preguntarle si se encuentra bien, ayuda a determinar si está consciente. La persona atendiendo la emergencia debe hablar fuerte y utilizar el nombre de la persona, si lo conoce. Si no hay respuesta, debe asumir que la persona está inconsciente. Esta situación es una emergencia. Debe pedir ayuda de inmediato o mandar a alguien a pedir ayuda.

Si una persona está consciente y puede hablar, entonces está respirando y tiene pulso. La persona que atiende la emergencia debe hablar con la persona afectada sobre lo que pasó. Debe pedir permiso para tocarla. Cualquier persona que no puede dar consentimiento para tratamiento, como un niño que no tiene a su padre o madre cerca, o una persona inconsciente o seriamente lesionada, puede ser tratada con *consentimiento implícito*. Esto significa que, si la persona fuera capaz de hablar o si sus padres estuvieran presentes, hubiera dado consentimiento. Se debe revisar si la persona presenta cualquiera de lo siguiente:

- Sangrado severo

- Cambios en el conocimiento

- Respiración irregular

- Sensibilidad en la piel o color inusual

- Partes del cuerpo inflamadas

- Brazaletes de alerta médica

- Dolor

Si cualquiera de estos casos se presenta, es posible que se necesite ayuda médica profesional. Cuando responda a una emergencia, la NA siempre debe pedir ayuda y debe llamar a la enfermera antes de hacer cualquier otra cosa. Si la persona lesionada o enferma se encuentra consciente, puede estar asustada. La persona atendiendo la emergencia debe escuchar a la persona afectada y decirle lo que están haciendo para ayudarla. Una respuesta tranquila y confiable le ayudará a que se tranquilice.

Después de que termina una emergencia, la NA necesitará documentar la situación y llenar un reporte de incidentes. Es importante incluir tantos detalles como sea posible y reportar únicamente los hechos.

Los **primeros auxilios** son el cuidado de emergencia que se brinda de inmediato a una persona lesionada por parte de las primeras personas que responden la emergencia. La **resucitación cardiopulmonar (CPR por sus siglas en inglés)** se refiere a los procedimientos médicos utilizados cuando el corazón o los pulmones de una persona han dejado de funcionar. El CPR se utiliza hasta que llega la ayuda médica.

Es necesario tomar acciones rápidas. El procedimiento de CPR debe iniciarse inmediatamente para prevenir o reducir daño cerebral, el cual puede ocurrir de 4-6 minutos después de que el corazón deja de latir y de que la respiración se detiene. La persona puede morir en 10 minutos.

Los empleadores frecuentemente programan entrenamiento de CPR para las NA. Si no es así, la Asociación Americana del Corazón (AHA, por sus siglas en inglés, página de Internet: heart. org) y a la Cruz Roja Americana (ARC por sus siglas en inglés, página de Internet: redcross. org) para obtener más información sobre este entrenamiento. El CPR es una técnica importante de aprender.

Los asistentes de enfermería deben conocer las reglas de la institución sobre si pueden iniciar el CPR. Algunos empleadores no permiten que las NA inicien el CPR sin instrucciones de la enfermera.

Asfixia

Cuando algo está bloqueando el tubo por donde entra el aire a los pulmones, la persona tiene una **vía respiratoria obstruida**. Cuando las personas se están asfixiando, usualmente ponen sus manos en su garganta (Fig. 2-15). Las NA pueden encontrarse con residentes que se están asfixiando o que parecen estar asfixiándose. Siempre y cuando el residente pueda hablar, toser o respirar, la NA debe motivar al residente que tosa tan fuerte como sea posible para expulsar el objeto. La NA debe quedarse con el residente hasta que deje de asfixiarse o hasta que ya no pueda hablar, respirar o toser.

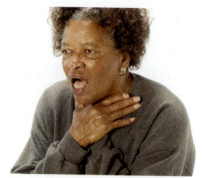

Fig. 2-15. *Las personas que se están asfixiando usualmente ponen sus manos en la garganta.*

Si un residente ya no puede hablar, respirar o toser, la NA debe pedir ayuda de inmediato utilizando el botón de llamadas o el cordón para emergencias. La víctima de asfixia no se debe quedar sola.

Las **presiones abdominales** son un método para intentar remover un objeto de la vía respiratoria de una persona que se está asfixiando. Estas presiones sirven para remover el bloqueo hacia arriba y hacia afuera de la garganta. La NA debe asegurarse que el residente necesite ayuda antes de brindar presiones abdominales.

El residente debe mostrar signos de tener una vía respiratoria severamente obstruida. Estos signos incluyen poco intercambio de aire, aumento de problemas para respirar, tos silenciosa, piel azulada (**cianótica**) e incapacidad de hablar, respirar o toser. La NA debe preguntar: "¿Se está usted asfixiando? Yo sé lo que se tiene que hacer. ¿Le puedo ayudar?". Si el residente inclina la cabeza para indicar que sí, entonces tiene una obstrucción severa y necesita ayuda de inmediato. La NA debe pedir ayuda e iniciar con las presiones abdominales. Este procedimiento nunca se debe realizar en una persona que no se esté asfixiando. Las presiones abdominales presentan riesgos de lesiones en las costillas y en órganos internos.

Realizar presiones abdominales en una persona consciente

1. Colóquese detrás de la persona y acomode sus brazos por debajo de los brazos de la persona. Acomode sus brazos alrededor de la cintura de la persona.

2. Forme un puño con una mano. Coloque el lado plano del puño con el dedo pulgar contra el abdomen de la persona sobre el ombligo, pero por debajo del esternón (Fig. 2-16).

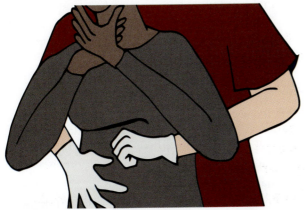

Fig. 2-16. *Coloque el lado plano del puño con el dedo pulgar contra el abdomen de la persona sobre el ombligo, pero por debajo del esternón.*

3. Apriete el puño con su otra mano y empuje ambas manos hacia usted y hacia arriba, rápida y fuertemente.

4. Repita hasta que el objeto sea expulsado o hasta que la persona pierda el conocimiento.

5. Reporte y documente el incidente apropiadamente.

Si la residente queda inconsciente al asfixiarse, ayude a colocarla suavemente en el piso. Debe quedar recostada sobre la espalda en una superficie dura con la cara hacia arriba. La NA debe iniciar el procedimiento de CPR para una persona inconsciente, si usted está entrenado y si tiene permitido hacerlo. La NA debe asegurarse que la ayuda venga en camino. La residente puede tener una vía respiratoria completamente bloqueada y necesita ayuda médica de inmediato. La NA debe quedarse con la víctima hasta que llegue la ayuda.

Shock

El **shock** (choque o ataque) ocurre cuando los órganos y los tejidos del cuerpo no reciben el abastecimiento de sangre adecuado. El sangrado, el ataque al corazón, las infecciones severas y un descenso de la presión sanguínea pueden causar que la persona sufra un shock, lo cual puede empeorar cuando la persona está muy asustada o tiene mucho dolor.

El shock es una situación peligrosa que amenaza contra la vida. Los signos incluyen piel pálida, gris, azulada o piel descolorida, mirada fija, ritmo respiratorio y pulso acelerado, baja presión sanguínea y sed intensa. Una NA siempre debe pedir ayuda si sospecha que un residente se encuentra en shock.

Reaccionar ante un shock

1. Notifique a la enfermera de inmediato. Las víctimas de shock siempre deben recibir atención médica tan pronto como sea posible.

2. Si necesita controlar algún sagrado, primero póngase guantes. Este procedimiento se describe más adelante en este capítulo.

3. Acueste a la persona sobre su espalda. Si la persona está vomitando o tiene sangrado por la boca, recuéstela sobre su costado. Girar a la persona reduce el riesgo de asfixia o aspiración. Eleve las piernas de la persona de 8 a 12 pulgadas, a menos que tenga una lesión en la cabeza, cuello, espalda, médula espinal o en el abdomen, tenga problemas para respirar o fracturas (Fig. 2-17). Elevar las piernas permite que la sangre fluya de regreso al cerebro (y hacia otras áreas vitales del cuerpo). Nunca eleve una parte del cuerpo si la persona tiene un hueso quebrado o si esto causa dolor.

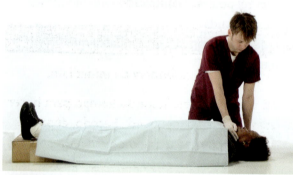

Fig. 2-17. *Si una persona está en shock, eleve las piernas, a menos que tenga alguna lesión en la cabeza, cuello, espalda, médula espinal o en el abdomen, tenga problemas para respirar o fracturas.*

4. Revise el pulso y las respiraciones de ser posible (ver el capítulo 7). Si la persona deja de respirar o no tiene pulso, inicie el procedimiento de CPR, si usted está entrenado y tiene permitido hacerlo.

5. Mantenga la persona tan tranquila y cómoda como sea posible.

6. Mantenga una temperatura corporal normal. Si el clima está frío, coloque una sábana alrededor de la persona. Si el clima está caliente, brinde sombra.

7. No brinde a la persona líquidos ni alimentos.

8. Reporte y documente el incidente apropiadamente.

Infarto al Miocardio o Ataque al Corazón

El **infarto al miocardio (MI por sus siglas en inglés)**, o ataque al corazón, ocurre cuando el músculo del corazón por sí solo no recibe suficiente oxígeno porque los vasos sanguíneos están bloqueados. Un infarto al miocardio es una emergencia que puede tener como resultado daños severos en el corazón o la muerte. A continuación, se presentan signos y síntomas de un MI:

- Dolor severo, repentino, presión o sensación que algo aplasta el pecho, usualmente en el lado izquierdo o en el centro y por detrás del esternón

- Dolor o malestar en otras áreas del cuerpo, como en uno o en ambos brazos, en la espalda, cuello, mandíbula o en el estómago

- Indigestión o acidez

- Náusea y vómito

- Dificultad para respirar

- Mareos

- Membranas mucosas o piel pálida o cianótica, indicando falta de oxígeno

- Transpiración

- Piel húmeda y fría

- Pulso débil e irregular

- Presión sanguínea baja

- Ansiedad y sentimiento de muerte

- Negación de un problema del corazón

El dolor de un ataque al corazón es comúnmente descrito como un dolor aplastante, opresivo, estrujante, punzante, penetrante, o "como que alguien está sentado sobre mi pecho". El dolor puede extenderse hacia la parte interna del brazo izquierdo. Una persona también puede sentir dolor en el cuello y/o en la mandíbula. El dolor usualmente no se quita.

Como sucede en los hombres, las mujeres pueden experimentar la presión o el dolor en el pecho; sin embargo, las mujeres pueden sufrir ataques al corazón sin sentir la presión en el pecho. Es más probable que las mujeres tengan falta de aliento, náuseas, vómito, mareos, desmayo, dolor de estómago, sudor, fatiga y dolor en la espalda, cuello o mandíbula. Los síntomas de algunas mujeres parecen ser como los de la gripe y es más probable que ellas nieguen que están teniendo un ataque al corazón. Una NA debe tomar acciones inmediatas si un residente tiene cualquiera de estos síntomas.

Reaccionar ante un ataque al corazón

1. Notifique a la enfermera de inmediato.

2. Coloque a la persona en una posición cómoda. Pídale que descanse y asegúrele que no la dejará sola.

3. Afloje la ropa alrededor del cuello de la persona (Fig. 2-18).

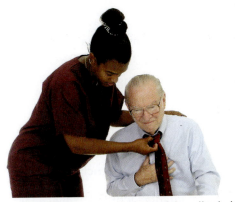

Fig. 2-18. *Afloje la ropa alrededor del cuello de la persona si usted sospecha que está teniendo un MI.*

4. No brinde a la persona líquidos ni alimentos.

5. Monitoree la respiración y el pulso de la persona. Si la persona deja de respirar o no tiene pulso, inicie con el procedimiento de CPR, si usted está entrenado y si tiene permitido hacerlo.

6. Quédese con la persona hasta que la ayuda llegue.

7. Reporte y documente el incidente apropiadamente.

Algunos estados del país permiten que las asistentes de enfermería ofrezcan medicamento para el corazón, como nitroglicerina, a un residente que está sufriendo un ataque al corazón. Si tiene permitido hacerlo, la NA sólo puede ofrecer el medicamento, nunca lo puede colocar en la boca del residente.

Sangrado

El sangrado severo puede causar la muerte rápidamente y debe ser controlado.

Controlar el sangrado

1. Notifique a la enfermera de inmediato.

2. Póngase guantes. Tome su tiempo para hacer esto. Si el residente puede hacerlo, él puede sostener su propia mano descubierta sobre la herida hasta que usted se ponga los guantes.

3. Sostenga una almohadilla gruesa y estéril, un trapito o una toalla limpios sobre la herida.

4. Presione fuerte y directamente sobre la herida que sangra hasta que la ayuda llegue. No disminuya la presión (Fig. 2-19). Coloque almohadillas o trapitos adicionales sobre la primera almohadilla si la sangre se filtra. No remueva la primera almohadilla.

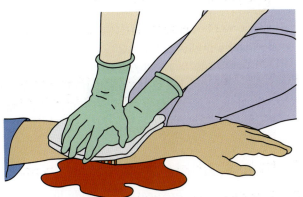

Fig. 2-19. *Presione fuerte y directamente sobre la herida que sangra; no disminuya la presión.*

5. Si es posible, levante la herida a una altura superior a la del nivel del corazón para disminuir el sangrado. Levante la extremidad si la herida está en un brazo, pierna, mano o pie y si no hay lesiones en la cabeza, cuello, espalda, medula espinal o en el abdomen, tenga problemas para respirar o fracturas. Utilice toallas u otro material absorbente.

6. Cuando el sangrado se encuentre bajo control, sujete bien las vendas para que se sostengan en su lugar. Revise si la persona presenta síntomas de shock (piel pálida, mirada fija, ritmo de respiración y pulso acelerado, baja presión sanguínea y sed extrema). Quédese con la persona hasta que la ayuda llegue.

7. Quítese los guantes y tírelos. Lávese muy bien las manos.

8. Reporte y documente el incidente apropiadamente.

Quemaduras

El cuidado de una quemadura depende de su profundidad, tamaño y ubicación. Las quemaduras pueden requerir ayuda de emergencia.

Tratamiento para quemaduras

Tratamiento para una quemadura menor:

1. Notifique a la enfermera de inmediato. Póngase guantes.

2. Utilice agua fría y limpia para reducir la temperatura de la piel y prevenir una lesión mayor. No use hielo ni agua con hielo porque esto dañará aún más la piel. Humedezca una toallita limpia con agua fresca y colóquela sobre la quemadura.

3. Una vez que el dolor haya disminuido, usted puede cubrir el área con una venda limpia y seca o un vendaje estéril sin pegamento.

4. Quítese los guantes y tírelos. Lávese las manos.

5. Nunca utilice ningún tipo de ungüento, pomada o bálsamo en una quemadura.

Para quemaduras más serias:

1. Aleje a la persona de la fuente que ocasionó la quemadura. Si la ropa tiene fuego, pídale a la persona que se detenga, se acueste en el piso y ruede o use una sábana o una toalla para apagar las llamas. Protéjase de la fuente que ocasionó la quemadura.

2. Notifique a la enfermera de inmediato. Póngase guantes.

3. Revise si la persona está respirando, tiene pulso y sangrado severo. Si la persona no está respirando y no tiene pulso, inicie el procedimiento de CPR, si usted está entrenado y si tiene permitido hacerlo.

4. No utilice ningún tipo de ungüento, agua, pomada o bálsamo en la quemadura.

5. No trate de jalar ropa de las áreas quemadas. Cubra la quemadura con una gasa estéril o una sábana limpia. Aplique la gasa o la sábana ligeramente. Tenga cuidado de no frotar el área quemada.

6. No brinde a la persona bebidas ni alimentos. Monitoree los signos vitales y espere a que llegue la ayuda de emergencias médicas.

7. Quítese los guantes y tírelos. Lávese las manos.

8. Reporte y documente el incidente apropiadamente.

Desmayos

Los desmayos, llamados **síncope**, ocurren como resultado de una reducción del flujo sanguíneo al cerebro, ocasionando la pérdida del conocimiento. Los desmayos pueden ser el resultado

Las Bases Fundamentales del Cuidado del Residente

de un ritmo del corazón anormal, hambre, hipoglucemia (baja glucosa en la sangre), deshidratación, miedo, dolor, fatiga, estar parado por mucho tiempo, mala ventilación, ciertos medicamentos, embarazo o demasiado calor. Los signos y síntomas del desmayo incluyen mareos, náuseas, transpiración, piel pálida, pulso débil, respiraciones profundas y obscurecimiento del campo visual.

Reaccionar ante los desmayos

1. Notifique a la enfermera de inmediato.

2. Pida a la persona que se acueste o se siente antes de que se desmaye.

3. Si la persona se encuentra sentada, ayúdele a que se doble hacia el frente (Fig. 2-20). Pídale colocar su cabeza entre las rodillas, si lo puede hacer. Si la persona se encuentra acostada sobre su espalda y no tiene lesiones en la cabeza, cuello, espalda, médula espinal o en el abdomen, tenga problemas para respirar o fracturas, eleve las piernas aproximadamente 12 pulgadas.

4. Afloje cualquier ropa apretada.

5. Pida a la persona que se mantenga en esta posición por lo menos cinco minutos después de que hayan desparecido los síntomas.

6. Ayude a que la persona se levante lentamente. Continúe observando si presenta síntomas de desmayo. Quédese con la persona hasta que se sienta mejor. Si usted necesita ayuda, pero no puede dejar sola a la persona, utilice el botón de llamadas.

7. Si una persona se desmaya, bájela al piso o colóquela en una superficie plana. Colóquela acostada sobre la espalda. Si no tiene lesiones en la cabeza, cuello, espalda, médula espinal o en el abdomen, tenga problemas para respirar o fracturas, eleve sus piernas 12 pulgadas. Si no está seguro de que tenga lesiones, déjela acostada sobre la espalda. Afloje

cualquier ropa apretada y asegúrese de que está respirando. La persona debe recuperarse rápidamente, pero déjela acostada por varios minutos. Reporte el incidente a la enfermera de inmediato. El desmayo puede ser un signo de una condición médica más seria.

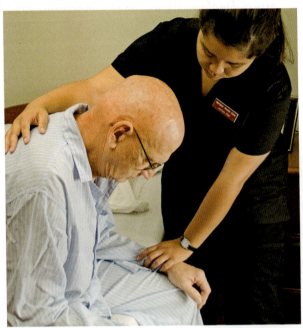

Fig. 2-20. *Pida a la persona que se doble hacia el frente si se encuentra sentada.*

8. Reporte y documente el incidente apropiadamente.

Reacción a la Insulina y Cetoacidosis Diabética

La reacción a la insulina y la cetoacidosis diabética son problemas de diabetes que pueden poner en riesgo la vida. La **reacción a la insulina**, o hipoglucemia, puede ser el resultado ya sea por tener demasiada insulina o por haber consumido muy poca comida. Esto ocurre cuando se administra insulina y la persona se salta una comida o no se come todos los alimentos requeridos. Incluso cuando se consume una cantidad regular de comida, la actividad física puede metabolizar rápidamente los alimentos causando que el cuerpo tenga demasiada insulina. El vómito y la diarrea también pueden ocasionar un shock insulínico en personas con diabetes.

Los primeros signos de reacción a la insulina incluyen sentirse débil o raro, tener nerviosismo, mareos y transpiración. La NA debe reportar estos signos de inmediato con la enfermera. Estos signos indican que el residente necesita comida en una forma en la que el cuerpo la pueda absorber rápidamente. Un vaso de leche, jugo de fruta o agua con azúcar disuelta se debe consumir de inmediato. Una tableta de glucosa es otra fuente rápida de azúcar. Tal vez sea necesario realizar de inmediato un examen en el dedo para revisar el nivel de glucosa en la sangre. Otros signos y síntomas incluyen los siguientes:

- Hambre

- Dolor de cabeza

- Pulso rápido

- Presión sanguínea baja

- Piel húmeda y fría

- Confusión

- Temblores

- Visión borrosa

- Entumecimiento de labios y lengua

- Pérdida del conocimiento

La **cetoacidosis diabética (DKA por sus siglas en inglés)** es causada por tener muy poca insulina en el cuerpo. Esto puede ser el resultado de una diabetes no diagnosticada, por una infección, por no tener insulina o por no tomar suficiente insulina, por comer demasiado, por no hacer suficiente ejercicio o por tener estrés físico o emocional. Los signos del inicio de una cetoacidosis diabética incluyen aumento de hambre, sed u orina, dolor abdominal, respiración dificultosa o profunda y aliento con olor dulce o frutal. La enfermera debe ser notificada de inmediato, si el residente presenta signos de DKA. Otros signos y síntomas incluyen los siguientes:

- Dolor de cabeza

- Debilidad

- Pulso débil y rápido

- Presión sanguínea baja

- Piel seca

- Mejillas sonrojadas

- Mareos

- Náusea y vómito

- Falta de aire o necesidad de aire (la persona se sofoca y no puede alcanzar el aliento)

- Pérdida del conocimiento

El capítulo 4 tiene más información sobre la diabetes.

Convulsiones

Las convulsiones son contracciones involuntarias y, en ocasiones, violentas de los músculos. Pueden involucrar una parte pequeña del cuerpo o todo el cuerpo. Las convulsiones son causadas por anormalidades en el cerebro. Pueden ocurrir en niños pequeños que tienen fiebre alta. También pueden presentar convulsiones los niños mayores y las personas adultas que tienen una enfermedad seria, fiebre, alguna lesión en la cabeza o que sufren de algún padecimiento de convulsiones como lo es la epilepsia.

La meta principal durante una convulsión es asegurarse que el residente se encuentre seguro. Durante una convulsión, una persona puede sacudirse severamente, aventar los brazos y piernas sin control, puede apretar la quijada, babear y no poder deglutir. La mayoría de las convulsiones duran sólo poco tiempo.

Reaccionar ante las convulsiones

1. Observe qué hora es. Póngase guantes. Remueva los anteojos, si la persona los trae puestos.

2. Si la persona está caminando o está parada, bájela al piso. Sostenga y proteja la cabeza. Si hay una almohada cerca, colóquela debajo de

la cabeza de la persona. Afloje la ropa para ayudar con la respiración. Trate de voltear la cabeza de la persona hacia un lado para ayudar a reducir el riesgo de asfixia. Quizás no sea posible hacer esto durante una convulsión violenta.

3. Pida a alguien que llame a la enfermera de inmediato o utilice el botón de llamadas para pedir ayuda. No deje a la persona sola a menos de que deba hacerlo para pedir asistencia médica.

4. Aleje los muebles para prevenir lesiones.

5. No trate de detener la convulsión, ni trate de controlar a la persona.

6. No introduzca nada entre los dientes de la persona a la fuerza. No coloque sus manos en la boca del residente por ninguna razón. Usted podría ser mordido.

7. No brinde a la persona líquidos ni alimentos.

8. Cuando termine la convulsión, observe la hora. Suavemente voltee a la persona sobre su costado izquierdo, a menos de que tenga alguna lesión en la cabeza, cuello, espalda, médula espinal o en el abdomen, tenga problemas para respirar o fracturas. Voltear a la persona reduce el riesgo de asfixia con vómito o saliva. Si la persona empieza a asfixiarse, pida ayuda de inmediato. Revise si la persona tiene respiración y pulso adecuado. Si la persona no está respirando y no tiene pulso, inicie el procedimiento de CPR, si usted está entrenado y tiene permitido hacerlo. No realice CPR durante una convulsión.

9. Quítese los guantes y tírelos. Lávese las manos.

10. Reporte y documente el incidente apropiadamente, incluyendo el tiempo que duró la convulsión.

CVA o Embolia

Un **accidente cerebrovascular (CVA por sus siglas en inglés)**, o embolia (en ocasiones llamado *ataque cerebral*), ocurre cuando se bloquea el abastecimiento de sangre a alguna parte del cerebro o cuando un vaso sanguíneo gotea o se rompe dentro del cerebro. La respuesta rápida ante las sospechas de embolia es de suma importancia. Los exámenes y tratamientos necesitan brindarse en un periodo corto de tiempo después de que comenzó la embolia. El tratamiento temprano puede reducir la gravedad de la embolia.

Un **ataque de isquemia transitorio (TIA por sus siglas en inglés)** es un signo de advertencia de un CVA. Es el resultado de una falta temporal de oxígeno en el cerebro. Los síntomas pueden durar hasta 24 horas, incluyendo dificultad para hablar, debilidad en un lado del cuerpo, pérdida temporal de la vista y hormigueo o entumecimiento. Estos síntomas no deben ser ignorados, se deben reportar de inmediato a la enfermera. Los siguientes son signos de que está ocurriendo un TIA o CVA:

- Debilidad, entumecimiento o parálisis facial, especialmente en un lado de la cara

- Parálisis en un lado del cuerpo (**hemiplejía**)

- Debilidad o entumecimiento, especialmente en un solo lado (**hemiparesia**)

- Habla inaudible o dificultad para hablar (**afasia expresiva**)

- Incapacidad para entender las palabras orales o escritas (**afasia receptiva**)

- Uso de palabras inapropiadas

- Dolor de cabeza severo

- Visión borrosa

- Zumbido en los oídos

- Enrojecimiento de la cara

- Respiración ruidosa

- Presión sanguínea elevada
- Pulso bajo
- Náusea o vómito
- Pérdida del control de la vejiga y de los intestinos
- Convulsiones
- Mareos
- Pérdida del conocimiento

Los siguientes síntomas también pueden estar relacionados con un TIA, especialmente en las mujeres:

- Dolor en la cara, brazos y piernas
- Hipo
- Debilidad
- Dolor en el pecho
- Falta de aliento
- Palpitaciones

F.A.S.T.

El acrónimo **F.A.S.T.**, (palabra en inglés que significa rápido) puede ser utilizado como una manera de recordar los signos repentinos de que está ocurriendo una embolia.

(F) Cara: ¿Está un lado de la cara entumecido? ¿Está dormido? Pida a la persona que sonría. ¿Está la sonrisa dispareja?

(A) Brazos: ¿Tiene un brazo entumecido o débil? Pida a la persona que levante ambos brazos. Revise si un brazo se cae.

(S) Habla: ¿Está la persona hablando con mala pronunciación? ¿No puede hablar la persona? ¿Le puede entender a la persona? Pídale a la persona que repita una frase sencilla para ver si repite la frase correctamente.

(T) Tiempo: Tiempo es lo más importante cuando se da respuesta a una embolia. Si la persona presenta cualquiera de los síntomas antes mencionados, repórtelo de inmediato con la enfermera.

El sitio de Internet de la Asociación Americana para Embolias (stroke.org) tiene más información.

El capítulo 4 presenta más información sobre las CVA.

Vómito

El vómito, o **émesis**, es el hecho de expulsar el contenido del estómago por la boca y/o por la nariz. Esto puede ser un signo de una enfermedad, lesión o reacción al medicamento. Algunos residentes, como los que tienen cáncer y están pasando por quimioterapia, pueden vomitar con frecuencia como resultado del tratamiento. Debido a que una NA tal vez no sepa cuándo un residente va a vomitar, quizás no tenga tiempo de explicar lo que va a realizar y de reunir las cosas con anticipación. El vómito es desagradable. La NA debe hablar con el residente amablemente para tranquilizarlo mientras que le ayuda a limpiarse. Debe decirle al residente lo que está haciendo para ayudarlo.

Reaccionar ante el vómito

1. Notifique a la enfermera de inmediato.

2. Póngase guantes.

3. Asegúrese que la cabeza se encuentra hacia arriba o hacia un lado. Si el residente está inconsciente, debe colocarlo sobre su costado izquierdo. Coloque una vasija para émesis debajo de la barbilla. Remuévala cuando el vómito se haya detenido.

4. Remueva la ropa de cama o la ropa del residente que esté sucia y déjela a un lado. Remplace con ropa o sábanas limpias.

5. Si los ingresos y egresos (I&O por sus siglas en inglés) del residente están siendo monitoreados (capítulo 7), mida y anote la cantidad del vómito.

6. Deseche el vómito en el inodoro a menos de que esté rojo, tenga sangre, tenga el aspecto de café molido húmedo o si el vómito incluye medicamento. Si observa estos signos, muestre el vómito a la enfermera antes

de desecharlo. Una vez que se deshaga del vómito, lave, seque y almacene la vasija.

7. Quítese los guantes y tírelos.

8. Lávese las manos.

9. Póngase guantes limpios.

10. Tranquilice al residente: limpie la cara y la boca, acomode al residente en una posición cómoda, ofrezca agua o brinde cuidado bucal (Fig. 2-21). El cuidado bucal ayuda a quitar el sabor del vómito en la boca.

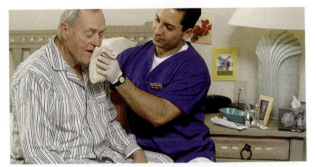

Fig. 2-21. *Esté tranquilo y brinde palabras de consuelo cuando ayude a un residente que haya vomitado.*

11. Coloque la ropa de cama sucia en los contenedores apropiados.

12. Quítese los guantes y tírelos.

13. Lávese las manos otra vez.

14. Reporte y documente el incidente apropiadamente. Documente la hora, la cantidad, el color, el olor y la consistencia del vómito.

6. Describir y demostrar las prácticas para la prevención y el control de infecciones

El **control de infecciones** es el grupo de métodos utilizados en las instituciones de cuidado para la salud para prevenir y controlar la propagación de enfermedades. Las instituciones deben contratar a un profesionista de la salud llamado *prevencionista de infecciones* para ayudar con la prevención de infecciones. Este integrante del equipo es responsable de supervisar el programa de prevención de infecciones en la institución, así como realizar otras tareas. Prevenir la propagación de infecciones es la responsabilidad de todos los integrantes del equipo de cuidado. Los NA deben conocer y seguir las reglas para el control de infecciones de la institución donde trabajen. Estas reglas ayudan a proteger a los empleados, a los residentes y a las demás personas de contraer enfermedades.

Un **microorganismo (MO por sus siglas en inglés),** también llamado *microbio*, es un organismo o una cosa viviente que es tan pequeño que solamente se puede ver con un microscopio. Los microorganismos siempre están presentes en el ambiente. Las **infecciones** ocurren cuando microorganismos dañinos, llamados **patógenos**, invaden al cuerpo y se multiplican.

Existen dos tipos principales de infecciones: las infecciones localizadas y las infecciones sistemáticas. Una **infección localizada** está limitada a una parte específica del cuerpo y tiene síntomas locales, lo que significa que los síntomas están cerca del lugar de la infección; por ejemplo, si una herida se infecta, el área alrededor de la herida se puede poner roja, inflamada, caliente y dolorosa. Una **infección sistemática** afecta todo el cuerpo. Este tipo de infección viaja por el flujo sanguíneo y se propaga por todo el cuerpo, causando síntomas generales como fiebre, escalofríos, confusión mental o presión sanguínea más baja de lo normal.

Un tipo de infección que puede ser localizada o sistemática es una infección adquirida en un hospital. Una **infección adquirida en un hospital (HAI por sus siglas en inglés)** es una infección adquirida en una institución que brinda cuidado para la salud mientras que se recibe cuidado médico. Dichas instalaciones incluyen hospitales, instituciones de cuidado a largo plazo y centros de cirugía ambulatoria, entre otros.

Prevenir la propagación de infecciones es importante. Para entender la manera de prevenir una enfermedad, ayuda mucho entender primero cómo se propaga. La **cadena de infección** es una manera de describir cómo se transmiten las enfermedades de un ser humano a otro (Fig. 2-22). Las definiciones y los ejemplos de cada uno de los seis eslabones en la cadena de infección se presentan a continuación:

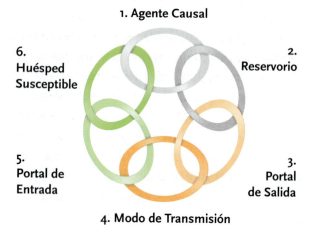

Fig. 2-22. *La cadena de infección.*

Eslabón 1: El **agente causal** es un microorganismo patogénico que causa una enfermedad. Los agentes causales incluyen bacterias, virus, hongos y parásitos. La flora normal está formada por los microorganismos que viven dentro y fuera del cuerpo. Normalmente no causan daño a una persona sana, siempre y cuando la flora permanezca en dicha área del cuerpo en particular. Cuando entran en una parte diferente del cuerpo, pueden causar una infección.

Eslabón 2: Un **reservorio** es el lugar donde vive y se multiplica un patógeno. Un reservorio puede ser una persona, un animal, una planta, la tierra o una sustancia. Los lugares húmedos, templados y oscuros son ambientes ideales para que los microorganismos vivan, crezcan y se multipliquen. Algunos microorganismos necesitan oxígeno para sobrevivir; otros no. Algunos ejemplos de reservorios incluyen los pulmones, la sangre y el intestino grueso.

Eslabón 3: El **portal de salida** es cualquier abertura del cuerpo en una persona infectada

que permite que los patógenos salgan (Fig. 2-23). Estos portales incluyen la nariz, la boca, los ojos o una cortada en la piel.

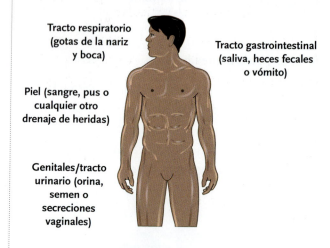

Fig. 2-23. *Portales de salida.*

Eslabón 4: El **modo de transmisión** describe la manera en que el patógeno viaja. Las rutas principales de transmisión son transmisión por contacto, gotas o por el aire. El **contacto directo** sucede al tocar a una persona infectada o a las secreciones de una persona infectada. El **contacto indirecto** es el resultado de tocar un objeto que fue contaminado por la persona infectada, como una aguja, una venda o un pañuelo desechable. La ruta principal de transmisión de enfermedades dentro de las instalaciones para el cuidado son las manos de los trabajadores del cuidado de la salud.

Eslabón 5: El **portal de entrada** es cualquier abertura del cuerpo de una persona que no está infectada que permite que entren los patógenos (Fig. 2-24), incluyendo la nariz, la boca, los ojos, otras membranas mucosas, cortadas en la piel o la piel agrietada. Las **membranas mucosas** son las membranas que recubren las cavidades del cuerpo que se abren hacia la parte externa del cuerpo. Estas incluyen las membranas que recubren la boca, la nariz, los ojos, el recto y los genitales.

Eslabón 6: Un **huésped susceptible** es una persona que no está infectada, pero que podría enfermarse. Algunos ejemplos incluyen todos los trabajadores del cuidado de la salud y cualquier persona bajo su cuidado que no esté ya infectada con esa enfermedad en particular.

Si uno de estos eslabones en la cadena de infección se rompe, entonces la propagación de la infección se detiene. Las prácticas de prevención de infecciones ayudan a detener que los patógenos viajen (Eslabón 4) y que lleguen a las manos, nariz, ojos, boca, piel, etc., de la persona (Eslabón 5). Las vacunas (Eslabón 6) reducen las posibilidades de que la persona se contagie de enfermedades como la hepatitis B y la influenza (flu).

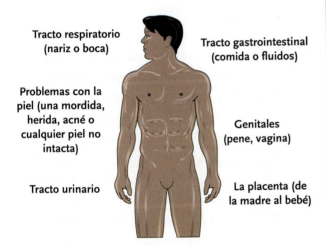

Fig. 2-24. *Portales de entrada.*

La **transmisión** (conducto o transferencia) de la mayoría de las enfermedades **infecciosas** puede ser bloqueada siguiendo las prácticas de prevención de infecciones apropiadas, como el lavado de manos. El lavado de manos es la manera más importante de detener la propagación de infecciones. Todos los proveedores del cuidado deben lavarse las manos con frecuencia.

El lavado de manos es una parte de la asepsia médica. La **asepsia médica** se refiere a las medidas utilizadas para reducir y prevenir la propagación de patógenos. La asepsia médica se utiliza en todas las instituciones de cuidado para la salud. La **asepsia quirúrgica**, también conocida como *técnica estéril*, hace que un objeto

o un área se encuentren libre de todos los microorganismos (no sólo de patógenos). La asepsia quirúrgica se utiliza para muchos tipos de procedimientos, como el de cambiar catéteres.

Precauciones estándares y precauciones basadas en la transmisión

Las agencias del gobierno estatal y federal tienen normas y leyes sobre el control y la prevención de infecciones. Los **Centros para la Prevención y el Control de Enfermedades (CDC por sus siglas en inglés**, con página de Internet: cdc.gov) forman una agencia del gobierno federal que emite lineamientos para proteger y mejorar la salud de las personas y de la comunidad. Por medio de la educación, la CDC tiene el objetivo de prevenir y controlar enfermedades, lesiones y discapacidades, así como promover la salud pública.

El CDC creó un sistema de prevención de infecciones para reducir el riesgo de contraer enfermedades infecciosas en los lugares donde se brinda cuidado para la salud. Existen dos niveles de precauciones dentro del sistema de prevención de infecciones: las precauciones estándares y las precauciones basadas en la transmisión.

Seguir las **precauciones estándares** significa tratar a toda la sangre, a todos los fluidos corporales, a toda la piel no intacta (como abrasiones, espinillas o úlceras abiertas) y a todas las membranas mucosas como si estuvieran infectados. Los fluidos del cuerpo incluyen sangre, lágrimas, saliva, **esputo** (la flema que se arroja al toser), orina, heces fecales, semen, secreciones vaginales, pus u otro drenaje de heridas y vómito; sin incluir el sudor.

Las precauciones estándares se deben seguir con cada residente. Esto promueve la seguridad. Una NA no puede saber con sólo ver a los residentes o leer su expediente médico si tienen alguna enfermedad contagiosa como tuberculosis, hepatitis o influenza. Muchas enfermedades pueden ser propagadas incluso antes de que la persona infectada muestre signos de estar enferma o haya sido diagnosticada.

Las precauciones estándares y las precauciones basadas en la transmisión son formas de detener la propagación de infecciones, ya que interrumpen el modo de transmisión. En otras palabras, estas normas no detienen a que una persona infectada expulse patógenos; sin embargo, las NA ayudan a prevenir que dichos patógenos las infecten a ellas o a las personas bajo su cuidado siguiendo estas normas:

- Las precauciones estándares se deben seguir con cada persona que esté bajo el cuidado de la NA.

- Las precauciones basadas en la transmisión varían en la manera en que una infección es transmitida. Cuando se indican, estas precauciones se utilizan **además** de las precauciones estándares. Más adelante en este capítulo se incluye información adicional sobre estas precauciones.

Guía de Procedimientos: Precauciones Estándares

G **Lávese las manos** antes de ponerse los guantes. Lávese las manos inmediatamente después de quitarse los guantes. Tenga cuidado de no tocar objetos limpios con los guantes usados.

G **Use guantes** si puede entrar en contacto con: sangre, fluidos o secreciones corporales, piel abierta o lastimada con abrasiones, acné, cortadas, puntadas, grapas o membranas mucosas. Dicho contacto ocurre cuando se brinda el cuidado bucal, la asistencia para ir al baño, el cuidado perineal, al ayudar con el cómodo de baño o urinal, al brindar cuidado en una ostomía, al limpiar los derrames, al limpiar las bacinicas, los urinales, los cómodos de baño y otros contenedores que hayan tenido fluidos corporales y al desechar los desperdicios.

G **Quítese los guantes** inmediatamente después de haber terminado con un procedimiento y lávese las manos.

G **Lave de inmediato todas las superficies de la piel que se hayan contaminado** con fluidos corporales y sangre.

G **Use una bata desechable** que sea resistente a los fluidos corporales si puede entrar en contacto con sangre, fluidos corporales, secreciones, excreciones o cuando exista la posibilidad de salpicado o rociado de sangre o fluidos corporales. Si un residente tiene una enfermedad contagiosa, use una bata, aunque no haya la posibilidad de que vaya a tener contacto con sangre o fluidos corporales.

G **Use mascarilla, lentes protectores y/o protector facial** si existe la posibilidad de entrar en contacto con sangre, fluidos corporales, secreciones, excreciones o cuando exista la posibilidad de salpicado o rociado de sangre o fluidos corporales.

G **Use guantes y tenga precaución cuando maneje hojas de afeitar, agujas y otros objetos filosos.** Los **objetos filosos** son agujas u otros objetos punzocortantes. Evite cortadas o heridas cuando rasure a los residentes. Deseche estos objetos con cuidado en un contenedor para material biopeligroso y para objetos filosos. Los contenedores para material biopeligroso que se utilizan para los objetos punzocortantes son resistentes a las perforaciones y a las fugas. Estos contenedores están claramente etiquetados y advierten sobre el peligro de su contenido (Fig. 2-25).

G **Nunca intente poner una tapa en agujas u objetos filosos después de usarlos.** Puede encajárselos. Deséchelos en un contenedor para material biopeligroso que sea especial para objetos filosos.

G **Coloque cuidadosamente en bolsas a todos los materiales contaminados.** Deséchelos de acuerdo con las reglas de la institución.

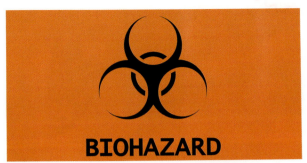

Fig. 2-25. *Esta etiqueta indica que el material es potencialmente infeccioso.*

G **Etiquete claramente los fluidos corporales que estén guardados como especímenes** con el nombre del residente, fecha de nacimiento, número de habitación, fecha y una etiqueta indicando que contiene material biopeligroso. Manténgalos en un contenedor con tapa. Colóquelos en una bolsa para transportación de especímenes biopeligrosos, de ser necesario.

G **Deseche los desperdicios contaminados de acuerdo con la política de la institución.** Los desperdicios que contienen sangre o fluidos corporales son considerados desperdicios biopeligrosos. Los desperdicios líquidos usualmente pueden ser desechados por medio del sistema de drenaje regular, siempre y cuando no se salpique, rocíe o disperse el desperdicio al tirarlo. Se debe usar el equipo de protección personal apropiado, seguido por remover el equipo de protección de manera apropiada y el lavado de manos. Siga las instrucciones.

Las precauciones estándares siempre se deben practicar con todos los residentes sin importar su estatus de infección. Esto reduce considerablemente el riesgo de transmitir infecciones.

Las asistentes de enfermería utilizan sus manos constantemente mientras trabajan. Los microorganismos están en todo lo que ellas tocan. La manera más común de propagación de infecciones adquiridas en una instalación donde se brinda cuidado para la salud (HAI por sus siglas en inglés) es por medio de las manos de los empleados de la institución. El lavado de manos es la cosa más importante que las NA pueden hacer para prevenir la propagación de enfermedades.

La CDC ha definido la **higiene de las manos** como lavarse las manos con jabón y agua o utilizando desinfectantes para las manos a base de alcohol (ABHR por sus siglas en inglés). Los desinfectantes para las manos a base de alcohol (comúnmente llamados *desinfectante para manos*) incluyen gel, enjuagues y espumas que no requieren el uso de agua.

Los desinfectantes para las manos con base de alcohol han demostrado ser efectivos para reducir las bacterias en la piel; sin embargo, no sustituyen el lavado frecuente y apropiado de las manos. Cuando las manos estén visiblemente sucias, siempre se deben lavar con jabón y agua. Se pueden utilizar los desinfectantes a base de alcohol además del lavado de las manos, siempre que las manos no se encuentren visiblemente sucias. Cuando se utilice un desinfectante con base de alcohol, se deben frotar las manos hasta que el producto se seque por completo. Usar loción humectante para las manos puede ayudar a prevenir que la piel se reseque y se agriete.

Las NA no deben usar anillos y pulseras mientras trabajan, ya que pueden incrementar el riesgo de contaminación. Las uñas de las manos deben estar cortas, lisas y limpias. No se deben usar uñas postizas (artificiales) porque albergan bacterias e incrementan el riesgo de contaminación, incluso si las manos se lavan con frecuencia. Las NA deben lavarse las manos en las siguientes situaciones:

- En cuanto lleguen al trabajo

- Siempre que las manos estén visiblemente sucias

- Antes, durante y después de tener contacto con los residentes

- Antes de ponerse guantes y después de quitárselos

- Después de tener contacto con cualquier fluido corporal, membrana mucosa, piel no intacta o vendajes

- Después de manejar artículos contaminados

- Después de estar en contacto cualquier objeto en la habitación de un residente (ambiente del cuidado)

- Antes y después de tocar las bandejas de comida y/o de manejar comida

- Antes y después de ayudar con los alimentos

- Antes de tomar ropa de cama limpia

- Antes y después de ir al baño

- Después de tocar basura o desperdicios

- Después de recoger cualquier cosa del piso

- Después de sonarse o limpiarse la nariz, toser o estornudar en las manos

- Antes y después de comer

- Después de fumar

- Después de tocar áreas de su cuerpo, como la boca, cara, ojos, cabello, oídos o nariz

- Antes y después de ponerse maquillaje

- Después de tener contacto con mascotas o con los artículos de limpieza de las mascotas

- Antes de salir de la institución

Lavado de manos (higiene de las manos)

Equipo: jabón, toallas de papel

1. Abra la llave del lavabo. Mantenga su ropa seca porque la humedad genera bacteria. No permita que su ropa toque la parte externa del lavabo o gabinete.

2. Moje las manos y muñecas completamente (Fig. 2-26).

3. Aplique jabón en las manos.

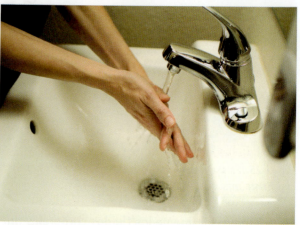

Fig. 2-26. *Sosteniendo los brazos en un ángulo hacia abajo, humedezca las manos y las muñecas completamente.*

4. Sostenga sus manos a una altura que esté más abajo de los codos con las yemas de los dedos hacia abajo. Frote las manos juntas con los dedos entre ellos para crear una capa de jabón. Enjabone todas las superficies de las muñecas, manos y dedos utilizando fricción por lo menos 20 segundos (Fig. 2-27). *Enjabonar las manos y usar fricción liberan los aceites de la piel y permiten que los patógenos sean enjuagados.*

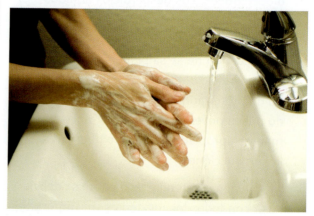

Fig. 2-27. *Usando fricción por lo menos 20 segundos, enjabone todas las superficies de sus muñecas, manos y dedos.*

5. Limpie sus uñas frotándolas en la palma de su otra mano.
    La mayoría de los patógenos de las manos se encuentran debajo de las uñas.

6. Sostenga sus manos a una altura que esté más abajo de sus codos y las yemas de los

dedos hacia abajo. Teniendo cuidado de no tocar el lavabo, enjuague por completo con agua corriente. Enjuague todas las superficies de las muñecas y manos. Deje correr el agua de sus muñecas hacia las yemas de los dedos. No permita que el agua corra de la parte de su brazo que no ha sido lavado hacia las manos limpias.

El agua debe correr de la parte más limpia hacia la más sucia. Las muñecas son las más limpias y las yemas de los dedos son las más sucias.

7. Utilice una toalla de papel seca y limpia para secar todas las superficies de las muñecas, manos y dedos, iniciando con las yemas de los dedos. No pase la toalla por los antebrazos que no fueron lavados y luego limpie sus manos. Tire la toalla en el bote de la basura sin tocar el contenedor. Si sus manos tocan el lavabo o el bote de basura, vuelva a empezar.

8. Utilice una toalla de papel seca y limpia para cerrar la llave del lavabo (Fig. 2-28). Tire la toalla de papel en el bote de la basura. No contamine sus manos tocando la superficie del lavabo o la llave del lavabo.

Las manos se volverán a contaminar si usted toca las llaves o el lavabo sucio con las manos limpias.

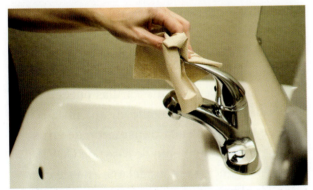

Fig. 2-28. *Utilice una toalla de papel seca y limpia para cerrar la llave del lavabo para que no contamine sus manos.*

Equipo de Protección Personal

El **equipo de protección personal (PPE por sus siglas en inglés)** es el equipo que ayuda a proteger a los empleados de enfermedades o

lesiones serias que se presentan como resultado de estar en contacto con peligros en el lugar de trabajo. En las instituciones de cuidado para la salud, el PPE ayuda a proteger a las asistentes de enfermería de tener contacto con material potencialmente infeccioso. Los empleadores son responsables de brindar a las NA el PPE apropiado que deben usar. La OSHA requiere que el PPE esté disponible en diferentes tamaños y en un lugar de fácil acceso.

El equipo de protección personal incluye batas, mascarillas, lentes, protectores faciales y guantes. Las batas protegen la piel y/o la ropa. Las mascarillas protegen la boca y la nariz. Los lentes protectores protegen los ojos. Los protectores faciales protegen toda la cara – ojos, nariz y boca. Los guantes protegen las manos. El equipo que se utiliza con mayor frecuencia por parte de todos los proveedores de cuidado son los guantes.

Las NA deben utilizar el PPE si hay una posibilidad de entrar en contacto con sangre, fluidos corporales, secreciones, excreciones, membranas mucosas o heridas abiertas. Deben usar, o **ponerse**, batas, mascarillas, lentes y protectores faciales cuando exista la posibilidad de rociado o salpicado de fluidos corporales o sangre. La higiene de las manos debe realizarse antes de ponerse el PPE y después de quitárselo y tirarlo.

Las batas limpias y no estériles protegen la piel expuesta. También evitan que la ropa se ensucie. Las batas deben cubrir completamente el torso. Deben quedar cómodamente sobre el cuerpo y tener mangas largas que queden bien ajustadas en las muñecas.

Las batas se pueden usar solamente una vez antes de tener que tirarlas. La OSHA requiere el uso de batas resistentes a los fluidos, si hay posibilidad de penetración de fluidos. Si una bata se humedece o se ensucia durante el cuidado, la debe tirar y ponerse una nueva. Cuando terminen con un procedimiento, las NA deben remover, o **quitarse**, la bata tan pronto como sea posible y lavarse las manos.

Las batas pueden tener tiras que se amarran en el cuello y la cintura y se ponen colocando los brazos adentro de cada manga antes de amarrar las tiras. Las batas que se ponen por la cabeza son otro estilo de batas de protección. Se colocan insertando la cabeza y se pueden amarrar por la cintura. El procedimiento que se presenta a continuación muestra cómo ponerse una bata que se amarra por el cuello y la cintura.

Cómo usar (ponerse) y remover (quitarse) la bata

1. Lávese las manos.

2. Abra la bata. Sosténgala frente a usted y permita que la bata se abra/desenvuelva (Fig. 2-29). No la sacuda ni deje que toque el piso. Con la abertura de la bata hacia atrás, coloque sus brazos adentro de cada manga.

3. Amarre la abertura del cuello.

4. Extendiéndose por atrás, jale la bata hasta que cubra su ropa por completo y amarre la bata por la cintura (Fig. 2-30).

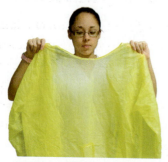

Fig. 2-29. Permita que la bata se abra sin sacudirla.

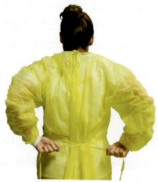

Fig. 2-30. Extendiéndose por atrás, amarre la bata por la cintura.

5. Póngase los guantes después de ponerse la bata. Los puños de los guantes deben colocarse sobre los puños de la bata (Fig. 2-31).

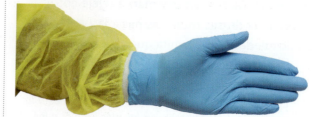

Fig. 2-31. Los puños de los guantes deben colocarse sobre los puños de la bata.

6. Cuando se quite una bata, quítese los guantes y tírelos apropiadamente (revise el procedimiento para hacer esto más adelante en este capítulo). Desamarre la bata de la cintura y del cuello. Quítesela sin tocar la parte externa de la bata y enróllela con el lado sucio hacia adentro mientras la sostiene lejos de su cuerpo. Tire la bata apropiadamente y lávese las manos.

Enrollar la superficie más sucia hacia adentro, reduce el riesgo de contaminación.

Las mascarillas pueden prevenir la inhalación de microorganismos por la nariz o la boca. Las mascarillas se deben utilizar al brindar cuidado a residentes con enfermedades respiratorias. También se deben utilizar cuando existe la posibilidad de entrar en contacto con sangre o fluidos corporales. Las mascarillas pueden ser requeridas en todo momento en una instalación durante tiempos de alta transmisión de virus (por ejemplo, incremento de casos de COVID, lo cual se menciona más adelante en este capítulo). En algunas ocasiones, es necesario utilizar mascarillas especiales (respiradores) para ciertas enfermedades, como la tuberculosis. Las mascarillas deben cubrir por completo la nariz y boca para prevenir la penetración de fluidos. Las mascarillas deben quedar bien ajustadas sobre la nariz y boca.

Las mascarillas se pueden usar solamente una vez antes de tener que tirarlas. Las mascarillas que se humedezcan o se ensucien se deben cambiar de inmediato sin tocar la parte externa de la mascarilla sucia. Las NA siempre deben cambiar su mascarilla cuando atiendan a otro residente; nunca deben usar la misma mascarilla de un residente a otro.

Los lentes protectores brindan protección para los ojos. Se utilizan con una mascarilla y cuando existe la posibilidad de rociado o salpicado de sangre o fluidos corporales hacia el área de los ojos o hacia los ojos. Los anteojos solos no brindan la protección apropiada. Los lentes protectores deben quedar bien ajustados cubriendo el área alrededor de los ojos o de los anteojos.

Cómo usar (ponerse) la mascarilla y los lentes protectores

1. Lávese las manos.

2. Tome la mascarilla por las cuerdas elásticas o tiras superiores. No toque la mascarilla en la parte donde toca su cara.

3. Jale las tiras elásticas sobre su cabeza o, si la mascarilla tiene tiras, amarre las tiras superiores primero y luego las inferiores. Nunca use una mascarilla que cuelgue únicamente de las tiras inferiores.

4. Presione bien la tira metálica que se encuentra en la parte superior de la mascarilla (si acaso tiene) alrededor de su nariz para que quede bien sujetada (Fig. 2-32). Asegúrese que la mascarilla quede bien ajustada alrededor de su cara y por debajo de la barbilla.

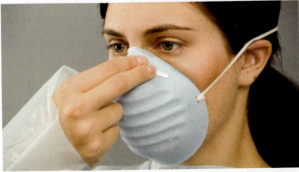

Fig. 2-32. Ajuste la tira metálica hasta que la mascarilla quede bien sujetada alrededor de su nariz.

5. Póngase los lentes protectores sobre sus ojos o anteojos. Utilice la banda de la cabeza o las piezas de los oídos para sujetarlos bien a su cabeza. Asegúrese que estén bien ajustados.

6. Póngase los guantes después de ponerse la mascarilla y los lentes protectores.

Los protectores faciales se pueden utilizar cuando existe la posibilidad de rociado o salpicado de sangre o fluidos corporales hacia el área de los ojos o hacia los ojos. Un protector facial se puede utilizar en lugar de la mascarilla o lentes protectores, o se puede utilizar con una mascarilla. El protector facial debe cubrir la frente hasta debajo de la barbilla incluyendo alrededor de los lados de la cara. La banda ayuda a sujetarlo bien a la cabeza.

Los guantes limpios no estériles se utilizan para el cuidado básico. Se encuentran disponibles en diferentes tamaños y pueden estar hechos de vinil, látex o nitrilo; sin embargo, debido a problemas de alergias, algunas instituciones han prohibido el uso de guantes de látex.

Los guantes le deben quedar cómodamente ajustados en las manos y no deben quedarle muy flojos ni muy apretados. Las instituciones tienen políticas (reglas) específicas sobre cuándo utilizar guantes. Las NA deben aprenderse y seguir estas reglas. Siempre deben usar guantes al realizar las siguientes tareas:

- En cualquier momento donde una NA pueda entrar en contacto con sangre o cualquier fluido corporal, secreciones, excreciones, heridas abiertas o membranas mucosas.

- Cuando realice o ayude con el cuidado bucal o con el cuidado de cualquier membrana mucosa.

- Cuando realice o ayude con el **cuidado perineal** (el cuidado del área de los genitales y el ano).

- Cuando realice cuidado personal en **piel no intacta** – piel que está afectada por abrasiones, cortadas, sarpullido, acné, espinillas, lesiones, incisiones quirúrgicas o furúnculos.

- Cuando la NA tenga úlceras abiertas o cortadas en sus manos.

- Cuando rasure a un residente.

- Cuando quite ropa de cama, batas, vendas y almohadillas sucias.

- Cuando toque superficies o equipo que esté visiblemente contaminado o que pueda estar contaminado.

Los guantes desechables se pueden utilizar solo una vez. No se pueden lavar ni volver a usar. Los guantes se deben cambiar inmediatamente si se humedecen, ensucian, rompen o dañan. Los guantes también se deben cambiar antes de entrar en contacto con membranas mucosas o piel abierta. Después de quitarse los guantes, la NA debe lavarse las manos antes de volver a ponerse guantes nuevos. Las áreas de la mano que no están intactas se deben cubrir con vendas o gasas antes de ponerse guantes.

Cómo usar (ponerse) los guantes

1. Lávese las manos.

2. Si usted es diestro, deslice un guante en su mano izquierda (haga lo contrario si es zurdo).

3. Usando la mano que tiene guante, deslice la otra mano dentro del segundo guante.

4. Entrelace los dedos para quitar los dobleces y para que se ajusten cómodamente.

5. Revise con cuidado si los guantes tienen rasgaduras, agujeros o manchas. Remplace el guante, de ser necesario.

6. Ajuste los guantes hasta que los jale sobre sus muñecas y se acomoden correctamente. Si utiliza una bata, jale los puños de los guantes para colocarlos encima de las mangas de la bata (Fig. 2-33).

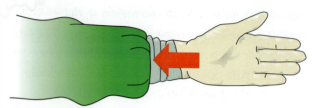

Fig. 2-33. *Ajuste los guantes hasta que estén acomodados por encima de las mangas de la bata.*

Los guantes se deben quitar inmediatamente después de haberlos usado y el NA debe lavarse las manos directamente después de haberse quitado los guantes. Debe tener cuidado de no contaminar su piel o ropa cuando se quite los guantes. Los guantes se utilizan para proteger la piel de contaminación. Después de brindar el cuidado, los guantes están contaminados. Si el NA abre una puerta con una mano que tiene guantes, la perilla de la puerta se contamina. Después, cualquier persona que abra la puerta sin guantes estará tocando una superficie contaminada. Antes de tocar superficies o de salir de la habitación del residente, la NA debe quitarse los guantes y lavarse las manos. Después, se puede poner guantes limpios, de ser necesario.

Cómo remover (quitarse) los guantes

1. Toque únicamente la parte exterior de un guante. Con una mano que tenga guante, agarre el otro guante en la parte de la palma de la mano y jale para quitárselo (Fig. 2-34).

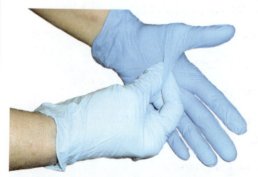

Fig. 2-34. *Agarre el guante en la parte de la palma de la mano y jale para quitárselo.*

2. Con las yemas de los dedos de la mano que tiene el guante puesto, sostenga el guante que se acaba de quitar. Con la mano sin guante, extienda dos dedos por debajo del puño del guante restante a la altura de la muñeca. No toque ninguna parte externa del guante (Fig. 2-35).

La parte externa del guante está contaminada.

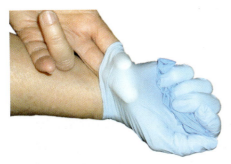

Fig. 2-35. *Agarre la parte interna del guante a la altura de la muñeca, sin tocar ninguna parte externa del guante.*

3. Jale hacia abajo, volteando el guante de adentro hacia afuera y encima del primer guante, mientras que se lo quita.

4. Usted ahora debe estar sosteniendo un guante por su parte interna limpia. El otro guante debe estar de adentro de éste.

5. Tire ambos guantes en el contenedor apropiado sin que usted se contamine.

6. Lávese las manos.

Este es el orden correcto que la NA debe seguir cuando se ponga (use) PPE:

1. Lavarse las manos.

2. Ponerse la bata.

3. Ponerse la mascarilla.

4. Ponerse los lentes protectores o el protector facial.

5. Ponerse los guantes

Este es el orden correcto que la NA debe seguir cuando se quite (remueva) el PPE:

1. Quitarse y tirar los guantes.

2. Quitarse los lentes protectores o el protector facial.

3. Quitarse y tirar la bata.

4. Quitarse y tirar la mascarilla.

5. Lavarse las manos. El lavado de manos siempre es el paso final después de remover y desechar el PPE.

Manejo del Equipo y de la Ropa de Cama

En el cuidado de la salud, un objeto se considera **limpio** si no ha sido contaminado con patógenos. Un objeto que está **sucio** ha sido contaminado con patógenos. Las instituciones tienen habitaciones o áreas especiales para artículos limpios y sucios; las cuales son habitaciones separadas para los artículos que son considerados limpios y para artículos que son considerados sucios o contaminados. Las NA serán informadas sobre dónde se encuentran dichos lugares, así como qué tipo de equipo y de artículos se encuentran en cada una de estas habitaciones. Las NA deben lavarse las manos antes de entrar al cuarto de artículos limpios y antes de salir del cuarto de artículos sucios. Esto ayuda a prevenir la propagación de patógenos.

Guía de Procedimientos: Manejo de Equipo, Ropa de Cama y Ropa

G Maneje todo el equipo de manera que prevenga:

- El contacto con la piel/membranas mucosas

- La contaminación de su ropa

- La transferencia de enfermedades a otros residentes o áreas

G No utilice el equipo reusable de nuevo hasta que haya sido apropiadamente reprocesado y esté limpio. La **esterilización** es un método de limpieza que destruye todos los microorganismos, incluyendo los microorganismos que forman esporas. La esterilización es parte de la asepsia quirúrgica. Utiliza vapor a presión, vapor seco o químicos en forma de gas o líquido para esterilizar. Los artículos que necesitan ser esterilizados son los que van directamente hacia el flujo sanguíneo o hacia otras áreas del cuerpo que normalmente son áreas estériles (por ejemplo, instrumentos quirúrgicos). La **desinfección** es un proceso que mata la mayoría de los patógenos, pero no los destruye a todos. Reduce el conteo de patógenos a un nivel que generalmente no es considerado infeccioso. La desinfección se realiza por medio de pasteurización o de químicos germicidas. Algunos ejemplos de artículos que usualmente son desinfectados son tanques de oxígeno reusables, brazaletes montados en la pared para tomar la presión sanguínea y cualquier equipo de cuidado que sea reusable.

G   Deseche de manera apropiada todo el equipo que sea desechable o de un sólo uso. **Desechable** significa que se tira después de usarse una vez. Los rastrillos desechables son algunos ejemplos de equipo desechable.

G   Limpie y desinfecte:

•   Todas las superficies ambientales

•   Las camas, los barandales de cama y todo el equipo de cama

•   Todas las superficies que son tocadas con frecuencia (como las perillas de las puertas y los botones de llamadas)

G   Maneje, transporte y procese la ropa de cama y la ropa sucia de manera que evite:

•   La exposición a membranas mucosas y piel.

•   La contaminación de ropa (sostenga la ropa de cama y la ropa del residente lejos de su uniforme).

•   Transferencia de enfermedades a otros residentes y a otras áreas (no sacuda la

ropa de cama ni la ropa del residente; doble o enrolle la ropa de cama sucia de manera que la parte más sucia se encuentre en la parte de adentro; no coloque la ropa de cama sucia en el piso).

G   Coloque la ropa de cama sucia en una bolsa en el lugar de origen.

G   Clasifique la ropa de cama sucia lejos de las áreas de cuidado del residente.

G   Coloque la ropa de cama húmeda en bolsas impermeables.

El capítulo 7 incluye más información sobre artículos de limpieza y equipo de limpieza.

Derrames

Los derrames pueden ser un riesgo serio de infección y pueden poner a los residentes y a los empleados en riesgo de caídas. El departamento de limpieza puede ser responsable de limpiar los derrames. Si las NA deben limpiar derrames, existen lineamientos generales que deben seguir.

Guía de Procedimientos: Limpieza de Derrames que Involucran Sangre, Fluidos Corporales o Vidrio

G   Póngase guantes antes de comenzar. En algunos casos es mejor utilizar guantes industriales.

G   Primero absorba el derrame con el producto que se utilice en la institución; puede ser un polvo absorbente.

G   Recoja todo el derrame absorbido y deséchelo en un contenedor designado.

G   Aplique el desinfectante apropiado en el área del derrame y permita que permanezca húmedo por lo menos 10 minutos (siga las instrucciones en la etiqueta del producto).

G   Limpie los derrames de inmediato con la solución de limpieza apropiada.

G   No recoja con sus manos ninguna pieza de vidrio roto, sin importar qué tan grande esté. Utilice un recogedor y una escoba u otras herramientas.

G   La basura que contenga vidrio quebrado, sangre o fluidos corporales debe ser colocada apropiadamente en bolsas. La basura que contenga sangre o fluidos corporales, quizás tenga que ser colocada en una bolsa especial para material biopeligroso. Siga las reglas de la institución.

Precauciones basadas en la Transmisión

Estas precauciones se utilizan con personas que están infectadas o que pueden estar infectadas con ciertas enfermedades. A estas precauciones se les conoce como **precauciones basadas en la transmisión**. Cuando así se indica, estas precauciones se utilizan además de las precauciones estándares. Estas precauciones siempre estarán mencionadas en el plan de cuidado y en la hoja de asignaciones. Seguir estas precauciones fomenta la seguridad de la NA, así como la seguridad de los demás.

Existen tres categorías para las precauciones basadas en la transmisión: precauciones para transmisión por aire, precauciones para transmisión por gotas y precauciones para transmisión por contacto. La categoría a utilizar depende del tipo de patógeno o de la enfermedad y de la manera en que se propaga. También se pueden utilizar en combinación para enfermedades que tienen múltiples rutas de transmisión.

Las precauciones para transmisión por aire evitan la propagación de patógenos que se pueden transmitir por el aire después de ser expulsados (Fig. 2-36). Los patógenos pueden permanecer flotando por algún tiempo. La tuberculosis es un ejemplo de una enfermedad transmitida por el aire. Las precauciones incluyen utilizar máscaras especiales, como las máscaras N-95 o los respiradores HEPA, para evitar que se infecten.

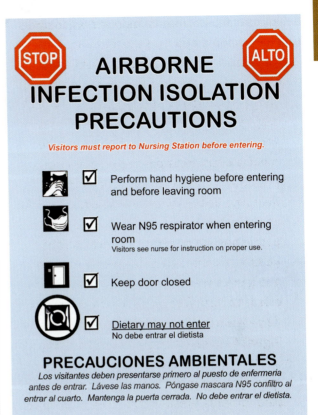

Fig. 2-36. *Las precauciones para transmisión por aire se utilizan para enfermedades que se pueden transmitir por el aire.* (IMAGEN CORTESÍA DEL PROGRAMA ESTATAL DEL ESTADO DE CAROLINA DEL NORTE PARA EL CONTROL DE INFECCIONES Y EPIDEMIOLOGIA [SPICE], UNC, CHAPEL HILL, PÁGINA DE INTERNET: SPICE.UNC.EDU)

Las precauciones para transmisión por gotas se siguen para las enfermedades que se propagan por gotas suspendidas en el aire. Las gotas usualmente no viajan más de 6 pies. Toser, estornudar, hablar, reír, cantar o succionar pueden esparcir gotas (Fig. 2-37). Un ejemplo de una enfermedad que es transmitida por gotas es la influenza (flu). Las precauciones incluyen utilizar una mascarilla facial durante el cuidado y restringir visitas de personas no infectadas. Las NA deben cubrir su nariz y boca con un pañuelo desechable al estornudar o toser y deben pedirles a los demás que hagan lo mismo. Los pañuelos desechables usados se deben tirar en el contenedor de basura más cercano, no se deben colocar en el bolsillo de la ropa para usarlos después. Si no hay pañuelos desechables disponibles, las NA deben toser o estornudar en la manga superior o en el codo, no en las manos. Deben lavarse las manos inmediatamente después. Los residentes deben usar mascarillas cuando se trasladen de una habitación a otra.

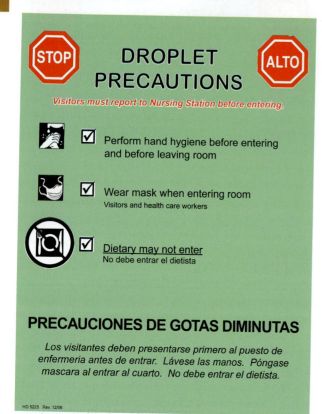

Fig. 2-37. *Las precauciones para transmisión por gotas se siguen cuando los microorganismos que causan la enfermedad no se quedan en el aire.* (IMAGEN CORTESÍA DEL PROGRAMA ESTATAL DEL ESTADO DE CAROLINA DEL NORTE PARA EL CONTROL DE INFECCIONES Y EPIDEMIOLOGIA [SPICE], UNC, CHAPEL HILL, PÁGINA DE INTERNET: SPICE.UNC.EDU)

Las precauciones para transmisión por contacto se siguen cuando el residente está en riesgo de propagar una infección por contacto directo con una persona u objeto. La infección puede ser propagada por tocar un área contaminada en el cuerpo del residente, en su sangre o fluidos corporales (Fig. 2-38). También se puede propagar tocando artículos, ropa de cama o equipo contaminado. La conjuntivitis (ojo rojo) y la infección de la bacteria *Clostridioides difficile* (*C. diff*) son algunos ejemplos de situaciones que requieren el uso de las precauciones para transmisión por contacto. Estas precauciones incluyen usar guantes, bata y aislar al residente; también requieren el lavado de manos con jabón, no tocar las superficies infectadas con manos sin guantes, ni tocar superficies no infectadas con guantes contaminados. El personal comúnmente hace referencia

sobre los residentes que necesitan las precauciones basadas en la transmisión como que están "en aislamiento". Se debe colocar un letrero en la puerta de la habitación indicando Aislamiento ("*Isolation*" en inglés) o Precauciones por Contacto ("*Contact Precautions*" en inglés) para advertir a las personas de que deben hablar con a la enfermera antes de entrar a la habitación.

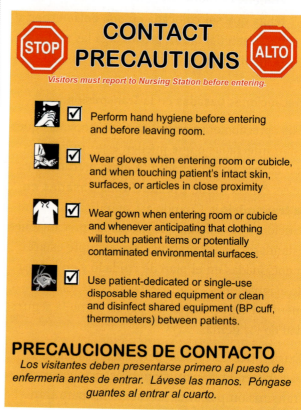

Fig. 2-38. *Las precauciones de transmisión por contacto se siguen cuando la persona se encuentra en riesgo de transmitir un microorganismo al tocar un objeto o una persona.* (IMAGEN CORTESÍA DEL PROGRAMA ESTATAL DEL ESTADO DE CAROLINA DEL NORTE PARA EL CONTROL DE INFECCIONES Y EPIDEMIOLOGIA [SPICE], UNC, CHAPEL HILL, PÁGINA DE INTERNET: SPICE.UNC.EDU)

Guía de Procedimientos: Aislamiento

G Cuando así sea indicado, las precauciones basadas en la transmisión siempre se utilizan **además** de las precauciones estándares.

G A usted le indicarán el PPE apropiado que debe usar para el cuidado de cada residente que se encuentre en aislamiento. Asegúrese de ponerse el PPE de manera apropiada y de quitárselo de manera segura. Quítese el PPE y colóquelo en el contenedor apropiado antes de salir de la habitación del residente. El PPE no se puede usar afuera de la habitación del residente, con excepción del respirador, el cual se puede remover después de salir de la habitación y cerrar la puerta. Realice el lavado de las manos después de quitarse el equipo PPE y otra vez después de salir de la habitación del residente. Además del área de lavado de manos dentro de la habitación del residente, puede haber dispensadores instalados en la pared con gel desinfectante para manos con base de alcohol dentro de la habitación del residente, cerca de la salida.

G No comparta equipo entre los residentes. Utilice artículos desechables que se puedan tirar después de su uso, siempre que sea posible. Utilice equipo dedicado (únicamente para usarse con un solo residente) cuando los artículos desechables no sean una opción. Cuando utilice artículos desechables, tírelos en la habitación del residente antes de salir. Tenga cuidado de no contaminar equipo reusable colocándolo en los muebles o gabinetes de la habitación del residente. Cuando el residente ya no necesite las precauciones adicionales, deseche apropiadamente el equipo dedicado, de ser requerido. Si el equipo dedicado se va a utilizar con otros residentes, se debe limpiar y desinfectar después de su uso.

G Utilice el PPE apropiado, de ser indicado, cuando sirva alimentos y bebidas a residentes. No deje al descubierto alimentos que no hayan sido ingeridos en la habitación del residente. Cuando el residente haya terminado de comer, llévese la bandeja de la comida al área apropiada.

G Siga las precauciones estándares cuando remueva desechos corporales. Utilice guantes cuando toque o maneje los desechos. Utilice batas y lentes protectores cuando así se indique. Los desechos se deben tirar de manera que minimice la posibilidad de rociado o salpicado.

G Si requiere tomar un espécimen de un residente que está en aislamiento, utilice el PPE apropiado. Tome la muestra y colóquela en el contenedor apropiado sin que la parte externa del contenedor entre en contacto con el espécimen. Remueva apropiadamente el PPE y tírelo en la habitación. Realice el lavado de manos antes de salir de la habitación. Entregue el espécimen a la enfermera.

G Los residentes necesitan sentir que los empleados de la institución entienden lo ellos que están viviendo. Escuche lo que los residentes dicen. Tome tiempo para platicar con ellos sobre las cosas que los preocupan. Tranquilice a los residentes. Explique por qué se están tomando estos pasos. Informe al enfermero sobre cualquier solicitud que se encuentre fuera de sus obligaciones de la práctica.

Enfermedades Infecciosas Comunes

Los **patógenos transmitidos por la sangre** son microorganismos que se encuentran en la sangre humana que pueden causar infección y enfermedad en los humanos. Los patógenos también se pueden encontrar en ciertos fluidos corporales, en heridas que drenan y en membranas mucosas. Estos patógenos son transmitidos por sangre infectada que entra al flujo sanguíneo o por semen infectado o secreciones vaginales infectadas que entran en contacto con membranas mucosas. Tener contacto sexual con alguien que tiene una enfermedad que se lleva en la sangre también puede transmitirla. El contacto sexual incluye tener coito (vaginal y anal), tener contacto de la boca con los genitales o el ano y tener contacto de las manos con el área genital. Compartir agujas infectadas para inyectar medicamento o drogas también puede transmitir enfermedades que se llevan en la sangre. Las mujeres embarazadas que están infectadas pueden transmitir estas enfermedades a sus bebés en la matriz o en el momento del parto.

En el cuidado de la salud, el contacto con sangre infectada o con ciertos fluidos corporales infectados es la manera más común de infectarse con una enfermedad transmitida por la sangre. Las infecciones pueden propagarse por medio del contacto con sangre contaminada, con fluidos corporales contaminados, con agujas u otros objetos punzocortantes contaminados o con material o equipo contaminado. Las precauciones estándares, el lavado de manos, el aislamiento y usar el equipo PPE son métodos para prevenir la transmisión de enfermedades transmitidas por la sangre. La ley requiere que los empleadores ayuden a prevenir la exposición a los patógenos transmitidos por la sangre. Seguir las precauciones estándares y los otros procedimientos ayuda a que los proveedores del cuidado se protejan contra las enfermedades que son transmitidas por la sangre.

Dos enfermedades principales que son transmitidas por la sangre en los Estados Unidos son el Síndrome de Inmunodeficiencia Adquirida (AIDS por sus siglas en inglés) y la familia de la hepatitis viral. El capítulo 4 presenta más información sobre el AIDS.

La **hepatitis** es una inflamación en el hígado causada por ciertos virus y otros factores, como abuso de alcohol, algunos medicamentos y traumatismos. La función del hígado puede ser dañada de manera permanente por la hepatitis y puede ocasionar otras enfermedades crónicas que duran toda la vida. Varios virus diferentes pueden causar hepatitis. Los tipos más comunes de hepatitis son la A, B y C. La hepatitis B y C son enfermedades transmitidas por la sangre que pueden causar la muerte.

La hepatitis B (HBV) se contagia por contacto sexual, por compartir agujas infectadas y de una madre a su bebé durante el parto. También se puede propagar por el uso de agujas que no han sido esterilizadas de manera apropiada para hacer tatuajes y perforaciones, así como por medio de objetos para el aseo personal como rastrillos o cepillos de dientes. También se propaga

al estar expuesto en el trabajo por medio de contacto accidental con agujas infectadas, con otros objetos punzocortantes o por rociado de sangre. El HBV es una amenaza para los trabajadores de la salud. Los empleadores deben ofrecer a las NA una vacuna gratis para protegerlas contra la Hepatitis B. La vacuna HBV usualmente se brinda en una serie de tres inyecciones. La prevención es la mejor opción cuando se trata de esta enfermedad. Los empleados deben ponerse la vacuna cuando se las ofrezcan. La hepatitis C (HCV) también es transmitida por la sangre o fluidos corporales y puede causar cirrosis, cáncer de hígado y hasta la muerte. No existe vacuna para la hepatitis C.

Otras infecciones serias incluyen las siguientes:

Tuberculosis, o **TB**, es una enfermedad altamente contagiosa causada por una bacteria que se transporta en gotas de mucosa suspendidas en el aire. La bacteria usualmente afecta los pulmones, lo que se conoce como *tuberculosis pulmonar*. La TB es una enfermedad transmitida por el aire. Cuando una persona infectada con TB habla, tose, respira, canta, ríe o estornuda puede liberar gotas de mucosa que llevan la enfermedad. La tuberculosis causa tos, dificultad para respirar, pérdida de peso y fatiga (Fig. 2-39). Otros síntomas incluyen dolor en el pecho, toser sangre, pérdida de apetito, un poco de fiebre, escalofríos y sudoraciones nocturnas. Usualmente, la TB puede ser curada tomando todos los medicamentos prescritos; sin embargo, si no recibe tratamiento puede causar la muerte.

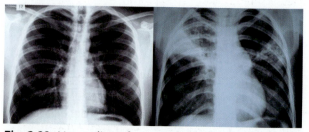

***Fig. 2-39.** Una radiografía normal de pulmones se muestra en la fotografía izquierda y una radiografía de pulmones con TB se muestra en la derecha.*

Cuando brinden cuidado a residentes que tienen TB, las NA deben seguir las precauciones estándares y las precauciones para transmisión por aire. Deben utilizar equipo de protección personal como se indique; así como mascarillas especiales (respiradores), como la N95 o mascarillas con filtro de partículas de aire de alta eficiencia (HEPA por sus siglas en inglés). Las NA deben tener cuidado cuando manejen esputo. Los residentes serán colocados en una habitación especial con aislamiento por infección transmitida por el aire (AIIR por sus siglas en inglés). Estas habitaciones tienen un flujo controlado de aire. La puerta de este tipo de habitación debe permanecer cerrada, excepto para entrar o salir de la habitación. La puerta no se debe abrir o cerrar rápidamente porque jala aire contaminado de la habitación hacia el pasillo. Las NA deben seguir los procedimientos de aislamiento, si así se indica. Deben ayudar al residente a recordar que deben tomarse todo el medicamento recetado. El no hacerlo es un factor muy importante para propagar la TB.

El **COVID-19** (enfermedad de coronavirus) es una enfermedad que transmite por el aire y por gotas. Se transmite por medio de gotas y partículas producidas cuando la persona infectada respira, estornuda, tose, canta o habla. Es más probable la propagación del virus entre las personas que están en contacto cercano, a una distancia menor de 6 pies; sin embargo, la inhalación del virus en el aire también puede ocurrir en distancias mayores de 6 pies. Las partículas en aerosol se pueden mover en lugares cerrados y pueden permanecer en el aire por cierto tiempo aun y cuando la persona infectada se haya salido del lugar. Los espacios cerrados con mala ventilación aumentan el riesgo de infección, así como los espacios concurridos y la exposición prolongada.

Los signos y síntomas del COVID-19 incluyen fiebre, escalofríos, tos, fatiga y falta de aliento. Los dolores musculares, el dolor de garganta, la pérdida del gusto o del olfato, las náuseas o el vómito, la diarrea y el dolor de cabeza también son síntomas. Algunas personas experimentan síntomas leves, mientras que otros tienen síntomas severos que requieren hospitalización, medicamento y el uso de un ventilador (una máquina que ayuda o reemplaza la respiración cuando una persona no puede respirar por sí misma). La enfermedad también puede tener como resultado la muerte.

Las personas pueden estar infectadas con el virus de COVID-19 de 2 a 14 días antes de desarrollar síntomas. Sin embargo, estudios sugieren que las personas pueden estar infectadas y no presentar síntomas. Las personas que están en mayor riesgo de complicaciones y de la muerte por esta enfermedad incluye adultos mayores, personas de cualquier edad con ciertas condiciones médicas y las personas que no están vacunadas.

Varias vacunas han sido autorizadas para prevenir o reducir la severidad del virus COVID-19. La vacuna puede estar disponible en series de dos dosis con espacio de varias semanas entre una y otra dosis o puede estar disponible como una sola dosis. Las dosis adicionales (inyecciones de refuerzo) pueden ser administradas después de que una persona ha terminado con la serie de la vacuna. La CDC recomienda que todos estén al día con las dosis recomendadas de las vacunas para COVID-19.

Las instituciones de cuidado a largo plazo deben seguir lineamientos estatales y federales para que las políticas puedan cambiar conforme se obtenga nueva información. Los lineamientos actuales del CDC indican que los residentes deben ser monitoreados todos los días para ver si presenta algún síntoma del virus de COVID-19. Los exámenes pueden ser realizados con regularidad en todos los residentes y el personal o cuando se una persona tiene síntomas o ha sido expuesto a un caso positivo. Lo exámenes rápidos, en ocasiones llamados *pruebas de antígenos*, brindan resultados en cuestión de minutos, pero no siempre son exactos. Las *pruebas PCR* usualmente se envían a un laboratorio y toman más tiempo para ser procesadas; sin embargo, los resultados tienden a ser más exactos. Los residentes que tienen esta enfermedad estarán separados de los que no están contagiados. Lo ideal sería que ciertas enfermeras y NA sean asignadas a trabajar sólo con residentes que tienen COVID-19.

Guía de Procedimientos: COVID-19

G   Siga las precauciones estándares y las precauciones basadas en la transmisión.

G   Todos los residentes necesitan ser monitoreados diariamente, ya sea que hayan sido o no diagnosticados con COVID-19. Tome los signos vitales como se ordena y reporte los cambios al supervisor de inmediato. Puede ser que le soliciten obtener la lectura de un oxímetro de pulso (ver el capítulo 7). Reporte cualquier cosa que el residente mencione sobre sus síntomas.

G   Utilice el PPE completo (bata, guantes, lentes de protección y una mascarilla N95 u otro respirador) cuando brinde cuidado a los residentes infectados o con sospechas de infección de COVID. El respirador N95 debe cubrir la nariz y la boca. En periodos de brotes, quizás se le solicite que utilice mascarilla en todo momento cuando se encuentre en la institución.

G   Los residentes que tengan resultado positivo a una prueba de COVID-19 se les pedirá que se queden en sus habitaciones a menos que deban salir para recibir cuidado médico esencial. La puerta debe mantenerse cerrada. Cuando se encuentre en la habitación de un residente, mantenga una distancia de por lo menos 6 pies cuando sea posible.

G   Si los residentes se encuentran en una habitación especial con aislamiento por infección transmitida por el aire (AIIR por sus siglas en inglés), mantenga las puertas cerradas, excepto cuando entre o salga de la habitación. Cuando entre a la habitación no abra ni cierre la puerta rápidamente. Esto jala el aire contaminado de la habitación hacia el pasillo.

G   Siempre que sea posible, utilice artículos desechables que puedan tirarse después de su uso. Utilice equipo dedicado (sólo para el uso de un residente) cuando los artículos desechables no sean una opción.

G   No comparta artículos personales entre los residentes.

G   Lávese las manos con frecuencia. Utilice jabón y agua corriente y frote sus manos por lo menos 20 segundos. Si no hay agua y jabón disponible, utilice un desinfectante para las manos a base de alcohol que contenga por lo menos 60% de alcohol.

G   Un residente que tenga sospechas o confirmación de infección de COVID-19 debe usar una mascarilla cuando se encuentre cerca de otras personas. Siempre que la propagación del virus COVID-19 continúe siendo una preocupación, todos los residentes deben cubrir su nariz y boca con las mascarillas cuando los empleados se encuentren adentro de su habitación. Esto aplica incluso cuando los residentes no tienen COVID-19 o no tienen ningún síntoma.

G   Limpie las superficies que son tocadas con frecuencia utilizando toallitas o limpiador apropiado.

G   Anime a los residentes que tienen COVID-19 a que descansen y beban suficientes líquidos para mantener la hidratación apropiada.

G   No se toque los ojos, la nariz o la boca.

G   No vaya al trabajo si se siente enfermo o tiene fiebre. Las instituciones tienen políticas para evaluar el personal del cuidado para la salud que tienen síntomas de COVID-19, así como aquellas personas que han estado expuestas con alguien que tiene COVID-19. También tienen reglas sobre cuándo pueden regresar a trabajar los empleados después de haber tenido una infección de COVID-19. Siga las políticas de la institución.

G Para muchas personas, los síntomas mejoran dentro de una semana, pero es importante reportar cualquier signo o síntoma que indiquen que la enfermedad está empeorando:

- Dificultad para respirar
- Dolor o presión persistente en el pecho
- Confusión
- Dificultad para caminar o permanecer alerta
- Temperatura prolongada y elevada
- Cara o labios azulados, grises o inusualmente pálidos

El *estafilococo dorado* es un tipo común de bacteria que causa infección. La meticilina es un antibiótico fuerte que con frecuencia se utiliza en las instituciones de cuidado para la salud. El *estafilococo dorado* resistente a la meticilina, o **MRSA**, por sus siglas en inglés, es una cepa de esta bacteria que ha desarrollado resistencia a la meticilina. Resistencia significa que los medicamentos ya no funcionan para matar la bacteria en específico. Este tipo de bacteria MRSA también es conocida como *HA-MRSA*, que significa MRSA asociada con hospitales, por sus siglas en inglés. El *estafilococo dorado* resistente a la meticilina asociado con la comunidad (CA-MRSA por sus siglas en inglés) es un tipo de infección MRSA que ocurre en personas que no han estado en una institución de cuidado de la salud recientemente y que no tienen algún diagnostico anterior de MRSA. Con frecuencia, el CA-MRSA se manifiesta con infecciones de la piel, como forúnculos o espinillas. Este tipo de infección se está volviendo más común.

La bacteria MRSA casi siempre se transmite por contacto físico con personas infectadas. Esto significa que, si una persona tiene MRSA en su piel, especialmente en las manos, y toca a otra persona, puede transmitir la bacteria MRSA. La transmisión también ocurre por contacto indirecto al tocar equipo o artículos (por ejemplo, sábanas o vendajes de heridas) contaminadas por una persona que tiene MRSA.

Los síntomas de infección de la bacteria MRSA incluyen drenado, fiebre, escalofríos y enrojecimiento. Las NA pueden ayudar a prevenir la propagación de MRSA practicando la higiene apropiada. El lavado de manos, usando jabón y agua, es la medida más importante para controlar la propagación de MRSA. Las NA siempre deben seguir las precauciones estándares, junto con las precauciones basadas en la transmisión, como sea indicado. Las cortadas y abrasiones se deben mantener limpias y cubiertas con vendajes apropiados (por ejemplo, vendajes adhesivos) hasta que hayan sanado. Se debe evitar el contacto con las heridas de otras personas o con material que está contaminado por heridas.

El enterococo es una bacteria que vive en el tracto digestivo y genital. Aunque normalmente, no causa problemas en las personas sanas, en ocasiones pueden causar infección. La vancomicina es un antibiótico fuerte utilizado en el tratamiento de infecciones causadas por el enterococo. Si éste se vuelve resistente a la vancomicina, entonces se le llama *enterococo* resistente a la vancomicina, o **VRE**, por sus siglas en inglés.

La bacteria VRE se propaga por medio de contacto directo e indirecto. Los síntomas de infección de VRE incluye fiebre, fatiga, escalofríos y drenado. Las infecciones de VRE usualmente son difíciles de tratar; pueden requerir tomar varios medicamentos y pueden causar infecciones que amenazan con la vida de aquellas personas que tienen sistemas inmunes débiles – como las personas muy jóvenes, los más viejos y los que están muy enfermos. Prevenir el VRE es mucho más fácil que darle tratamiento. El lavado apropiado de manos puede ayudar a prevenir la propagación del VRE. Las NA deben lavarse las manos con frecuencia y utilizar el equipo PPE como se indique. Las NA siempre deben seguir las precauciones estándares, junto con las precauciones basadas en la transmisión, como se indique. Es posible que los artículos tengan que ser desinfectados. Dicha información debe mencionarse en el plan de cuidado.

La infección **Clostridioides difficile** (anteriormente conocida como *Clostridium difficile*, CDI por sus siglas en inglés) comúnmente conocida como *C-diff, C. difficile*. Es una bacteria que forma esporas, la cual puede ser parte de la flora intestinal normal. Cuando la flora intestinal normal es alterada, la *C. difficile* puede florecer en el tracto intestinal y puede causar infección. Produce una toxina que causa diarrea aguada. Los enemas, la inserción del tubo nasogástrico y la cirugía del tracto GI incrementan el riesgo de una persona de desarrollar la infección. Los adultos mayores se encuentran en mayor riesgo de contagiarse de esta infección. El uso excesivo de antibióticos también puede alterar la flora intestinal normal e incrementar el riesgo de desarrollar la bacteria *C. difficile*. Esta bacteria también puede causar colitis, una condición intestinal más seria.

Cuando se libera al ambiente, la bacteria *C. difficile* puede formar esporas que son muy difíciles de matar. Estas esporas pueden ser transportadas en las manos de las personas que tienen contacto directo con residentes infectados o con superficies ambientales contaminadas (como pisos, cómodos de baño, inodoros, etc.) con la bacteria *C. difficile*. Tocar un objeto contaminado con *C. difficile* puede transmitir la infección. El desinfectante de manos a base de alcohol no se considera efectivo con la bacteria *C. difficile*. El jabón y el agua se debe utilizar cada vez que se realice la higiene de manos.

Los síntomas de la bacteria *C. difficile* incluyen excremento frecuente, con mal olor y aguado.

Otros síntomas incluyen fiebre, diarrea que contiene sangre y moco, náuseas, falta de apetito y dolores abdominales. El lavado apropiado de las manos con agua y jabón es vital para prevenir la propagación de la infección. El manejo apropiado de desperdicios contaminados puede ayudar a prevenir la propagación. Limpiar las superficies con desinfectantes apropiados, como una solución con cloro, también puede reducir la transmisión. Limitar el uso de antibióticos ayuda a reducir el riesgo de desarrollar infecciones por la bacteria *C. difficile*.

Responsabilidades del Empleador y del Empleado

Las responsabilidades del **empleador** para la prevención de infecciones incluyen las siguientes:

- Establecer procedimientos para prevenir infecciones y un plan de control de exposición para proteger a los trabajadores.

- Brindar educación continua en el servicio sobre la prevención y control de infecciones, incluyendo patógenos transmitidos por aire y por sangre, así como actualizaciones sobre cualquier estándar nuevo de seguridad.

- Tener procedimientos escritos que se deben seguir si se expone a una infección, incluyendo tratamiento médico y planes para prevenir situaciones similares.

- Brindar equipo de protección personal (PPE por sus siglas en inglés) para que los empleados lo usen, así como enseñarles cuándo y cómo usarlo de manera apropiada.

- Brindar la vacuna gratis para la hepatitis B para todos los empleados.

Las responsabilidades de los **empleados** para prevenir infecciones incluyen las siguientes:

- Seguir las precauciones estándares.

- Seguir todas las reglas y los procedimientos de la institución.

- Seguir las asignaciones y los planes de cuidado.

- Utilizar el PPE brindado de la manera indicada o apropiada.

- Tomar ventaja de la vacuna gratis contra la hepatitis B.

- Reportar de inmediato cualquier exposición a infecciones, sangre o fluidos corporales.

- Participar en los programas anuales de educación para la prevención de infecciones.

3

Entendiendo a los Residentes

1. Identificar las necesidades básicas del ser humano

Las personas tienen diferentes genes, apariencias físicas, procedencias culturales, edades, y posiciones sociales o financieras; sin embargo, todos los humanos tienen las mismas **necesidades fisiológicas** básicas:

- Comida y agua

- Protección y refugio

- Actividad

- Dormir y descansar

- Comodidad, especialmente libertad del dolor

Las personas también tienen **necesidades psicosociales**, las cuales involucran interacción social, emociones, intelecto y espiritualidad. Aunque no son tan fáciles de definir como las necesidades fisiológicas, las necesidades psicosociales incluyen las siguientes:

- Amor y afecto

- Aceptación de los demás

- Seguridad

- Confianza en sí mismo e independencia en la vida diaria

- Contacto con otras personas (Fig. 3-1)

- Éxito y autoestima

La salud y el bienestar afectan la manera en que las necesidades psicosociales son satisfechas. La frustración y el estrés ocurren cuando las necesidades básicas no son satisfechas. Esto puede tener como consecuencia miedo, ansiedad, enojo, agresión, alejamiento de los demás, indiferencia y depresión. El estrés también puede causar problemas físicos que pueden eventualmente causar alguna enfermedad.

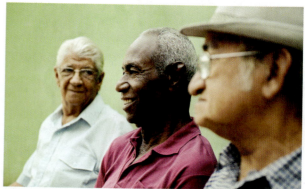

Fig. 3-1. *La interacción con otras personas es una necesidad psicosocial básica. Las asistentes de enfermería pueden animar a los residentes a pasar tiempo con sus amigos o familiares. El contacto social es importante.*

Abraham Maslow fue un investigador del comportamiento humano. Escribió sobre las necesidades fisiológicas y psicosociales y las acomodó en orden de importancia. Él pensaba que las necesidades fisiológicas deben satisfacerse antes de poder satisfacer las necesidades psicosociales. Su teoría se llama *La Jerarquía de las Necesidades definida por Maslow* (Fig. 3-2).

Los humanos también tienen necesidades sexuales y continúan durante toda su vida. Los impulsos sexuales no terminan debido a la edad ni por ser admitidos en una institución de cuidado. La habilidad de tomar parte en actividades sexuales, como el coito y la masturbación, continúan a menos de que se presente alguna lesión o enfermedad que no lo permita. **Masturbación** significa tocar o frotar los órganos sexuales para brindarse a sí mismo o a otra persona el placer sexual. Los residentes tienen el derecho de escoger la manera en que ellos expresan su sexualidad. En todas las edades, existe una variedad de comportamientos sexuales. Esto también es cierto en lo relacionado con los residentes.

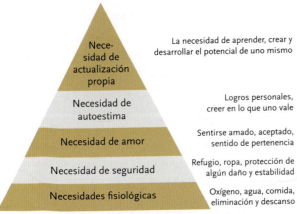

Fig. 3-2. *La Jerarquía de las Necesidades definida por Maslow es un modelo desarrollado por Abraham Maslow para mostrar la manera en que las necesidades fisiológicas y psicosociales son acomodadas en orden de importancia.*

Guía de Procedimientos: Respetar las Necesidades Sexuales

G Siempre toque la puerta o anúnciese antes de entrar a la habitación de los residentes. Escuche y espere una respuesta antes de entrar.

G Si usted se encuentra con una situación sexual entre adultos con consentimiento mutuo, brinde privacidad y salga de la habitación.

G No asuma que todos los residentes son heteros (heterosexuales).

G Sea abierto y no critique las actitudes sexuales de los residentes. Respete la orientación

sexual, la identificación de género y las decisiones sexuales de los residentes. Sin importar cuál sea su opinión ni sus creencias religiosas sobre la sexualidad, siempre trate a los residentes con respeto.

G Cuando sea posible, pregunte a los residentes qué pronombre le gustaría que usted utilice y úselo (ella/la, él/el, ellos/los, ellas/las). Utilizar los pronombres de una persona correctamente es una manera importante de mostrar respeto y aceptación.

G Siempre utilice el nombre seleccionado por una persona transgénero.

G Respete los letreros de *No Molestar* ("*Do not disturb*" en inglés).

G No considere la expresión de la sexualidad de los adultos mayores como algo tierno, perturbador o desagradable. Esa actitud es inapropiada y priva a los residentes de su derecho de dignidad y respeto.

Derechos de los Residentes

Abuso Sexual

Los residentes deben ser protegidos de acercamientos sexuales no deseados. Si una NA observa abuso sexual, debe remover al residente de esa situación y llevarlo a un lugar seguro. La NA debe reportarlo de inmediato al enfermero.

Ayudar a los residentes a satisfacer sus necesidades espirituales puede ayudarles a sobrellevar una enfermedad o discapacidad. La espiritualidad es un área sensible. Las NA nunca deben juzgar las creencias espirituales de los residentes o tratar de convencer a los residentes a que sigan sus propias creencias.

Guía de Procedimientos: Respetar las Necesidades Espirituales

G Aprenda sobre las religiones o las creencias de los residentes. Escuche con atención lo que los residentes tienen que decir.

G   Respete las decisiones de los residentes de participar o de abstenerse a participar en los rituales relacionados con los alimentos.

G   Si los residentes son religiosos, promueva la participación en los servicios religiosos.

G   Respete todos los artículos religiosos.

G   Reporte a la enfermera si un residente expresa el deseo de ver a un líder religioso.

G   Permita privacidad para las visitas de líderes religiosos.

G   Si se lo piden, lea en voz alta materiales religiosos. Si usted se siente incómodo haciéndolo, busque a algún empleado que lo pueda hacer.

G   Si un residente se lo pide, ayude a encontrar los recursos espirituales disponibles en el área. Busque en Internet información sobre sobre iglesias, sinagogas, mezquitas y otras casas de alabanza. Usted también puede mencionar esta solicitud al enfermero o al trabajador social.

G   Usted nunca debe hacer lo siguiente:

  •   Tratar de cambiar la religión de alguien.

  •   Decir a los residentes que su creencia o religión está equivocada.

  •   Expresar críticas sobre un grupo religioso.

  •   Insistir a los residentes a que participen en las actividades religiosas.

  •   Interferir con las prácticas religiosas.

  •   Platicar sobre sus opiniones o creencias religiosas, ya sea directa o indirectamente.

2. Definir el *cuidado completo*

Completo ("*holistic*" en inglés) significa considerar a todo un sistema como una persona completa, en lugar de dividir el sistema en partes. El **cuidado completo** significa cuidar a la persona en todos los aspectos – la mente al igual que el cuerpo. Este es el acercamiento que las NA deben utilizar cuando cuiden a los residentes. Brindar cuidado completo a una persona es parte de brindar el cuidado centrado en la persona, el cual gira en torno al residente y promueve sus preferencias individuales, así como sus decisiones, dignidad e intereses. Un ejemplo sencillo de brindar cuidado completo es tomarse el tiempo de platicar con los residentes mientras los ayuda a bañarse. La NA está satisfaciendo una necesidad fisiológica con el baño mientras que al mismo tiempo satisface la necesidad psicosocial de interactuar con los demás.

3. Explicar la importancia de promover la independencia y el cuidado de uno mismo

Cualquier cambio importante en el estilo de vida, como mudarse a vivir una institución de cuidado a largo plazo, requiere de un gran ajuste emocional. Los residentes pueden experimentar miedo, ansiedad, pérdida e incertidumbre junto con deterioro en la salud e independencia. Otras reacciones comunes ante las enfermedades son la negación, el alejamiento de los demás, el enojo y la depresión. Todos estos sentimientos pueden ocasionar que los residentes se comporten de una manera diferente de cómo se comportaban antes. Cada persona se ajusta a las enfermedades y a los cambios en su propia manera y en su propio tiempo. Es importante que las NA brinden apoyo y motiven a los residentes. Las NA deben ser pacientes, comprensivas y empáticas.

Para los residentes, irse a vivir a una institución de cuidado representa una pérdida enorme de la independencia y esto puede ser muy difícil. Ahora alguien más tiene que hacer lo que ellos habían estado haciendo por sí mismos durante toda su vida; esto también es difícil para los amigos y familiares de los residentes. Por ejemplo, un residente puede haber sido el proveedor principal de su familia o tal vez puede haber sido la persona que siempre cocinaba para la familia. Otras pérdidas que los residentes pueden estar experimentando incluyen las siguientes:

• Pérdida del cónyuge, familiares o amigos debido a la muerte

• Pérdida del lugar de trabajo y de sus relaciones debido a la jubilación

• Pérdida de la habilidad de ir a sus lugares favoritos

• Pérdida de la habilidad de asistir a servicios religiosos o reuniones en sus comunidades de fe

• Pérdida del hogar y de las pertenencias personales (Fig. 3-3)

• Pérdida de la salud y habilidad para cuidarse por sí mismos

• Pérdida de la habilidad de moverse libremente

• Pérdida de mascotas

• Los residentes que son lesbianas, homosexuales, bisexuales, transgénero y afeminados (LGBTQ por sus siglas en inglés) pueden tener miedo a la pérdida de un ambiente cómodo y que los acepte.

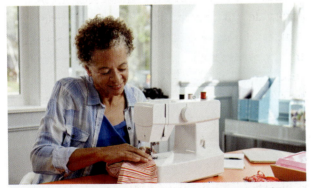

Fig. 3-3. *Las asistentes de enfermería deben entender y comprender el hecho de que muchos residentes tuvieron que dejar sus lugares conocidos.*

Independencia normalmente significa no tener que depender en otros por dinero, cuidado diario o participación en actividades sociales. Las

actividades de la vida diaria son las tareas de cuidado personal que una persona realiza todos los días para cuidarse a sí misma. Las personas pueden dar por hecho que estas actividades se realizan hasta que ya no las pueden hacer por ellas mismas. Las ADL incluyen bañarse en la bañera o en la ducha, vestirse, brindar cuidado de los dientes y el cabello, ir al baño, comer, tomar líquidos y trasladarse de un lado a otro. Cuando una persona pierde independencia puede presentar los siguientes problemas:

• Una imagen negativa de sí mismo

• Enojo hacia los proveedores de cuidado, hacia los demás y hacia sí mismo

• Sentimientos de impotencia, tristeza y desesperanza

• Sentirse inútil

• Aumento en la dependencia

• Ansiedad y depresión

Para prevenir estos sentimientos, las NA deben motivar a los residentes a que realicen por sí mismos todas las actividades que puedan. Aunque parezca más fácil que la NA realice la tarea para el residente, se le debe permitir al residente a que la realice de manera independiente. Las NA deben tener paciencia y promover el cuidado de sí mismo, sin importar qué tanto se tarden los residentes o qué tan bien lo puedan hacer. Las NA deben ser pacientes (Fig. 3-4).

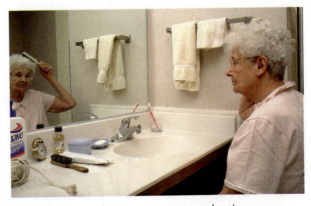

Fig. 3-4. *Aunque las tareas tomen mucho tiempo, se debe animar a los residentes a que hagan todo lo que puedan por sí mismos.*

Permitir a los residentes que tomen sus propias decisiones es otra manera de promover la independencia y el cuidado centrado en la persona; por ejemplo, los residentes pueden decidir dónde se quieren sentar mientras que comen, pueden elegir lo que quieren comer y en qué orden. Las NA deben respetar el derecho de los residentes de tomar decisiones.

Derechos de los Residentes

Dignidad e Independencia

Los residentes son adultos; no deben ser tratados como niños. Las NA deben motivarlos a que se brinden cuidado por sí mismos, sin apresurarlos. Los residentes tienen el derecho de rechazar el cuidado y de tomar sus propias decisiones. Promover la dignidad y la independencia es parte de proteger sus derechos legales. También es la manera apropiada y ética de trabajar para las NA.

4. Identificar las formas de adaptar las diferencias culturales

El término de **diversidad cultural** se refiere a la variedad de personas con diferentes antecedentes y experiencias viviendo juntas en el mundo. Las respuestas positivas a la diversidad cultural incluyen aceptación y conocimiento, no **predispuesta**, o sin prejuicios. Cada cultura puede tener diferentes conocimientos, comportamientos, creencias, valores, actitudes, religiones y costumbres. Otros términos relacionados con la diversidad son raza y etnicidad. **Raza** usualmente se refiere a las características físicas compartidas por personas con ascendencia común. **Etnicidad** puede involucrar una combinación de raza, cultura, nacionalidad, lenguaje y otros factores. Una persona que se identifica étnicamente como Latino o Latina, por ejemplo, puede ser blanco, negro, indígena, asiático o de una raza mezclada.

Las NA cuidarán residentes con procedencias y tradiciones diferentes a la de ellas. Es importante que las NA respondan a todos los tipos de diversidad sin prejuicios. El mejor cuidado se brinda cuando los empleados tratan a los resi-

dentes como individuos y no realizan suposiciones o juzgan a las personas.

Existen tantas culturas diferentes que no es posible mencionarlas todas aquí. Una persona puede decir que la cultura americana (estadounidense) es diferente de la cultura japonesa; sin embargo, dentro de la cultura americana existen miles de grupos diferentes con sus propias culturas. Los Americanos Japoneses, los Americanos Africanos y los Americanos Nativos son sólo algunos ejemplos. Incluso las personas de una región, estado o ciudad en particular pueden tener culturas diferentes (Fig. 3-5). La cultura del Sur no es igual que la cultura de la ciudad de Nueva York.

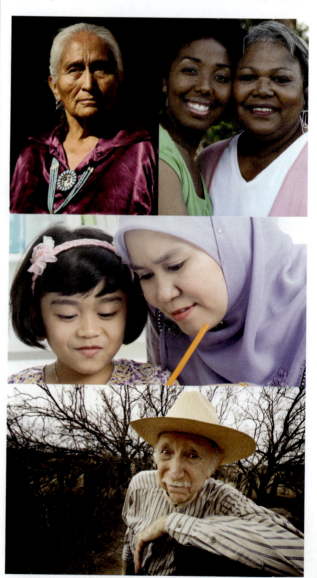

Fig. 3-5. *Existen muchas culturas diferentes en los Estados Unidos.*

Las procedencias culturales afectan en qué tan abiertas son las personas con los extraños y en qué tan cerca quieren que se paren los demás cuando hablen con ellas. Puede afectar la manera en que se sienten en relación con que las NA realicen el cuidado para ellos o de hablar sobre su salud con ellas. Las NA deben ser comprensivas ante las procedencias culturales de los residentes. Es posible que tengan que ajustar su comportamiento con algunos residentes. Todos los residentes deben ser tratados con respeto y profesionalismo sin importar cuáles sean sus antecedentes culturales. Las NA deben esperar que también las traten con respeto.

El idioma principal de un residente puede ser diferente al de la NA. Si el residente habla un idioma diferente, quizás sea necesario tener un intérprete. Puede ser de gran ayuda que los empleados aprendan algunas frases comunes en el idioma del residente. Las tarjetas con dibujos o retratos pueden ayudar con la comunicación.

Las diferencias religiosas también afectan la manera en que las personas se comportan. La religión puede ser muy importante en la vida de las personas, especialmente cuando se encuentran enfermos o agonizantes. Los NA deben respetar las creencias y las prácticas religiosas de los residentes. El respeto a las creencias de los residentes sobre la religión y la espiritualidad es una manera en que las NA brindan cuidado centrado en la persona. Las NA no deben cuestionar las creencias de los residentes ni discutir sus propias creencias con ellos.

Algunas prácticas específicas de cultura y religión afectan el trabajo de una NA. Muchas creencias religiosas incluyen restricciones alimenticias. Estas son reglas sobre cuándo y qué pueden comer los creyentes; por ejemplo, muchas personas judías no comen puerco (el capítulo 8 tiene más información sobre las preferencias de la comida).

Las procedencias de algunas personas pueden hacer que se sientan menos cómodas cuando son tocadas. Un NA debe pedir permiso antes de tocar a los residentes y debe ser comprensivo con sus sentimientos. Los NA deben tocar a los residentes para realizar su trabajo; sin embargo, deben entender que algunos residentes se sienten más cómodos cuando hay poco contacto físico. El NA debe conocer a sus residentes y ajustar el cuidado en base a las necesidades que ellos tengan.

Derechos de los Residentes

Cuidado con Sensibilidad Cultural

Las asistentes de enfermería se deben enfocar en brindar un cuidado compasivo, respetuoso y con sensibilidad cultural. Se deben enfocar en tratar a los residentes como a los residentes les gustaría que fueran tratados, no como a ellas le gustaría ser tratadas. Esto es parte de brindar el cuidado centrado en la persona. La cultura, la edad, la familia, sus procedencias culturales y sus costumbres determinan la manera de pensar de cada persona. Es importante que la NA realice preguntas para saber lo que es apropiado y que siempre respeten las decisiones de los residentes, así como sus creencias y comportamientos.

5. Describir la necesidad de las actividades

La actividad es una parte esencial de la vida de una persona, mejora y mantiene la salud física y mental. Las actividades significativas ayudan a promover la independencia, la memoria, la autoestima y la calidad de vida. Adicionalmente, la actividad física puede ayudar a manejar enfermedades como la diabetes, la presión sanguínea alta o el colesterol alto. La actividad física regular también puede ayudar de la siguiente manera:

- Reducir el riesgo de enfermedades del corazón, cáncer de colon, diabetes y obesidad.

- Aliviar síntomas de ansiedad y depresión.

- Mejorar el estado de ánimo y la concentración.

- Mejorar las funciones del cuerpo.

- Reducir el riesgo de caídas.

- Mejorar la calidad del sueño.

- Mejorar la habilidad de sobrellevar el estrés.

- Incrementar la energía.

- Incrementar el apetito y promover mejores hábitos alimenticios.

La inactividad y la inmovilidad pueden tener como resultado problemas físicos y mentales, como los siguientes:

- Baja autoestima

- Ansiedad

- Depresión

- Aburrimiento

- Neumonía

- Infección de las vías urinarias

- Problemas con la piel y úlceras por presión

- Estreñimiento

- Coágulos en la sangre

- Entorpecimiento de los sentidos

OBRA requiere que las instituciones brinden un programa de actividades diseñado para cumplir con los intereses y el bienestar fisiológico y psicosocial de cada residente. Las actividades son creadas para ayudar a que los residentes socialicen y a que se mantengan activos física y mentalmente. La programación diaria normalmente es desplegada con las actividades para ese día en particular. Las actividades incluyen ejercicio, arte, manualidades, juegos de mesa, periódicos, revistas, libros, música, radio y televisión, terapia de mascotas, jardinería y eventos de grupos religiosos. Cuando las actividades estén programadas, las NA deben ayudar a los residentes con el arreglo personal con anticipación, como sea necesario y como sea solicitado. Las NA deben ayudar con cualquier cuidado personal que los residentes requieran. Las NA tal vez también tengan que ayudar a los residentes a caminar y a usar las sillas de ruedas.

6. Explicar el rol de la familia y su importancia en el cuidado de la salud

Las familias tienen un rol muy importante en la vida de la mayoría de las personas. Con frecuencia, una familia es definida por el nivel de apoyo que las personas tienen, en lugar de la relación biológica. Existen muchos tipos diferentes de familias (Fig. 3-6):

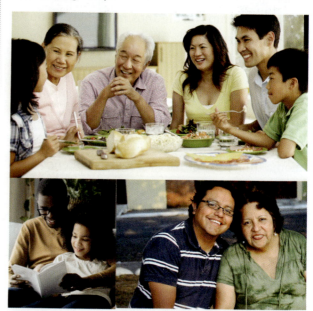

Fig. 3-6. *Las familias se presentan en todas formas y tamaños.*

- Familias nucleares (dos padres con uno o más hijos)

- Familias con un solo padre (madre o padre y uno o más hijos)

- Parejas casadas o comprometidas

- Familias extendidas (padres, hijos, abuelos, tías, tíos, primos, otros parientes y hasta amigos)

- Familias combinadas (padres divorciados o viudos que se han vuelto a casar y tienen hijos de las relaciones anteriores y/o hijos del actual matrimonio)

Sin importar el tipo de familia que tengan los residentes, la familia tiene un rol muy importante. Los integrantes de la familia ayudan de muchas maneras:

- Ayudan a los residentes a tomar decisiones sobre su cuidado.

- Se comunican con el equipo de cuidado.

- Brindan apoyo y ánimo.

- Conectan al residente con el mundo exterior.

- Brindan seguridad a los residentes agonizantes de que las memorias y las tradiciones familiares serán valoradas y continuadas.

Las NA deben ser respetuosas con los amigos y familiares y deben brindar privacidad para las visitas. Después de que cualquier visitante se retire, la NA debe observar el efecto que la visita haya tenido en el residente y debe reportar a la enfermera cualquier efecto importante. Algunos residentes tienen buenas relaciones con sus familiares; mientras que otros no. Las NA deben reportar de inmediato a la enfermera a cargo cualquier comportamiento abusivo de un visitante hacia un residente.

Las familias son una gran fuente de información sobre las preferencias personales de los residentes, así como de su historia, dieta, hábitos y rutinas. La NA debe realizarles preguntas. Con frecuencia, las familias buscan a los asistentes de enfermería porque son los que están más cerca de los residentes. Ésta es una responsabilidad importante. Las NA deben mostrar a las familias que también tienen tiempo para ellos. Se deben comunicar con los familiares, pero no deben hablar sobre el cuidado del residente. Cualquier pregunta que reciban sobre el cuidado del residente debe ser reportada al enfermero.

7. Describir las etapas del crecimiento y desarrollo humano

En el transcurso de la vida, las personas cambian física y psicológicamente. A estos cambios se les llaman crecimiento y desarrollo humano. Todas las personas pasarán por las mismas etapas de crecimiento y desarrollo; sin embargo, ninguna persona seguirá exactamente el mismo patrón o velocidad de desarrollo que otra. Cada residente debe ser tratado como individuo y como una persona completa que crece y se desarrolla. No debe ser tratado como una persona que simplemente está enferma o discapacitada.

Infancia (nacimiento hasta los 12 meses)

Los infantes crecen y se desarrollan muy rápidamente. En un año, un bebé progresa de tener una dependencia total a tener independencia relativa moviéndose por sí solo, comunicando sus necesidades básicas y comiendo por sí mismo. El desarrollo físico en la infancia avanza de la cabeza hacia abajo; por ejemplo, los infantes obtienen control sobre los músculos del cuello antes de controlar los músculos de los hombros. El control en los músculos del área del tronco, como los hombros, se desarrolla antes de controlar los brazos y las piernas (Fig. 3-7).

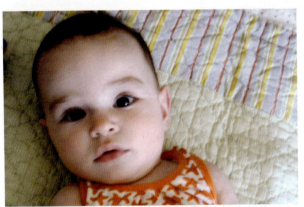

Fig. 3-7. El desarrollo físico de un infante avanza de la cabeza hacia abajo.

Primera Etapa de la Niñez (de 1 a 3 años)

Durante la primera etapa de la niñez, los niños se independizan. Una parte de esta independencia es un control nuevo sobre su cuerpo. Ellos aprenden a hablar, a coordinar sus extremidades y a controlar su vejiga e intestinos (Fig. 3-8). En esta etapa, los niños afirman su nueva independencia por medio de la exploración. Los productos venenosos y otros peligros, como los objetos filosos, deben de ser guardados bajo llave. Psicológicamente hablando, durante esta etapa, los niños aprenden que son individuos separados de sus padres. Los niños de esta edad pueden tratar de controlar a sus padres y de obtener lo que ellos quieren por medio de rabietas, lloriqueos o rehusándose a cooperar. Éste es el momento clave para que los padres establezcan reglas y principios.

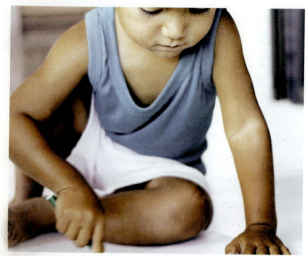

Fig. 3-8. *Durante la primera etapa de la niñez, los niños aprenden a coordinar sus extremidades.*

Etapa Preescolar (de los 3 a los 5 años)

Los niños durante sus años preescolares desarrollan nuevas habilidades que les ayudan a ser más independientes y a tener relaciones sociales (Fig. 3-9). Aprenden nuevas palabras, habilidades del lenguaje y a jugar en grupos. Tienen más coordinación física y aprenden a cuidarse por sí mismos. Los preescolares también desarrollan maneras de relacionarse con sus familiares. Empiezan a aprender lo bueno de lo malo.

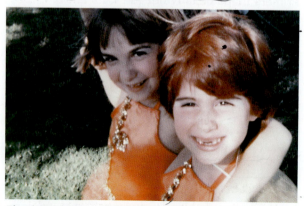

Fig. 3-9. *Los niños durante sus años preescolares desarrollan relaciones sociales.*

Etapa Escolar (de los 5 a los 10 años)

El desarrollo de los niños en la etapa escolar se centra en el desarrollo social y **cognoscitivo** (relacionado con el pensamiento y aprendizaje). Conforme los niños asisten a la escuela, también exploran el mundo que los rodea y se relacionan con otros niños por medio de juegos, grupos de compañeros y actividades en el salón de clase. En estos años, los niños aprenden a llevarse bien entre ellos. También comienzan a desarrollar la conciencia, los valores morales y la autoestima.

Pre-adolescencia (de los 10 a los 12 años)

Durante los 10 y los 12 años, los niños disfrutan de un sentimiento creciente de identidad propia y un sentido fuerte de identidad con sus compañeros. Tienden a ser muy sociales. Usualmente, esta etapa es un periodo relativamente tranquilo y los pre-adolescentes, con frecuencia, son fáciles de llevarse bien y de manejar más responsabilidad en la casa y en la escuela. Los miedos de niño a los fantasmas o monstruos quedarán fuera para tomar miedos basados en el mundo real. Es importante que los preadolescentes se sientan capaces de confiar en la atención y el cuidado de los padres o de otros adultos. Generalmente, la pubertad inicia durante esta etapa, aunque depende de factores como genética y salud. Las niñas inician con la pubertad, en promedio, como un año antes que los niños. Durante la pubertad, una persona desarrolla las características secundarias del sexo.

Adolescencia (de los 12 a los 18 años)

Durante la adolescencia, los niños maduran sexualmente. Si no llegaron a la pubertad durante la etapa anterior, aquí iniciará. Muchos adolescentes batallan en adaptarse a los cambios que ocurren en su cuerpo durante la pubertad. La aceptación de los compañeros es importante para ellos. Los adolescentes pueden tener miedo de que sean feos o hasta anormales. Esta preocupación por su imagen corporal y por ser aceptados, combinado con las hormonas cambiantes que afectan sus estados de ánimo, puede causar cambios rápidos en el estado de ánimo. La presión se desarrolla mientras tratan de seguir siendo dependientes de sus padres, pero tienen la necesidad de expresarse a sí mismos de manera social y sexual (Fig. 3-10). Esto ocasiona conflicto y estrés.

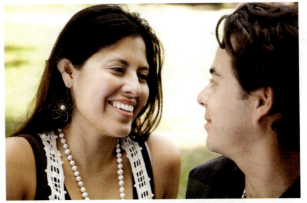

Fig. 3-11. La etapa adulta joven usualmente involucra encontrar parejas.

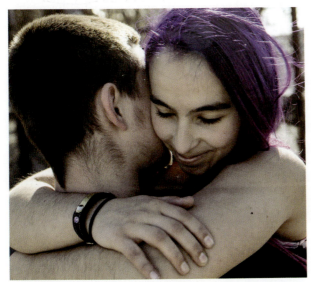

Fig. 3-10. La adolescencia es un tiempo para adaptarse al cambio.

Etapa Adulta Joven (de los 18 a los 40 años)

El crecimiento físico usualmente ya ha terminado para esta etapa. Adoptar un estilo de vida saludable durante estos años puede mejorar su vida actual y prevenir problemas de salud más adelante en la etapa adulta; sin embargo, el desarrollo psicológico y social continúa. Las tareas de estos años incluyen las siguientes:

• Seleccionar una educación apropiada.

• Seleccionar una ocupación o carrera.

• Seleccionar una pareja (Fig. 3-11).

• Aprender a vivir con una pareja o con otras personas.

• Educar hijos.

• Desarrollar una vida sexual satisfactoria.

Etapa Adulta Media (de los 40 a los 65 años)

En general, las personas que se encuentran en la etapa adulta media se sienten más cómodas y estables que antes. Muchas de las decisiones principales de su vida ya se han tomado. Los cambios físicos relacionados con el envejecimiento también ocurren en la etapa adulta media. Los adultos en esta etapa pueden notar que tienen dificultad para mantener su peso o notan un decremento de fortaleza y energía. El metabolismo y otras funciones del cuerpo se vuelven más lentos. Las arrugas y las canas aparecen. Muchas enfermedades y padecimientos se pueden desarrollar en estos años. Estos padecimientos se pueden convertir en enfermedades crónicas y pueden poner en riesgo la vida.

Etapa Adulta Mayor (de los 65 años en adelante)

Las personas en la etapa adulta mayor deben ajustarse a los efectos del envejecimiento. Estos cambios pueden incluir la pérdida de la fuerza y de la salud, la muerte de seres queridos, el retiro (la jubilación) y la preparación para su propia muerte. Las tareas de desarrollo de esta etapa aparentemente luchan por completo con la pérdida; pero las soluciones para estos problemas frecuentemente involucran nuevas relaciones, amistades e intereses.

La etapa adulta mayor cubre un rango de 25 hasta 35 años. Las personas en esta categoría pueden tener habilidades muy diferentes, dependiendo de su estado de salud. Algunas personas de 70 años disfrutan deportes activos, mientras que otras no son activas. Muchas personas de 85 años todavía pueden seguir viviendo solas; otras pueden vivir con sus familiares o en instituciones de cuidado especializado.

Las ideas sobre las personas adultas mayores con frecuencia son falsas. Estas ideas crean prejuicios en contra de los ancianos; son tan injustas como los prejuicios contra los grupos religiosos, étnicos o raciales. En las películas, las personas adultas mayores, con frecuencia, son presentadas como inútiles, solitarias, discapacitadas, lentas, olvidadizas, dependientes o inactivas; sin embargo, estudios muestran que la mayoría de las personas adultas mayores están activas y participan en trabajos, actividades de trabajo voluntario y programas de ejercicio y aprendizaje. El envejecimiento es un proceso normal, no una enfermedad. La mayoría de las personas adultas mayores tienen vidas independientes y no necesitan ayuda (Fig. 3-12). El prejuicio, los estereotipos y/o la discriminación contra las personas adultas mayores o los ancianos se les conocen como **discriminación contra los ancianos**.

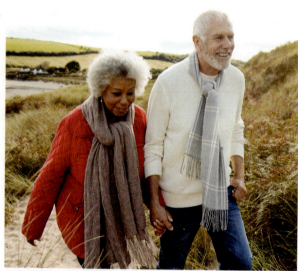

Fig. 3-12. *La mayoría de los adultos mayores tienen vidas activas.*

Es probable que las asistentes de enfermería pasen la mayoría de su tiempo trabajando con residentes ancianos. Deben saber lo que es verdad sobre el envejecimiento y lo que no es verdad. El envejecimiento causa muchos cambios; sin embargo, los cambios normales del envejecimiento no significan que una persona adulta mayor deba estar enferma, ser dependiente o inactiva. Distinguir los cambios normales del envejecimiento de los signos de enfermedad o discapacidad permitirá a las NA que ayuden mejor a los residentes. Los cambios normales del envejecimiento incluyen los siguientes:

- La piel es más delgada, más seca, más frágil y menos elástica. Se daña más fácilmente.

- Los músculos se debilitan y pierden fuerza.

- Los huesos pierden densidad y se vuelven más frágiles.

- La sensibilidad de las terminaciones nerviosas en la piel disminuye.

- Las respuestas y los reflejos son más lentos.

- Ocurre pérdida de la memoria a corto plazo.

- Los sentidos de la vista, oído, gusto y olfato se debilitan.

- El corazón trabaja menos eficientemente.

- La fortaleza y capacidad de los pulmones disminuyen.

- El oxígeno en la sangre disminuye.

- El apetito disminuye.

- La eliminación de la orina es más frecuente.

- La digestión toma más tiempo y es menos eficiente.

- Los niveles de las hormonas disminuyen.

- El sistema inmune se debilita.

- Ocurren cambios en el estilo de vida.

También existen cambios que NO son considerados normales por el envejecimiento y que deben ser reportados a la enfermera. Estos cambios incluyen los siguientes:

- Signos de depresión
- Pensamientos suicidas
- Pérdida de la habilidad de pensar lógicamente
- Mala nutrición
- Falta de aliento
- Incontinencia

La lista anterior no es una lista completa. El trabajo de un NA incluye reportar cualquier cambio, ya sea normal o no.

8. Explicar las discapacidades del desarrollo

Las **discapacidades del desarrollo** se presentan desde el nacimiento o emergen durante la niñez hasta los 22 años. Una discapacidad del desarrollo es una condición crónica que restringe las habilidades físicas y/o mentales. Estas discapacidades evitan que un niño se desarrolle a un ritmo normal. El lenguaje, la movilidad, el aprendizaje y la habilidad de realizar el cuidado por sí mismo pueden ser afectados. El cuidado que los residentes necesitan dependerá en el tipo y en el nivel de la discapacidad.

Una discapacidad intelectual (antes conocida como *retraso mental*) es el tipo más común de discapacidad del desarrollo. No es una enfermedad ni un problema mental. Las personas con discapacidad intelectual se desarrollan a un ritmo menor al promedio, tienen funciones mentales por debajo del promedio, experimentan dificultad en el aprendizaje, con la comunicación y el movimiento y pueden tener problemas para ajustarse socialmente. La habilidad de cuidarse por sí mismos puede estar afectada.

Los residentes que tienen una discapacidad intelectual tienen las mismas necesidades físicas

y emocionales como las demás personas. Ellos experimentan las mismas emociones que las demás personas, como enojo, tristeza, amor y felicidad; sin embargo, su habilidad para expresar sus emociones puede estar limitada.

Guía de Procedimientos: Discapacidad Intelectual

G Trate a los residentes adultos como adultos, sin importar cuáles sean sus habilidades intelectuales.

G Felicítelos y anímelos con frecuencia, especialmente cuando presenten un comportamiento positivo.

G Ayude a enseñarles las actividades de la vida diaria dividiendo una tarea en tareas más pequeñas.

G Promueva la independencia y ayude a los residentes con las actividades y funciones motrices que sean difíciles.

G Promueva la interacción social.

G Repita las palabras que usted diga para asegurarse que los residentes entiendan.

G Tenga paciencia.

9. Describir los tipos de enfermedades mentales

Las enfermedades mentales se mencionaron anteriormente en el capítulo 2. Existen muchos tipos y niveles de estas enfermedades, los cuales van desde un nivel leve hasta uno severo.

Enfermedades depresivas: La **depresión** (en ocasiones llamada *padecimiento depresivo mayor* o *depresión clínica*) se caracteriza por una pérdida de interés en todo lo que anteriormente le importaba a la persona y puede interferir con la habilidad de la persona de trabajar, dormir y comer. Puede causar dolor físico, emocional y mental intenso y discapacidades. La depresión también empeora otras enfermedades. Si no recibe tratamiento, puede tener como resultado el suicidio. La depresión clínica no es una reacción normal al estrés. La tristeza solamente es un síntoma de esta enfermedad. No todas las personas que tienen depresión se quejan de tristeza o aparentan estar tristes.

Otros síntomas comunes de la depresión clínica incluyen los siguientes:

- Dolor, incluyendo dolor de cabeza, dolor de estómago y dolor en otras partes del cuerpo

- Poca energía o fatiga

- **Apatía** o falta de interés en actividades

- Irritabilidad

- Ansiedad

- Pérdida del apetito o comer en exceso

- Problemas con las funciones y los deseos sexuales

- Insomnio, problemas para dormir o dormir en exceso

- Falta de atención en las tareas básicas del cuidado personal (por ejemplo, bañarse, peinarse, cambiarse la ropa)

- Sentimientos intensos de desesperación

- Culpabilidad

- Problemas de concentración

- Aislamiento y alejamiento de los demás

- Pensamientos repetidos sobre el suicidio y la muerte

La depresión clínica es una enfermedad y debe ser tratada como tal. Las personas no pueden sobreponerse de la depresión por simple voluntad. Puede ser tratada exitosamente. Las personas que sufren depresión necesitan compasión y apoyo. Una NA debe conocer los síntomas para que puedan reconocer cuándo inicia y cuándo se empeora la depresión. Cualquier amenaza de suicidio debe tomarse en serio y se debe reportar

de inmediato. No debe considerarse como un intento de llamar la atención.

Enfermedades relacionadas con la bipolaridad: El **padecimiento bipolar** ocasiona que una persona tenga cambios en el estado de ánimo y en los niveles de energía, así como en la habilidad de funcionar. Una persona puede cambiar de periodos de actividad extrema (episodio maníaco) a periodos de depresión profunda (episodio depresivo). Los episodios maníacos pueden incluir mucha energía, poco sueño, grandes discursos, cambios rápidos de pensamiento y estado de ánimo, alto autoestima, gastos excesivos y malas decisiones. Estos episodios pueden durar días, semanas o meses.

Enfermedades relacionadas con la ansiedad: La **ansiedad** es un sentimiento de intranquilidad, preocupación o miedo que se siente con frecuencia sobre una situación o condición. Cuando una persona mentalmente sana siente ansiedad, por lo general, sabe cuál es la causa. La ansiedad desaparece una vez que la causa es eliminada. Una persona que tiene una enfermedad relacionada con la ansiedad puede sentir ansiedad todo el tiempo y no saber la razón. La ansiedad causa síntomas físicos como temblores, dolores musculares, sudoración, manos frías y húmedas, mareos, dolor en el pecho, aceleración del corazón, bochornos calientes o escalofríos, una sensación de asfixia o sofocación y boca seca.

Un tipo de enfermedad relacionada con la ansiedad es el **padecimiento de ansiedad generalizado (GAD por sus siglas en inglés)**. GAD se caracteriza por preocupación y ansiedad crónica, incluso cuando no hay una razón para estar preocupado. Una persona con GAD puede sentirse excesivamente preocupada por la salud, finanzas, trabajo y otros asuntos.

El **trastorno de pánico** se caracteriza por ataques de pánico. Un ataque de pánico es un episodio de miedo intenso que ocurre junto con síntomas físicos, tales como pulso acelerado, dolor en el pecho, mareos y falta de aliento. Una persona que tiene un ataque de pánico puede pensar que está teniendo un ataque al corazón o que se está muriendo. Cuando una persona tiene un trastorno de pánico, tiene ataques de pánico con regularidad o vive con ansiedad crónica sobre tener otro ataque.

Cuando una persona tiene un **padecimiento de ansiedad social** (fobia social) tiene una ansiedad intensa y una incomodidad extrema en situaciones sociales. Una **fobia** es una forma intensa e irracional de ansiedad o miedo hacia un objeto, un lugar o una situación, como el miedo a los perros o el miedo a volar. Tener un padecimiento de ansiedad social no es lo mismo que ser tímido. Una persona con este padecimiento es muy cohibida y puede sentir que está siendo juzgada o criticada por otros hasta el punto donde activamente evita las reuniones sociales.

Enfermedades relacionadas con la obsesión compulsiva: La **enfermedad de obsesión compulsiva (OCD por sus siglas en inglés)** es una enfermedad que se caracteriza por comportamientos o pensamientos intrusivos que causan ansiedad o estrés; por ejemplo, una persona se puede lavar las manos una y otra vez o revisa repetidamente si la puerta está cerrada. Una persona con OCD no es capaz de detener estos pensamientos y sentimientos que lo obligan a realizar estas acciones.

Enfermedades relacionadas con el estrés y los traumatismos: La **enfermedad de estrés postraumático (PTSD por sus siglas en inglés)** es una enfermedad causada por una experiencia traumática, como ser víctima de un crimen violento (por ejemplo, abuso sexual o agresión física) o haber participado en combate mientras formaba parte del ejército militar. Los síntomas del PTSD incluye volver a vivir el trauma por medio de recuerdos, pesadillas o pensamientos aterradores, así como evitando pensamientos o ir a lugares que provocan recordatorios. Algunas personas que tienen PTSD constantemente están tensos, se asustan fácilmente y tienen problemas para dormir. El enojo y la irritabilidad son otros síntomas.

Esquizofrenia y otras enfermedades psicóticas: La **esquizofrenia** afecta la habilidad de una persona de pensar y comunicarse claramente. También afecta la habilidad de manejar las emociones, de tomar decisiones y entender la realidad; afecta la habilidad de una persona de interactuar con otras personas. Dos síntomas de la esquizofrenia incluyen tener alucinaciones e ilusiones falsas. Las **alucinaciones** son percepciones sensoriales falsas o distorsionadas. Una persona puede ver algo que en realidad no está ahí o escuchar una conversación que no es real. Las **ilusiones falsas** son creencias falsas persistentes; por ejemplo, una persona puede creer que otras personas están controlando sus pensamientos.

Guía de Procedimientos: Enfermedades Mentales

- **G** Observe cuidadosamente si los residentes presentan cambios en las condiciones o habilidades. Documente y reporte sus observaciones.

- **G** Apoye al residente, a sus familiares y amigos. El sobrellevar la enfermedad mental puede ser muy frustrante. Su actitud positiva y profesional puede ayudar al residente y a la familia.

- **G** Anime a los residentes a realizar por ellos mismos todo lo que sea posible. El progreso puede ser muy lento. Tenga paciencia, sea positivo y apóyelos.

- **G** Las enfermedades mentales pueden ser tratadas. Los medicamentos y la psicoterapia son tratamientos comunes. El medicamento se debe tomar apropiadamente para promover los beneficios y reducir los efectos secundarios. La **psicoterapia** involucra hablar sobre los problemas que uno tiene con los profesionistas de salud mental. La **terapia del comportamiento cognitivo (CBT por sus**

siglas en inglés) es un tipo de psicoterapia que, con frecuencia, se utiliza para tratar la ansiedad y la depresión. Este tipo de terapia es usualmente de corto plazo y se enfoca en habilidades y soluciones que una persona puede utilizar para modificar los pensamientos negativos y los patrones de comportamiento.

Observaciones y Reportes: Enfermedades Mentales

O/R Cambios en las habilidades

O/R Cambios positivos o negativos del estado de ánimo, especialmente alejamiento de los demás (Fig. 3-13)

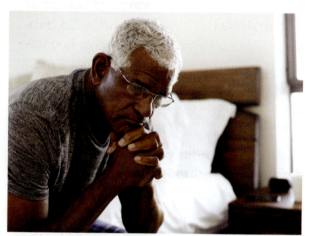

Fig. 3-13. *El alejamiento de los demás es un cambio importante que se debe reportar.*

O/R Cambios en el comportamiento, incluyendo cambios en la personalidad, comportamiento extremo y comportamiento que no parece encajar en la situación

O/R Comentarios y hasta bromas sobre lastimarse a sí mismo o a los demás

O/R No tomar el medicamento o el uso inapropiado de la medicina

O/R Cualquier síntoma físico reportado

O/R Eventos, situaciones o personas que parecen molestar o emocionar a los residentes

Discapacidades Intelectuales y Enfermedades Mentales

Las personas pueden confundir los términos de *discapacidad intelectual* y *enfermedad mental.* Estos términos no son iguales. Una discapacidad intelectual es una discapacidad del desarrollo que causa funcionamiento mental por debajo del promedio. Puede afectar la habilidad de una persona de cuidarse a sí mismo, así como de vivir de manera independiente. No es un tipo de enfermedad mental.

Una discapacidad intelectual afecta la habilidad mental. Una enfermedad mental puede afectar o no la habilidad mental. No existe cura para una discapacidad intelectual, aunque las personas con esta discapacidad pueden recibir ayuda. Muchas de las enfermedades mentales pueden ser curadas con tratamiento, como medicamento y terapia.

Aunque estas dos son condiciones diferentes, las personas que padecen alguna de esas dos condiciones necesitan apoyo emocional, así como cuidado y tratamiento.

10. Explicar cómo brindar cuidado a los residentes agonizantes

La muerte puede ocurrir repentinamente sin advertencia o puede ser esperada. Las personas adultas mayores o aquellas personas que tienen enfermedades terminales pueden tener tiempo de prepararse para la muerte. Una **enfermedad terminal** es una enfermedad o una condición que eventualmente causará la muerte. Prepararse para la muerte es un proceso que afecta las emociones y el comportamiento de la persona que agoniza.

El **duelo** es un sufrimiento profundo o un dolor por alguna pérdida. Es un proceso de adaptación o un proceso de cambio que usualmente involucra sanación. La Dra. Elisabeth Kübler-Ross estudió y escribió sobre el proceso del duelo. Ella creía que las personas agonizantes y sus familiares comparten un proceso de duelo común. Su libro, *Sobre la Muerte y los Moribundos ("On Death and Dying" en inglés),* describe cinco etapas que las personas agonizantes y sus seres queridos pueden experimentar antes de la muerte. Estas cinco etapas se mencionan a continuación. No todas las personas pasan por todas las etapas. Algunas pueden quedarse en una etapa hasta que mueren, mientras que otras pueden moverse de una etapa a otra durante el proceso.

Negación: Las personas en la etapa de negación pueden rehusarse a creer que están muriendo. Con frecuencia consideran que hay un error; pueden evitar hablar sobre sus enfermedades y simplemente actúan como que nada está pasando.

Enojo: Una vez que comienzan a enfrentar la posibilidad de su muerte, las personas pueden enojarse porque están muriendo. Pueden estar enojadas porque piensan que están muy jóvenes para morir o porque sienten que ellas siempre se han cuidado a sí mismas.

Negociación: Una vez que las personas comienzan a creer que están muriendo, realizan promesas a Dios o a un poder superior, a los proveedores del cuidado o a otras personas. De cierta manera, pueden están tratando de negociar su recuperación.

Depresión: Conforme las personas agonizantes se debilitan y los síntomas empeoran, pueden sentirse profundamente tristes o deprimidos. Pueden llorar, alejarse de los demás o incluso no ser capaces de hacer cosas sencillas.

Aceptación: La paz o la aceptación puede llegar o no antes de la muerte. Algunas personas agonizantes eventualmente pueden llegar a aceptar la muerte y prepararse para ella. Pueden realizar acuerdos con sus seres queridos sobre el cuidado de cosas o personas importantes, así como hacer planes para sus últimos días o para las ceremonias que vendrán después de su muerte.

Las **instrucciones anticipadas** son documentos legales que permiten que las personas escojan qué tipo de cuidado médico desean tener si no pueden tomar dichas decisiones por ellos mismos. Las instrucciones anticipadas también pueden nombrar a alguien para que tome las decisiones médicas si la persona se enferma o se encuentra discapacitada. Algunos ejemplos de instrucciones anticipadas son los testamentos sobre la voluntad de vida ("*living will*" en inglés) y las cartas de poder legal para la atención médica ("*durable power of attorney for health care*" en inglés).

Un **testamento sobre la voluntad de vida** indica el cuidado médico que desea o que no desea una persona en caso de que no pueda tomar dichas decisiones. Se le llama testamento sobre la voluntad de vida porque toma efecto mientras que la persona sigue viva. También se le conoce como una *directiva para doctores, declaración de cuidado de la salud* o *directiva médica*. Un testamento sobre la voluntad de vida no es lo mismo que un testamento, ya que este último es una declaración legal de cómo desea una persona que sus posesiones sean repartidas después de la muerte.

Una **carta de poder legal para atención médica** (en ocasiones llamado p*oder legal para el cuidado médico*) es un documento legal firmado, con fecha y testigos, que asigna a una persona para tomar decisiones médicas en el caso en que la persona no sea capaz de tomar decisiones. Este puede incluir instrucciones sobre el tratamiento médico que la persona no quisiera.

Una orden de **no resucitación (DNR por sus siglas en inglés)** es otra herramienta que ayuda a que los proveedores médicos respeten los deseos sobre el cuidado. Una orden de DNR es una orden médica que indica a los profesionistas médicos que no realicen las técnicas de CPR. Una orden de DNR significa que el personal médico no realizará las técnicas de emergencia de CPR si se detiene el latido del corazón o la respiración.

Instrucciones Anticipadas

Por ley, las instrucciones anticipadas y las órdenes de DNR deben ser respetadas. Las NA deben respetar las decisiones de cada residente sobre las instrucciones anticipadas. Este es un asunto muy personal y privado. Las NA no deben hacer comentarios sobre las decisiones del residente con ninguna persona, incluyendo familiares, otros residentes o empleados de la institución.

La muerte es un tema muy delicado. Para muchas personas es difícil hablar sobre este tema. Los sentimientos y las actitudes sobre la muerte pueden estar formados por muchos factores:

- Experiencias con la muerte

- Tipo de personalidad

- Creencias religiosas

- Procedencias culturales

Guía de Procedimientos: Cuidado para el Residente Agonizante

G **Disminución de los sentidos:** La visión puede empezar a fallar. Disminuya el resplandor en la habitación y mantenga la iluminación baja (Fig. 3-14). El sentido del oído usualmente es el último sentido que se pierde en el cuerpo. Hable en un tono normal. Informe al residente sobre cualquier procedimiento que vaya a realizar o lo que está pasando en la habitación. No espere recibir respuesta. Realice unas preguntas y observe el lenguaje corporal para anticiparse a las necesidades del residente.

G **Cuidado de la boca y nariz:** Brinde cuidado bucal con frecuencia. Si el residente está inconsciente, brinde cuidado bucal cada dos horas. Los labios y la nariz pueden estar secos y agrietados. Aplique lubricante para la nariz y los labios, como bálsamo labial.

G **Cuidado de la piel:** Brinde cuidado de incontinencia y baños de cama como sea necesario.

Bañe con frecuencia a los residentes que transpiran. Mantenga la piel limpia y seca. Cambie las sábanas y la ropa para mayor comodidad. Mantenga las sábanas sin arrugas. Es importante brindar cuidado de la piel para prevenir úlceras por presión (el capítulo 6 presenta más información sobre úlceras por presión).

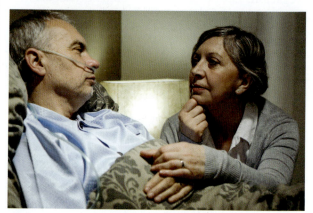

Fig. 3-14. *Mantenga la habitación del residente sin resplandor y ligeramente iluminada.*

G **Control del dolor y comodidad:** El alivio del dolor es muy importante. Es posible que los residentes no puedan decirle que tienen dolor. Observe el lenguaje corporal, busque si presenta signos de dolor y repórtelos. Los cambios frecuentes en la posición, los masajes en la espalda, el cuidado de la piel y de la boca, así como la alineación apropiada del cuerpo pueden ayudar.

G **Ambiente:** Coloque los objetos y las fotografías favoritas del residente en un lugar donde él pueda verlos fácilmente. Asegúrese que la habitación esté cómoda, bien ventilada e iluminada apropiadamente. Cuando salga de la habitación, coloque el botón de llamadas al alcance del residente. Haga esto, aunque el residente no esté consciente de lo que está pasando a su alrededor.

G **Apoyo emocional y espiritual:** Una de las cosas más importantes que usted puede hacer por un residente agonizante es escuchar. Ponga atención a estas conversaciones.

Reporte a la enfermera cualquier comentario que haga el residente sobre el miedo. El tacto también puede ser importante. Sostener la mano del residente mientras usted permanece sentado en silencio puede ser muy tranquilizante. No evada a la persona agonizante, ni a los familiares y tampoco niegue el hecho de que la muerte se está acercando. No le diga al residente que todas las personas saben cómo o cuándo pasará. Brinde información correcta con seguridad. Si otro residente pide información sobre el residente agonizante, informe a la enfermera.

Algunos residentes pueden buscar tranquilidad espiritual de líderes religiosos. Informe a la enfermera de inmediato si un residente solicita a un líder religioso y brinde privacidad para las visitas. No platique sobre sus creencias religiosas o espirituales con los residentes o sus familiares, ni brinde recomendaciones.

Las NA pueden tratar a los residentes con dignidad cuando se están acercando a la muerte respetando sus derechos y preferencias. Algunos de los derechos legales de las personas que están agonizando incluyen:

El derecho de rechazar tratamiento: Las NA deben recordar que, aunque estén o no de acuerdo con las decisiones de un residente, la decisión no es de ellas; le pertenece a la persona que está involucrada y/o a sus familiares. Las NA deben apoyar a los familiares y no juzgarlos. Normalmente, la familia está siguiendo los deseos del residente.

El derecho de tener visitas: Cuando la muerte está cerca, es un tiempo emocional para todos lo que están involucrados. Despedirse puede ser una parte muy importante para sobrellevar la muerte de un ser querido. También puede ser tranquilizante para la persona agonizante que una persona esté en la habitación, aunque no parezca estar consciente de lo que esté pasando a su alrededor.

El derecho de privacidad: La privacidad es un derecho legal básico, pero la privacidad para las visitas o incluso cuando la persona se encuentra sola, puede ser más importante ahora.

Otros derechos de una persona agonizante se mencionan más adelante en *La Declaración de Derechos de una Persona Agonizante* ("*The Dying Person's Bill of Rights*" en inglés). Esta lista fue creada en un taller de trabajo sobre *La Persona con Enfermedad Terminal y la Persona que Asiste*, patrocinado por el Consejo Directivo de Educación en el Servicio del Suroeste de Michigan y publicado en el *Diario Estadounidense de Enfermería* ["*American Journal of Nursing*" en inglés], Vol. 75, Enero 1975, p. 99.

Tengo el derecho de:

- Ser tratado como un ser humano vivo hasta que muera.

- Mantener un sentido de esperanza, sin importar qué tanto pueda cambiar el enfoque.

- Recibir cuidado de aquellas personas que puedan mantener un sentido de esperanza, sin importar los cambios que se presenten.

- Expresar mis sentimientos y emociones en mi propia manera sobre mi acercamiento con la muerte.

- Participar en las decisiones sobre mi cuidado.

- Esperar recibir atención médica y de enfermería continua, aunque las metas de "sanación" deban ser cambiadas a metas de "comodidad".

- No morir solo.

- Estar libre de dolor.

- Que respondan a mis preguntas con honestidad.

- No ser engañado.

- Recibir ayuda de mi familia y para mi familia en la aceptación de mi muerte.

- Morir en paz y con dignidad.

- Mantener mi individualidad y no ser juzgado por mis decisiones, las cuales pueden ser contrarias a las creencias de los demás.

- Dialogar e incrementar mis experiencias espirituales y/o religiosas, sin importar lo que esto signifique para los demás.

- Esperar que la santidad del cuerpo humano sea respetada después de la muerte.

- Ser cuidado por personas cariñosas, comprensivas y conocedoras, quienes tratarán de entender mis necesidades y podrán tener satisfacción al ayudarme a enfrentar mi muerte.

Guía de Procedimientos: Tratar a los Residentes Agonizantes con Dignidad

G Respete los deseos del residente de todas las maneras posibles. La comunicación es extremadamente importante en este momento para que todos entiendan cuáles son los deseos del residente. Escuche con atención las ideas sobre la manera de brindar gestos sencillos que puedan ser especiales y valorados.

G No ponga en aislamiento o evada a los residentes agonizantes. Entre a la habitación con regularidad.

G Tenga cuidado de no hacer promesas que no se puedan o no se deban cumplir.

G Continúe involucrando al residente en su cuidado y en las actividades de la institución. Enfóquese en la persona. No hable con otros empleados sobre su vida personal cuando brinde cuidado a un residente.

G Escuche si el residente agonizante quiere hablar, pero no ofrezca consejos, ni realice comentarios juiciosos.

G No murmure o esté demasiado alegre o triste. Sea profesional.

G Mantenga al residente tan cómodo como sea posible. La enfermera necesita saber de inmediato si se solicita medicamento para el dolor. Mantenga al residente limpio y seco.

G Asegure la privacidad cuando se solicite.

G Respete la privacidad de la familia y de otros visitantes. Es posible que estén alterados y no quieran socializar en ese momento. Quizás acepten una sonrisa amigable, pero tampoco deben ser aislados.

G Ayude con la comodidad física de la familia. Si se lo piden, brinde café, agua, sillas, sábanas, etc.

Los signos comunes de que la muerte está próxima incluyen los siguientes:

- Visión borrosa y deficiente

- Mirada perdida

- Problemas con el habla

- Disminución del sentido del tacto

- Pérdida del movimiento, tono muscular y sensibilidad

- Temperatura corporal elevada o por debajo de lo normal

- Disminución de la presión sanguínea

- Pulso débil que se encuentra anormalmente lento o rápido

- Periodos alternantes de respiraciones lentas e irregulares o respiraciones rápidas y poco profundas, junto con periodos cortos sin respiración, llamadas **respiraciones de Cheyne-Stokes**

- Un sonido de cascabeleo o balbuceo cuando la persona respira (el cual no causa molestias necesariamente a la persona agonizante)

- Piel fría y pálida

- Manchas (que parecen moretones), lunares o erupciones de la piel causadas por mala circulación

- Transpiración
- Incontinencia (tanto de la orina como del excremento)
- Desorientación o confusión

Cuando la muerte ocurra, el cuerpo ya no tendrá latido del corazón, pulso, respiración o presión sanguínea. Los párpados de los ojos pueden quedarse abiertos por completo o parcialmente abiertos con la mirada fija. La boca puede permanecer abierta. El cuerpo puede ser incontinente tanto de orina como de excremento. De dos a seis horas después de la muerte, los músculos en el cuerpo se vuelven duros y rígidos. Esta es una condición temporal que se llama *rigor mortis*, el cual es un término en latín que significa *rigidez por la muerte*. Aunque todo esto es parte normal de la muerte, puede ser alarmante. Las NA deben informar de inmediato a la enfermera para que ayude a confirmar la muerte.

El **cuidado posterior a la muerte** es el cuidado que se brinda al cuerpo después de la muerte. Se realiza cuando el residente ha sido declarado muerto por una enfermera o un doctor. Las NA deben ser sensibles ante las necesidades de los familiares y amigos después de la muerte. Quizás ellos quieran sentarse al lado de la cama para despedirse o quieran quedarse con el cuerpo por un rato. Se les debe permitir que lo hagan y las NA deben estar alerta de las prácticas religiosas y culturales que la familia desee realizar. Las NA deben seguir los reglamentos de la institución y realizar únicamente las tareas asignadas.

Guía de Procedimientos: Cuidado Posterior a la Muerte

G Bañe el cuerpo. Tenga cuidado para evitar causar moretones. Coloque almohadillas para drenaje donde sea necesario. Normalmente se necesitan debajo de la cabeza y/o debajo del perineo (área de los genitales y el ano). Siga las precauciones estándar.

G No remueva ningún tubo u otro equipo que se encuentre conectado al cuerpo. Una enfermera o algún empleado de la funeraria harán esto.

G Si se lo piden, coloque las dentaduras postizas en la boca del residente y ciérrela. Si no es posible, coloque las dentaduras postizas en un contenedor para dentaduras cerca de la cabeza.

G Cierre los ojos con cuidado.

G Acomode el cuerpo sobre la espalda con las piernas derechas y con los brazos doblados y cruzados sobre el abdomen. Coloque una almohada pequeña debajo de la cabeza.

G Siga las reglas de la institución sobre los artículos personales. Revise si usted debe remover la joyería. Siempre tenga un testigo si se remueven artículos personales o si se los entregan a algún familiar. Documente lo que se entregó y a quién.

G Quite las sábanas de la cama después de que el cuerpo haya sido removido. Abra ventanas para ventilar la habitación. Arregle la habitación.

G Documente siguiendo las políticas de su institución.

Manejar el sufrimiento emocional por la muerte de un ser querido es un proceso individual. Ninguna persona sufrirá el duelo de la misma manera que otra persona. También es un proceso de cambio o adaptación. Los sentimientos pueden cambiar cada día o incluso cada hora. Esto es normal. Los líderes religiosos, los consejeros o los trabajadores sociales pueden ayudar a las personas afligidas por esta pérdida (Fig. 3-15). Los familiares o amigos también pueden presentar cualquiera de las siguientes reacciones ante la muerte de un ser querido:

- Shock
- Negación
- Enojo

- Culpabilidad
- Remordimiento
- Alivio
- Tristeza
- Soledad

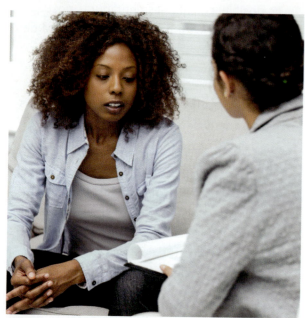

Fig. 3-15. Algunas personas hablarán con consejeros para que les ayuden a sobrellevar su duelo.

11. Definir las metas de un programa de hospicio

Cuidado de hospicio es el término que se utiliza para el cuidado especial que necesita una persona agonizante. Es una manera compasiva de cuidar a estas personas y a sus familias. El cuidado de hospicio utiliza un acercamiento completo, centrado en la persona, que trata las necesidades sociales, espirituales, emocionales y físicas de la persona.

El cuidado de hospicio se puede brindar los siete días de la semana, durante las 24 horas del día y está disponible bajo las instrucciones de un doctor. El cuidado de hospicio se puede brindar en un hospital, en una institución de cuidado o en el hogar. Un hospicio puede ser cualquier institución en donde se trate a una persona ago-

nizante con dignidad por parte de los proveedores de cuidado. Cualquier proveedor de cuidado puede brindar cuidado de hospicio; pero, usualmente lo brindan voluntarios y enfermeras que han recibido entrenamiento especial.

El cuidado de hospicio ayuda a satisfacer todas las necesidades del residente agonizante. El residente, así como la familia y los amigos, están directamente involucrados en las decisiones del cuidado. Se fomenta la participación del residente en la vida familiar y en la toma de decisiones siempre que sea posible.

En el cuidado a largo plazo, las metas se enfocan en la recuperación o en la habilidad del residente de cuidarse por sí mismo tanto como sea posible; sin embargo, en el cuidado de hospicio las metas son la comodidad y la dignidad del residente. Este tipo de cuidado se le llama **cuidado paliativo**. Sin embargo, el cuidado paliativo no sólo se brinda a las personas que están agonizando; sino también a las personas que tienen enfermedades serias y crónicas como cáncer, insuficiencia cardiaca congestiva y AIDS. Enfocarse en el alivio del dolor, la comodidad y el manejo de los síntomas es diferente de brindar el cuidado regular. Las NA necesitaran ajustar su manera de pensar cuando brinden cuidado a los residentes en el cuidado de hospicio. Los residentes agonizantes también necesitan sentirse independientes tanto como sea posible. Los proveedores del cuidado deben permitir que los residentes tengan tanto control sobre su vida como sea posible. Eventualmente, los proveedores del cuidado pueden tener que cubrir todas las necesidades básicas de la persona.

Guía de Procedimientos: Cuidado de Hospicio

G Escuche con atención. Algunas personas, sin embargo, no querrán confiar en sus proveedores de cuidado. Nunca obligue a alguien a hablar.

G Respete la privacidad e independencia.

G Sea comprensivo a las necesidades individuales. Pregunte a los familiares o amigos cómo puede ayudarles.

G Ponga atención a sus propios sentimientos. Conozca sus límites y respételos.

G Reconozca el estrés. Hablar con un consejero o un grupo de apoyo puede ayudar; pero recuerde que cierta información se debe mantener de manera confidencial.

G Cuídese muy bien a usted mismo. Comer bien, hacer ejercicio y descansar lo suficiente son maneras de cuidarse a uno mismo. Hable y acepte sus sentimientos. Tómese el tiempo para hacer cosas para usted. Tome un descanso cuando lo necesite.

G Dese permiso de sufrir el duelo. Usted desarrollará relaciones cercanas con algunos residentes. Entienda que es normal sentirse solo, triste o enojado cuando los residentes mueren.

Recursos de la Comunidad

A continuación, se presentan algunos de los muchos recursos de la comunidad que están disponibles para ayudar a los residentes a satisfacer sus diferentes necesidades:

* Localizador de cuidado para personas mayores ("*Eldercare Locator*" en inglés), un servicio público de la Administración del Envejecimiento de Estados Unidos (página de Internet: eldercare. acl.gov, 800-677-1116)

* Programa del Defensor del Pueblo ("*Ombudsman Program*" en inglés) (página de Internet: ltcombudsman.org, 202-332-2275)

* El Centro Nacional de Recursos para el Envejecimiento de las personas LGBT ("*National Resource Center on LGBT aging*" en inglés, página de Internet: lgbtagingcenter.org, 212-741-2247)

* Asociación de Alzheimer ("*Alzheimer Association*" en inglés, página de Internet: alz.org, 800-272-3900)

* Asociación Americana del Cáncer ("*American Cancer Association*" en inglés, página de Internet: cancer.org, 800-227-2345)

* Información sobre el virus HIV ("*HIVinfo*" en inglés), un servicio del Departamento de Salud y Servicios Humanos de Estados Unidos (página de Internet: hivinfo.nih.gov, 800-448-0440)

* Asociación Americana de Servicios de Comidas a Domicilio ("*Meals on Wheels American Association*" en inglés, página de Internet: mealsonwheelsamerica.org, 888-998-6325)

* Asociación Americana de Discapacidades Intelectuales y del Desarrollo ("*American Association on Intellectual and Developmental Disabilities*" en inglés, página de Internet: aaidd.org, 202-387-1968)

* El Instituto Nacional de la Salud Mental de Estados Unidos ("*National Institute of Mental Health*" en inglés, página de Internet: nimh.nih. gov, 866-615-6464)

* La Organización Nacional de Hospicios y Cuidado Paliativo ("*National Hospice and Palliative Care Organization*" en inglés, página de Internet: nhpco.org, 703-837-1500)

4

Los Sistemas del Cuerpo y sus Condiciones Relacionadas

El cuerpo está organizado en sistemas corporales. Cada sistema tiene una condición bajo la cual trabaja mejor. **Homeostasis** es el nombre de la condición en la cual todos los sistemas del cuerpo están balanceados y se encuentran trabajando a su mejor nivel. Para estar en homeostasis, el **metabolismo** del cuerpo, o los procesos químicos y físicos, deben estar trabajando a un nivel estable. Cuando ocurre una enfermedad o una lesión, el metabolismo del cuerpo es interrumpido y se pierde la homeostasis.

Cada sistema del cuerpo tiene su propia función y estructura única. También existen cambios normales relacionados con el envejecimiento para cada sistema corporal. Conocer los cambios normales por el envejecimiento les ayudará a las asistentes de enfermería, a reconocer mejor cualquier cambio anormal en los residentes. Este capítulo también incluye consejos sobre la manera en que las NA pueden ayudar a los residentes con los cambios normales por el envejecimiento.

Los sistemas del cuerpo pueden ser organizados de diferentes maneras. En este libro, el cuerpo humano está dividido en 10 sistemas:

1. Integumentario (de la piel)

2. Musculoesquelético

3. Nervioso

4. Circulatorio o Cardiovascular

5. Respiratorio

6. Urinario

7. Gastrointestinal o Digestivo

8. Endocrino

9. Reproductor

10. Inmune y linfático

Los sistemas corporales están formados por órganos. Un órgano tiene una función específica. Los órganos están formados por tejidos, los cuales están formados por grupos de células que realizan una tarea similar; por ejemplo, en el sistema circulatorio, el corazón es uno de los órganos, el cual está formado por tejidos y células. Las células son los bloques de construcción del cuerpo. Las células vivientes se dividen, desarrollan y mueren, renovando tejidos y órganos del cuerpo.

Términos Anatómicos de Ubicación

Los términos anatómicos de ubicación son términos que ayudan a identificar posiciones o direcciones del cuerpo. Existen algunos términos anatómicos que se utilizan para describir la ubicación en el cuerpo humano:

- **Anterior** o **ventral**: la parte frontal del cuerpo o de la parte del cuerpo

- **Posterior** o **dorsal**: la parte trasera del cuerpo o de la parte del cuerpo

- **Superior**: hacia la cabeza

- **Inferior**: lejos de la cabeza

- **Medial**: hacia la parte media del cuerpo

- **Lateral**: hacia un lado, lejos de la parte media del cuerpo

- **Proximal:** más cerca del torso

- **Distal:** más lejos del torso

Este capítulo presenta la estructura y la función de cada sistema del cuerpo, así como los cambios relacionados con la edad y las enfermedades más comunes de cada sistema. La enfermedad de Alzheimer y la demencia, padecimientos comunes del sistema nervioso, serán mencionadas en el capítulo 5.

1. Describir el sistema integumentario

El sistema y el órgano más grande del cuerpo es la piel. La piel es una cubierta protectora natural, o tegumento, que previene lesiones en los órganos internos. También protege al cuerpo de la entrada de bacterias y previene la pérdida excesiva de agua, lo cual es esencial para vivir. La piel está formada por capas de tejidos. Dentro de estas capas se encuentran las glándulas sudoríparas, que secretan sudor, para ayudar a enfriar al cuerpo cuando se necesita y las glándulas sebáceas, que secretan aceites (sebo), para mantener la piel lubricada. También tienen folículos pilosos, muchos vasos sanguíneos pequeños (capilares) y terminaciones nerviosas pequeñas (Fig. 4-1).

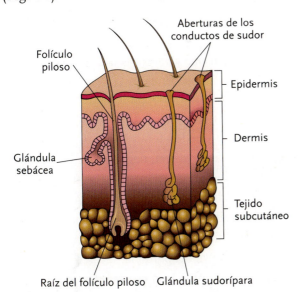

Fig. 4-1. *Muestra transversal que presenta los detalles del sistema integumentario.*

La piel también es un *órgano sensorial*. Siente calor, frío, dolor, tacto y presión. La piel informa al cerebro lo que siente. La temperatura del cuerpo es controlada por la piel. Los vasos sanguíneos de la piel se **dilatan**, o se agrandan, cuando la temperatura externa es muy alta enviando más sangre a la superficie del cuerpo para enfriarlo. Los mismos vasos sanguíneos se **contraen**, o se estrechan, cuando la temperatura externa es muy fría. Al restringir la cantidad de sangre que llega a la piel, los vasos sanguíneos ayudan al cuerpo a retener el calor.

Los cambios normales por el envejecimiento incluyen los siguientes:

- La piel es más delgada, más seca y frágil, por lo que se daña más fácilmente.

- La piel es menos elástica.

- El tejido grasoso protector se pierde, por lo que la persona siente más frío.

- El cabello se adelgaza y puede tener canas.

- Aparecen arrugas y lunares, o "manchas del hígado".

- Las uñas son más gruesas y frágiles.

- La piel reseca y con comezón puede ser resultado de la falta de grasa de las glándulas sebáceas.

Cómo Puede Ayudar la NA

Las personas adultas mayores transpiran menos y no necesitan bañarse con tanta frecuencia. La mayoría de las personas ancianas en general necesitan baños completos solamente dos veces por semana, con baños de esponja todos los días. Usar lociones humectantes, como se indique, ayuda a aliviar la piel seca. La NA debe ser delicada; la piel de los adultos mayores puede ser frágil y se puede desgarrar fácilmente. El cabello también se vuelve más reseco y necesita ser lavado con menos frecuencia. Cepillar con cuidado el cabello seco estimula y distribuye los aceites naturales. La ropa y las cobijas de cama se pueden usar con varias capas para brindar calor adicional. Las sábanas en la cama se deben mantener sin arrugas. La NA no debe cortar las uñas de los dedos de los pies de los residentes y debe promover la ingestión de líquidos.

Los Sistemas del Cuerpo y sus Condiciones Relacionadas

Observaciones y Reportes: Sistema Integumentario

Durante el cuidado diario, se debe observar si la piel del residente presenta cambios que puedan indicar alguna enfermedad o lesión:

O/R Áreas pálidas, blancas, enrojecidas o moradas

O/R Ampollas o moretones

O/R Quejas sobre sensación de hormigueo, calor o ardor

O/R Piel seca o con escamas

O/R Comezón

O/R Sarpullido o decoloración de la piel

O/R Inflamación

O/R Cortadas, furúnculos, úlceras, heridas o abrasiones

O/R Escurrimiento de sangre o fluidos de la piel

O/R Piel abierta

O/R Cambios en la humedad o resequedad

O/R Cambios en las heridas o lesiones (tamaño, profundidad, escurrimiento, color u olor)

O/R Enrojecimiento o grietas en la piel entre los dedos de los pies y alrededor de las uñas de los dedos de los pies

O/R Cambios en el cabello o en el cuero cabelludo

O/R Piel que parece estar diferente de lo normal o que ha cambiado

O/R En la piel de tez café o negra, también revise si presenta cambios en el tono de la piel, en la temperatura de la piel y en la sensación o apariencia del tejido en comparación con la piel cercana

Las úlceras por presión, un padecimiento común del sistema integumentario, serán revisadas en el capítulo 6.

2. Describir el sistema musculoesquelético y sus condiciones relacionadas

Los músculos, huesos, ligamentos, tendones y cartílagos brindan al cuerpo forma y estructura. Trabajan juntos para mover el cuerpo. El esqueleto, o la estructura, del cuerpo humano tiene 206 huesos (Fig. 4-2). Además de permitir que el cuerpo se mueva, los huesos también protegen a los órganos; por ejemplo, el cráneo protege al cerebro. Dos huesos se juntan en una articulación y los músculos se conectan al hueso por los tendones. Los músculos brindan movimiento a las partes del cuerpo para mantener la postura y producir calor.

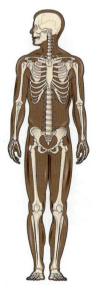

Fig. 4-2. El esqueleto está compuesto de 206 huesos que ayudan al movimiento y a proteger a los órganos.

El ejercicio es importante para mejorar y mantener la salud física y mental. La inactividad y la inmovilidad pueden tener como resultado pérdida de la autoestima, depresión, neumonía e infecciones de las vías urinarias. También pueden causar estreñimiento, coágulos sanguíneos, entorpecimiento de los sentidos, contracturas y atrofia de los músculos. Cuando ocurre la **atrofia**, el músculo se desperdicia, reduce su tamaño y se debilita. Cuando una **contractura** se desarrolla, el músculo o el tendón se hace más chico, se vuelve inflexible y se "congela" en esa posición causando discapacidad permanente de la extremidad. Los ejercicios del arco de movimiento (ROM por sus siglas en inglés) pueden ayudar a prevenir que se presenten estas condiciones. Con estos ejercicios, las articulaciones son extendidas y flexionadas. Los ejercicios incrementan la circulación de la sangre, del oxígeno y de los nutrientes y mejoran el tono muscular. El capítulo 9 tiene más información sobre los ejercicios ROM.

Los cambios normales por el envejecimiento incluyen los siguientes:

- Los músculos se debilitan y pierden tono.

- El movimiento del cuerpo es más lento.

- Los huesos pierden densidad y se vuelven más frágiles, haciéndolos más susceptibles a fracturas.

- Las articulaciones son menos flexibles y se vuelven dolorosas.

- La altura se pierde gradualmente.

Cómo Puede Ayudar la NA

Las caídas pueden ocasionar complicaciones que ponen en riesgo la vida, incluyendo fracturas. La NA puede ayudar a prevenir caídas respondiendo de inmediato las llamadas de asistencia; debe mantener los pasillos limpios de desorden, limpiar los derrames y no mover muebles. Los andadores o bastones necesitan ser colocados en un lugar donde los residentes puedan tomarlos fácilmente. Los residentes deben usar zapatos anti-derrapantes con las cintas bien amarradas. La NA debe promover el movimiento regular y el cuidado por sí mismo. Los residentes deben realizar todas las actividades de la vida diaria que le sea posible. La NA puede ayudar con los ejercicios del arco de movimiento como sea necesario.

Observaciones y Reportes: Sistema Musculoesquelético

Observe y reporte los siguientes signos y síntomas:

O/R Cambios en la habilidad para desempeñar movimientos y actividades de rutina

O/R Cambios en la habilidad del residente para realizar los ejercicios del arco de movimiento

O/R Dolor durante el movimiento

O/R Inflamación o aumento de la inflamación en las articulaciones

O/R Áreas blancas, con brillo, rojizas o calientes en una articulación

O/R Moretones

O/R Dolores y molestias que reporten los residentes

Artritis

La artritis es un término general que se refiere a la **inflamación**, o hinchazón, de las articulaciones. Causa rigidez, dolor y disminución de la movilidad. La artritis puede ser resultado del envejecimiento, de alguna lesión o de una **enfermedad autoinmune**. Una enfermedad autoinmune causa que el sistema inmune del cuerpo ataque el tejido normal. Dos tipos comunes de artritis son la artritis reumatoide y la osteoartritis.

La **artritis reumatoide** puede afectar a las personas de todas las edades. Las articulaciones se inflaman, se ponen rojas, se hinchan y son muy dolorosas. Se pueden presentar deformidades como resultado de esta enfermedad, pueden ser severas y dejar incapacitada a la persona (Fig. 4-3). El movimiento es eventualmente restringido. La fiebre, la fatiga y la pérdida de peso también son síntomas. La artritis reumatoide es considerada una enfermedad del sistema autoinmune.

La **osteoartritis**, también conocida como *enfermedad degenerativa de las articulaciones* (DJD por sus siglas en inglés), o *artritis degenerativa*, afecta a los ancianos. Puede presentarse con el envejecimiento o como resultado de una lesión en una articulación. La cadera y las rodillas, las cuales son articulaciones que soportan el peso del cuerpo, usualmente son afectadas. Las articulaciones de los dedos de las manos, de los pulgares y de la columna vertebral también pueden ser afectadas. El dolor y la rigidez parecen incrementar con el clima húmedo o frío.

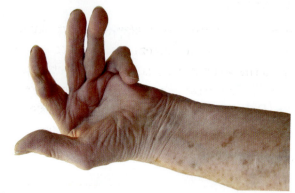

Fig. 4-3. *Artritis reumatoide.*

El tratamiento para la artritis usualmente incluye lo siguiente:

* Medicamentos antiinflamatorios, como aspirina o ibuprofeno, así como otros medicamentos

* Aplicaciones locales de calor para reducir la inflamación y el dolor

* Ejercicios del arco de movilidad (capítulo 9)

* Ejercicio regular y/o rutina de actividades

* Dieta para reducir el peso o mantener la fortaleza del cuerpo

Guía de Procedimientos: Artritis

G Observe si se presenta acidez o irritación en el estómago por tomar aspirina, ibuprofeno u otro medicamento para la artritis. Reporte de inmediato los signos de acidez o irritación en el estómago.

G Promueva la actividad. Las actividades ligeras pueden ayudar a reducir los efectos de la artritis. Siga cuidadosamente las instrucciones del plan de cuidado. Utilice bastones

u otros aparatos de asistencia para caminar, como sea necesario.

G Adapte las actividades de la vida diaria para permitir independencia. Muchos aparatos se encuentran disponibles para ayudarle a los residentes a bañarse, vestirse y comer por sí mismos cuando tienen artritis (capítulo 9).

G Seleccione ropa que sea fácil de poner y abrochar. Promueva el uso de barandales y barras de seguridad en el baño.

G Promueva el cuidado centrado en la persona. Trate a cada residente como una persona individual. La artritis es muy común entre los residentes de la tercera edad. No asuma que todos los residentes tienen los mismos síntomas y que necesitan el mismo tipo de cuidado.

G Ayude a mantener la autoestima del residente. Promueva el cuidado a sí mismo. Tenga una actitud positiva. Escuche al residente; usted puede ayudarle a seguir siendo independiente tanto tiempo como sea posible.

Osteoporosis

La **osteoporosis** es una condición en la cual los huesos pierden densidad. Esto causa que se vuelvan frágiles y porosos. Los huesos frágiles pueden romperse fácilmente. La osteoporosis puede ser causada por una falta de calcio en la dieta, pérdida de estrógeno, falta de ejercicio, movilidad reducida o por envejecimiento. La osteoporosis es más común en las mujeres después de la **menopausia** (el término de la menstruación; ocurre cuando una mujer no ha tenido periodos menstruales por 12 meses). Los signos y síntomas de la osteoporosis incluyen dolor de la espalda baja, postura encorvada, pérdida de altura con el paso del tiempo y fracturas.

Para prevenir o retrasar la osteoporosis, las NA deben animar a los residentes a caminar y hacer ejercicio ligero, como se indique. El ejercicio puede fortalecer los huesos, así como los músculos. Las NA deben mover a los residentes que tienen osteoporosis con mucho cuidado. Los medicamentos y los suplementos alimenticios también se utilizan en el tratamiento de la osteoporosis.

Fracturas y Remplazo de Cadera y Rodilla

Una fractura es un hueso quebrado causada por un accidente o por osteoporosis. Es muy importante prevenir caídas, las cuales pueden ocasionar fracturas. Las fracturas de brazos, muñecas, codos, piernas y cadera son las más comunes. Los signos y síntomas de una fractura son dolor, hinchazón, moretones, cambios de la coloración de la piel en el lugar del problema y movimiento limitado.

Los huesos débiles hacen que las fracturas de la cadera sean más comunes. Una caída repentina puede tener como resultado una cadera fracturada, la cual toma meses para sanar. Las fracturas de cadera también pueden ocurrir cuando los huesos débiles se fracturan y luego causan una caída. Una fractura de cadera es una condición seria, ya que en los ancianos la sanación es muy lenta y se encuentran en riesgo de padecer discapacidades y enfermedades secundarias. La mayoría de las fracturas de cadera necesitan cirugía. La cirugía para el remplazo total de la cadera (THR por sus siglas en inglés) es una cirugía que remplaza la cabeza del hueso largo de la pierna (fémur) en donde se une con la cadera. Esta cirugía usualmente se realiza por las siguientes razones:

- La cadera está fracturada debido a una lesión o una caída que no sana apropiadamente.

- La cadera está debilitada debido al envejecimiento.

- La cadera duele y está dura porque la articulación está débil y los huesos ya no son lo suficientemente fuertes para aguantar el peso de la persona.

Después de la cirugía, la persona tal vez no pueda pararse sobre esa pierna mientras que la cadera sana. El fisioterapeuta ayudará después de la cirugía. Las metas del cuidado incluyen sanación de la incisión quirúrgica, fortalecimiento de los músculos de la cadera, mejora de la movilidad y ambulación, así como mejora en la resistencia.

El plan de cuidado del residente indicará cuando el residente puede empezar a poner peso sobre la pierna, así como las instrucciones sobre qué tanto pueda hacer el residente. Las NA deben ayudar con el cuidado personal y con el uso de aparatos de asistencia, como andadores o bastones.

Guía de Procedimientos: Remplazo de Cadera

G Mantenga al alcance del residente los artículos que se utilizan con frecuencia, como medicamentos, teléfono, pañuelos desechables, botón de llamadas y agua. Evite colocar estos artículos en lugares altos.

G Coloque primero la ropa en el lado afectado (el más débil).

G Nunca apresure al residente. Utilice elogios y palabras de ánimo con frecuencia incluso con las tareas pequeñas.

G Pida a la enfermera que brinde el medicamento para el dolor antes de moverlo, de ser necesario.

G Pida al residente que realice las tareas sentado, para ahorrar energía.

G Siga el plan de cuidado exactamente, aunque el residente quiera hacer más. Siga las órdenes indicadas sobre soportar peso. Después de la cirugía, la orden del doctor será escrita como *tolerancia parcial de peso* (PWB por sus siglas en inglés) o *sin tolerancia de peso* (NWB por sus siglas en inglés). **Tolerancia parcial de peso** significa que el residente puede soportar cierto peso en una o en ambas piernas. **Sin tolerancia de peso** significa que el residente no puede tocar el piso ni soportar nada de peso en una o en ambas piernas. Una vez que el residente pueda soportar todo el peso de nuevo, la orden del doctor estará escrita como *tolerancia completa de peso* (FWB por sus siglas en inglés). La **tolerancia completa de peso** significa que ambas piernas pueden soportar el 100 por ciento del peso del cuerpo en un solo paso. Ayude como sea necesario con el bastón, con el andador o con las muletas.

G Nunca realice ejercicios ROM en la pierna del lado operado, a menos de que se lo indique el enfermero.

G Advierta al residente que no se siente con las piernas cruzadas en la cama o en una silla, ni que voltee los dedos de los pies hacia adentro o hacia afuera. La cadera no puede ser doblada o flexionada más de 90 grados; tampoco se puede girar hacia adentro o hacia fuera.

G Una almohada para abducción normalmente se utilizará de 6 a 12 semanas después de la cirugía mientras que el residente esté dormido en la cama. Esta almohada inmoviliza y acomoda la cadera y las extremidades inferiores. La almohada se coloca entre las piernas. Las piernas son sujetadas a los lados de la almohada utilizando las correas (Fig. 4-4). Siga las instrucciones para la aplicación y colocación.

G Cuando traslade a los residentes de la cama, coloque una almohada entre los muslos para mantener las piernas separadas. Eleve la cabecera de la cama, esto permite que el residente mueva sus piernas sobre el lado de la cama con los muslos todavía separados. Párese del lado de la cadera que no está afectado. El lado fuerte debe dirigir al pararse, girar y sentarse.

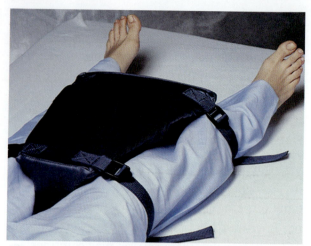

Fig. 4-4. *Una almohada de abducción se coloca entre las piernas para inmovilizar y acomodar la cadera y las extremidades inferiores.* (IMAGEN PRESENTADA POR CORTESÍA DE "MEDLINE INDUSTRIES, L.P.", UTILIZADA CON PERMISO)

G Con los traslados de la silla o para ir al baño, la pierna operativa debe estar derecha. La pierna más fuerte debe pararse primero (con un andador o con muletas). Después el pie de la pierna afectada se puede traer de nuevo a la posición para caminar.

G Reporte cualquiera de lo siguiente a la enfermera:

• Enrojecimiento, escurrimiento, sangrado o calor en el área de la incisión

• Aumento en el dolor

• Adormecimiento u hormigueo

• Dolor o hinchazón en la pantorrilla de la pierna afectada

• Reducción y/o rotación externa de la pierna afectada

• Signos vitales anormales, especialmente un cambio en la temperatura

• El residente no puede utilizar el equipo de manera apropiada y segura

• El residente no está siguiendo las instrucciones del doctor sobre la actividad y el ejercicio

- Cualquier problema con el apetito

- Cualquier mejora, como incremento en la fuerza y mejora en la habilidad de caminar

El remplazo total de la rodilla (TKR por sus siglas en inglés) es un remplazo quirúrgico de la rodilla con una rodilla prostética. Esta cirugía se realiza para liberar el dolor. También restablece la movilidad en una rodilla dañada por alguna lesión o por artritis. Puede ayudar a estabilizar una rodilla que se dobla o que se da por vencida repetidamente.

Guía de Procedimientos: Remplazo de Rodilla

G Para prevenir coágulos de sangre, coloque las medias especiales como se indica. Un tipo es el aparato de compresión secuencial (SCD por sus siglas en ingles), el cual es un aparato parecido a una manga de plástico llena de aire que se aplica en las piernas y está enganchada a una máquina. Esta máquina se infla y desinfla por sí sola y actúa de la misma manera en la que los músculos actuarían bajo circunstancias de actividad normal. Estas mangas normalmente se aplican después de la cirugía mientras que el residente está en cama. Las medias para prevenir embolias son otro tipo de medias especiales que ayudan a la circulación. El capítulo 6 tiene más información sobre este tipo de medias.

G Anime al residente a realizar ejercicios de los tobillos como se indique. Estos son ejercicios muy sencillos que promueven la circulación de las piernas. Los ejercicios de los tobillos se realizan levantando los pies y los dedos de los pies hacia el techo y bajándolos de nuevo.

G Anime a los residentes a tomar líquidos para prevenir infecciones del tracto urinario (UTI por sus siglas en inglés).

G Ayude a realizar ejercicios de respiración profunda como sea indicado.

G Pida a la enfermera que brinde el medicamento para el dolor antes de moverlo y acomodarlo, de ser necesario.

G Reporte al enfermero si usted observa descoloramiento, inflamación, calor o mucha sensibilidad en una o en ambas pantorrillas.

3. Describir el sistema nervioso y sus condiciones relacionadas

El sistema nervioso es el centro de control y de mensajes del cuerpo. Controla y coordina todas las funciones del cuerpo. El sistema nervioso también percibe e interpreta la información del ambiente exterior del cuerpo humano. El sistema nervioso tiene dos partes principales: el sistema nervioso central (CNS por sus siglas en inglés) y el sistema nervioso periférico (PNS por sus siglas en inglés). El sistema nervioso central está compuesto por el cerebro y la médula espinal. El sistema nervioso periférico se encarga de la periferia, o la parte externa, del cuerpo por medio de los nervios que se extienden por todo el cuerpo (Fig. 4-5).

Los cambios normales por envejecimiento incluyen los siguientes:

- Las respuestas y los reflejos son lentos.

- La sensibilidad de las terminaciones nerviosas en la piel disminuye.

- Puede presentar algo de pérdida de la memoria a corto plazo. La memoria a largo plazo o la memoria de eventos pasados, usualmente continua lúcida.

Cómo Puede Ayudar la NA

Sugerir a los residentes que escriban listas o notas sobre las cosas que quieren recordar puede ayudar con la pérdida de la memoria. Colocar un calendario cerca también puede ayudar. Si los residentes disfrutan la terapia de la remembranza, la NA puede tomar interés en el pasado del residente pidiendo que le muestre fotos o escuchando historias. La NA debe brindar tiempo para que el residente tome decisiones y evitar realizar cambios repentinos en el horario; debe brindar suficiente tiempo para el movimiento y nunca debe apresurar a los residentes. También debe promover la lectura, el pensamiento y otras actividades mentales.

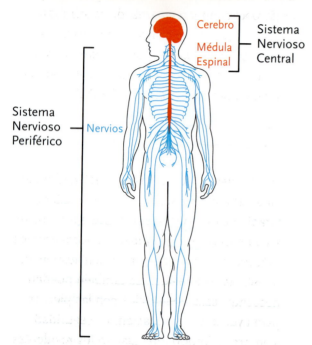

Cerebro

Médula Espinal

Sistema Nervioso Central

Sistema Nervioso Periférico

Nervios

Fig. 4-5. *El sistema nervioso incluye el cerebro, la médula espinal y los nervios de todo el cuerpo.*

Observaciones y Reportes: Sistema Nervioso Central

Observe y reporte los siguientes signos y síntomas:

- **O/R** Fatiga o cualquier dolor con el movimiento o con los ejercicios
- **O/R** Temblor o estremecimiento
- **O/R** Incapacidad de mover un lado del cuerpo
- **O/R** Dificultad para hablar o mala pronunciación
- **O/R** Adormecimiento u hormigueo
- **O/R** Molestias o cambios en la vista o en el oído
- **O/R** Mareos o pérdida del equilibrio
- **O/R** Cambios en los patrones alimenticios y/o en el consumo de líquidos

- **O/R** Dificultad para deglutir
- **O/R** Cambios en la vejiga y en los intestinos
- **O/R** Depresión o cambios en el estado de ánimo
- **O/R** Pérdida de la memoria o confusión
- **O/R** Comportamiento violento
- **O/R** Cualquier cambio inusual o inexplicable del comportamiento
- **O/R** Disminución de la habilidad para realizar las ADL

La demencia y la enfermedad de Alzheimer son padecimientos comunes del sistema nervioso. El capítulo 5 tiene información sobre estas enfermedades.

CVA o Embolia

El término médico para una embolia es un accidente cerebrovascular (CVA por sus siglas en inglés). La CVA, o embolia, (en ocasiones llamado *ataque cerebral*) ocurre cuando el abastecimiento de la sangre hacia una parte del cerebro se bloquea y cuando un vaso sanguíneo tiene un derrame o se rompe dentro del cerebro. Una embolia isquémica es el tipo de embolia más común (Fig. 4-6). Con este tipo de embolia el abastecimiento de la sangre está bloqueado. Sin sangre, parte del cerebro no recibe oxígeno y las células del cerebro empiezan a morir. Se pueden presentar daños adicionales debido a la fuga de la sangre, a los coágulos y a la inflamación de los tejidos. La inflamación también puede causar presión en otras áreas del cerebro. El capítulo 2 presenta información sobre los signos de advertencia de una CVA.

Las embolias pueden ser leves o severas. Después de una embolia, un residente puede experimentar cualquiera de lo siguiente:

- Parálisis en un lado del cuerpo, llamado **hemiplejía**
- Debilidad en un lado del cuerpo, llamado **hemiparesia**

- Tendencia a ignorar un lado débil o paralizado del cuerpo, llamado *negligencia de un lado*

- Pérdida de la habilidad para indicar donde están las áreas afectadas del cuerpo

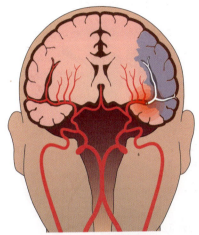

Fig. 4-6. *Una embolia isquémica es causada cuando el abastecimiento de la sangre al cerebro se bloquea.*

- Problemas para comunicar pensamientos por medio del habla o la escritura, llamado **afasia expresiva**

- Dificultad para entender las palabras escritas o habladas, llamado **afasia receptiva**

- Respuestas emocionales inapropiadas o sin provocación, incluyendo reírse, llorar y enojarse, llamado **labilidad emocional**

- Pérdida de las sensaciones, tales como la temperatura o el tacto

- Pérdida del control de la vejiga o del intestino

- Problemas cognitivos, como poca capacidad de juicio, pérdida de la memoria, pérdida de las habilidades para resolver problemas y confusión

- Dificultad para deglutir, llamada **disfagia**

Las embolias ocurren tanto en el lado derecho del cerebro, como en el lado izquierdo. Los síntomas de una persona dependen de qué lado del cerebro haya sido afectado. Las embolias que ocurren en el lado derecho del cerebro afectan la funcionalidad en el lado izquierdo del cuerpo. Las embolias que ocurren en el lado izquierdo del cerebro afectan la funcionalidad en el lado derecho del cuerpo.

Si la embolia fue leve, el residente puede experimentar pocas complicaciones, de existir alguna. La terapia física puede ayudar a restaurar las habilidades físicas. La terapia del lenguaje y la terapia ocupacional también pueden ayudar con la comunicación y para realizar las ADL.

Guía de Procedimientos: CVA/Embolia

G   Los residentes con parálisis, debilidad o pérdida del movimiento usualmente recibirán terapia ocupacional o física. Los ejercicios del arco de movimiento ayudarán a fortalecer los músculos y a mantener las articulaciones con movilidad. Los residentes también pueden necesitar realizar ejercicios con las piernas para ayudar a la circulación. La seguridad siempre es importante cuando los residentes realizan ejercicio. Ayude, con mucho cuidado, a realizar los ejercicios como se indican.

G   Nunca haga referencia al lado débil como el "lado malo". Nunca hable sobre la pierna o el brazo "malo". Debe utilizar los términos *más débil* o *involucrado* para hacer referencia al lado con parálisis.

G   Los residentes con pérdida del habla o con problemas de comunicación pueden recibir terapia del lenguaje. Es posible que le pidan que usted ayude en la terapia. Esto incluye ayudar a los residentes a reconocer palabras escritas o habladas. Los terapeutas del lenguaje también evaluarán la habilidad del residente para deglutir. Ellos decidirán si se necesita terapia para deglutir o seguir una dieta de líquidos espesos y alimentos con textura modificada.

G   La confusión o la pérdida de la memoria son molestos. Con frecuencia, las personas lloran sin razón aparente después de sufrir una embolia. Tenga paciencia y sea comprensivo. Su actitud positiva es importante. Mantenga una rutina de cuidado. Esto puede ayudar a que los residentes se sientan más seguros.

G Promueva la independencia y la autoestima. Permita que el residente realice las cosas por sí mismo siempre que sea posible, aunque usted pueda hacer el trabajo mejor y más rápido. Haga que las tareas sean menos difíciles para los residentes. Observe y elogie los esfuerzos de los residentes para hacer las cosas por sí mismos, aunque no tengan éxito. Elogie hasta el logro más pequeño para construir confianza en sí mismos.

G Siempre revise la alineación del cuerpo del residente; en ocasiones, un brazo o una pierna puede estar sujetado con algo y el residente no lo nota.

G Ponga atención especial al cuidado de la piel y observe si se presentan cambios en la piel del residente si no se puede mover.

G Si los residentes han perdido la sensibilidad o el sentido del tacto, revise si existe alguna situación potencialmente dañina (por ejemplo, calor y objetos punzantes). Si los residentes no pueden sentir o mover una parte del cuerpo, revise y cambie las posiciones con frecuencia para prevenir úlceras por presión.

G Adapte los procedimientos cuando brinde cuidado a los residentes que tengan parálisis o debilidad en un lado del cuerpo. Ayude con mucho cuidado al afeitarse, arreglarse y bañarse.

G Cuando ayude con traslados o caminatas, siempre utilice un cinturón de traslado por seguridad. Párese del lado más débil y apóyelo. Dirija con el lado más fuerte. (Fig. 4-7)

Cuando ayude al residente a vestirse, recuerde lo siguiente:

G Coloque primero la ropa en el lado más débil. Coloque primero el brazo o la pierna

más débil dentro de la ropa; esto previene doblar o estirar la extremidad de manera innecesaria. Desvista el lado más fuerte primero. Después remueva la ropa del brazo o de la pierna más débil para prevenir que la extremidad sea estirada y doblada.

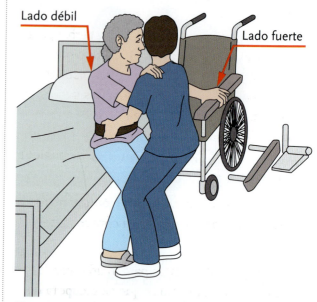

Fig. 4-7. *Cuando ayude a trasladar a un residente, apoye el lado más débil mientras que dirige con el lado más fuerte.*

G Utilice equipo de adaptación para ayudar a que el residente se vista por sí solo. Promueva el cuidado por sí mismo.

Cuando ayude con la comunicación, recuerde lo siguiente:

G Realice preguntas e instrucciones sencillas.

G Elabore preguntas de manera que puedan ser contestadas con un "sí" o "no"; por ejemplo, cuando ayude a un residente a comer, pregunte: "¿Le gustaría empezar tomando un poco de leche?"

G Póngase de acuerdo con ciertas señales, como mover o asentar con la cabeza o levantar una mano o un dedo para indicar "sí" o "no".

G Brinde a los residentes suficiente tiempo para responder. Escuche con atención.

G   Utilice lápiz y papel, si el residente puede escribir. Colocar un mango grueso o una cinta alrededor del lápiz puede ayudar al residente a sostenerlo más fácilmente.

G   Mantenga el botón de llamadas al alcance de la mano más fuerte del residente. Esto permite que el residente le avise cuando necesite ayuda.

G   Utilice comunicación verbal y no verbal para expresar su actitud positiva. Comunique al residente que usted confía en sus habilidades por medio de sonrisas, palmaditas suaves y gestos. Usar gestos y señalar con la mano también puede ayudar a dar información, así como permitir que el residente se comunique con usted.

G   Utilice tableros de comunicación o tarjetas especiales para ayudar en la comunicación (Fig. 4-8).

La guía de procedimientos para ayudar con la alimentación a una persona que se recupera de una CVA se encuentra en el capítulo 8.

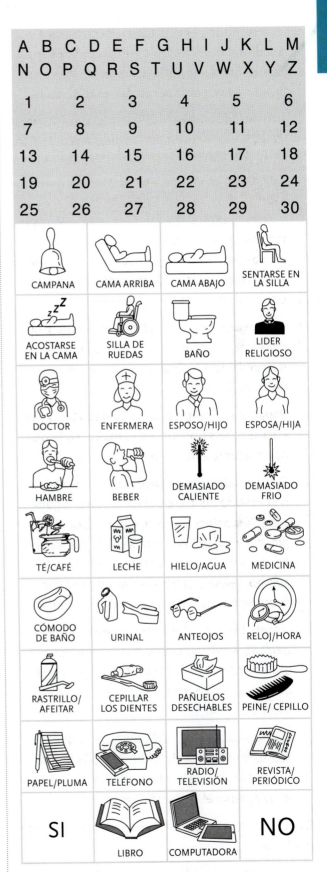

Fig. 4-8. *Ejemplo de un tablero de comunicación.*

Derechos de los Residentes

Impedimento del Habla

Las asistentes de enfermería nunca deben hablar sobre los residentes como si no estuvieran ahí. Incluso si los residentes no pueden hablar, no significa que no puedan escuchar. Todos los residentes deben ser tratados con respeto.

Enfermedad de Parkinson

La enfermedad de Parkinson es una enfermedad progresiva e incurable. Progresivo significa que la enfermedad empeorará con el tiempo. La enfermedad de Parkinson causa que una parte del cerebro se degenere. Afecta los músculos, ocasionando rigidez. El movimiento puede ser lento. Esta enfermedad causa una postura encorvada y el arrastre de los pies al **andar** o caminar. También puede causar el temblor de la píldora rodante, lo cual es un movimiento circular de las yemas del dedo pulgar y del dedo índice que cuando se juntan parece como si estuvieran rodando una pastilla. Los temblores o las sacudidas hacen que sea muy difícil que una persona realice las ADL, como comer y bañarse. Una persona que tiene la enfermedad de Parkinson puede tener una expresión facial como el de una máscara. Otros síntomas incluyen mala pronunciación y una voz suave y monótona. Usualmente se recetan medicamentos para tratar esta enfermedad. La cirugía puede ser una opción para ciertas personas.

Guía de Procedimientos: Enfermedad de Parkinson

G Los residentes tienen mayor riesgo de caídas. Los impedimentos visuales y espaciales pueden presentarse, ocasionando problemas como chocar con las puertas y tropezarse. Proteja a los residentes de cualquier área o condición insegura. Ayude con la ambulación como sea necesario.

G Ayude a realizar las ADL como sea necesario.

G Ayude con los ejercicios del arco de movilidad para prevenir contracturas y para fortalecer los músculos.

G Observe cualquier problema para deglutir y repórtelo a la enfermera.

G Promueva el cuidado personal por sí mismo. Tenga paciencia durante el cuidado personal y la comunicación.

G Los residentes pueden estar deprimidos y ansiosos. Ofrezca técnicas de relajación como masajes. Reporte signos de depresión a la enfermera.

Esclerosis Múltiple (MS)

La esclerosis múltiple (MS por sus siglas en inglés) es una enfermedad progresiva que afecta el sistema nervioso central. Cuando una persona tiene MS, la vaina de mielina que cubre los nervios, la médula espinal y la materia blanca del cerebro se colapsa con el tiempo. Sin este recubrimiento, o escudo, los nervios no pueden enviar o recibir mensajes al cerebro de manera normal. La MS progresa (avanza) lentamente y de manera impredecible. Las habilidades de los residentes que tienen esta enfermedad variarán mucho. Los síntomas incluyen visión borrosa, fatiga, temblores, pérdida del equilibrio y problemas para caminar. La debilidad, el adormecimiento, el hormigueo, la incontinencia y los cambios en el comportamiento también son síntomas. La MS puede causar ceguera, contracturas y pérdida de la función en los brazos y piernas. La MS usualmente es diagnosticada en la etapa adulta joven. La causa exacta de esta enfermedad es desconocida, pero puede ser una enfermedad del sistema inmune. No existe cura para esta enfermedad; el tratamiento, en su mayoría, es con medicamento.

Guía de Procedimientos: Esclerosis Múltiple

G Ayude con las ADL como sea necesario. Tenga paciencia durante el cuidado personal y el movimiento. Brinde tiempo suficiente para realizar las tareas. Ofrezca periodos de descanso como sea necesario.

G Brinde al residente suficiente tiempo para comunicarse. Las personas con MS pueden tener problemas para formar sus pensamientos. Tenga paciencia y no los apresure.

G Prevenga caídas, las cuales pueden presentarse por fatiga, problemas con la visión o falta de coordinación.

G El estrés puede empeorar los efectos del MS. Mantenga la calma y escuche a los residentes cuando quieran hablar.

G Los síntomas del MS en ocasiones pueden cambiar todos los días: ofrezca apoyo, motivación y adapte el cuidado en base a los síntomas reportados.

G Promueva una dieta saludable con muchos líquidos.

G Brinde cuidado de la piel para prevenir úlceras por presión.

G Ayude con los ejercicios del arco de movimiento para prevenir contracturas y para fortalecer los músculos.

Lesiones en la Cabeza y Médula Espinal

El buceo, las lesiones por practicar deportes, las caídas, los accidentes de autos y de motocicleta, los accidentes industriales, la guerra y la violencia criminal son causas comunes de las lesiones en la cabeza y en la médula espinal. Los problemas con estas lesiones van de una confusión leve o pérdida de la memoria hasta coma, parálisis y muerte.

Los residentes que han sufrido una lesión en la cabeza pueden tener los siguientes problemas: daños permanentes al cerebro, discapacidades intelectuales, cambios de la personalidad, problemas para respirar, convulsiones, coma, pérdida de la memoria, pérdida de la consciencia, paresia y parálisis. La *paresia* es parálisis o pérdida parcial de la función de los músculos que afecta solamente una parte del cuerpo. En ocasiones, este término se utiliza para describir una debilidad o pérdida de la habilidad en un lado del cuerpo.

Los efectos de las lesiones de la médula espinal dependen en la fuerza del impacto y el lugar de la lesión. Mientras más alta se encuentre la lesión en la médula espinal, mayor es la pérdida de la función. Las personas con lesiones en la cabeza y en la médula espinal pueden tener **paraplejía** (pérdida de la función de la parte baja del cuerpo y de las piernas). Estas lesiones también pueden causar **cuadriplejía** (pérdida de la función de las piernas, el tronco y los brazos) (Fig. 4-9).

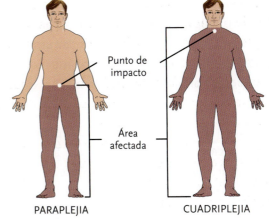

Fig. 4-9. *La pérdida de la función depende de dónde se lesionó la médula espinal.*

Guía de Procedimientos: Lesiones en la Cabeza o en la Médula Espinal

G Brinde apoyo emocional, así como ayuda física.

G La seguridad es muy importante. Tenga mucho cuidado de que los residentes no se caigan o se quemen ellos mismos. Como los residentes que están paralizados no tienen sensibilidad, no pueden sentir una quemadura.

G Tenga paciencia con el cuidado a sí mismo. Brinde tanta independencia para realizar las ADL como sea posible.

G Brinde un buen cuidado de la piel. Es importante prevenir úlceras por presión.

G Ayude a los residentes a cambiar de posición al menos cada dos horas para prevenir úlceras por presión. Tenga cuidado cuando reacomode al paciente.

G Realice ejercicios ROM como se ordene, para prevenir contracturas y fortalecer músculos.

G La inmovilidad tiene como resultado estreñimiento. Promueva tomar líquidos y seguir una dieta alta en fibra, si así se ordena.

G La pérdida de la habilidad de vaciar la vejiga puede causar la necesidad de usar un catéter urinario. Las infecciones del tracto urinario son comunes. Promueva tomar muchos líquidos y brinde cuidado adicional al catéter.

G La falta de actividad tiene como resultado mala circulación y fatiga. Ofrezca periodos de descanso como sea necesario. Se puede ordenar el uso de medias para prevenir embolias y ayudar a mejorar la circulación.

G La dificultad para toser y las respiraciones superficiales pueden tener como resultado neumonía. Promueva ejercicios de respiración profunda como se ordenen.

G Si un residente tiene una erección involuntaria, brinde privacidad y sea sensible ante esta situación. El comportamiento profesional ayuda a tranquilizar a los residentes.

G Ayude con el entrenamiento del intestino y de la vejiga, de ser necesario.

El Sistema Nervioso: Los Órganos de los Sentidos

Los ojos, los oídos, la nariz, la lengua y la piel son los órganos principales de los sentidos del cuerpo (Fig. 4-10 y Fig. 4-11). Forman parte del sistema nervioso central porque reciben impulsos del ambiente y los transmiten a los nervios.

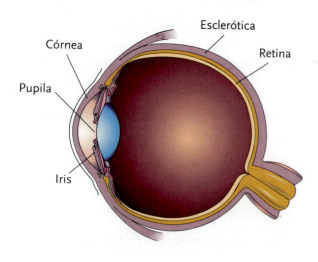

Fig. 4-10. *Las partes del ojo.*

Los cambios normales por el envejecimiento incluyen lo siguiente:

- La vista y la audición disminuyen. El sentido del equilibrio puede ser afectado.

- Los sentidos del gusto, olfato y tacto disminuyen.

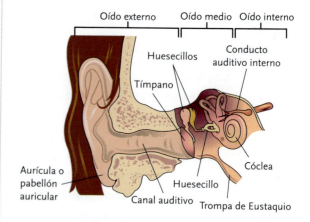

Fig. 4-11. *Las tres divisiones principales del oído son el oído externo, el oído medio y el oído interno.*

Cómo Puede Ayudar la NA

Los residentes siempre deben utilizar sus anteojos. Las NA puede ayudar a mantenerlos limpios. Los colores brillantes y la buena iluminación también ayudarán. Se deben utilizar los aparatos de asistencia auditiva y se deben mantener limpios. La NA debe colocarse enfrente del residente cuando hable, debe hablar de manera lenta y clara y debe evitar gritar. La pérdida de los sentidos del gusto y olfato pueden reducir el apetito. Brindar cuidado oral con frecuencia y ofrecer comida con variedad de sabores y texturas puede ayudar. La pérdida del olfato puede hacer que los residentes no se den cuenta del aumento en el olor corporal. La NA debe ayudar, como sea necesario, con baños regulares. Debido a la disminución del sentido del tacto, puede ser que los residentes no puedan determinar si algo está demasiado caliente para ellos. La NA debe tener cuidado con las bebidas calientes y con el agua caliente de baño.

Observaciones y Reportes: Ojos y Oídos

Observe y reporte los siguientes signos y síntomas:

O/R Cambios en la vista o en la audición

O/R   Signos de infección

O/R   Quejas sobre dolor en los ojos o en los oídos

O/R   Secreción de los ojos, ojos rojos/enrojecidos u ojos que se ven amarillos

Impedimento Visual

Las personas mayores de 40 años están riesgo de desarrollar ciertos problemas serios de la vista. Estos incluyen cataratas, glaucoma y ceguera. Cuando se desarrolla una catarata, el lente del ojo, el cual normalmente está claro, se vuelve nublado. Esto evita que la luz entre al ojo. La visión es borrosa y tenue al inicio. Eventualmente se perderá toda la vista. Esta enfermedad puede ocurrir en un solo ojo o en ambos ojos. Se corrige con cirugía, donde usualmente se implanta un lente permanente en el ojo. Después de una cirugía de catarata, es muy probable que al residente se le recete el uso de gotas para los ojos o ungüento para prevenir inflamación.

Con el glaucoma, la presión en el ojo aumenta. Esto eventualmente daña la retina y el nervio óptico, causando pérdida de la vista y ceguera. El glaucoma puede ocurrir repentinamente causando dolor severo, náuseas y vómito; también puede ocurrir gradualmente, con síntomas que incluyen visión borrosa, visión de túnel y ver como una aureola azul verdosa alrededor de las luces. El tratamiento del glaucoma incluye usar gotas para los ojos, tomar medicamentos y, en ocasiones, cirugía.

4. Describir el sistema circulatorio y sus condiciones relacionadas

El sistema circulatorio está formado por el corazón, los vasos sanguíneos y la sangre (Fig. 4-12). El corazón bombea la sangre por medio de los vasos sanguíneos hacia las células. La sangre transporta comida, oxígeno y otras sustancias que las células necesitan para funcionar de manera apropiada.

El sistema circulatorio abastece de comida, oxígeno y hormonas a las células; abastece al cuerpo de células sanguíneas que luchan contra infecciones; elimina los productos de desecho de las células y también ayuda a controlar la temperatura del cuerpo.

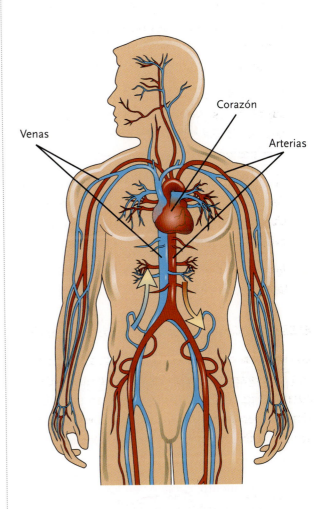

Corazón

Venas

Arterias

Fig. 4-12. *El corazón, los vasos sanguíneos y la sangre son las partes principales del sistema circulatorio.*

Los cambios normales por el envejecimiento incluyen los siguientes:

• El corazón bombea sangre con menos eficiencia.

• El flujo sanguíneo disminuye.

• Los vasos sanguíneos se estrechan.

Cómo Puede Ayudar la NA

El movimiento y el ejercicio se deben promover. Las caminatas, los estiramientos y hasta levantar pesas ligeras puede ayudar a mantener la fuerza y a promover la circulación. Los ejercicios ROM son importantes para los residentes que no se pueden levantar de la cama. La NA debe brindar tiempo suficiente para terminar las actividades y tratar de evitar que los residentes se cansen. Usar varias capas de ropa ayuda a evitar que los residentes tengan frío. Los calcetines, las pantuflas o los zapatos ayudan a mantener los pies calientes.

Observaciones y Reportes: Sistema Circulatorio

Observe y reporte los siguientes signos y síntomas:

- O/R Cambios en el pulso
- O/R Debilidad, fatiga
- O/R Pérdida de la habilidad para desempeñar las ADL
- O/R Inflamación de tobillos, pies, dedos o manos (edema)
- O/R Labios, pies o manos pálidas, azuladas o descoloradas
- O/R Dolor en el pecho
- O/R Aumento de peso
- O/R Falta de aliento, cambios en los patrones de respiración o incapacidad para recobrar el aliento
- O/R Dolor de cabeza severo
- O/R Inactividad (la cual puede provocar problemas circulatorios)

Hipertensión (HTN) o Presión Sanguínea Alta

Cuando la presión sanguínea constantemente se encuentra a 130/80 o más, una persona es diagnosticada con **hipertensión (HTN por sus siglas en inglés)**, o presión sanguínea alta. La mayor causa de hipertensión es la *arterosclerosis*,

o el endurecimiento y adelgazamiento de los vasos sanguíneos (Fig. 4-13). También puede ser el resultado de enfermedad en el riñón, tumores en la glándula adrenal, embarazo y ciertos medicamentos.

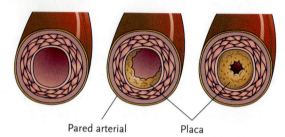

Pared arterial   Placa

Fig. 4-13. *Las arterias pueden endurecerse o adelgazarse debido a la acumulación de placa. Las arterias endurecidas son una causa de la presión sanguínea alta.*

La hipertensión puede desarrollarse a cualquier edad. Los signos y síntomas de la hipertensión no siempre son obvios, especialmente en las primeras etapas. Con frecuencia, ésta se descubre únicamente cuando un proveedor del cuidado de la salud toma la presión sanguínea. Una persona con esta enfermedad puede quejarse de dolor de cabeza, visión borrosa y mareos. La hipertensión se trata con medicamento.

Guía de Procedimientos: Hipertensión

G La hipertensión puede causar problemas serios como CVA, ataques al corazón, enfermedad del riñón o ceguera. El tratamiento para controlarla es vital. Los residentes pueden tomar medicamento para reducir la presión sanguínea. También pueden tomar diuréticos. Los **diuréticos** son un tipo de medicamento que reduce los fluidos en el cuerpo e incrementa la necesidad de orinar. Ofrezca visitas al baño con regularidad. Atienda las llamadas de asistencia oportunamente.

G Los residentes también pueden tener prescrito realizar programas de ejercicio o seguir dietas especiales, como una dieta baja en grasa o baja en sodio. Anime a los residentes a seguir la dieta y los programas de ejercicio. Tome la presión sanguínea como se indique.

Enfermedad de las Arterias Coronarias (CAD)

La enfermedad de las arterias coronarias ocurre cuando los vasos sanguíneos en las arterias coronarias se adelgazan, reduciendo el abastecimiento de sangre hacia el músculo del corazón y privándolo de oxígeno y nutrientes. Con el paso del tiempo, conforme los depósitos de grasa bloquean las arterias, los músculos que eran abastecidos por el vaso sanguíneo mueren. La CAD puede causar un ataque al corazón o embolia.

El corazón necesita más oxígeno durante el ejercicio, durante el estrés, durante alguna emoción o para digerir una comida fuerte. Normalmente, más sangre fluye por las arterias coronarias para brindar el oxígeno adicional. En una CAD, los vasos sanguíneos adelgazados evitan que la sangre adicional con oxígeno llegue al corazón (Fig. 4-14). El músculo del corazón que no está recibiendo suficiente oxígeno causa dolor, presión o molestia en el pecho, llamado **angina de pecho**.

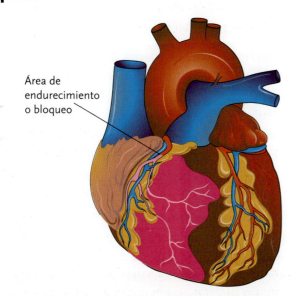

Área de endurecimiento o bloqueo

***Fig. 4-14.** La angina de pecho es el dolor o la presión que resulta de que el corazón no reciba suficiente oxígeno.*

El dolor en la angina de pecho usualmente es descrito como una presión u opresión. Ocurre en la parte izquierda o en el centro del pecho, detrás del esternón. Algunas personas sienten un dolor que baja hacia la parte interna del brazo izquierdo o del cuello y de la parte izquierda de la mandíbula. Una persona que sufre de angina de pecho puede sudar o verse pálida. La persona puede sentirse mareada y tener problemas para respirar. Este tipo de angina de pecho puede ser un signo de ataque al corazón.

Guía de Procedimientos: Angina de Pecho

G Anime a los residentes a descansar. El descanso es extremadamente importante porque reduce la necesidad del corazón de obtener oxígeno adicional. Ayuda a que el flujo sanguíneo regrese a la normalidad, usualmente dentro de 3 a 15 minutos.

G El medicamento también se necesita para relajar las paredes de las arterias coronarias. Esto permite que se abran y que el corazón reciba más sangre. Este medicamento, nitroglicerina, es una tableta pequeña que el residente coloca bajo su lengua; ahí se disuelve y se absorbe rápidamente. Los residentes que tienen angina de pecho pueden tener la nitroglicerina a la mano para utilizarla, si los síntomas se presentan. Para que el medicamento mantenga la potencia, la botella de nitroglicerina debe estar bien cerrada. Los NA no tienen permitido suministrar ningún medicamento, a menos de que hayan recibido entrenamiento especial. Informe al enfermero si un residente necesita ayuda para tomar el medicamento. La nitroglicerina también se encuentra disponible en presentación de parche. No remueva el parche. Informe a la enfermera de inmediato si el parche se cae. La nitroglicerina también puede estar disponible en presentación con atomizador que los residentes se rocían en la lengua o por debajo de ella.

G Los residentes también pueden necesitar evitar comidas pesadas, comer en exceso, realizar ejercicio intenso, así como evitar el clima frío o caliente y húmedo.

Infarto al Miocardio (MI) o Ataque al Corazón

Cuando el flujo de la sangre al músculo del corazón está bloqueado, el oxígeno y los nutrientes no llegan a las células de dicha región (Fig. 4-15). Los productos de desperdicio no son removidos y las células de los músculos mueren. A esto se le llama infarto al miocardio (MI por sus siglas en inglés) o ataque al corazón. Un infarto al miocardio es una emergencia médica que puede tener como resultado daños serios en el corazón o la muerte. El capítulo 2 presenta una lista de los signos de advertencia de un MI.

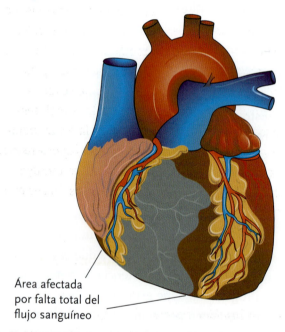

Área afectada por falta total del flujo sanguíneo

Fig. 4-15. *Un infarto al miocardio ocurre cuando se bloquea todo o una parte del flujo de la sangre hacia el corazón.*

Guía de Procedimientos: Infarto al Miocardio

G Después de un infarto al miocardio, usualmente se ordena rehabilitación cardiaca. Este es un programa continuo que consiste en lo siguiente:

- Una dieta baja en grasas saturadas y sodio y rica en frutas, verduras y granos enteros

- Un programa regular de ejercicio

- Medicamentos para regular el ritmo cardíaco y la presión sanguínea, para bajar el colesterol y los triglicéridos

- Pruebas de sangre con regularidad

- Dejar de fumar

- Evitar temperaturas frías

- Un programa de manejo del estrés

- El cuidado de la salud mental para ayudar con la depresión y la ansiedad

G Anime a los residentes a seguir sus dietas especiales y a seguir los programas de ejercicio.

G Tome los signos vitales como se ordene.

G Sea motivador si los residentes han dejado de fumar o están tratando de dejar de fumar.

G Reduzca el estrés tanto como sea posible. Escuche cuando los residentes quieran hablar. Reporte signos y quejas de estrés a la enfermera.

Insuficiencia Cardiaca Congestiva (CHF)

La enfermedad de las arterias coronarias, el infarto al miocardio, la hipertensión y otros padecimientos pueden dañar el corazón. Cuando el músculo del corazón ha sido dañado severamente, no bombea la sangre de manera efectiva. Cuando la parte izquierda del corazón es afectado, la sangre se acumula dentro de los pulmones. Cuando el lado derecho del corazón es afectado, la sangre se acumula en las piernas, en los pies o en el abdomen. Cuando uno o ambos lados del corazón dejan de bombear sangre de manera apropiada, se conoce como insuficiencia cardiaca congestiva, (CHF por sus siglas en inglés).

Guía de Procedimientos: Insuficiencia Cardiaca Congestiva

G Aunque la CHF es una enfermedad seria, puede ser tratada y controlada. El medicamento puede fortalecer el músculo del corazón y mejorar el bombeo.

G Ayude al residente para ir al baño o usar un cómodo de baño, como sea necesario. Los medicamentos ayudan a eliminar el exceso de líquidos. Esto significa más visitas al baño. Responda rápidamente las llamadas de ayuda.

G Anime a los residentes a que sigan las ordenes o restricciones de la dieta. Una dieta baja en sodio o las restricciones de fluidos puede ser ordenada.

G Un corazón débil puede causar que los residentes batallen para caminar, cargar objetos o subir escaleras. El descanso en la cama o la actividad limitada pueden ser prescritos. Brinde tiempo para descansar después de una actividad.

G Mida los ingresos y egresos de los fluidos como sea ordenado.

G Pese a los residentes como sea indicado. Los residentes pueden ser pesados todos los días a la misma hora para observar el incremento en el peso por retención de líquidos.

G Aplique medias elásticas en las piernas como se ordene para reducir la inflamación de pies y tobillos.

G Ayude con los ejercicios del arco de movilidad como sea ordenado. Estos ejercicios mejoran el tono muscular cuando el ejercicio y la actividad están limitados.

G Las almohadas adicionales pueden ayudar a los residentes que tienen problemas con la respiración. Mantener la cabecera de la cama elevada también puede ayudar con la respiración.

G Ayude con el cuidado personal y con las ADL, como sea necesario.

G Un efecto secundario común del medicamento para la CHF es el mareo. Esto puede ser el resultado de falta de potasio, aunque no todos los medicamentos para CHF reducen el potasio. Reporte los mareos a la enfermera.

Enfermedad Vascular Periférica (PVD)

La enfermedad vascular periférica (PVD por sus siglas en inglés) es una condición en donde las piernas, los pies, los brazos o las manos no tienen suficiente circulación de la sangre. Esto es debido a depósitos de grasa en los vasos sanguíneos que se endurecen con el paso del tiempo. Las piernas, los pies, los brazos y las manos se sienten fríos o frescos. Las raíces de las uñas y/o de los pies se vuelven azulados o grisáceos. Se presenta hinchazón de las manos y pies. Pueden desarrollarse úlceras en las piernas y los pies e infectarse. El dolor puede ser muy severo al caminar, pero usualmente aliviado con el descanso. Los factores de riesgo para la PVD incluyen fumar, diabetes, colesterol alto, hipertensión, inactividad y obesidad. El tratamiento incluye dejar de fumar, tomar medicamentos, hacer ejercicio y cirugía.

5. Describir el sistema respiratorio y sus condiciones relacionadas

La **respiración**, cuando el cuerpo inhala oxígeno y elimina dióxido de carbono, involucra respirar hacia adentro, **inspiración**, y respirar hacia afuera, **expiración**. Los pulmones realizan este proceso (Fig. 4-16). Las funciones del sistema respiratorio son traer oxígeno hacia el cuerpo y eliminar el dióxido de carbono producido mientras que el cuerpo usa oxígeno.

Los cambios normales por el envejecimiento incluyen lo siguiente:

* La fortaleza de los pulmones disminuye.

* La capacidad de los pulmones disminuye.

* El oxígeno en la sangre disminuye.

* La voz se debilita.

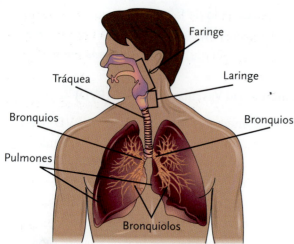

Fig. 4-16. *El proceso de respiración inicia con la inspiración por la nariz o por la boca. El aire viaja por la tráquea hacia los pulmones por medio de los bronquios y luego hacia las ramas de los bronquiolos.*

Cómo Puede Ayudar la NA

Los residentes con condiciones respiratorias superiores crónicas o agudas no deben estar expuestos al humo de cigarro o al aire contaminado. La NA debe brindar periodos de descanso como sea necesario y promover el ejercicio y el movimiento con regularidad. La NA debe ayudar con ejercicios de respiración profunda, como se indique. Los residentes que tienen problemas para respirar (**disnea**) usualmente se sentirán más cómodos al estar sentados que al estar acostados.

Observaciones y Reportes: Sistema Respiratorio

Observe y reporte los siguientes signos y síntomas:

○/R Cambios en el ritmo de la respiración

○/R Respiraciones superficiales o respiración con labios fruncidos

○/R Tos o respiración con un silbido

○/R Desecho o congestión nasal

○/R Dolor de garganta, dificultad para deglutir o anginas inflamadas

○/R Necesidad de sentarse después de un esfuerzo moderado

○/R Color pálido, azulado o gris de labios, brazos y/o piernas

○/R Dolor en el área del pecho

○/R Esputo descolorido, o moco que expulsa una persona de los pulmones al toser (verde, amarillo, gris o con manchas de sangre)

Enfermedad Pulmonar Obstructiva Crónica (COPD)

La enfermedad pulmonar obstructiva crónica (COPD por sus siglas en inglés), es una enfermedad crónica y progresiva. Esto significa que una persona puede vivir durante años con esa enfermedad, pero nunca ser curado. Los residentes con COPD tienen problemas con la respiración, especialmente para sacar el aire de los pulmones. Existen dos enfermedades crónicas de los pulmones que están agrupadas bajo la COPD: bronquitis crónica y enfisema.

La bronquitis es una irritación e inflamación del recubrimiento de los bronquios. La bronquitis crónica es una forma de bronquitis que usualmente es causada por fumar cigarrillos. Los síntomas incluyen tos que expulsa esputo (flema) y moco. Es posible que presente falta de aliento y silbido. El tratamiento incluye dejar de fumar y posiblemente tomar medicamentos.

El enfisema es una enfermedad crónica de los pulmones que, usualmente, es resultado de fumar cigarrillos. Las personas con enfisema pulmonar tienen problemas para respirar. Otros síntomas incluyen tos, falta de aliento y latido rápido del corazón. No existe cura para el enfisema. El tratamiento incluye manejar los síntomas y el dolor. La terapia de oxígeno, así como tomar medicamento, puede ser ordenado. Dejar de fumar es muy importante.

Con el paso del tiempo, una persona con cualquiera de estos padecimientos pulmonares se enferma de manera crónica y se debilita. Existe un alto riesgo de infecciones pulmonares agudas, como la neumonía; la cual es una enfermedad que puede ser causada por una infección por bacterias, hongos o virus. La inflamación aguda ocurre en el tejido del pulmón. La persona afectada desarrolla fiebre alta, escalofríos, tos, esputo verdoso o amarillento, dolores en el pecho y pulso rápido. El tratamiento incluye tomar antibióticos, junto con abundantes líquidos. La recuperación puede tomar más tiempo para los ancianos y para las personas con enfermedades crónicas.

Cuando los pulmones y el cerebro no reciben suficiente oxígeno, todos los sistemas del cuerpo son afectados. Los residentes pueden tener un miedo constante de no poder respirar. Esto puede causar que se tengan que sentar en posición vertical para tratar de mejorar su habilidad de expandir los pulmones. Estos residentes pueden tener poco apetito y usualmente no duermen lo suficiente. Todo esto puede agregarse a sentimientos de debilidad y mala salud. Pueden sentir que han perdido control de su cuerpo, especialmente de la respiración. Pueden tener miedo a la asfixia.

La COPD puede causar los siguientes síntomas:

- Silbido o tos crónica
- Problemas con la respiración, especialmente cuando inhalan y exhalan profundamente
- Falta de aliento, especialmente durante un esfuerzo físico
- Piel pálida, azulada o morada rojiza
- Confusión
- Estado general de debilidad
- Problemas para terminar la comida debido a la falta de aliento
- Miedo y ansiedad

Guía de Procedimientos: COPD

G Anime a los residentes que están tratando de dejar de fumar.

G Los virus o los resfriados comunes pueden empeorar el COPD. Siempre observe y reporte los signos de síntomas de gripa o enfermedad.

G Ayude a los residentes a sentarse en posición vertical o inclinarse hacia adelante. Ofrezca almohadas para apoyo (Fig. 4-17).

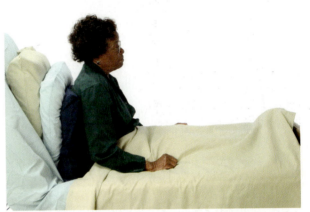

Fig. 4-17. *Sentarse en posición vertical e inclinarse un poco hacia adelante ayuda a los residentes con COPD.*

G Ofrezca suficientes líquidos y comidas frecuentes con porciones pequeñas. Promueva una dieta bien balanceada.

G Mantenga el abastecimiento de oxígeno disponible como se indica.

G No poder respirar o el miedo a la asfixia puede ser muy aterrador. Manténgase tranquilo y apoye al residente.

G Utilice las prácticas para la prevención de infecciones. Lávese las manos con frecuencia y anime a los residentes a que hagan lo mismo. Tire de inmediato los pañuelos desechables usados.

G Promueva tanta independencia con las ADL como sea posible.

G Recuerde a los residentes que deben evitar exponerse a infecciones, especialmente a los resfriados comunes y a la influenza.

G Promueva la respiración con los labios fruncidos. Este tipo de respiración se realiza inhalando lentamente por la nariz y exhalando lentamente por los labios fruncidos (como si fuera a silbar). Un enfermero debe enseñar a los residentes la manera de hacer este tipo de respiración.

G Promueva en los residentes el guardar energía para las tareas importantes.

G Reporte cualquiera de lo siguiente a la enfermera:

• Temperatura mayor de 101°F

• Cambios en los patrones de respiración, incluyendo falta de aliento

• Cambios en el color o en la consistencia de las secreciones de los pulmones

• Cambios en el estado mental o en la personalidad

• Rechazo a tomar el medicamento como se ordena

• Pérdida de peso

• Incremento en la dependencia con el proveedor de cuidado y con la familia

6. Describir el sistema urinario y sus condiciones relacionadas

El sistema urinario está compuesto por dos riñones, dos uréteres, una vejiga urinaria, una sola uretra y el meato (Fig. 4-18 y Fig. 4-19). El sistema urinario tiene dos funciones importantes. Por medio de la orina, el sistema urinario elimina los desechos creados por las células. El sistema urinario también mantiene el equilibro del agua en el cuerpo.

Los cambios normales por el envejecimiento incluyen los siguientes:

• La habilidad de los riñones de filtrar la sangre disminuye.

• El tono muscular de la vejiga se debilita.

• La vejiga sostiene menos orina, lo que causa orinar con más frecuencia.

• La vejiga no se vacía por completo, causando mayor riesgo a infecciones.

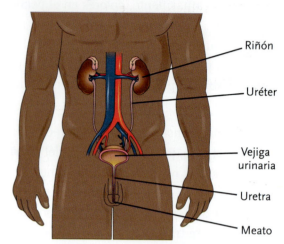

Fig. 4-18. *El sistema urinario está compuesto por dos riñones y dos uréteres, la vejiga, la uretra y el meato. Esta es una ilustración del sistema urinario masculino.*

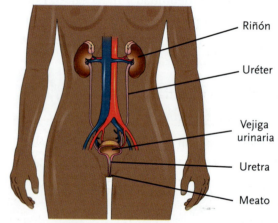

Fig. 4-19. *La uretra del sexo femenino es más corta que la del sexo masculino. Esta es la razón por la que la vejiga femenina es más propensa a infecciones por bacterias.*

Cómo Puede Ayudar la NA

La NA debe promover el consumo de líquidos y ofrecer visitas frecuentes al baño. Los residentes se deben limpiar de adelante hacia atrás después de la evacuación. Si los residentes son incontinentes, la NA no debe mostrar frustración o enojo. La **incontinencia urinaria** es la incapacidad de controlar la vejiga, lo cual tiene como resultado la pérdida involuntaria de la orina. Los residentes siempre deben estar limpios y secos.

Observaciones y Reportes: Sistema Urinario

Observe y reporte los siguientes signos y síntomas:

O/R Pérdida o aumento de peso

O/R Inflamación de las extremidades superiores o inferiores

O/R Dolor o ardor al orinar

O/R Cambios en la orina, como en el color, olor o que tiene aspecto turbio

O/R Cambios en la frecuencia y cantidad de orina

O/R Inflamación del área del abdomen/vejiga

O/R Quejas de dolor en la vejiga o de que se siente llena

O/R Incontinencia/goteo de la orina

O/R Dolor en el riñón o en la región de la espalda/costado

O/R Consumo inadecuado de líquidos

O/R Confusión

Incontinencia Urinaria

La incontinencia urinaria puede ocurrir en residentes que deben permanecer en la cama, que están enfermos, que son ancianos, que están paralizados o que tienen enfermedades o lesiones en el sistema nervioso o circulatorio. La incontinencia no es una parte normal del envejecimiento. Las asistentes de enfermería siempre deben reportar la incontinencia.

Guía de Procedimientos: Incontinencia Urinaria

G Ofrezca un cómodo de baño, un urinal o llevarlos al baño con frecuencia. Siga los horarios para ir al baño que están mencionados en el plan de cuidado.

G Responda de inmediato las llamadas y solicitudes de ayuda.

G La incontinencia urinaria es un factor de riesgo importante para las úlceras de decúbito. Documente todos los episodios de incontinencia con cuidado y de manera precisa.

G La limpieza y el buen cuidado de la piel son importantes. La orina es muy irritante para la piel. Debe ser lavada de inmediato y por completo. Mantenga a los residentes limpios, secos y libres de olor. Observe la piel con cuidado cuando ayude con el baño o cuando brinde cuidado en el área perineal.

G Cambie la ropa sucia o húmeda de inmediato. Cambie la ropa de cama cada vez que esté mojada o sucia. Utilice almohadillas absorbentes por debajo de la ropa de cama para los residentes que son incontinentes.

G Algunos residentes utilizan almohadillas o calzoncillos desechables para adultos porque ayudan a mantener el desperdicio del cuerpo lejos de la piel. Cambie inmediatamente los calzoncillos que estén húmedos. No haga referencia a los calzoncillos para incontinencia como pañales. Los residentes no son bebés y utilizar este término es irrespetuoso.

G Anime a los residentes a tomar suficientes líquidos.

G Los residentes que son incontinentes necesitan confianza y comprensión. Sea profesional y amable cuando maneje la incontinencia.

Infección del Tracto Urinario (UTI)

Una infección del tracto urinario (UTI por sus siglas en inglés) es una infección bacteriana de la uretra, vejiga, uréter o riñón. Esto tiene como resultado dolor o sensación de ardor al momento de orinar. También causa una sensación de que necesita orinar con frecuencia. Las infecciones UTI son más comunes en las mujeres. Esto es debido, en parte, a que la uretra de la mujer es más corta (1 a 1 ½ pulgadas) que la uretra de los hombres (7 a 8 pulgadas), así como porque la uretra femenina está ubicada directamente enfrente de la vejiga y el ano, estando más cerca de posibles fuentes de bacteria. La bacteria puede llegar a la vejiga de la mujer más fácilmente.

Guía de Procedimientos: Prevención de Infecciones UTI

G   Promueva que las residentes se limpien de adelante hacia atrás después de la evacuación (Fig. 4-20). Cuando brinde cuidado perineal, asegúrese que usted también lo realice de esta manera.

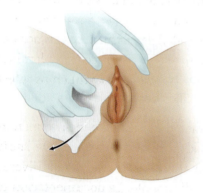

Fig. 4-20. *Después de la evacuación, limpie de adelante hacia atrás para prevenir infecciones.*

G   Brinde un buen cuidado perineal cuando cambie la ropa interior para incontinencia.

G   Promueva ingerir muchos líquidos. Tomar agua y otros líquidos ayuda a prevenir infecciones UTI.

G   Ofrezca un cómodo de baño o una visita al baño al menos cada dos horas. Responda rápidamente las llamadas de ayuda.

G   Bañarse en la ducha, en lugar hacerlo en la tina de baño, ayuda a prevenir las UTI.

G   Reporte la orina con olor fuerte, color oscuro o turbio, o si una residente orina muy seguido en cantidades pequeñas.

G   Reporte si el residente tiene fiebre. Reporte confusión nueva o que empeora.

7. Describir el sistema gastrointestinal y sus condiciones relacionadas

El sistema gastrointestinal (GI por sus siglas en inglés), está formado por el tracto gastrointestinal y los órganos digestivos de ayuda (Fig. 4-21). El sistema gastrointestinal tiene las siguientes funciones: digestión, absorción y eliminación. La **digestión** es el proceso de preparar la comida física y químicamente para que pueda ser absorbida por las células. La **absorción** es la transferencia de nutrientes de los intestinos hacia las células. La **eliminación** es el proceso de expulsar desperdicios sólidos (formados por los desperdicios de comida y fluidos) que no son absorbidos por las células.

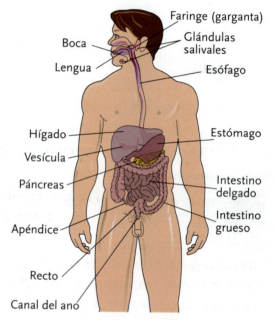

Fig. 4-21. *El sistema GI está formado por todos los órganos necesarios para digerir la comida y procesar el desecho.*

Los cambios normales por el envejecimiento incluyen los siguientes:

•   La reducción de la producción de saliva afecta la habilidad de masticar y deglutir.

•   El mal sentido del gusto puede tener como resultado poco apetito.

•   La absorción de vitaminas y minerales disminuye.

- El proceso de digestión toma más tiempo y es menos eficiente.

- Los desechos del cuerpo se mueven más despacio por los intestinos, causando estreñimiento más frecuente.

Cómo Puede Ayudar la NA

La NA debe promover tomar líquidos y consumir alimentos atractivos y nutritivos; debe brindar tiempo para comer y ayudar a que disfruten la hora de comida. La higiene bucal se debe realizar con regularidad. Las dentaduras postizas deben quedar bien y se deben limpiar con regularidad. Los residentes que tienen problemas para masticar y deglutir se encuentran en riesgo de asfixia. La NA debe ofrecer líquidos durante la comida. Los residentes deben seguir una dieta con fibra y tomar suficientes líquidos para ayudar a prevenir el estreñimiento. Los residentes deben tener oportunidad de defecar todos los días aproximadamente a la misma hora.

Observaciones y Reportes: Sistema Gastrointestinal

Observe y reporte los siguientes signos y síntomas:

- O/R Dificultad para deglutir o masticar, incluyendo problemas con las dentaduras postizas, dolor de dientes o úlceras bucales

- O/R **Incontinencia fecal** (incapacidad de controlar los intestinos, ocasionando el paso involuntario del excremento)

- O/R Aumento o pérdida de peso

- O/R Pérdida del apetito

- O/R Calambres y dolor abdominal

- O/R Diarrea

- O/R Náusea y vómito (especialmente vómito que parece café molido)

- O/R Estreñimiento

- O/R Flatulencias (gas)

- O/R Hipo o eructos

- O/R Heces fecales duras, negras o con sangre

- O/R Acidez

- O/R Mala nutrición

Estreñimiento

Estreñimiento es la incapacidad de eliminar excremento (de tener un movimiento intestinal) o la eliminación difícil, poco frecuente y, en ocasiones, dolorosa de excremento duro y seco. El estreñimiento ocurre cuando las heces fecales se mueven muy despacio por el intestino. Esto puede ser el resultado por tomar menos líquidos, mala alimentación, inactividad, medicamentos, envejecimiento, alguna enfermedad o por ignorar la necesidad de evacuar. Los signos de estreñimiento incluyen inflamación abdominal, gas, irritabilidad y no tener movimientos intestinales recientes.

El tratamiento usualmente incluye incrementar la cantidad de fibra y el consumo de líquidos, aumentar el nivel de actividad y posiblemente tomar medicamento. La documentación precisa de las eliminaciones de excremento es importante. Se puede ordenar un enema o un supositorio rectal para ayudar con el problema. Un **enema** es una cantidad específica de agua, con o sin algún aditivo, que es introducida por el colon para eliminar el excremento. Un supositorio rectal es un medicamento que se aplica por el recto para causar la defecación.

Impactación Fecal

Una impactación fecal es excremento duro atorado en el recto que no puede ser expulsado. Es el resultado de estreñimiento no aliviado. Los síntomas incluyen no defecar por varios días, escurrimiento de excremento líquido, dolores abdominales, inflamación abdominal y dolor en el recto. Cuando ocurre una impactación, una enfermera o un doctor introducirán uno o dos dedos de la mano con guantes en el recto y romperá la masa en fragmentos para que pueda pasar. La prevención de la impactación fecal incluye seguir una dieta alta en fibra, tomar suficientes líquidos, aumentar el nivel de actividad y posiblemente tomar medicamento. Las evaluaciones tempranas de estreñimiento también pueden ayudar a prevenir las impactaciones.

Hemorroides

Las hemorroides son venas agrandadas en el recto que también pueden ser visibles en la parte externa del ano. Las causas comunes de las hemorroides son el estreñimiento crónico, la obesidad, el embarazo, la diarrea crónica, el uso excesivo de laxantes y enemas, así como el esforzarse durante la defecación. Los signos y síntomas incluyen comezón rectal, ardor, dolor y sangrado durante la defecación. El tratamiento incluye aumentar el consumo de fibra y líquidos. Los medicamentos, las compresas y los baños de asiento también pueden ser usados como tratamiento. Puede ser necesario realizar una cirugía. Cuando limpie el área del ano, la NA debe tener cuidado para evitar dolor y sangrado.

Diarrea

La diarrea es la eliminación frecuente de heces fecales líquidas o semilíquidas. Los dolores abdominales, la urgencia, las náuseas y el vómito pueden acompañar la diarrea, dependiendo la causa que la origina. Las infecciones, los microorganismos en la comida y en el agua, las comidas irritantes y los medicamentos pueden causar diarrea. El tratamiento usualmente incluye medicamento, aumento en el consumo de ciertos líquidos y un cambio en la alimentación.

Enfermedad de Reflujo Gastroesofágico (GERD)

La enfermedad del reflujo gastroesofágico (GERD por sus siglas en inglés) es una condición crónica en donde el contenido líquido del estómago se regresa hacia el esófago. El ácido del estómago causa una sensación de ardor, con frecuencia llamado *acidez*, en el esófago. El líquido puede

inflamar y dañar el recubrimiento del esófago causando sangrado o úlceras. Con el tiempo, las cicatrices de tejido dañado pueden estrechar el esófago y hacer que la deglución sea difícil.

La acidez es uno de los síntomas más comunes del GERD. La acidez debe ser reportada al enfermero. La acidez y el GERD son usualmente tratadas con medicamento. Servir la cena tres o cuatro horas antes de ir a dormir puede ayudar. El residente no debe acostarse hasta que haya pasado por lo menos dos o tres horas de haber comido. Utilice almohadas adicionales para mantener el cuerpo en una posición más elevada al momento de dormir. Servir la comida más fuerte del día al mediodía, servir varias comidas pequeñas durante el día y disminuir la comida rápida, la comida grasosa y la comida condimentada también puede ayudar. Dejar de fumar y de tomar bebidas alcohólicas, así como usar ropa que no le quede apretada también pueden ayudar.

Ostomías

Una **ostomía** es una abertura creada de manera quirúrgica de un área interna del cuerpo hacia el exterior. Los términos *colostomía* e *ilestomía* se refieren a la extirpación quirúrgica de una porción de los intestinos. En un residente con una de estas ostomías, la parte final del intestino grueso es sacado del cuerpo por medio de una abertura artificial en el abdomen. Esta abertura se le llama **estoma**. El excremento, o las heces fecales, se eliminan por medio de la ostomía en lugar de realizarlo por medio del ano. Una ostomía puede ser necesaria debido a cáncer, traumatismo o algún padecimiento del intestino y puede ser temporal o permanente.

Los términos *colostomía* e *ileostomía* indican la sección del intestino que fue removida y el tipo de excremento que será eliminado. Una colostomía es una abertura creada quirúrgicamente en el intestino grueso para permitir que el excremento sea expulsado. Con una colostomía, el excremento será generalmente semisólido. Una ileostomía es una abertura creada quirúrgicamente en la parte final del intestino delgado para permitir que el excremento sea expulsado. El excremento será líquido y puede ser irritante para la piel del residente. Los residentes que han tenido una ostomía utilizan una bolsa desechable que se coloca sobre la estoma para la recolección de las heces fecales (Fig. 4-22). La bolsa está adherida a la piel con pegamento y puede ser necesario utilizar un cinturón para sujetarla.

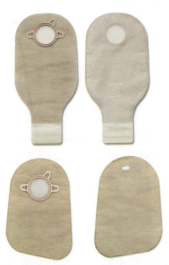

Fig. 4-22. *La fotografía superior muestra un sistema con bolsa de drenaje (reusable) para una ostomía. La fotografía inferior muestra un sistema cerrado (desechable) que se utiliza solamente una vez antes de tirarlo.* (FOTOGRAFÍAS PRESENTADAS POR CORTESÍA DE "HOLLISTER INCORPORATED", EN LIBERTYVILLE, ILLINOIS. PÁGINA DE INTERNET: WWW.HOLLISTER.COM)

Muchas personas manejan sus aparatos de ostomía por sí mismos. Si la NA debe brindar cuidado, es importante saber cuáles son las preferencias y rutinas del residente. El residente puede haber realizado este cuidado por sí mismo la mayor parte de su vida.

No todos los estados permiten que las NA brinden cuidado para las ostomías. Si las NA tienen permitido realizarlo, los empleadores deben brindar el entrenamiento. La NA debe tener cuidado al brindar el cuidado de la piel y al vaciar y limpiar o remplazar la bolsa de la ostomía cada vez que el residente evacúe. Usar guantes y lavarse las manos con cuidado es importante al brindar cuidado de ostomías. Las NA deben

enseñar el lavado de manos apropiado a los residentes con ostomías.

Puede ser necesario que el bello corporal que se encuentre cerca de la estoma sea afeitado o cortado para prevenir irritación de la piel. De ser así, el afeitado debe realizarse en una dirección, alejándose de la estoma, una vez que la piel está limpia. Las NA deben seguir las políticas sobre el cuidado de ostomías.

Derechos de los Residentes

Ostomías

Muchos residentes con ostomías sienten que han perdido control de una función básica del cuerpo y pueden sentirse avergonzados o molestos por la ostomía. Las NA deben ser comprensivas, apoyar a los residentes y siempre brindar privacidad al momento de realizar el cuidado para la ostomía.

El cuidado de una ostomía

Equipo: protector de cama desechable, sábana de baño, sistema de bolsa limpia para la ostomía, cinturón (de ser necesario), toallitas húmedas desechables (especiales para el cuidado de las ostomías), vasija con agua tibia, toallita de tela, 2 toallas, bolsa de plástico, guantes.

1. Identifíquese por su nombre. Identifique al residente de acuerdo con las políticas de la institución.
   El residente tiene el derecho de conocer la identidad de su proveedor de cuidado. Identificar al residente por su nombre muestra respeto y establece la identificación correcta.

2. Lávese las manos.
   Provee control de infecciones.

3. Explique el procedimiento al residente. Hable de manera clara, lenta y directa. Mantenga contacto de cara a cara cuando sea posible.
   Promueve el entendimiento y la independencia.

4. Brinde privacidad al residente con cortinas, biombos o puertas.
   Mantiene los derechos del residente de privacidad y dignidad.

5. Ajuste la cama a un nivel seguro para trabajar, usualmente a la altura de la cintura. Ponga el freno a las llantas de la cama.
    Previene que usted y el residente se lesionen.

6. Póngase los guantes.
    Provee control de infecciones.

7. Coloque el protector de cama debajo del residente. Cubra al residente con una sábana de baño. Jale hacia abajo las sábanas y cobijas superiores. Ponga al descubierto solamente el lugar de la ostomía. Ofrezca al residente una toalla para mantener la ropa seca.
    Mantiene los derechos del residente de privacidad y dignidad.

8. Desabroche el cinto para la ostomía, si se utiliza. Remueva la bolsa de la ostomía con mucho cuidado. Colóquela en una bolsa de plástico. Revise el color, el olor, la consistencia y la cantidad de excremento en la bolsa.
    Los cambios en el excremento pueden indicar que existe un problema.

9. Limpie el área alrededor de la estoma con las toallitas húmedas desechables especiales para ostomías. Deseche las toallitas en la bolsa de plástico.

10. Utilizando una toallita de tela y agua tibia, lave el área hacia una sola dirección, alejándose de la estoma (Fig. 4-23). Enjuague y seque con palmaditas suaves utilizando otra toalla.
    Mantener la piel limpia y seca previene problemas de la piel.

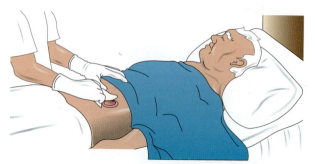

Fig. 4-23. *Limpie el área suavemente, alejándose de la estoma.*

11. Coloque la bolsa limpia de drenaje para la ostomía en el residente. Sosténgala en el lugar apropiado y séllela bien. Asegúrese que la parte inferior de la bolsa se encuentre sujetada.

12. Quite el protector de cama desechable y tírelo. Coloque la ropa de cama sucia en el contenedor apropiado. Tire la bolsa de plástico apropiadamente.

13. Quítese los guantes y tírelos.

14. Lávese las manos.
    Provee control de infecciones.

15. Regrese la cama al nivel más bajo. Remueva las medidas de privacidad.
    Bajar la cama brinda seguridad.

16. Coloque el botón de llamadas al alcance del residente.
    El botón de llamadas permite que el residente se comunique con el personal, cuando sea necesario.

17. Reporte a la enfermera cualquier cambio en el residente. Anote cualquier cambio en la estoma y en el área que lo rodea. Una estoma normal está roja y húmeda y se ve como el recubrimiento de la boca. Llame a la enfermera si la estoma está muy roja o azul o si presenta inflamación o sangrado. Reporte cualquier signo de problemas con la piel en el área alrededor de la estoma.

18. Documente el procedimiento usando la guía de procedimientos de la institución.
    Si usted no documenta el cuidado que brindó, legalmente no pasó.

8. Describir el sistema endocrino y sus condiciones relacionadas

El sistema endocrino está formado por glándulas que se encuentran en diferentes áreas del cuerpo (Fig. 4-24). Las **glándulas** son órganos que producen y secretan sustancias químicas llamadas hormonas. Las **hormonas** son sustancias químicas creadas por el cuerpo que controlan muchos de los procesos del cuerpo. Las hormonas son transportadas por la sangre hacia varios órganos. Las funciones del sistema endocrino son las siguientes:

* Mantener la homeostasis por medio de la secreción de hormonas.

* Influenciar el crecimiento y el desarrollo.

* Mantener los niveles de azúcar en la sangre.

* Regular los niveles de calcio y fosfato en el cuerpo.

* Regular la habilidad del cuerpo de reproducirse.

* Determinar la rapidez con que las células queman alimentos para obtener energía.

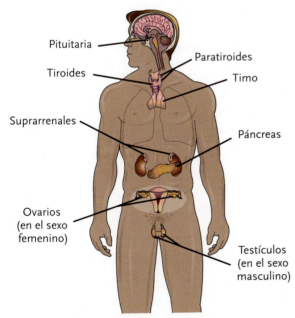

Pituitaria
Paratiroides
Tiroides
Timo
Suprarrenales
Páncreas
Ovarios (en el sexo femenino)
Testículos (en el sexo masculino)

Fig. 4-24. El sistema endocrino incluye órganos que producen hormonas que regulan los procesos del cuerpo.

Los cambios normales por el envejecimiento incluyen los siguientes:

* Los niveles de hormonas, como el estrógeno y la progesterona, disminuyen.

* La producción de la insulina disminuye.

* El cuerpo es menos capaz de manejar el estrés.

Cómo Puede Ayudar la NA

La NA debe promover la nutrición apropiada y tratar de eliminar o reducir los factores estresantes. Los *factores estresantes* son cualquier cosa que causa estrés. El ejercicio puede ayudar a reducir el estrés y se debe motivar a que lo hagan. La NA también puede ayudar escuchando a los residentes.

Observaciones y Reportes: Sistema Endocrino

Observe y reporte los siguientes signos y síntomas:

O/R Dolor de cabeza

O/R Debilidad

O/R Visión borrosa

O/R Mareos

O/R Irritabilidad

O/R Sudoración/transpiración excesiva

O/R Cambio en el comportamiento "normal"

O/R Confusión

O/R Cambios en la movilidad

O/R Cambios en la sensación

O/R Adormecimiento u hormigueo en los brazos o piernas

O/R Pérdida o aumento de peso

O/R Pérdida o aumento del apetito

O/R Incremento de la sed

O/R Orinar con frecuencia o cualquier cambio en la orina

O/R Hambre

O/R Piel seca

O/R Problemas con la piel

O/R Aliento dulce o frutal

O/R Pereza o fatiga

O/R Hiperactividad

Diabetes

La diabetes mellitus, comúnmente llamada **diabetes**, ocurre cuando el páncreas no produce insulina, produce muy poca insulina o no la utiliza apropiadamente. La **insulina** es una hormona que trabaja para mover la **glucosa**, o el azúcar natural, de la sangre hacia las células para usarla como energía para el cuerpo. Sin la insulina para procesar la glucosa, estos azúcares son recolectados en la sangre y no pueden llegar a las células. Esto causa problemas con la circulación y puede dañar órganos vitales.

La diabetes es común en las personas con historia familiar de esta enfermedad, en los ancianos y en las personas que son obesas. La diabetes es una enfermedad crónica que tiene dos tipos principales: tipo 1 y tipo 2.

La diabetes tipo 1 es usualmente diagnosticada en niños y adultos jóvenes. En este tipo de diabetes, el páncreas no produce nada o muy poca insulina. La condición continuará durante toda la vida de la persona. La diabetes tipo 1 es controlada con inyecciones diarias de insulina o con una bomba de insulina y una dieta especial. Se deben realizar exámenes de glucosa en la sangre con regularidad.

La diabetes tipo 2 es la forma de diabetes más común. En este tipo de diabetes, el cuerpo no produce suficiente insulina o el cuerpo no la utiliza apropiadamente. A esto se le conoce como *resistencia a la insulina*. La diabetes tipo 2 comúnmente se desarrolla de manera lenta y es un tipo de diabetes más leve. Típicamente se desarrolla después de los 35 años de edad. El riesgo de tenerla incrementa con la edad; sin embargo, el número de niños con diabetes tipo 2 está aumentando rápidamente.

La diabetes tipo 2 ocurre, con frecuencia, en personas obesas o con historial familiar de dicha enfermedad. Usualmente, puede ser controlada con dieta y/o con medicamentos por vía oral. Los niveles de glucosa en la sangre deben revisarse con regularidad.

La **prediabetes** ocurre cuando los niveles de glucosa en la sangre de una persona se encuentran por arriba de lo normal, pero no son lo suficientemente altos para diagnosticar diabetes tipo 2. Estudios indican que se puede estar presentando algún tipo de daño al cuerpo, especialmente al corazón y al sistema circulatorio, durante la prediabetes.

Las mujeres embarazadas que nunca han tenido diabetes antes, pero que tienen un nivel alto de glucosa en la sangre durante el embarazo se dice que tienen **diabetes gestacional**.

Las personas con diabetes pueden tener los siguientes signos y síntomas:

- Sed excesiva

- Hambre excesiva

- Orina frecuente

- Pérdida de peso inexplicable

- Altos niveles de azúcar en la sangre

- Glucosa en la orina

- Cambios repentinos en la visión

- Hormigueo o adormecimiento de las manos o de los pies

- Sentirse muy cansado la mayoría del tiempo

- Piel muy seca

- Lesiones que tardan para sanar

- Más infecciones de lo normal

La diabetes puede causar complicaciones adicionales:

- Cambios en el sistema circulatorio pueden causar ataques al corazón, embolias, circulación reducida, mala cicatrización de heridas y daños a los nervios y al riñón.

- Los daños a los ojos pueden causar pérdida de la visión y ceguera.

- La mala circulación y los problemas con la sanación de heridas pueden causar úlceras en los pies y piernas, heridas infectadas y gangrena. La gangrena puede tener como resultado amputación.

- La reacción a la insulina y la cetoacidosis diabética pueden ser complicaciones serias de la diabetes. El capítulo 2 tiene más información sobre este tema.

La diabetes se debe controlar cuidadosamente para prevenir complicaciones y enfermedades severas.

Guía de Procedimientos: Diabetes

G   Siga las instrucciones de la dieta de manera exacta. La ingestión de carbohidratos, incluyendo pan, papa, granos, pastas y azúcares debe estar regulada. Los alimentos deben ser consumidos a la misma hora todos los días. El residente debe comerse todo lo que se le sirve. Si un residente no se come lo que le sirvieron o si usted sospecha que no está siguiendo la dieta, informe a la enfermera.

G   Anime al residente a seguir su programa de ejercicio. Realizar ejercicio con regularidad es importante. El ejercicio afecta la rapidez en que el cuerpo utiliza la comida y también mejora la circulación. El ejercicio puede incluir caminar o realizar otras actividades, así como realizar los ejercicios pasivos del arco de movimiento. Ayude con el ejercicio como sea necesario. Sea positivo y trate de hacerlo divertido. Una caminata puede realizarse como una asignación o puede ser lo más importante del día.

G   Observe el manejo de la insulina del residente. Las dosis están calculadas de manera exacta y se brindan a la misma hora, todos los días. Las NA no tienen permitido inyectar insulina, pero necesitan saber a qué hora los residentes toman su insulina y a qué hora se deben servir las comidas. Debe existir un balance entre el nivel de insulina y el consumo de alimentos.

G   Realice las pruebas de sangre cómo se indiquen. El examen para medir el nivel de glucosa en la sangre que se toma en el dedo es un tipo de examen que se puede utilizar para revisar el nivel de azúcar en la sangre. Este es un examen sencillo que se realiza perforando rápidamente la yema del dedo y colocando la sangre en una tira desechable químicamente activa. La tira se inserta en un medidor de glucosa para la sangre, la cual es una máquina especial para monitorear la glucosa (Fig. 4-25). Esta tira indicará el resultado. En algunas ocasiones, el plan de cuidado especificará realizar una prueba diaria de la sangre para revisar los niveles de insulina. No todos los estados del país permiten que las NA hagan esto. Conozca las reglas que aplican en el estado donde usted se encuentra. Su institución le dará entrenamiento si tiene permitido realizar esta prueba. Use guantes cuando ayude con el monitoreo de la glucosa. Los sistemas de monitoreo continuo de glucosa son una tecnología más nueva, los cuales incluyen un sensor portátil que envía datos de manera inalámbrica a un dispositivo o teléfono inteligente. En algunas ocasiones, puede ser necesario confirmar las lecturas de estos sistemas con un examen de sangre en el dedo.

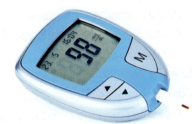

Fig. 4-25. *Existen diferentes tipos de equipo para medir los niveles de glucosa en la sangre.*

G   El cuidado apropiado de los pies es de vital importancia para las personas con diabetes. Brinde cuidado de los pies como se indica. Debido a que la diabetes causa mala circulación, una pequeña úlcera en la pierna o pie puede crecer hasta llegar a una herida grande que no pueda sanar. Esto puede tener como resultado amputación. El buen cuidado de los pies, incluyendo inspecciones diarias y regulares es muy importante. Las metas del cuidado de los pies de una persona diabética son revisar si tiene irritación o úlceras, promover la circulación de la sangre y prevenir infecciones.

G   Anime a los residentes a utilizar zapatos cómodos con buen soporte y que les queden bien para que no lastimen sus pies. Los zapatos hechos de material que respire, como piel, algodón o lona, ayudan a prevenir la acumulación de humedad. Para evitar las lesiones en los pies, los residentes nunca deben estar descalzos. Las calcetas o calcetines hechos con fibras naturales como algodón o lana son los mejores porque absorben el sudor. Las calcetas o calcetines no deben quedar muy apretados. Las NA no deben cortar las uñas de los dedos de los pies. Únicamente una enfermera o un doctor deben hacerlo.

9. Describir el sistema reproductor y sus condiciones relacionadas

El sistema reproductor está formado por los órganos reproductores, los cuales son diferentes en hombres y mujeres (Fig. 4-26 y Fig. 4-27). El sistema reproductor humano permite que los seres humanos se puedan **reproducir**, o crear nueva vida humana. La reproducción inicia cuando las células sexuales femeninas y masculinas (esperma y óvulo) se unen. Estas células sexuales se forman en las glándulas sexuales masculinas y femeninas y se llaman **gónadas**.

Para los hombres, la función del sistema reproductor es producir esperma y la hormona masculina de testosterona. Para las mujeres, el sistema reproductor produce óvulos (huevos) y las hormonas femeninas de estrógeno y progesterona. También brinda un ambiente para el

desarrollo de un feto y produce leche para la alimentación de un bebe después del nacimiento.

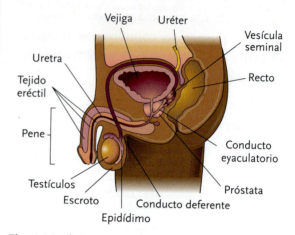

Fig. 4-26. *El sistema reproductor masculino.*

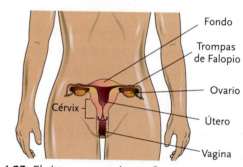

Fig. 4-27. *El sistema reproductor femenino.*

Los cambios normales por el envejecimiento del sexo masculino incluyen lo siguiente:

* La producción de esperma disminuye.

* La glándula de la próstata se agranda, lo que puede interferir al orinar.

Los cambios normales por el envejecimiento del sexo femenino incluyen lo siguiente:

* La menstruación termina. La menopausia es el término de la menstruación; ocurre cuando una mujer no ha tenido periodos menstruales por 12 meses.

* Una disminución del estrógeno puede tener como resultado una pérdida de calcio, ocasionando huesos frágiles y, potencialmente, osteoporosis.

* Las paredes vaginales se vuelven más secas y delgadas.

Cómo Puede Ayudar la NA

Las necesidades y los deseos sexuales continúan durante la vejez. La NA debe brindar privacidad para la actividad sexual cuando sea necesario; debe respetar las necesidades sexuales de los residentes y nunca juzgar cualquier comportamiento sexual. Sin embargo, cualquier comportamiento que haga sentir a la NA incómoda o que parezca ser inapropiado debe ser reportado. El comportamiento inapropiado no es un signo normal del envejecimiento y podría ser un signo de enfermedad.

Observaciones y Reportes: Sistema Reproductor

Observe y reporte los siguientes signos y síntomas:

O/R Malestar o dificultad al orinar

O/R Secreciones del pene o vagina

O/R Inflamación de los genitales

O/R Sangre en la orina o en el excremento

O/R Cambios en el pecho, incluyendo tamaño, forma, nódulos o secreciones de los pezones

O/R Úlceras en los genitales

O/R Enrojecimiento o sarpullido en los genitales

O/R Comezón genital

O/R Reportes del residente de disfunción eréctil (ED por sus siglas en inglés) (problemas para tener o mantener una erección)

O/R Reportes del residente sobre relaciones sexuales dolorosas

Vaginitis

La vaginitis es una inflamación de la vagina que puede ser causada por bacterias, protozoos (organismos unicelulares) u hongos (hongo vaginal). También puede ser causada por cambios hormonales después de la menopausia. Las mujeres que tienen vaginitis presentan un desecho vaginal blanco, lo cual es acompañado por comezón y sensación de ardor. Estos síntomas se deben reportar de inmediato al enfermero. El tratamiento de la vaginitis incluye medicamento oral, así como cremas vaginales o supositorios.

Hipertrofia Prostática Benigna (BPH)

La hipertrofia prostática benigna es una enfermedad que es común en los hombres mayores de 60 años. La próstata se agranda y causa presión en la uretra. Esta presión tiene como resultado orinar con frecuencia, escurrimiento de orina y dificultad para iniciar el flujo de la orina. La retención urinaria (orina que se queda en la vejiga) también puede ocurrir causando infecciones del tracto urinario. La orina también puede regresar a los uréteres y a los riñones causando daños a estos órganos. El medicamento o la cirugía se pueden utilizar para tratar esta enfermedad. También hay una prueba disponible para detectar el cáncer de la próstata. Conforme los hombres envejecen, el riesgo de tener cáncer de próstata se incrementa. Este tipo de cáncer avanza lentamente y responde al tratamiento si se detecta en las etapas iniciales.

Derechos de los Residentes

Privacidad y Expresión Sexual

Los residentes tienen el derecho de expresión y libertad sexual. Los residentes tienen el derecho de privacidad y de satisfacer sus necesidades sexuales.

10. Describir los sistemas inmune y linfático y sus condiciones relacionadas

El sistema inmune protege al cuerpo de microorganismos, virus y bacterias que causan enfermedades; esta protección se brinda de dos maneras. La inmunidad no específica protege al cuerpo contra enfermedades en general. La inmunidad específica protege al cuerpo contra una enfermedad en particular que invade al cuerpo en determinado momento.

El sistema linfático elimina el exceso de líquidos y productos de desecho de los tejidos del cuerpo. También ayuda a que el sistema inmune luche contra infecciones. Se relaciona muy de cerca con el sistema inmune y con el sistema circulatorio. El sistema linfático consiste en vasos linfáticos y capilares linfáticos por donde circula un fluido llamado *linfa* (Fig. 4-28). Linfa es un fluido amarillento transparente que transporta a las células que luchan contra las enfermedades, llamadas linfocitos.

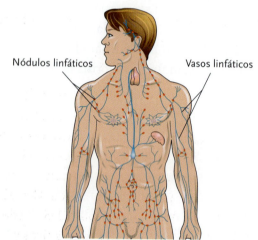

Fig. 4-28. *Los nódulos linfáticos trabajan para luchar contra las infecciones y están localizados por todo el cuerpo.*

Los cambios normales por el envejecimiento incluyen lo siguiente:

- El sistema inmune se debilita aumentando el riesgo de contraer todo tipo de infecciones.

- Puede tomar más tiempo para que una persona se recupere de una enfermedad.

- El número y el tamaño de los nódulos linfáticos disminuye, teniendo como resultado que el cuerpo sea menos capaz de producir una fiebre para luchar contra la infección.

- La respuesta ante las vacunas disminuye.

Cómo Puede Ayudar la NA

Los factores que debilitan el sistema inmune incluyen no dormir suficiente, mala nutrición, enfermedades crónicas y estrés. Prevenir infecciones es importante. La NA debe lavarse las manos con frecuencia y mantener el ambiente del residente limpio.

Ella puede ayudar con la higiene personal como sea necesario. La nutrición apropiada y el consumo de líquidos deben ser promovidos. Un ligero aumento en la temperatura puede indicar que un residente está luchando contra una infección. La NA debe medir los signos vitales de manera precisa.

Observaciones y Reportes: Sistema Inmune y Linfático

Observe y reporte los siguientes signos y síntomas:

- %R Infecciones recurrentes (como neumonía, fiebre y diarrea)

- %R Inflamación de los nódulos linfáticos

- %R Aumento de la fatiga

HIV y AIDS

El Síndrome de Inmunodeficiencia Adquirida (AIDS por sus siglas en inglés) es una enfermedad causada por el virus humano de inmunodeficiencia (HIV por sus siglas en inglés). El virus HIV ataca el sistema inmune del cuerpo humano y gradualmente lo deshabilita e incapacita. El AIDS es causado por adquirir el virus HIV por medio de sangre o fluidos corporales de una persona infectada. AIDS es la etapa final de la infección HIV, donde las infecciones, los tumores y varios síntomas aparecen debido a un sistema inmune debilitado que no puede luchar contra las infecciones. Pueden pasar años para que el virus HIV se desarrolle en AIDS; sin embargo, no todas las personas que tienen el virus HIV tendrán AIDS. El virus HIV es una enfermedad que se transmite sexualmente. También se transmite por la sangre y por compartir agujas con una persona infectada.

En general, el virus HIV afecta al cuerpo en diferentes etapas. La primera etapa presenta síntomas como los de la influenza con fiebre, dolores musculares, tos, fatiga y glándulas linfáticas inflamadas. Estos son signos de que el sistema inmune está luchando contra la infección. Conforme la infección empeora, el sistema inmune reacciona de manera excesiva, atacando no sólo al virus, sino también al tejido normal.

Cuando el virus debilita al sistema inmune durante las etapas tardías, se puede presentar un grupo de problemas que incluye infecciones, tumores y síntomas del sistema nervioso central. Nada de esto ocurriría si el sistema inmune estuviera sano. Esta etapa de la enfermedad se conoce como AIDS. El diagnóstico de AIDS se realiza cuando el conteo de los linfocitos CD4+ de una persona (un tipo de célula sanguínea blanca) es de 200 o menos. En las últimas etapas del AIDS, los daños al sistema nervioso central pueden causar pérdida de la memoria, mala coordinación, parálisis y confusión. A estos síntomas en conjunto se les conoce como *demencia compleja de AIDS.*

Los siguientes son signos y síntomas HIV/AIDS:

- Síntomas parecidos a los de la influenza, incluyendo fiebre, tos, debilidad y fatiga severa o constante

- Pérdida del apetito

- Pérdida de peso

- Sudoración nocturna

- Hinchazón de los nódulos linfáticos en el cuello, axilas o ingles

- Diarrea severa

- Tos seca

- Erupciones en la piel

- Puntos blancos dolorosos en la boca o en la lengua

- Herpes labial o fuegos en los labios y úlceras blancas planas en la boca

- Verrugas en la piel y en la boca, que parecen coliflores

- Encías que están inflamadas y que sangran

- Moretones que no desaparecen

- Baja resistencia a infecciones, especialmente a la neumonía, pero también a la tuberculosis, herpes, infecciones por bacterias y hepatitis

- Sarcoma de Kaposi, una forma de cáncer en la piel que aparece como lesiones moradas, rojas o cafés en la piel

- Neumonía por *neumocistis jiroveci*, una infección en los pulmones

- Demencia compleja de AIDS

Las infecciones, como neumonía, tuberculosis o hepatitis invaden el cuerpo cuando el sistema inmune se encuentra débil y no puede defenderse. Estas enfermedades empeoran con el AIDS, debilitando el sistema inmune aún más. El tratamiento de estas infecciones es difícil. Con el paso del tiempo, una persona con AIDS puede desarrollar resistencia a ciertos antibióticos y estas infecciones pueden causarle la muerte.

No existe vacuna para prevenir la enfermedad, aunque existen tratamientos recientemente nuevos que han curado a un pequeño número de personas con HIV, los cuales continúan siendo tratamientos experimentales y no se encuentran disponibles ampliamente. Las personas que están infectadas con el virus HIV reciben tratamiento con medicamentos que retrasan el avance de la enfermedad; sin embargo, sin el medicamento, una resistencia debilitada para luchar contra las infecciones puede causar AIDS y eventualmente la muerte.

Una combinación de medicamentos puede ayudar a que las personas con HIV vivan más tiempo. Los medicamentos se deben tomar en el momento preciso y tienen muchos efectos secundarios desagradables. Para algunas personas, el medicamento no funciona tan bien como para otras. Otros aspectos del tratamiento del virus HIV incluyen el alivio de síntomas y la prevención de infecciones.

Guía de Procedimientos: HIV y AIDS

G Siga las precauciones estándares además de las precauciones basadas en la transmisión, si así se ordena.

G Las personas con el sistema inmune débil son más propensas a infecciones. Lave sus manos con frecuencia y mantenga todo limpio.

G La pérdida involuntaria de peso ocurre en casi todas las personas que desarrollan AIDS. Los alimentos altos en proteínas, altos en calorías y con alto contenido de nutrientes pueden ayudar a mantener un peso saludable.

G Algunas personas con HIV/AIDS pierden el apetito y tienen problemas para comer. Anime a estos residentes a relajarse antes de comer y a que coman en un lugar placentero. Deben servirse comidas que sean familiares y que sean las favoritas del residente. Reporte a la enfermera la pérdida del apetito y los problemas para comer. Si la falta de apetito continua, el doctor puede recetar un estimulante para el apetito.

G Los residentes que tienen infecciones en la boca pueden necesitar alimentos que sean bajos en ácidos y que no estén fríos ni calientes. Los condimentos picosos se deben quitar. Las comidas suaves o hechas puré pueden ser más fáciles de deglutir. Las comidas líquidas y las bebidas fortificadas pueden ayudar a disminuir el dolor por masticar. Los enjuagues de agua tibia pueden aliviar el dolor de las lesiones en la boca. Es vital mantener un buen cuidado bucal.

G Una persona que tiene náuseas o vómitos debe consumir comidas pequeñas frecuentes y debe comer despacio. Debe evitar consumir alimentos altos en grasas y condimentos y seguir una dieta suave y blanda. Las comidas frías que tienen poco olor usualmente son más fáciles de comer que las calientes. Los residentes deben tomar líquidos entre comidas. El consumo apropiado de líquidos para balancear la pérdida de líquidos es importante.

G Los residentes con diarrea moderada pueden necesitar ingerir comidas pequeñas frecuentes que sean bajas en grasa, fibra y productos lácteos. La diarrea rápidamente reduce los líquidos del cuerpo, por lo que es necesario remplazar los fluidos. Una buena rehidratación de líquidos incluye consumir agua, jugos, sodas sin cafeína y caldos. Las bebidas con cafeína deben evitarse.

G El adormecimiento, el hormigueo y el dolor en los pies y en las piernas son usualmente tratados con medicamento. Utilizar zapatos suaves y flojos puede ser de mucha ayuda. Si las sábanas causan dolor, un armazón de cama puede evitar que las sábanas y las cobijas se apoyen sobre los pies y las piernas.

G Brinde apoyo emocional, así como cuidado físico. Los residentes con HIV/AIDS pueden tener ansiedad y depresión. Además, frecuentemente sufren de las críticas de la familia, amigos y de la sociedad. Algunas personas se culpan a sí mismos por su enfermedad. Las personas con HIV/AIDS pueden tener mucho estrés y sentir incertidumbre sobre su enfermedad, el cuidado de su salud y sus finanzas. También pueden haber perdido amigos que hayan muerto por AIDS. Escuche con atención a los residentes para entender sus necesidades. Esto es parte de brindar un cuidado centrado en la persona. Trate a los residentes con respeto. Ayude a brindarles el apoyo emocional que necesitan. Los residentes con esta enfermedad necesitan apoyo de los demás. Este apoyo puede venir de familiares, amigos, grupos comunitarios, grupos religiosos, grupos de apoyo y del equipo de cuidado.

G El alejamiento de los demás, el evitar realizar las tareas, así como la lentitud mental son síntomas iniciales de la infección de HIV. El medicamento también puede causar efectos secundarios de este tipo. La demencia compleja de AIDS puede causar síntomas mentales mayores. También se puede presentar debilidad en los músculos y pérdida del control de los músculos, haciendo que las caídas sean un riesgo. Los residentes necesitarán un ambiente seguro y mucha supervisión al realizar las ADL.

Cáncer

El cáncer es un término general utilizado para describir una enfermedad donde células anormales crecen de manera descontrolada. El cáncer usualmente ocurre en la forma de un tumor o de varios tumores que crecen sobre o dentro del cuerpo. Un **tumor** es un grupo de células que crecen de manera anormal. Los tumores benignos no son considerados cancerosos y usualmente crecen de manera lenta en áreas locales. Los tumores malignos son cancerosos, pueden crecer rápidamente e invaden el tejido circundante.

El cáncer invade tejido local y puede esparcirse hacia otras partes del cuerpo. Cuando se propaga del lugar donde apareció inicialmente, puede afectar otros sistemas del cuerpo. En general, el tratamiento es más difícil y el cáncer es más mortal después de que esto ha ocurrido. El cáncer aparece con frecuencia primero en el pecho, colon, recto, útero, próstata, pulmones o piel. No existe una cura para el cáncer, pero hay algunos tratamientos que son efectivos.

Las causas conocidas del cáncer incluyen las siguientes:

- Factores genéticos
- Uso de tabaco
- Uso de alcohol
- Mala alimentación
- Obesidad
- Falta de actividad física
- Ciertas infecciones
- Exposición ambiental, como la radiación
- Exposición a la luz solar

Cuando se diagnostica en las etapas iniciales, el cáncer, con frecuencia, puede ser controlado. La Asociación Americana del Cáncer ha identificado algunos signos de advertencia del cáncer:

- Pérdida de peso inexplicable
- Fiebre
- Fatiga
- Dolor
- Cambios en la piel, como un cambio en el color de la piel
- Cambios en las funciones de la vejiga o de los intestinos
- Úlceras que no sanan
- Sangrado o desecho inusual
- Ensanchamiento o abultamiento en el pecho, testículos o en otras partes del cuerpo
- Indigestión o dificultad para deglutir
- Un lunar nuevo o el cambio reciente en la apariencia de una verruga, mancha o lunar
- Tos molesta o ronquera persistente

Las personas con cáncer pueden vivir más tiempo y, en ocasiones, pueden recuperarse si son tratados en las etapas iniciales. Los tratamientos incluyen, cirugía, quimioterapia, terapia de radiación (radioterapia), terapia dirigida, inmunoterapia y terapia de hormonas.

Guía de Procedimientos: Cáncer

G Cada caso es diferente. El cáncer es un término general que hace referencia a muchas situaciones diferentes. Los residentes pueden vivir muchos años o sólo unos cuantos meses. El tratamiento afecta a cada persona de manera diferente. No realice suposiciones sobre la condición de un residente.

G Los residentes pueden querer hablar o pueden evitar hablar sobre el tema. Respete las necesidades de cada residente. Sea honesto y nunca diga: "todo estará bien". Sea sensible, recuerde que el cáncer es una enfermedad y que la causa es desconocida. Tenga una actitud positiva.

G Una nutrición apropiada es importante para los residentes con cáncer. Siga con cuidado el plan de cuidado. Los residentes frecuentemente tienen poco apetito. Promueva una variedad de comidas con porciones pequeñas. Los suplementos nutricionales líquidos pueden utilizarse además de la comida, pero no en lugar de la comida. Si las náuseas o la inflamación es un problema, los alimentos como la sopa, la gelatina o los almidones pueden ser apetitosos para el residente. Utilice utensilios de plástico para un residente que recibe quimioterapia, ya que ayuda a mejorar el sabor de la comida. Los utensilios de metal pueden causar un sabor amargo.

G El cáncer puede causar mucho dolor, especialmente en las últimas etapas. Observe signos de dolor (revise el capítulo 7) y repórteselos al enfermero. Ayude con las medidas de comodidad, como cambiar la posición del residente, conversar, escuchar música o leer. Reporte si el dolor parece ser incontrolable.

G Brinde masajes en la espalda para comodidad y para incrementar la circulación. Para los residentes que pasan muchas horas en la cama, moverlos a una silla durante un rato también puede mejorar la comodidad. Los residentes que están débiles o inmóviles necesitan ser reacomodados al menos cada dos horas.

G Revise la piel con frecuencia para ayudar a prevenir úlceras por presión. Mantenga la piel limpia y seca. Utilice cremas humectantes sobre la piel seca o delicada. No aplique crema en áreas que reciben terapia de radiación. No remueva las marcas que se utilizan en la terapia de radiación. Siga cualquier instrucción especial sobre el cuidado de la piel (por ejemplo: no utilizar compresas calientes o frías, no utilizar jabón o cosméticos, no utilizar medias apretadas).

G Ayude a los residentes a cepillarse los dientes con regularidad. Los medicamentos, las náuseas, los vómitos o las infecciones de la boca pueden causar dolor y un mal sabor de boca. Usted puede ayudar utilizando un cepillo de dientes suave, enjuagando con bicarbonato de sodio y agua o utilizando un enjuague bucal recetado. No utilice enjuague bucal comercial. Para los residentes que tienen úlceras en la boca, utilice palitos con algodón, en lugar de cepillo de dientes. Tenga cuidado cuando brinde higiene bucal.

G Las personas con cáncer pueden tener una mala imagen de ellos mismos porque están débiles y porque su apariencia ha cambiado; por ejemplo, la pérdida del cabello es un efecto secundario muy común de la quimioterapia. Ayude a los residentes a arreglarse, si así lo desean.

G Si los visitantes ayudan a animar al residente, promueva las visitas y no interrumpa. Si algunas horas del día son mejores que otras, sugiera esas horas para la vista. Para una persona con cáncer puede ser de mucha ayuda pensar en algo diferente por un momento. Busque otros temas y conozca los intereses de los residentes. Reporte cualquier signo de depresión.

G   Tener un familiar con cáncer puede ser muy difícil. Esté atento ante las necesidades que no se estén cumpliendo o al estrés creado por la enfermedad.

G   Reporte cualquiera de lo siguiente a la enfermera:

- Aumento de fatiga o debilidad
- Pérdida de peso, cambios en el apetito
- Náuseas, vómito o diarrea
- Desmayos
- Signos de depresión
- Confusión o cambios en el estatus mental
- Sangre en el excremento, en la orina o en la boca
- Cambios en la piel, abultamientos, úlceras o sarpullido nuevos
- Aumento del dolor o dolor que no se quita

Los recursos de la comunidad para los residentes que están enfermos se encuentran al final del Capítulo 3.

5

Confusión, Demencia y la Enfermedad de Alzheimer

1. Explicar confusión y delirio

Confusión es la incapacidad de pensar clara y lógicamente. Una persona confundida tiene problemas para enfocar su atención y puede sentirse desorientada. La confusión interfiere con la habilidad de tomar decisiones. La personalidad puede cambiar, es posible que la persona no sepa su nombre ni la fecha; que no pueda reconocer a otras personas, ni saber en dónde se encuentra. Una persona confundida puede estar enojada, deprimida o irritable.

La confusión puede presentarse de manera repentina o gradual y puede ser temporal o permanente. La confusión es más común en los adultos mayores y puede ocurrir cuando la persona está en el hospital. Algunas de las causas de la confusión incluyen lo siguiente:

- Infección del tracto urinario (UTI por sus siglas en inglés)
- Bajo nivel de azúcar en la sangre
- Golpes o lesiones en la cabeza
- Deshidratación
- Problemas de nutrición
- Fiebre
- Disminución repentina de la temperatura corporal
- Falta de oxígeno
- Medicamentos
- Infecciones
- Tumor en el cerebro
- Enfermedades o padecimientos
- Falta de sueño
- Convulsiones

Guía de Procedimientos: Confusión

G No deje solo a un residente confundido.

G Manténgase tranquilo. Brinde un ambiente tranquilo.

G Hable con un tono de voz más bajo. Hable de manera clara y pausada.

G Preséntese con el residente cada vez que lo vea.

G Recuerde al residente dónde se encuentra, cuál es su nombre y cuál es la fecha. Un calendario le puede ayudar.

G Explique lo que usted va a hacer, utilizando instrucciones sencillas.

G Tenga paciencia. No apresure al residente.

G Hable con los residentes sobre los planes del día. Seguir una rutina puede ayudar.

G Promueva el uso de anteojos y aparatos de asistencia auditiva. Asegúrese de que estén limpios y que no estén dañados.

G Promueva el cuidado por sí mismo y la independencia.

G   No deje productos de limpieza o productos de cuidado personal en donde el residente pueda tomarlos. Una persona que está confundida puede tratar de comerse o tomarse estos productos.

G   Reporte sus observaciones al enfermero.

El **delirio** es un estado severo de confusión que ocurre de manera repentina y usualmente es temporal. Las posibles causas incluyen infecciones, enfermedades, desequilibrio de líquidos y mala nutrición. Las drogas y el alcohol también pueden causar delirio. Los signos y síntomas incluyen los siguientes:

- Inquietud
- Enojo
- Depresión
- Irritabilidad
- Desorientación
- Problemas para enfocarse
- Problemas para hablar
- Cambios en la sensación y en la percepción
- Cambios en el conocimiento
- Disminución de la memoria a corto plazo

Las NA deben reportar estos signos y síntomas a la enfermera. La meta del tratamiento es controlar o revertir la causa. El cuidado de emergencia puede ser necesario, así como pasar tiempo en un hospital.

Confusión y Delirio

Cuando se comunique con una persona que está confundida o desorientada, la NA debe:

- Mantener la voz baja y no gritar.
- Usar el nombre de la persona y hablar de manera clara y utilizando frases sencillas.
- Usar expresiones faciales y lenguaje corporal para ayudar a que la persona entienda.
- Reducir las distracciones del ambiente, como bajar el volumen de la televisión.
- Ser amable y tratar de reducir miedos.

2. Describir la demencia y explicar la enfermedad de Alzheimer

Con el envejecimiento, se puede perder parte de la habilidad para pensar de manera lógica y clara. A esta habilidad se le llama **cognición**. Cuando algo de esta habilidad se pierde, se dice que la persona tiene **deficiencia cognitiva**. Qué tanta habilidad se pierde, depende mucho de la persona. La deficiencia cognitiva afecta la concentración y la memoria. Los residentes de la tercera edad pueden perder los recuerdos de eventos recientes; lo cual puede ser frustrante para ellos. Las NA pueden ayudar animando a los residentes a que realicen una lista de cosas para recordar; escribir nombres y números de teléfono también puede ayudar. Otros cambios normales en el cerebro debido al envejecimiento incluyen tiempo de reacción más lento, problemas para encontrar o utilizar las palabras correctas y dormir menos.

Demencia es un término general que se refiere a la pérdida severa de las habilidades mentales como pensar, recordar, razonar y comunicarse. Conforme avanza la demencia, estas pérdidas hacen que sea más difícil realizar las actividades de la vida diaria como comer, bañarse, vestirse e ir al baño. La demencia no es parte normal del envejecimiento (Fig. 5-1).

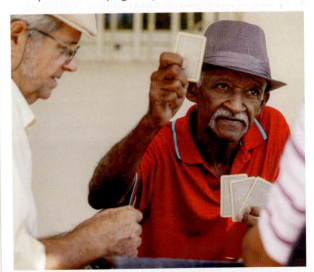

Fig. 5-1. *Alguna pérdida de la habilidad cognitiva es normal; sin embargo, la demencia no es parte normal del envejecimiento.*

A continuación, se presentan algunas causas comunes de la demencia:

- Enfermedad de Alzheimer

- Demencia vascular o infarto múltiple (una serie de embolias que dañan el cerebro)

- Demencia de Lewy

- Enfermedad de Parkinson

- Enfermedad de Huntington

La enfermedad de Alzheimer (AD por sus siglas en inglés) es la causa más común de demencia en los ancianos. La Asociación del Alzheimer (con página de Internet: alz.org) estima que hay más de 6 millones de estadounidenses que viven con esta enfermedad. Las mujeres son más propensas que los hombres a padecer la enfermedad de Alzheimer y la demencia. Las personas de raza negra son doblemente más propensas que las personas de raza blanca a tener la enfermedad de Alzheimer; mientras que los Hispanos son 1.5 más propensos. Aunque el riesgo de sufrir AD incrementa con la edad, no es parte normal del envejecimiento.

La **enfermedad de Alzheimer** causa la formación de depósitos de proteínas y fibras nerviosas enredadas en el cerebro, las cuales, eventualmente, causan demencia. No se conoce la causa del AD y tampoco tiene cura. El diagnóstico es difícil e involucra muchos exámenes físicos y mentales para descartar otras causas. La única manera segura de determinar el AD, hoy en día, es por medio de una autopsia (la examinación del cuerpo después de la muerte). El tiempo que toma el AD en avanzar desde su aparición hasta la muerte varía enormemente. En promedio, una persona con AD vive de 4 a 8 años después del diagnóstico; sin embargo, la persona puede vivir hasta 20 años.

Los síntomas del AD aparecen gradualmente. Inicia con la pérdida de la memoria. Conforme la enfermedad avanza, causa más y más perdida de salud y de las habilidades. Las personas con AD

pueden sentirse desorientadas y estar confundidas sobre el lugar y el tiempo. Los problemas de comunicación son comunes. Pueden perder su habilidad para leer, escribir, hablar o entender; su comportamiento y su estado de ánimo cambian. La agresividad, el deambular y el alejamiento son parte del AD. Esta enfermedad generalmente avanza en etapas. En cada etapa, los síntomas empeoran. La mayoría de las personas que tienen AD eventualmente dependen por completo de otras personas para su cuidado.

Cada persona con AD presentará síntomas diferentes en momentos diferentes; por ejemplo, un residente con Alzheimer puede continuar leyendo, pero tal vez no reconozca a un familiar. Otros pueden tocar un instrumento musical, pero no saben cómo utilizar el teléfono. Las habilidades que una persona ha utilizado durante toda su vida, normalmente se mantienen durante más tiempo (Fig. 5-2). Es importante que las NA promuevan la independencia, sin importar los signos que presente un residente. El residente debe ser animado a realizar todo lo que pueda hacer. Esto ayuda a mantener la mente y el cuerpo tan activo como sea posible. Trabajar, socializar, leer, resolver problemas y hacer ejercicio debe ser promovido (Fig. 5-3). Las tareas deben ser retadoras, pero no frustrantes. Las NA pueden ayudarle a los residentes a tener éxito al realizar estas tareas.

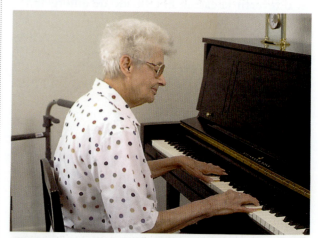

Fig. 5-2. *Una persona con AD puede continuar teniendo habilidades que ha utilizado durante toda su vida.*

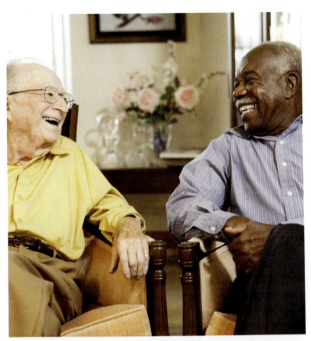

Fig. 5-3. *Las asistentes de enfermería deben animar a que los residentes socialicen y estén tan activos como sea posible.*

Las siguientes actitudes ayudan a que las asistentes de enfermería brinden el mejor cuidado posible a los residentes con AD:

- No tome las cosas de manera personal.
- Sea empático.
- Trabaje con los síntomas y los comportamientos que observe.
- Trabaje como equipo.
- Esté consciente de las dificultades asociadas con brindar el cuidado.
- Trabaje con los familiares.
- Recuerde las metas del plan de cuidado.

3. Mencionar la lista de estrategias para mejorar la comunicación con residentes que tienen enfermedad de Alzheimer

Se pueden hacer muchas cosas para mejorar la comunicación con los residentes que tienen enfermedad de Alzheimer. Brindar el cuidado centrado en la persona significa responder a cada residente como una persona individual.

Guía de Procedimientos: Comunicarse con Residentes que tienen enfermedad de Alzheimer

G Siempre acérquese al residente por el frente y no lo asuste.

G Sonría y siempre esté contenta de ver al residente; sea amigable.

G Determine qué tan cerca quiere el residente que se encuentre de él.

G Comuníquese en un área tranquila con poco ruido y distracción.

G Siempre identifíquese y utilice el nombre del residente. Continúe usando el nombre del residente durante la conversación.

G Hable despacio y utilizando un tono de voz más bajo de lo normal. Esto tranquiliza a los residentes y es más fácil de entender.

G Repita lo que usted dice, utilizando las mismas palabras y frases tan frecuente como sea necesario.

G Utilice señas, fotos, gestos o palabras escritas para ayudar a comunicarse.

G Divida las tareas complejas en tareas sencillas y pequeñas. Brinde instrucciones sencillas paso por paso, como sea necesario.

La comunicación con residentes que tiene AD también se puede mejorar utilizando estas técnicas específicas:

Si el residente está asustado o ansioso:

G Hable despacio con voz baja y tranquila. Hable en un área tranquila y con pocas distracciones.

G Trate de verse y escucharse a sí misma como los residentes lo harían. Siempre describa lo que va a hacer.

G Utilice palabras sencillas y frases cortas. Si ayuda con el cuidado, mencione los pasos uno a la vez.

G Revise su lenguaje corporal y asegúrese de que no esté tensa o apresurada.

Si el residente olvida cosas o muestra pérdida de la memoria:

G   Repita lo que dice; utilice las mismas palabras si necesita repetir una instrucción o una pregunta. Sin embargo, puede estar utilizando una palabra que el residente no entiende, como *cansado*. Intente con otras palabras como *siesta*, *acostarse* o *descansar*. La repetición también puede ser tranquilizante. Muchas personas con AD repetirán palabras, frases, preguntas o acciones. A esto se le llama **perseverancia**. No trate de detener a un residente que está perseverando, responda las preguntas, utilizando las mismas palabras cada vez hasta que el residente deje de hacerlo. Aunque responder una y otra vez sea frustrante para usted, hacer esto comunica comodidad y seguridad.

G   Utilice mensajes sencillos. Divida las tareas complejas en tareas más pequeñas y sencillas.

Si el residente tiene problemas para encontrar palabras o nombres:

G   Sugiera una palabra que suene correcta. Si esto molesta al residente, aprenda de eso. No trate de corregir al residente otra vez. Conforme las palabras sean más difíciles, el sonreír, dar palmaditas suaves y los abrazos puede ayudar a demostrar interés y preocupación. Sin embargo, recuerde que a algunas personas no les gusta que las toquen.

Si el residente no parece entender preguntas o instrucciones básicas:

G   Pida al residente que repita lo que usted dijo. Utilice palabras y frases cortas y brinde tiempo para responder.

G   Observe cuáles métodos de comunicación son efectivos y utilícelos.

G   Busque indicativos no verbales de que la habilidad para hablar disminuye. Observe el lenguaje corporal—ojos, manos y cara.

G   Utilice signos, imágenes, gestos o palabras escritas; por ejemplo, el dibujo de un inodoro en la puerta del baño puede ser un recordatorio para el residente de dónde se encuentra el baño. Combinar la comunicación verbal y no verbal es de ayuda; por ejemplo, usted puede decir: "Vamos a que se vista ahora", mientras que sostiene la ropa.

Si el residente quiere decir algo, pero no puede:

G   Pida al residente que señale, realice gestos o actúe lo quiere decir.

G   Si el residente está enojado, pero no puede explicar por qué, tranquilícelo con una sonrisa o trate de distraerlo. La comunicación verbal puede ser frustrante.

Si el residente no recuerda cómo realizar tareas básicas:

G   Divida cada actividad en pasos sencillos; por ejemplo: "Vamos a caminar. Párese. Póngase el suéter. Primero el brazo derecho...". Siempre anime a los residentes para que realicen todo lo que puedan.

Si el residente insiste en hacer algo que no es seguro o que no está permitido:

G   Redirija las actividades hacia algo más. Trate de limitar las veces que dice "no".

Si el residente tiene alucinaciones (ve o escucha cosas que en realidad no están pasando), es paranoico o acusador:

G   Trate de no tomarlo de manera personal.

G   Trate de redirigir el comportamiento o de ignorarlo. Como el tiempo de atención es limitado, este comportamiento usualmente pasa rápido.

Si el residente está deprimido o solitario:

G   Tome tiempo para preguntarle, de uno a uno, cómo se siente y realmente escuche las respuestas con atención.

G Trate de involucrar al residente en actividades. Siempre reporte los signos de depresión a la enfermera (Capítulo 3).

Si el residente pide repetidamente ir a casa:

G Pida al residente que le diga cómo era su casa y cómo se sentía cuando estaba ahí.

G Redirija o guie la conversación y/o las actividades del residente hacia algo que él o ella disfruta.

G Espere que el residente continúe pidiendo ir a casa; tenga paciencia y sea amable con las respuestas.

Si el residente es abusivo verbalmente o utiliza un lenguaje inapropiado:

G Recuerde que es la demencia la que está hablando, no la persona. Trate de ignorar el lenguaje y redirigir la atención hacia otra cosa.

Si el residente ha perdido la mayoría de sus habilidades verbales:

G Utilice habilidades no verbales. Conforme las habilidades del habla disminuyen, las personas con AD continuarán entendiendo el tacto, las sonrisas y las risas durante mucho más tiempo. Recuerde que algunas personas no les gusta que las toquen. Acérquese de manera lenta y amable. Toque suavemente la mano del residente o coloque su brazo alrededor del residente. Una sonrisa puede mostrar afecto y decir que usted quiere ayudar (Fig. 5-4).

G Incluso después de que las habilidades verbales se han perdido, los signos, las etiquetas y los gestos pueden ser entendidos por las personas con demencia.

G Asuma que las personas con AD pueden entender más de lo que pueden expresar. Nunca hable sobre ellos como si no estuvieran ahí ni los trate como niños.

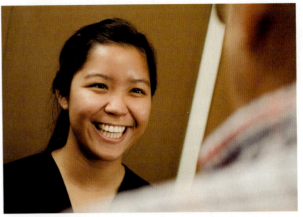

Fig. 5-4. *Sonreír puede comunicar positividad y disposición de ayudar.*

4. Mencionar y describir las intervenciones para problemas con las actividades comunes de la vida diaria (ADL)

Los asistentes de enfermería deben utilizar los mismos procedimientos para el cuidado personal y para las ADL con los residentes que tienen enfermedad de Alzheimer como los que utilizarían con otros residentes. Sin embargo, los siguientes lineamientos generales les ayudarán a brindar el mejor cuidado:

1. **Desarrollar una rutina y seguirla.** Ser constante es importante para los residentes que están confundidos y que se molestan fácilmente.

2. **Promover el cuidado de uno mismo.** Ayudar a los residentes a que se cuiden por sí mismos tanto como sea posible les ayudará a sobrellevar esta difícil enfermedad.

3. **Cuidarse muy bien a sí mismos, tanto física como mentalmente.** Esto ayudará a brindar el mejor cuidado posible.

Conforme la enfermedad de Alzheimer empeora, los residentes tendrán problemas para realizar las ADL. A continuación, se presentan técnicas que pueden ayudar con estos problemas.

Guía de Procedimientos: Ayudar con las ADL a los Residentes que tienen enfermedad de Alzheimer

Si el residente tiene problemas para bañarse:

G   Programe el baño cuando el residente esté menos agitado. Sea bien organizada para que el baño pueda ser rápido. Brinde baños de esponja si el residente se rehúsa a bañarse en la ducha o en la bañera.

G   Prepare al residente antes de bañarse. Entregue los artículos que va a utilizar (toallita, jabón, champú y toallas). Esto sirve como ayuda visual.

G   Camine con el residente por el pasillo y deténgase en el cuarto de la bañera o de la ducha, en lugar de pedirle directamente que se bañe.

G   Asegúrese que el baño se encuentre bien iluminado y que tenga una temperatura agradable.

G   Brinde privacidad durante el baño.

G   Permanezca tranquilo y callado mientras baña al residente. Mantenga el proceso sencillo.

G   Sea sensible cuando hable con el residente sobre bañarse.

G   Brinde al residente una toallita para que la sostenga. Esto puede distraerlo mientras que usted termina de bañarlo.

G   Siempre siga las precauciones de seguridad. Garantice la seguridad utilizando tapetes anti-derrapantes, asientos para bañeras y barras de seguridad.

G   Sea flexible sobre cuándo bañar al residente. Un residente no siempre tendrá humor para bañarse; además, no todas las personas se bañan con la misma frecuencia. Entienda si un residente no quiere bañarse.

G   Esté relajada, permita que el residente disfrute el baño y felicítelo.

G   Permita que el residente realice todo lo que pueda por sí mismo al bañarse.

G   Revise con regularidad si la piel muestra problemas o signos de irritación durante el baño.

Si el residente tiene problemas para arreglarse y vestirse:

G   Ayude con el arreglo personal para que los residentes se sientan cómodos con su apariencia.

G   Evite retrasos o interrupciones mientras que les ayuda a vestirse.

G   Brinde privacidad cerrando puertas y cortinas. Vista al residente en la habitación.

G   Muestre al residente algo de la ropa. Esto le ofrece la idea de vestirse.

G   Anime al residente a que escoja la ropa que se quiera poner. Simplifique esto brindando solamente un par de opciones. Asegúrese que la ropa esté limpia y sea la apropiada. Coloque la ropa en el orden en que se pone (Fig. 5-5). Seleccione ropa que sea fácil de poner. Algunas personas con AD se ponen varias capas de ropa sin importar el clima.

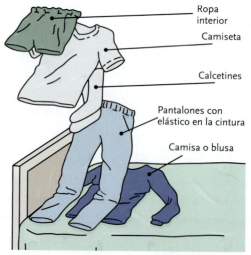

Fig. 5-5. *La ropa se debe colocar en el orden en el que se debe de poner.*

G   Divida las tareas en pasos sencillos. Presente un paso a la vez y no apure al residente.

G Utilice una voz amigable y calmada cuando hable. Felicite y anime al residente en cada paso.

Si el residente tiene problemas para evacuar:

G Promueva tomar líquidos. Nunca niegue ni desanime a que el residente tome líquidos porque tenga incontinencia urinaria. Informe al enfermero si el residente no está tomando líquidos. Siga el horario indicado en el plan de cuidado para tomar líquidos.

G Coloque un letrero o dibujo en la puerta del baño. Esto es un recordatorio de dónde se encuentra y de que use el baño.

G Asegúrese que el baño y el camino hacia el baño tengan suficiente iluminación.

G Observe durante dos o tres días a qué hora del día el residente es incontinente. Revise al residente cada 30 minutos. Esto puede ayudar a determinar "el horario del baño". Lleve al residente al baño justo antes de que le toque hacer del baño.

G Observe durante dos o tres noches los patrones del horario de evacuación y trate de determinar el horario de la noche.

G Lleve al residente al baño después de tomar líquidos; antes y después de comer y antes de irse a dormir. Asegúrese que el residente realmente orine antes de que se levante del inodoro.

G Coloque tapas en los botes de basura y en otros contenedores, si el residente tiene el hábito de orinar o defecar ahí.

G Los familiares o amigos pueden estar molestos por la incontinencia de sus seres queridos. Sea profesional y amable cuando limpie después de los episodios de incontinencia. No muestre disgusto o irritación.

Si el residente tiene problemas con la nutrición:

G Promueva el consumo de comida nutritiva. Es posible que al residente no le interese la comida o pueda olvidar comer. También puede ser que tenga un gran interés en comer, pero solamente quiera algunos tipos de comida. Un residente con AD está en riesgo de desnutrición.

G Brinde comida en un horario regular todos los días. Tal vez tenga que recordarle al residente que es hora de comer. Se deben servir alimentos apetitosos y con los que el residente esté familiarizado.

G Asegúrese que tenga iluminación apropiada.

G Mantenga el ruido y las distracciones al mínimo durante la hora de la comida.

G Mantenga la tarea de comer como algo sencillo. Si el residente está inquieto, trate de brindar alimentos más pequeños, pero con más frecuencia. Los alimentos que se pueden comer con las manos (alimentos que son fáciles de agarrar con los dedos) son los mejores, puesto que permiten que los residentes escojan la comida que quieren comer. Algunos ejemplos de alimentos que se pueden comer con las manos y que pueden ser buena idea son emparedados partidos en cuarto partes, tiritas de pollo o piezas pequeñas de pollo cocido sin hueso, tiritas de pescado, cubitos de queso, huevos hervidos partidos a la mitad, fruta fresca cortada y verduras suaves cortadas.

G No sirva alimentos o bebidas muy calientes o con vapor.

G Coloque los platos de manera sencilla, con sólo un utensilio y quite los otros artículos de la mesa. Es mejor utilizar platos que no tengan diseños o colores (Fig. 5-6).

G Coloque un solo tipo de comida en el plato a la vez. Tener diferentes tipos de comida en un mismo plato o bandeja puede ser abrumador.

G Brinde instrucciones claras y sencillas. Los residentes con AD tal vez no entiendan cómo comer o cómo utilizar los utensilios. Ayude al residente a que lo pruebe primero. Coloque una cuchara en los labios. Esto animará al residente a que abra la boca. Pida al residente que abra la boca.

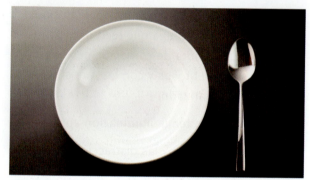

Fig. 5-6. *Los platos blancos sobre una superficie de color contrastante pueden ayudar a evitar confusiones y distracciones.*

G   Guíe al residente durante la comida. Brinde instrucciones sencillas. Ofrezca frecuentemente bebidas con agua, jugos u otros líquidos para prevenir la deshidratación.

G   Utilice equipo de adaptación para comer, como tazones y cucharas especiales, como sea necesario.

G   Si el residente necesita ser alimentado, hágalo de manera lenta y ofrezca pedazos pequeños de comida.

G   Haga que la hora de comida sea sencilla y relajada, no apresurada. Brinde al residente suficiente tiempo para deglutir antes del siguiente bocado o sorbo.

G   Siente al residente con otras personas en mesas pequeñas. Esto promueve la socialización.

G   Observe y reporte los problemas para comer o deglutir. Reporte cambios en los hábitos alimenticios. Monitoree el peso de manera precisa y con frecuencia.

Para promover la salud física del residente:

G   Evite infecciones y siga las precauciones estándares.

G   Observe la salud física del residente y reporte cualquier posible problema. Las personas con demencia quizás no se den cuenta de sus propios problemas de salud.

G   Ayude a los residentes a que se laven las manos con frecuencia.

G   Brinde buen cuidado de la piel para prevenir úlceras de presión.

G   Observe signos de dolor. Una persona que tiene AD tal vez no pueda expresar que tiene dolor. Los signos no verbales de que un residente pueda tener dolor incluyen hacer gestos o apretar los puños. Un residente puede estar agitado o enojado. Reporte los posibles signos de dolor al enfermero, quien puede tratar de evaluar el dolor del residente utilizando una herramienta llamada la escala de Evaluación del Dolor en Demencia Avanzada (PAINAD por sus siglas en inglés). Esta escala fue desarrollada para evaluar el dolor en los adultos mayores con problemas cognitivos.

G   Mantenga una rutina diaria de ejercicios.

Para promover la salud mental y emocional del residente:

G   Mantenga la autoestima promoviendo la independencia en las actividades de la vida diaria.

G   Participe en actividades divertidas como ver fotografías y platicar.

G   Recompense el comportamiento positivo e independiente con sonrisas y palmaditas suaves.

5. **Mencionar y describir las intervenciones para los comportamientos difíciles más comunes relacionados con la enfermedad de Alzheimer**

A continuación, se presentan algunas intervenciones para ayudar a las NA con los comportamientos difíciles más comunes que pueden presentar los residentes que tienen AD. Cada residente es diferente, las NA deben trabajar con cada persona de manera individual y deben brindar el cuidado centrado en la persona.

Inquietud: Un residente que está emocionado, agitado o preocupado se considera que está *inquieto*. Sentirse inseguro o frustrado, encontrarse con personas o lugares nuevos y cambiar de rutina pueden disparar o causar este comportamiento. Un *disparador* es una situación que lleva hacia la agitación. Incluso ver una película puede causar agitación, ya que una persona con AD puede perder su habilidad de diferenciar lo que es ficción de la realidad. Si un residente está inquieto, la NA debe:

- Tratar de eliminar los disparadores, mantener una rutina, evitar la frustración y redirigir la atención.

- Reducir el ruido y la distracción. Enfocar al residente en una actividad familiar como clasificar cosas o ver fotografías puede ayudar.

- Mantenerse tranquila y utilizar un tono de voz bajo y tranquilizante al hablar y calmar al residente.

Síndrome del Atardecer: Cuando una persona con AD se pone inquieta y agitada en la tarde o por la noche se llama **síndrome del atardecer**. Este síndrome puede ser causado por hambre, fatiga, un cambio en la rutina o en el proveedor de cuidado o alguna situación nueva o frustrante. Si un residente experimenta esto, la NA debe:

- Mantener una rutina diaria de ejercicio.

- Animar al residente a vestir ropa regular durante el día, en lugar de usar ropa para dormir.

- Brindar iluminación adecuada antes de que oscurezca.

- Evitar situaciones estresantes durante este tiempo. Se deben limitar las actividades, las citas y las visitas.

- Poner música tranquila.

- Establecer una rutina para dormir y seguirla.

- Planear una actividad tranquilizante antes de que se presente el síndrome del atardecer.

- Remover la cafeína de la dieta.

- Brindar refrigerios.

- Brindar un masaje relajante en la espalda.

- Distraer al residente con una actividad sencilla y tranquila como hojear una revista.

Reacciones Catastróficas: Cuando una persona con AD reacciona exageradamente hacia algo, se le llama **reacción catastrófica**. Puede ser provocada por cualquiera de las siguientes causas:

- Fatiga

- Cambios en la rutina, en el ambiente o en el proveedor de cuidado

- Estimulación excesiva (demasiado ruido o actividad)

- Tareas o decisiones difíciles

- Dolor físico o molestia, incluyendo hambre o necesidad de ir al baño

Una NA puede responder a las reacciones catastróficas como lo haría en un caso de inquietud o de síndrome del atardecer; por ejemplo, puede remover las causas que lo provocan y ayudar al residente a enfocarse en una actividad que lo tranquilice.

Comportamiento Violento: Un residente que ataca, golpea o amenaza a alguien está usando violencia. La frustración, estimulación excesiva o un cambio en la rutina, en el ambiente o en el proveedor de cuidado pueden provocar la violencia. Si un residente es violento, la NA debe:

- Pedir ayuda, de ser necesario.

- Bloquear los golpes, pero nunca regresarlos.

- No tratar de restringir al residente.

- Alejarse del alcance y mantenerse tranquilo.

- No dejar solo al residente.

- Tratar de remover las causas que lo provocan.

- Utilizar las mismas técnicas para tranquilizar a los residentes como lo haría para la inquietud.

Vagar de un Lado a Otro y Vagar sin Dirección Fija: Un residente que camina de un lado a otro en la misma área se encuentra **vagando de un lado a otro**. Un residente que camina sin rumbo alrededor de las instalaciones se encuentra **vagando sin dirección fija** (Fig. 5-7). A continuación, se mencionan algunas de las causas por las que pueden vagar de un lado a otro y sin dirección fija:

- Inquietud

- Hambre

- Desorientación

- Incontinencia o la necesidad de usar el baño

- Estreñimiento

- Dolor

- Olvidar cómo o dónde sentarse

- Tomar demasiadas siestas durante el día

- Necesidad de hacer ejercicio

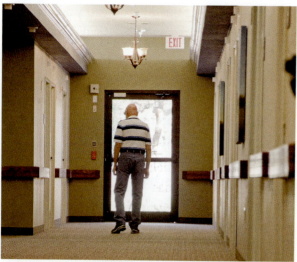

Fig. 5-7. *Un residente con AD que esté caminando sin rumbo en las instalaciones o en el patio de la institución se encuentra vagando sin dirección fija.*

Si un residente se encuentra vagando de un lado a otro o sin dirección fija, la NA debe

- Remover las causas cuando puedan; por ejemplo, brindar refrigerios que sean nutritivos, promover una rutina de ejercicio y mantener un horario para ir al baño.

- Dejar a los residentes que caminen de un lado a otro y sin dirección fija en un área segura (bajo llave). Los empleados deben vigilar a los residentes. El residente no debe ser restringido.

- Redirigir la atención hacia algo que el residente disfrute, como tomar una caminata juntos.

- Marcar las habitaciones con letreros o dibujos, como letreros de alto o "cerrado". Esto puede prevenir que los residentes entren en áreas que no deban.

Fuga

Los residentes con AD pueden tratar de **fugarse** o de salirse de la institución sin supervisión y sin que nadie se dé cuenta. Es muy importante que los residentes que se salgan sean localizados y regresen a la institución tan pronto como sea posible. Mientras más tiempo se encuentre fuera un residente, será mayor el peligro que pueda enfrentar. Si una NA cree que un residente se ha fugado, debe informar a su supervisor de inmediato. Los residentes que se salen, con frecuencia son encontrados cerca del lugar donde los vieron por última vez. Mientras más pronto se inicie la búsqueda, es más posible que al residente lo encuentren bien y en un área cercana.

Alucinaciones o ilusiones falsas: Un residente que ve, escucha, huele, prueba o siente cosas que no están ahí, está teniendo **alucinaciones**. Un residente que cree en cosas que no son verdad está teniendo **ilusiones falsas**. Si un residente experimenta alucinaciones y/o ilusiones falsas la NA debe:

- Ignorar las alucinaciones y las ilusiones falsas que sean inofensivas.

- Tranquilizar al residente que parezca estar inquieto o preocupado.

- No discutir con un residente que está imaginando cosas. Retar al residente no sirve de nada y puede empeorar las cosas. Los sentimientos son reales para él. La NA no debe decir al residente que puede ver o escuchar sus alucinaciones; debe redirigir la atención del residente hacia otras actividades o pensamientos.

- Mantenerse tranquila y recordarle al residente que está ahí para ayudarlo.

Depresión: Las personas que se alejan, que les falta energía, que dejan de comer o de hacer las cosas que usualmente disfrutaban, pueden estar deprimidos. La depresión puede tener muchas causas, incluyendo las siguientes:

- Pérdida de la independencia

- Incapacidad de sobrellevar las cosas

- Sentimientos de fracaso o miedo

- Realidad de enfrentar una enfermedad progresiva e incurable

- Desequilibrio químico

Si un residente está deprimido, la NA debe:

- Reportar los signos de depresión al enfermero inmediatamente. Esta es una enfermedad que puede ser tratada con medicamento. Cualquier amenaza de suicidio debe ser reportada de inmediato.

- Observar si se presentan causas que provoque cambios en el estado de ánimo.

- Promover la independencia, el cuidado del residente por sí mismo y las actividades.

- Escuchar al residente si quiere compartir sus sentimientos o hablar sobre su estado de ánimo.

- Promover la interacción social.

Perseverancia o repetición de frases: Un residente que tiene demencia puede repetir palabras, frases, preguntas o actividades una y otra vez. A esto se le conoce como *perseverancia* o *repetición de frases*. Esto puede ser causado por desorientación o confusión. La NA debe tener paciencia y no tratar de callar o detener al residente; debe responder las preguntas cada vez que se las hagan y utilizar las mismas palabras cada vez.

Indisciplina: El comportamiento indisciplinado es cualquier cosa que molesta a otros, como gritar, golpear muebles y aventar puertas. Con frecuencia, este comportamiento es provocado por dolor, por estreñimiento, por frustración o por un deseo de obtener atención. Para prevenir o responder ante un comportamiento de indisciplina, la NA debe:

- Estar tranquila, ser amigable y tratar de determinar qué ocasionó dicho comportamiento. Puede haber una razón física, como dolor o malestar.

- Amablemente llevar al residente a un área privada.

- Observar y felicitar las mejoras en el comportamiento del residente. Tener cuidado y evitar tratar al residente como un niño.

- Informar al residente con anticipación sobre cambios en el horario, rutina o ambiente. Involucrar al residente en el desarrollo de una rutina de actividades y del horario puede ayudar.

- Animar al residente a participar en actividades independientes que sean seguras (por ejemplo, doblar toallas). Esto ayuda a que el residente sienta que está a cargo y puede prevenir sentimientos de impotencia. La independencia es poder.

- Ayudar al residente a buscar maneras de sobrellevar las cosas. Enfocar al residente en actividades que todavía puede realizar, como tejer o realizar manualidades, puede brindar una distracción.

Comportamiento social inapropiado: El comportamiento social inapropiado puede incluir decir maldiciones, insultar o gritar. Como sucede con el comportamiento indisciplinado o violento, pueden existir muchas razones por las cuales el residente se está comportando de esta manera. La NA debe tratar de no tomarlo de manera personal. Es posible que el residente sólo esté reaccionando ante estrés o frustración. La NA debe mantener la calma y tranquilizar al residente. Puede tratar de descubrir qué fue lo que causó dicho comportamiento. Algunas posibles causas incluyen demasiado ruido, demasiadas personas y demasiado estrés, dolor o malestar. Si el residente está molestando a los demás, la NA debe redirigir amablemente al residente a un área privada. Cualquier abuso físico o verbal serio debe reportarse a la enfermera.

Comportamiento sexual inapropiado: El comportamiento sexual inapropiado, como quitarse ropa, tocarse los genitales en público o tratar de tocar a los demás, pueden molestar o avergonzar a las personas que lo observan. Es de mucha ayuda mantenerse tranquilo cuando este comportamiento se presenta. La NA no debe reaccionar de manera exagerada, ya que esto puede reforzar el comportamiento. Tratar de determinar la causa puede ayudar. ¿Es el comportamiento realmente intencional? ¿Es constante? Si distraer al residente no funciona, la NA puede llevar amablemente al residente a un área privada y debe informar al enfermero. Un residente puede estar reaccionando ante la necesidad de estimulación física o afecto. Otras maneras de brindar estimulación física incluyen masajes en la espalda, brindar un animal de peluche para abrazar, sábanas cómodas o demostraciones físicas de afecto que sean apropiadas.

Acumulación y rebuscamiento de objetos: La **acumulación de objetos** es el hecho de coleccionar y almacenar cosas para guardarlas. El **rebuscamiento de objetos** es revisar cajones, guardarropas o artículos personales que le pertenecen a uno mismo o a alguien más. Estos comportamientos no se encuentran bajo el control de una persona que tiene enfermedad de Alzheimer. No deben ser considerados como robo, ya que el robo es planeado y requiere un esfuerzo consciente. En la mayoría de los casos, la persona con AD solamente está coleccionando algo que le llama la atención. Es común que las personas con AD deambulen por los cuartos juntando y recolectando cosas. Ellos pueden cargar esos objetos por un rato y luego dejarlos en otro lugar. Esto no es intencional. Con frecuencia, los residentes con AD toman sus propias cosas y las dejan en otro cuarto, sin saber lo que están haciendo. Si un residente acumula o rebusca objetos, la NA debe:

- Etiquetar todas las pertenencias personales con el nombre y número del cuarto del residente. De esta manera no habrá confusiones sobre a quién le pertenecen.

- Colocar una etiqueta, un símbolo o un objeto en la puerta del residente. Esto ayuda a que el residente encuentre su propio cuarto.

- No decirle a la familia que su ser querido está robando de los demás.

- Preparar a la familia para que no se molesten cuando encuentren cosas que no le pertenecen a su familiar.

- Pedirle a la familia que informen a los empleados si encuentran artículos extraños en el cuarto.

- Revisar con regularidad las áreas donde los residentes guardan cosas. Puede estar almacenando alimentos que no han sido ingeridos. Brindar un cajón de búsqueda–un cajón con artículos seguros que el residente se pueda llevar con él o ella–puede ayudar.

Perturbación del sueño: Los residentes con AD pueden experimentar ciertas perturbaciones del sueño. Si un residente tiene problemas para dormir, la NA debe:

- Asegurarse que el residente realice ejercicio moderado durante el día. La NA puede animarlo a participar en actividades que disfrute.

- Permitir al residente que pase tiempo todos los días tomando la luz natural del sol, de ser posible. La exposición a la luz y a la oscuridad puede ayudar a establecer patrones de sueño reparador.

- Reducir la luz y el ruido tanto como sea posible durante la noche.

- Desalentar al residente a dormir durante el día.

Desconfianza: Una persona con AD usualmente se vuelve desconfiado conforme la enfermedad avanza. Los residentes pueden acusar a los empleados o a los familiares de mentirles o robarles. La desconfianza puede escalar hasta llegar a tener paranoia (tener sentimientos intensos de desconfianza y creer que los demás lo están "persiguiendo"). Cuando un residente actúe de manera desconfiada, la NA no debe discutir con él, ya que esto solamente incrementa el comportamiento defensivo. En lugar de eso, la NA debe ofrecer tranquilidad, ser comprensiva y brindar apoyo.

Derechos de los Residentes

El Abuso y la Enfermedad de Alzheimer

Las personas que tienen enfermedad de Alzheimer pueden tener mayor riesgo de abuso. Una de las razones es que cuidar a una persona que tiene enfermedad de Alzheimer es muy difícil. Hay muchas exigencias psicológicas y físicas colocadas en los proveedores de cuidado.

Para ayudar a manejar el estrés ocasionado por cuidar a personas con AD, las NA deben cuidarse muy bien, tanto física como mentalmente. Esto les ayudará a brindar el mejor cuidado posible. De ser necesario, un supervisor puede brindar más recursos para que una NA pueda sobrellevar esta situación.

Las NA nunca deben abusar de los residentes de ninguna manera. Si una NA nota que alguien está abusando de un residente, tiene la obligación legal de reportarlo. Todas las NA son responsables de la seguridad de los residentes y deben tomar esta responsabilidad de manera seria.

6. Describir terapias creativas para residentes con enfermedad de Alzheimer

A pesar de que la enfermedad de Alzheimer no puede ser curada, existen muchas maneras de mejorar la vida de los residentes con AD, incluyendo las siguientes.

La *terapia de validación* es permitir que los residentes crean que viven en el pasado o en circunstancias imaginarias. **Validar** significa dar valor o aprobar. Cuando utilice la terapia de validación, la NA no debe tratar de reorientar al residente hacia las circunstancias reales. Ella puede explorar las creencias del residente. No debe discutir ni corregir al residente. La validación puede dar consuelo y reducir la inquietud. La terapia de validación es muy útil en casos de demencia severa.

Ejemplo: El Sr. Baldwin le dice a la NA que hoy no quiere comer el almuerzo porque va a salir a un restaurante con su esposa. La NA sabe que su esposa murió hace varios años y que el Sr. Baldwin ya no puede salir a comer en restaurantes. En lugar de decirle que no va a salir a comer, la NA pregunta a qué restaurante va a ir y lo que va a ordenar. Ella sugiere que por lo pronto se coma el almuerzo porque en ocasiones el servicio es muy despacio en los restaurantes.

La *terapia de remembranza* es animar a los residentes a recordar y hablar sobre el pasado. La NA puede explorar los recuerdos pidiendo detalles. La terapia de la remembranza puede ayudar a las personas ancianas a recordar momentos de su pasado que fueron agradables. Esto también puede ayudar a que los proveedores de cuidado entiendan mejor a los residentes. Esta terapia es muy útil en muchas de las etapas del AD, pero especialmente con demencia moderada a severa.

Ejemplo: El Sr. Benton, un hombre de 86 años con enfermedad de Alzheimer, estuvo en la Guerra de Corea. En su habitación tiene muchos recuerdos de la guerra. Tiene fotos de sus compañeros, una medalla que le fue otorgada y mucho más. La NA pide que le diga dónde estuvo en la guerra. La NA realiza preguntas más detalladas. Eventualmente, el residente comparte muchas cosas: los amigos que conoció en el servicio, por qué le otorgaron la medalla, las veces que tuvo miedo y cuánto extrañaba a su familia (Fig. 5-8).

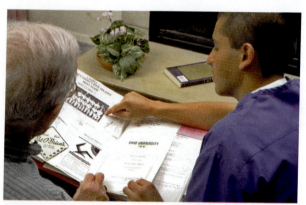

Fig. 5-8. *La terapia de la remembranza promueve al residente a recordar y hablar sobre el pasado.*

La *terapia de actividades* utiliza actividades que el residente disfruta para prevenir el aburrimiento y la frustración. Estas actividades también promueven la autoestima. La NA puede ayudar al residente a tomar caminatas, armar rompecabezas, escuchar música, leer o hacer otras cosas que disfrute (Fig. 5-9). Las actividades se pueden realizar en grupos o de manera individual. La terapia de actividades es muy útil en la mayoría de las etapas del AD.

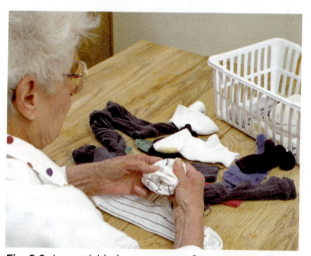

Fig. 5-9. *Las actividades que no son frustrantes pueden ser de mucha ayuda para los residentes con AD. Promueven el ejercicio mental.*

Ejemplo: La Sra. Hoebel, una mujer de 70 años que tiene AD, fue una bibliotecaria por casi 45 años. Le encantan los libros y leer, pero ya no puede leer mucho. La NA le trae libros de la institución que tienen muchos dibujos o fotografías. La Sra. Hoebel se sienta con los libros, los empieza a organizar, a hojear y a ver los dibujos.

Terapia de Música

La terapia de música involucra utilizar música para cumplir metas específicas como manejar el estrés, mejorar el estado de ánimo y el conocimiento. Este tipo de terapia ha sido utilizada de manera exitosa con personas que tienen enfermedad de Alzheimer. La música es una forma de estimulación sensorial. Escuchar canciones familiares puede causar una respuesta positiva en las personas con demencia que no responden bien o no responden del todo a otros tratamientos. Música y Memoria (*Music & Memory* en inglés) es una organización sin fines de lucro que brinda música personalizada en las vidas de las personas adultas mayores. Su página de Internet, musicandmemory.org, brinda más información sobre este servicio.

6

Técnicas para el Cuidado Personal

1. Explicar el cuidado personal de los residentes

El cuidado personal es diferente de otras actividades que pueden realizar las NA para los residentes, como tomar los signos vitales o arreglar la habitación. El término *personal* se refiere a las tareas que se relacionan con el cuerpo de la persona, su apariencia e higiene. Esta palabra sugiere que la privacidad puede ser importante. **Higiene** es el término utilizado para describir las formas de mantener el cuerpo limpio y saludable. Bañarse y lavarse los dientes son dos ejemplos. El **aseo personal** se refiere a las actividades como el cuidado de las uñas y del cabello. La higiene y las actividades del aseo personal, así como vestirse, comer, tomar líquidos, trasladarse e ir al baño, son llamadas *actividades de la vida diaria (ADL por sus siglas en inglés)*. Las NA ayudarán a los residentes con estas tareas todos los días. Usualmente, estas actividades se conocen como *cuidado matutino (a.m.)* o *cuidado vespertino (p.m.)*, en relación con la hora del día en que se realizan.

Ayudar con el cuidado matutino incluye:

*   Ofrecer un cómodo de baño o urinal (pato) o ayudar al residente a ir al baño.

*   Ayudar al residente a lavarse la cara y las manos.

*   Ayudar al residente con el cuidado del cabello, a vestirse y a rasurarse.

*   Ayudar al residente con la higiene bucal antes o después del desayuno.

Ayudar con el cuidado vespertino incluye:

*   Ofrecer el cómodo de baño o urinal o ayudar al residente a ir al baño.

*   Ayudar al residente a lavarse la cara y las manos.

*   Brindar un refrigerio.

*   Ayudar con la higiene bucal.

*   Ayudar a ponerse la ropa de noche.

*   Dar un masaje en la espalda.

La manera en que las NA ayudan a los residentes con el cuidado personal es una parte importante para promover su independencia y dignidad. La ayuda que las NA brindan será diferente para cada residente. Esto dependerá de las habilidades que tenga cada residente; por ejemplo, un residente que recientemente sufrió una embolia puede necesitar más ayuda que un residente que tiene un pie fracturado que está por sanar. Promover la independencia es una parte importante del cuidado.

Muchas personas han realizado las tareas del cuidado personal por sí mismas durante toda su vida, por lo que pueden sentirse incómodas de que una persona les ayude a realizar estas tareas. Algunos residentes quizás no les guste que alguien más los toque. Las NA deben ser sensibles ante estos problemas y deben ser profesionales cuando ayuden a realizar estas tareas.

Antes de iniciar una tarea, la NA debe explicar al residente exactamente lo que va a realizar. Explicar el cuidado es un derecho legal del residente. Esto también puede ayudar a reducir la ansiedad. La NA debe preguntar al residente si le gustaría usar el baño o un cómodo antes de empezar. Debe brindar privacidad jalando la cortina alrededor de la cama y cerrando la puerta. Se le debe permitir al residente a tomar tantas decisiones como sea posible sobre cuándo, dónde y cómo se realiza un procedimiento (Fig. 6-1). Esto promueve la independencia y es parte de brindar el cuidado centrado en la persona. Otras formas en que las NA pueden promover el respeto, la dignidad y la privacidad incluyen las siguientes:

- Animar a los residentes a que realicen todo lo que puedan por sí mismos y tener paciencia.

- Tocar la puerta y esperar permiso para entrar a la habitación del residente si el residente puede dar permiso.

- No interrumpir a los residentes mientras que están en el baño.

- Salir de la habitación cuando los residentes reciben o hacen llamadas por teléfono.

- Respetar el tiempo privado y las cosas personales de los residentes.

- No interrumpir a los residentes mientras se están vistiendo.

- Mantener a los residentes cubiertos cuando les ayude a vestirse, siempre que sea posible.

Durante el cuidado personal, la NA debe revisar si se presentó algún problema o cambio. La comunicación es muy importante cuando que se brinda el cuidado personal. Algunos residentes compartirán síntomas, sentimientos y preocupaciones con la NA, quien debe tener una libreta pequeña en el bolsillo para escribir exactamente la manera en que el residente describe estos síntomas. Estos comentarios deben ser reportados a la enfermera y deben ser documentados.

Las NA también deben buscar cambios físicos o mentales y deben observar el entorno que rodea al residente para revisar si hay algo que no sea seguro. Estos problemas también deben ser reportados.

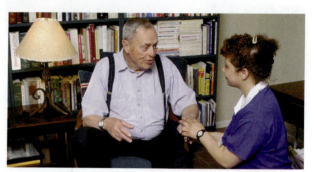

Fig. 6-1. *Las asistentes de enfermería deben permitir que el residente tome tantas decisiones como sea posible sobre el cuidado personal.*

Durante el procedimiento, si el residente parece estar cansado, la NA debe detenerse y tomar un pequeño descanso. Nunca debe apresurar al residente. Después del cuidado, la NA siempre debe preguntar al residente si necesita algo más y debe dejar el área del residente limpia y ordenada. Antes de salir de la habitación, la NA debe asegurarse de que el botón de llamadas se encuentre al alcance de la mano más fuerte del residente. La habitación debe tener una temperatura agradable, los pasillos deben estar limpios y la cama debe quedarse en la posición más baja, a menos que el plan de cuidado indique otra cosa.

Observaciones y Reportes: Cuidado Personal

O/R Color de la piel, temperatura y textura/sensación de la piel

O/R Movilidad

O/R Flexibilidad

O/R Nivel de comodidad, dolor o molestia

O/R Fortaleza y habilidad para desempeñar las ADL

O/R Estado mental y emocional

O/R Quejas de los residentes

2. Identificar la guía de procedimientos para brindar cuidado de la piel y prevenir úlceras por presión

La inmovilidad reduce la cantidad de sangre que circula hacia la piel. Los residentes que tienen movilidad restringida se encuentran en mayor riesgo de deterioro de la piel en los puntos de presión. Los **puntos de presión** son áreas del cuerpo que soportan la mayoría del peso. Los puntos de presión se localizan principalmente en las prominencias óseas. Las **prominencias óseas** son áreas del cuerpo donde el hueso queda cerca de la piel. Aquí la piel está en mayor riesgo de rompimiento. Estas áreas incluyen codos, omóplatos, hueso del cóccix, huesos de las caderas y rodillas (parte interna y externa), tobillos, talones, dedos de los pies y la parte trasera de la cabeza. Otras áreas en riesgo son los oídos, el área debajo de los senos o del escroto, el área que se encuentra entre los pliegues de los glúteos o del abdomen, así como la piel entre las piernas (Fig. 6-2).

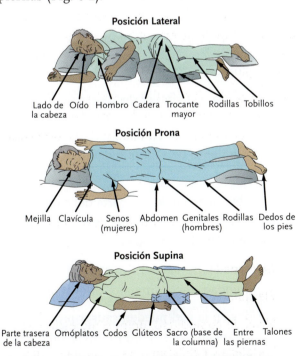

Posición Lateral

Lado de la cabeza   Oído   Hombro   Cadera   Trocante mayor   Rodillas   Tobillos

Posición Prona

Mejilla   Clavícula   Senos (mujeres)   Abdomen   Genitales (hombres)   Rodillas   Dedos de los pies

Posición Supina

Parte trasera de la cabeza   Omóplatos   Codos   Glúteos   Sacro (base de la columna)   Entre las piernas   Talones

Fig. 6-2. *Zonas de peligro para las úlceras por presión.*

La presión en estas áreas reduce la circulación disminuyendo la cantidad de oxígeno que reci-

ben las células. El calor y la humedad también afectan las heridas en la piel. Una vez que la superficie de la piel se debilita, las lesiones pueden ocurrir y se pueden infectar. Esto puede dañar el tejido inferior. Cuando ocurren las infecciones, el proceso de curación es más lento. Las heridas que resultan del deterioro y rompimiento de la piel se llaman **lesiones por presión** (también conocidas como *úlceras por presión, llaga por presión, úlcera por decúbito* o *úlcera de cama*). Las **rasgaduras** son lesiones en la piel ocasionadas por el rozamiento o la fricción que resulta cuando la piel se mueve hacia un lado y el hueso que se encuentra abajo permanece fijo o se mueve hacia la dirección opuesta.

Si se detecta pronto, el rompimiento de la piel puede sanar relativamente rápido sin problemas adicionales. Sin embargo, si no se detecta pronto, una úlcera por presión puede hacerse más grande, más profunda y puede infectarse. Las úlceras por presión son dolorosas y difíciles de sanar; pueden tener como resultado infecciones que ponen en riesgo la vida. La prevención es importante y es la clave para una piel sana. Las etapas de las úlceras por presión son las siguientes:

- **Etapa 1:** La piel está intacta, pero en piel de tez más clara se puede ver roja, y el enrojecimiento no se alivia incluso después de haber removido la presión. La piel de tez más oscura tal vez no se vea roja, pero parece que tiene un color diferente al del área que la rodea. El área puede estar inflamada, dolorosa, firme, suave y más tibia o más fría en comparación con la piel del área que la rodea.

- **Etapa 2:** Se presenta una pérdida parcial del espesor de la piel involucrando la capa externa y/o interna de la piel. La lesión está rosa o roja y húmeda y se puede ver como una ampolla.

- **Etapa 3:** Se presenta una pérdida completa de la piel, donde la grasa es visible en la lesión. Puede tener esfacelos y/o escaras. Los *esfa-*

celos son tejidos de color piel, amarillo, gris, verde o café que usualmente están húmedos. Las *escaras* son tejidos muertos que tienen textura dura o suave de color piel, negro o café y puede ser similar a una costra. El daño puede extenderse hacia abajo, pero no atraviesa, el tejido que cubre el músculo.

- **Etapa 4:** Se presenta pérdida total del espesor de la piel que se extiende por todas las capas de la piel, del tejido, del músculo, del hueso y de otras estructuras, como los tendones. La lesión se verá como un cráter profundo y puede tener pústulas y/o escaras visibles (Fig. 6-3).

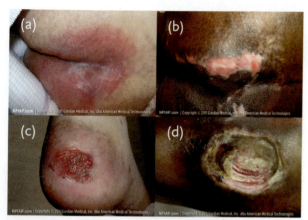

Fig. 6-3. *Etapas de las úlceras por presión, descritas por el Panel Nacional Asesor de Úlceras por Presión (NPIAP por sus siglas en inglés). a) Fotografía de una úlcera por presión en la Etapa 1 localizada en los glúteos. b) Fotografía de una úlcera por presión en la Etapa 2 localizada en los glúteos. c) Fotografía de una úlcera por presión en la Etapa 3 localizada en un tobillo. d) Fotografía de una úlcera por presión en la Etapa 4 localizada en el pie.* (DERECHOS RESERVADOS DE LAS FOTOGRAFÍAS © "NATIONAL PRESSURE INJURY ADVISORY PANEL", PÁGINA DE INTERNET: NPIAP.ORG, PRESENTADAS CON PERMISO. TODAS LAS FOTOGRAFIAS SON REIMPRESAS CON PERMISO DEL DUEÑO DE LOS DERECHOS RESERVADOS, "GORDIAN MEDICAL, INC. DBA AMERICAN MEDICAL TECHNOLOGIES")

- **Lesión por presión sin etapa determinada:** Existe pérdida total del espesor de la piel y pérdida de tejido, pero el alcance del daño no puede ser determinado porque está cubierto con esfacelos y/o escaras. Una vez que se quitan los esfacelos o las escaras, se puede determinar la etapa en la que se encuentra la lesión (ya sea etapa 3 o etapa 4).

- **Lesión por presión en tejido profundo:** El área de la piel se mantiene intacta o no intacta y es profunda, color rojo oscuro, morada o marrón. La herida puede verse como una ampolla llena de sangre. El área puede ser dolorosa y se puede sentir un poco más caliente o fría que el tejido que lo rodea. La descoloración puede ser diferente en la piel de tonos más oscuros.

Observaciones y Reportes: La Piel del Residente

Reporte cualquiera de las siguientes observaciones a la enfermera:

- O/R Áreas pálidas, blancas, grises, enrojecidas o moradas
- O/R Ampollas, moretones o heridas en la piel
- O/R Diferencias en la temperatura de la piel cuando se compara con el área que la rodea
- O/R Quejas de hormigueo, calor o ardor en la piel
- O/R Piel seca, agrietada o con escamas
- O/R Piel con comezón
- O/R Sarpullido o cualquier decoloración de la piel
- O/R Inflamación
- O/R Escurrimiento de sangre o de fluidos en la piel
- O/R Piel abierta en cualquier parte del cuerpo, incluyendo el área entre los dedos del pie o alrededor de las uñas de los dedos del pie
- O/R Cambios en las lesiones existentes (tamaño, profundidad, escurrimiento, color u olor)

Las heridas en la piel pueden causar problemas serios, que incluso ponen en riesgo la vida. Es mejor prevenir los problemas de la piel y mantener la piel saludable que dar tratamiento para corregir los problemas después de que se han presentado.

Guía de Procedimientos: Cuidado Básico de la Piel

G   Reporte cualquier cambio en la piel del residente.

G   Brinde cuidado regular y diario en la piel para mantenerla limpia y seca. Revise la piel todos los días, incluso cuando no se den o no se tomen baños completos.

G   Cambie la posición de los residentes inmóviles con frecuencia (al menos cada dos horas).

G   Brinde cuidado frecuente y completo en la piel tan seguido como sea necesario para los residentes incontinentes. También cambie la ropa del residente o la ropa de cama con frecuencia. Revise a los residentes al menos cada dos horas.

G   No rasguñe o irrite la piel de ninguna manera. Mantenga la tela dura y rasposa lejos de la piel del residente. Reporte a la enfermera si un residente usa zapatos que causen ampollas.

G   Brinde masajes en la piel con frecuencia. Use movimientos suaves y circulares para incrementar la circulación. No brinde masaje en las áreas óseas ni en áreas blancas, rojas o moradas; tampoco ponga presión sobre ellas. Brinde masaje en la piel sana y en el tejido que se encuentra alrededor de dicha área.

G   Tenga cuidado durante los traslados. Evite jalar o romper la piel frágil.

G   Los residentes que tienen sobrepeso pueden tener mala circulación y pliegues adicionales de piel. Ponga mucha atención en la piel por debajo de los pliegues. Manténgala limpia y seca. Reporte los signos de irritación de la piel.

G   Promueva alimentos bien balanceados y muchos líquidos. La nutrición apropiada es importante para mantener la piel sana.

G   Evite que los materiales de plástico o de hule tengan contacto con la piel del residente.

Estos materiales no permiten que el aire circule y causa que la piel sude.

G   Siga el plan de cuidado, el cual puede incluir instrucciones especiales para el cuidado de la piel como lavarla con un jabón especial.

Para los residentes que no se pueden mover o que no pueden cambiar posiciones fácilmente, realice lo siguiente:

G   Mantenga la sábana inferior bien ajustada y libre de arrugas. Mantenga la cama limpia sin de migajas; también mantenga la ropa o la bata libre de arrugas.

G   No jale al residente de un lado a otro por las sábanas durante los traslados o cuando cambie la posición. Esto causa rasgaduras que pueden tener como resultado ruptura de la piel.

G   Coloque un protector de cama absorbente debajo de la espalda y de los glúteos del residente para absorber la humedad que pueda acumularse. Esto también protege a la piel de la ropa de cama irritante. Las almohadillas absorbentes también están disponibles para sillas de ruedas.

G   Elimine la presión debajo de las prominencias óseas. Utilice almohadas y otros aparatos para evitar que los codos y los talones se apoyen en la superficie de la cama (Fig. 6-4).

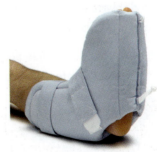

Fig. 6-4. *Este protector para talones levanta el talón y ayuda a reducir la presión.* (IMAGEN PRESENTADA POR CORTESIA DE "MEDLINE INDUSTRIES, INC.", UTILIZADA CON PERMISO)

G   Una cama o una silla puede hacerse más suave agregando almohadillas de flotación o capas adicionales de espuma especial.

G   Use un armazón de cama para evitar que las sábanas superiores froten la piel del residente.

G   Los residentes en sillas de ruedas o en sillas también necesitan ser cambiados de posición con frecuencia. Cambie la posición de los residentes al menos cada hora, si se encuentran en una silla de ruedas o en una silla y no puedan cambiar de posición fácilmente.

Hay muchos aparatos disponibles para posicionar a los residentes y ayudar a que se sientan más cómodos y seguros.

Guía de Procedimientos: Aparatos para Posicionar

G   Los respaldos para la espalda brindan apoyo. Se pueden utilizar almohadas regulares o almohadas de espuma especiales con forma de medialuna.

G   Los armazones de cama o armazones para pies se utilizan para evitar que las cobijas de la cama se apoyen sobre los pies y las piernas del residente.

G   Las **sábanas de arrastre** se pueden colocar debajo de los residentes que no pueden ayudar a voltearse en la cama, a pararse o a empujarse hacia arriba de la cama. Las sábanas de arrastre ayudan a prevenir daños en la piel causados por rasgaduras. Una sábana de cama regular doblada a la mitad puede ser utilizada como una sábana de arrastre.

G   Los tableros para pies son tablas acolchonadas que se colocan enfrente de los pies del residente para mantenerlos bien alineados y evitar el pie caído. El **pie caído** es una debilidad de los músculos de los pies y de los tobillos que causa problemas con la habilidad de flexionar los tobillos y caminar de manera normal. Una tablilla para los pies también se puede utilizar para ayudar a prevenir el pie caído. Los tableros para pies también se utilizan para evitar que las sábanas toquen los pies. Las sábanas enrolladas o las almohadas también pueden utilizarse como tableros para pies.

G   Los rollos para manos están cubiertos de toallitas de tela o artículos de plástico que mantienen la mano y/o los dedos en una posición normal y natural (Fig. 6-5). Se puede utilizar una toallita enrollada, una gasa o una pelota de plástico colocada dentro de la palma de la mano para mantener la mano en una posición natural. Los rollos para manos pueden ayudar a prevenir contracturas en los dedos, manos o muñecas.

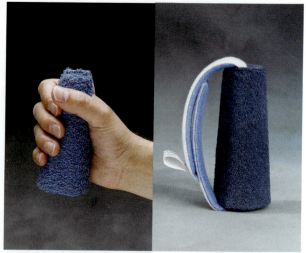

Fig. 6-5. *Los rollos para manos mantienen los dedos y las manos en una posición natural, ayudando a prevenir contracturas.* (FOTOGRAFÍA PRESENTADA POR CORTESÍA DE "NORTH COAST MEDICAL, INC", PÁGINA DE INTERNET WWW.NCMEDICAL.COM)

G   Un **aparato ortopédico**, u *órtesis*, es un aparato que ayuda a apoyar y alinear una extremidad y mejorar su funcionamiento (Fig. 6-6). Puede ser recetado por un doctor para mantener las articulaciones de un residente en la posición correcta. Las órtesis también ayudan a prevenir o corregir deformidades. Las tablillas son un tipo de aparato ortopédico. Las tablillas y el área de la piel que las rodea se deben limpiar al menos una vez al día y cuando sea necesario. No aplique una tablilla a menos que haya sido entrenado sobre su uso.

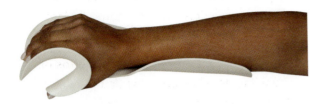

Fig. 6-6. *Este es un tipo de tablilla ortopédica.* (FOTOGRAFÍA PRESENTADA POR CORTESÍA DE "NORTH COAST MEDICAL, INC.", PÁGINA DE INTERNET WWW. NCMEDICAL.COM)

G Los rollos trocánter son toallas o sábanas enrolladas utilizadas para evitar que la cadera y las piernas de un residente se volteen hacia afuera.

G Las almohadas de abducción, las almohadas en forma de medialuna, las tablillas, las almohadillas o las almohadas para la cadera mantienen la cadera en la posición apropiada después de una cirugía de cadera. Las almohadas acomodadas entre las piernas desde las rodillas hasta los tobillos, mientras que la persona se encuentra en posición lateral, pueden ayudar a mantener la columna, la cadera y las rodillas en la posición apropiada.

3. Describir la guía de procedimientos para ayudar con el baño

El baño promueve la buena salud y el bienestar; remueve la transpiración, la suciedad, los aceites y las células muertas de la piel. Ayuda a prevenir irritación en la piel y olor del cuerpo. El baño también puede ser relajante. El baño de cama es una excelente oportunidad para mover los brazos y las piernas; esto incrementa la circulación. El baño le brinda a las NA una oportunidad para observar con cuidado la piel del residente.

Los residentes pueden recibir un baño en la cama, pueden bañarse en la regadera o tomar un baño en la bañera. También pueden recibir un **baño parcial**, el cual es un baño que se realiza los días en los que no se brinda un baño completo de cama, un baño en la bañera o en la ducha. Incluye el lavado de cara, de manos,

de axilas (debajo de los brazos) y del perineo. El **perineo** es el área del ano y los genitales.

Guía de Procedimientos: El Baño

G La cara, las manos, las axilas y el perineo deben lavarse todos los días. Un baño completo puede realizarse cada dos días o hasta con menor frecuencia.

G La piel de los ancianos produce menos transpiración y aceites. Las personas ancianas con piel seca y frágil deben bañarse solamente una o dos veces por semana. Esto previene una mayor resequedad. Sea delicado con la piel cuando bañe a los residentes.

G Utilice sólo los productos aprobados por la institución o los que el residente prefiera.

G Antes de bañar a un residente, asegúrese que la habitación esté lo suficientemente cálida.

G Familiarícese con los aparatos de asistencia y con los aparatos de seguridad que estén disponibles.

G Reúna los artículos que necesitará antes de dar un baño para que el residente no se quede solo.

G Antes del baño, asegúrese que la temperatura del agua esté segura y cómoda. Revísela utilizando un termómetro para el agua o con la parte interna de su muñeca para asegurarse que no esté muy caliente. Después pida al residente que también revise la temperatura del agua. El residente es quien puede determinar mejor si la temperatura del agua está cómoda.

G Use guantes mientras baña al residente y cambie sus guantes antes de brindar el cuidado perineal.

G Asegúrese que todo el jabón sea removido de la piel antes de terminar el baño.

G Mantenga un registro del horario del baño de cada residente. Siga el plan de cuidado.

Brindar un baño completo de cama

Equipo: sábana de baño, vasija de baño, jabón, termómetro de baño (de estar disponible), 2-4 toallitas de tela, 2-4 toallas de baño, almohadillas absorbentes desechables, ropa limpia, 2 pares de guantes, palito de naranja, loción humectante, desodorante, cepillo o peine.

Cuando brinde el baño, mueva el cuerpo del residente con delicadeza y de manera natural. Evite usar la fuerza y extender las extremidades y las articulaciones del cuerpo más de lo necesario.

1. Identifíquese por su nombre. Identifique al residente de acuerdo con las políticas de la institución.
   El residente tiene el derecho de conocer la identidad de su proveedor de cuidado. Identificar al residente por su nombre muestra respeto y establece la identificación correcta.

2. Lávese las manos.
   Provee control de infecciones.

3. Explique el procedimiento al residente. Hable de manera clara, lenta y directa. Mantenga contacto de cara a cara cuando sea posible.
   Promueve el entendimiento y la independencia.

4. Brinde privacidad al residente con cortinas, biombos o puertas. Asegúrese que la habitación tenga una temperatura cómoda y que no haya corrientes de aire.
   Mantiene los derechos del residente de privacidad y dignidad.

5. Ajuste la cama a un nivel seguro para trabajar, usualmente a la altura de la cintura. Ponga el freno a las llantas de la cama.
   Previene que usted y el residente se lesionen.

6. Coloque una toalla o sábana de baño sobre el residente (Fig. 6-7). Pídale que la sostenga mientras que usted dobla la ropa de cama superior hacia el pie de cama. Quite la ropa superior mientras que mantiene al residente cubierto con la sábana de baño. Coloque la ropa en el contenedor apropiado.

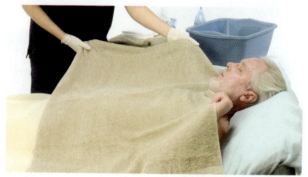

Fig. 6-7. *Cubra al residente con una sábana de baño o una toalla antes de remover la ropa de cama superior.*

7. Llene la vasija con agua tibia. Revise la temperatura del agua con un termómetro o con la parte interna de su muñeca. La temperatura del agua no debe ser mayor de 105°F. Pida al residente que revise la temperatura del agua para ver si está cómoda y ajústela de ser necesario. El agua se enfriará rápidamente. Cambie el agua cuando se encuentre demasiado fría, sucia o llena de jabón.
   El sentido del tacto del residente puede ser diferente al suyo; por lo tanto, el residente puede identificar mejor si la temperatura del agua está cómoda.

8. Póngase los guantes.
   Lo protege a usted del contacto con los fluidos corporales.

9. Pida al residente que participe en el baño. Ayúdele a que haga esto cuando sea necesario.
   Promueve la independencia.

10. Deje al descubierto sólo una parte del cuerpo a la vez. Coloque una toalla o una almohadilla absorbente debajo de la parte del cuerpo que está aseando.
    Promueve los derechos del residente de privacidad y dignidad y ayuda a que el residente no tenga frío. Una toalla o almohadilla debajo del cuerpo ayuda a mantener la cama seca.

11. Lave, enjuague y seque una parte del cuerpo a la vez. Inicie por la cabeza, siga hacia abajo y termine primero la parte del frente. Cuando limpie, utilice un área limpia de la toallita para cada movimiento.

Ojos, cara, oídos y cuello: Con una toallita de tela mojada (sin jabón), inicie con el ojo que se encuentre más alejado de usted. Lave de adentro hacia afuera (Fig. 6-8). Utilice un área diferente de la toallita de tela para cada movimiento. Repita con el otro ojo. Lave la cara desde la parte del centro hacia afuera. Use movimientos firmes, pero suaves. Lave los oídos y detrás de los oídos. Lave el cuello, enjuague y seque con palmaditas suaves.

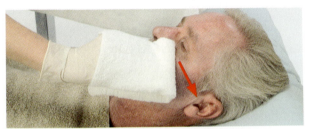

Fig. 6-8. *Lave primero el ojo que se encuentra más alejado de usted desde adentro hacia afuera, utilizando un área diferente de la toallita de tela para cada movimiento.*

Brazos y axilas: Inicie con el brazo que se encuentra más lejos de usted. Saque un brazo de la toalla. Con una toallita de tela enjabonada, lave la parte superior del brazo y la axila. Utilice movimientos largos que vayan desde el hombro hasta la muñeca. Enjuague y seque con palmaditas suaves. Repita en el otro brazo (Fig. 6-9).

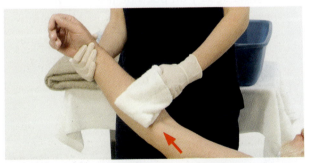

Fig. 6-9. *Sostenga la muñeca mientras que lava el hombro, el brazo, la axila y el codo.*

Manos: Lave la mano más lejos de usted, incluyendo los dedos y las uñas de los dedos. Limpie debajo de las uñas con un palito de naranja. Enjuague y seque con palmaditas

suaves. Asegúrese secar las áreas entre los dedos. Brinde cuidado para las uñas (revise el procedimiento más adelante en este capítulo). Repita con la otra mano. Ponga loción humectante en los codos y manos del residente.

Pecho: Coloque la toalla a través del pecho del residente. Baje la sábana hasta la cintura. Levante la toalla sólo lo suficiente para lavar el pecho. Enjuague y seque con palmaditas suaves. Para una residente del sexo femenino, lave, enjuague y seque los senos y por debajo de ellos. Revise si la piel en esta área presenta signos de irritación.

Abdomen: Mantenga la toalla encima del pecho. Doble la sábana hacia abajo de manera que siga cubriendo el área púbica. Lave el abdomen, enjuague y seque con palmaditas suaves. Si el residente tiene una ostomía, brinde cuidado en la piel alrededor de la abertura (capítulo 4). Cubra con la toalla. Jale la sábana de baño hasta la barbilla del residente. Quite la toalla.

Piernas y pies: Deje al descubierto la pierna que se encuentre más lejos de usted y coloque una toalla por debajo. Lave el muslo utilizando movimientos largos hacia abajo. Enjuague y seque con palmaditas suaves. Haga lo mismo desde la rodilla hasta el tobillo (Fig. 6-10).

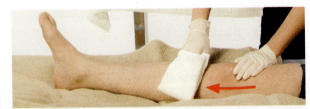

Fig. 6-10. *Utilice movimientos largos hacia abajo cuando lave las piernas.*

Coloque otra toalla debajo del pie que se encuentre más alejado de usted. Mueva la vasija hacia la toalla y coloque el pie dentro de la vasija. Lave el pie y el área entre los dedos

(Fig. 6-11). Enjuague el pie y seque con palmaditas suaves. Asegúrese que el área entre los dedos del pie esté seca. Aplique loción humectante en el pie, si así se indica, especialmente en los talones. No aplique loción humectante entre los dedos del pie. Repita los mismos pasos para la otra pierna y el otro pie.

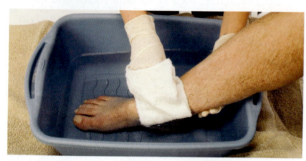

Fig. 6-11. *El lavado de pies incluye limpiar entre los dedos.*

Espalda: Ayude al residente a moverse hacia el centro de la cama. Levante el barandal que se encuentre en el lado más lejos de usted (si se utilizaron) por seguridad. Ayude al residente a que se voltee sobre el costado, hacia donde está el barandal levantado. Regrese al lado de la cama donde usted está trabajando. La espalda del residente debe quedar enfrente de usted. Doble la sábana alejándola de la espalda. Coloque una toalla extendida al lado de la espalda. Lave la espalda y el cuello con movimientos largos hacia abajo (Fig. 6-12). Enjuague y seque con palmaditas suaves. Aplique loción humectante, si así se indica.

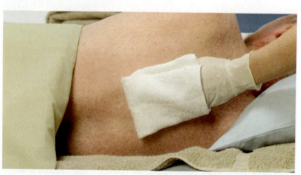

Fig. 6-12. *Lave la espalda con movimientos largos hacia abajo.*

12. Coloque la toalla debajo de los glúteos y en la parte superior de los muslos. Ayude al residente a que se voltee sobre su espalda. Si el residente puede lavarse el área del perineo, coloque una vasija con agua tibia y limpia, una toallita de tela y una toalla al alcance del residente. Entregue los artículos en la mano al residente como sea necesario. Si el residente desea que usted salga de la habitación, quítese los guantes y tírelos. Lávese las manos. Deje los barandales levantados (si se usaron). Regrese la cama a la posición más baja. Deje las cosas y el botón de llamadas al alcance.

13. Si el residente no puede realizar el cuidado del área del perineo, usted debe hacerlo. Quítese los guantes y tírelos. Lávese las manos y póngase guantes limpios. Brinde privacidad en todo momento.

14. **Área del perineo y glúteos:** Cambie el agua del baño. Coloque una toalla o un protector de cama debajo del área del perineo incluyendo los glúteos. Lave, enjuague y seque el área del perineo. Hágalo de adelante hacia atrás (de lo limpio a lo sucio). Deje al descubierto solamente el área del perineo.

Para una residente del sexo femenino: Utilizando agua y un poco de jabón, lave el perineo de adelante hacia atrás. Utilice movimientos individuales (Fig. 6-13). Use una parte limpia de la toallita de tela o una toallita limpia para cada movimiento.

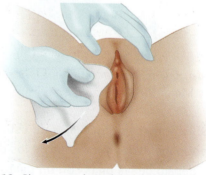

Fig. 6-13. *Siempre trabaje de adelante hacia atrás cuando brinde cuidado del perineo. Esto ayuda a prevenir infecciones.*

Trabajando de adelante hacia atrás, limpie un lado del labio mayor, los pliegues exteriores de la piel del perineo que protege el meato urinario y la abertura vaginal. Después limpie el otro lado utilizando una parte limpia de la toallita. Con el dedo pulgar y el dedo índice, suavemente separe el labio mayor. Limpie de adelante hacia atrás en un solo lado con una toallita limpia, utilizando un solo movimiento. Utilizando un área limpia de la toallita, limpie de adelante hacia atrás en el otro lado. Utilizando otra área limpia de la toallita, limpie de adelante hacia a atrás por el centro. Limpie al último el área del perineo (el área entre la vagina y el ano) con movimientos de adelante hacia atrás. Enjuague el área completamente de la misma manera. Asegúrese de quitar todo el jabón. Con una toallita de tela o una toalla seca y limpia, seque toda el área del perineo. Muévase de adelante hacia atrás, usando movimientos cortos.

Pida al residente que se voltee sobre su costado. Utilizando una toallita limpia, lave y enjuague los glúteos y el área del ano. Trabaje de adelante hacia atrás. Limpie el área del ano sin contaminar el área del perineo. Con una toallita de tela o una toalla seca y limpia, seque los glúteos y el área del ano.

Para un residente del sexo masculino: Si el residente no tiene la circuncisión, primero jale hacia atrás toda la piel del prepucio. Suavemente empuje la piel hacia la base del pene. Sostenga el pene por su cuerpo (parte media) y lávelo utilizando movimientos circulares desde la punta hacia la base (Fig. 6-14). Utilice un área limpia de la toallita de tela o una toallita limpia para cada movimiento.

Enjuague el pene por completo y seque con palmaditas suaves utilizando una toallita de tela o una toalla seca y limpia. Si el residente no tiene la circuncisión, suavemente regrese la piel del prepucio a su posición normal.

Después lave la ingle y el escroto. La ingle es el área que abarca desde el pubis (área alrededor del pene y el escroto) hasta la parte superior del muslo. Enjuague y seque con palmaditas suaves. Pida al residente que se voltee sobre su costado. Utilizando una toallita de tela limpia, lave y enjuague los glúteos y el área del ano. Trabaje de adelante hacia atrás. Limpie el área del ano sin contaminar el área del perineo. Con una toallita de tela o una toalla seca y limpia, seque los glúteos y el área del ano.

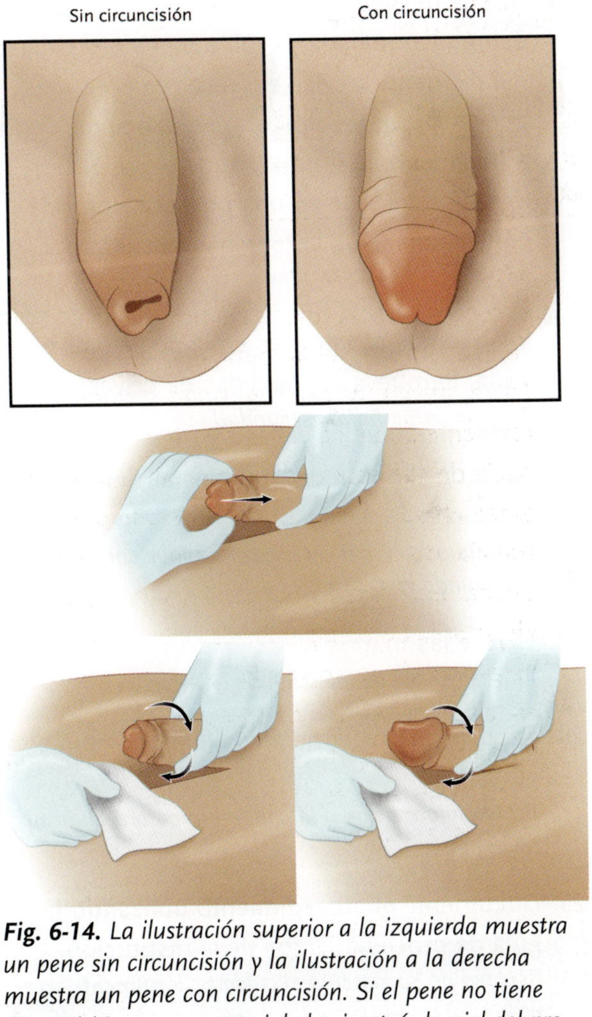

Fig. 6-14. *La ilustración superior a la izquierda muestra un pene sin circuncisión y la ilustración a la derecha muestra un pene con circuncisión. Si el pene no tiene circuncisión, suavemente jale hacia atrás la piel del prepucio hacia la base del pene (ver ilustración del centro). Después lave el pene con movimientos circulares desde la punta hacia la base (la ilustración inferior a la izquierda muestra un pene sin circuncisión y la ilustración a la derecha muestra un pene con circuncisión).*

15. Cubra al residente con la sábana de baño.

16. Vacíe, enjuague y seque la vasija para el baño. Coloque la vasija en el área designada para artículos sucios o regrese al lugar de almacenaje, dependiendo en la política de la institución.

17. Coloque la ropa del residente y la ropa de cama que esté sucia en los contenedores apropiados.

18. Quítese los guantes y tírelos.

19. Lávese las manos.

20. Brinde desodorante. Coloque una toalla sobre la almohada y cepille o peine el cabello del residente (revise el procedimiento más adelante en este capítulo). Ayude al residente a ponerse ropa limpia. Ayude a que el residente se coloque en una posición cómoda con la alineación apropiada del cuerpo.

21. Regrese la cama a la posición más baja. Deje los barandales laterales en la posición ordenada. Remueva las medidas de privacidad.
Bajar la cama brinda seguridad.

22. Coloque el botón de llamadas al alcance del residente.
Permite que el residente se comunique con el personal cuando lo necesite.

23. Lávese las manos.
Provee control de infecciones.

24. Reporte a la enfermera cualquier cambio en el residente.
Brinda información a la enfermera para evaluar al residente.

25. Documente el procedimiento utilizando la guía de procedimientos de la institución.
Si usted no documenta el cuidado, legalmente no pasó.

Los masajes en la espalda ayudan a relajar los músculos cansados, liberar el dolor y mejorar la circulación. Los masajes en la espalda se brindan con frecuencia después del baño. Después de dar un masaje en la espalda, debe observar cualquier cambio en la piel del residente.

Brindar un masaje en la espalda

Equipo: sábana de algodón o toalla, loción humectante

1. Identifíquese por su nombre. Identifique al residente de acuerdo con las políticas de la institución.
El residente tiene el derecho de conocer la identidad de su proveedor de cuidado. Identificar al residente por su nombre muestra respeto y establece la identificación correcta.

2. Lávese las manos.
Provee control de infecciones.

3. Explique el procedimiento al residente. Hable de manera clara, lenta y directa. Mantenga contacto de cara a cara cuando sea posible.
Promueve el entendimiento y la independencia.

4. Brinde privacidad al residente con cortinas, biombos o puertas.
Mantiene los derechos del residente de privacidad y dignidad.

5. Ajuste la cama a un nivel seguro para trabajar, usualmente a la altura de la cintura. Baje la cabecera de la cama. Ponga el freno a las llantas de la cama.
Previene que usted y el residente se lesionen.

6. Coloque al residente acostado sobre su costado o sobre el estómago. Cúbralo con una sábana o toalla. Doble hacia atrás las sábanas superiores de la cama. Deje al descubierto la espalda hasta la parte superior de los glúteos. Los masajes en la espalda también pueden brindarse con el residente sentado.

7. Caliente la loción humectante colocando el envase en agua tibia durante 5 minutos. Coloque sus manos en el agua tibia. Póngase crema en sus manos y frótelas juntas. Siempre ponga primero la loción humectante

sobre sus manos en lugar de ponerla directamente en la piel del residente.
Aumenta la comodidad del residente.

8. Coloque las manos en cada lado de la parte superior de los glúteos. Use toda la palma de su mano y realice movimientos largos y suaves hacia arriba con ambas manos. Muévase a lo largo de cada lado de la columna vertebral hasta los hombros (Fig. 6-15 y Fig. 6-16). Haga un círculo con sus manos hacia afuera. Regrese hacia abajo a lo largo de las orillas exteriores de la espalda. En los glúteos, haga otro círculo y mueva las manos para subir de nuevo a los hombros. Sin quitar las manos de la piel del residente, repita estos movimientos de 3 a 5 minutos.
Los movimientos largos hacia arriba liberan tensión muscular; los movimientos circulares aumentan la circulación en las áreas de los músculos.

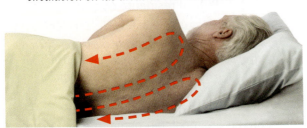

Fig. 6-15. *Muévase a lo largo de cada lado de la columna vertebral subiendo hasta los hombros.*

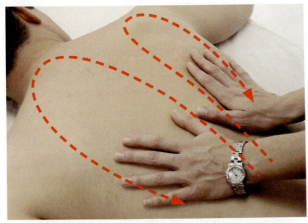

Fig. 6-16. *Los movimientos largos hacia arriba ayudan a liberar la tensión muscular.*

9. Realice el masaje con el pulgar y con los dos primeros dedos de cada mano. Colóquelos en la base de la columna vertebral. Muévalos juntos hacia arriba a lo largo de cada lado de la columna. Aplique una presión suave hacia abajo con los dedos y pulgares. Siga la misma dirección como lo hizo con los movimientos largos suaves, haciendo círculos en los hombros y glúteos.

10. Suavemente masaje las áreas óseas (columna vertebral, omóplatos, huesos de la cadera). Utilice movimientos circulares con las yemas de los dedos con poca o nada de presión. Si cualquiera de estas áreas está blanca, roja o morada no brinde el masaje sobre dicha zona.
El descoloramiento indica que la piel ya está irritada y frágil. Incluya esta información en su reporte a la enfermera.

11. Informe al residente cuando ya esté por terminar. Termine con varios movimientos largos y suaves.

12. Seque la espalda si queda loción humectante sin absorber.

13. Quite la sábana o toalla.

14. Ayude al residente a vestirse. Ayude al residente a colocarse en una posición cómoda.

15. Guarde el equipo. Coloque la ropa del residente y la ropa de cama que esté sucia en los contenedores apropiados.

16. Regrese la cama a la posición más baja. Remueva las medidas de privacidad.
Brinda seguridad al residente.

17. Coloque el botón de llamadas al alcance del residente.
Permite que el residente se comunique con el personal cuando lo necesite.

18. Lávese las manos.
Provee control de infecciones.

19. Reporte a la enfermera cualquier cambio en el residente.
Brinda información a la enfermera para evaluar al residente.

20. Documente el procedimiento utilizando la guía de procedimientos de la institución.
Si usted no documenta el cuidado, legalmente no pasó.

El cuidado del cabello es una parte importante de la limpieza. Lavar el cabello con champú remueve suciedad, bacteria, aceites y otros materiales del cabello. Los residentes que se pueden levantar de la cama pueden lavarse el cabello en el lavabo, en la bañera o en la ducha. Para los residentes que no se pueden levantar de la cama, se pueden utilizar lavabos especiales para lavar el cabello con champú. También hay tipos especiales de champú que no requieren el uso de agua (Fig. 6-17). Se debe de usar guantes si un residente tiene úlceras abiertas en el cuero cabelludo.

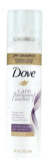

Fig. 6-17. *Este es un tipo de champú que no requiere usar agua. (FOTOGRAFÍA PRESENTADA POR CORTESÍA DE DOVE, PÁGINA DE INTERNET WWW.DOVE.COM)*

Lavado del cabello con champú en la cama

Equipo: champú, acondicionador para cabello (si se pide), 2 toallas de baño, toallita de tela, termómetro de baño, jarra o regadera de baño o adaptador para el lavabo, protector impermeable, sábana de baño, vasija para lavar el cabello, peine y cepillo, secadora de pelo.

1. Identifíquese por su nombre. Identifique al residente de acuerdo con las políticas de la institución.
El residente tiene el derecho de conocer la identidad de su proveedor de cuidado. Identificar al residente por su nombre muestra respeto y establece la identificación correcta.

2. Lávese las manos.
Provee control de infecciones.

3. Explique el procedimiento al residente. Hable de manera clara, lenta y directa. Mantenga contacto de cara a cara cuando sea posible.
Promueve el entendimiento y la independencia.

4. Brinde privacidad al residente con cortinas, biombos o puertas. Asegúrese que la habitación tenga una temperatura cómoda y que no haya corrientes de aire.
Mantiene los derechos del residente de privacidad y dignidad.

5. Coloque todos los artículos necesarios al alcance.

6. Revise la temperatura del agua con un termómetro o con la parte interna de su muñeca. La temperatura del agua no debe ser mayor de 105°F. Pida al residente que revise la temperatura del agua y ajústela de ser necesario.
El sentido del tacto del residente puede ser diferente al suyo; por lo tanto, el residente puede identificar mejor si la temperatura del agua está cómoda.

7. Quite todas las almohadas y coloque al residente en una posición plana. Ajuste la cama a un nivel seguro para trabajar, usualmente a la altura de la cintura. Ponga el freno a las llantas de la cama.
Previene que usted y el residente se lesionen.

8. Coloque el protector impermeable debajo de la cabeza y de los hombros del residente. Cubra al residente con la sábana de baño. Doble hacia atrás la sábana superior y los cobertores regulares.
Protege la ropa de cama.

9. Coloque la vasija debajo de la cabeza del residente. Coloque una toalla encima de los hombros del residente. Proteja los ojos de los residentes con una toallita de tela seca.

10. Utilice la jarra para mojar el cabello completamente. Aplique una cantidad pequeña de champú en sus manos y frótelas juntas.

11. Utilizando ambas manos, brinde masaje con el champú hasta formar una capa de espuma en el cabello del residente. Con las puntas de los dedos (no con las uñas) brinde masaje en el cuero cabelludo con movimientos circulares, de adelante hacia atrás (Fig. 6-18). No rasguñe el cuero cabelludo.

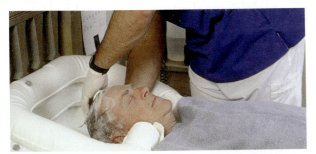

Fig. 6-18. *Use las yemas de sus dedos, no las uñas de sus dedos, para formar una capa de espuma con el champú. Tenga cuidado de no rasguñar el cuero cabelludo.*

12. Enjuague el cabello hasta que corra agua limpia. Aplique el acondicionador si el residente así lo desea. Enjuague siguiendo las instrucciones del contenedor. Asegúrese de enjuagar el cabello por completo para evitar que el cuero cabelludo se reseque y el residente tenga comezón.

13. Envuelva el cabello del residente con una toalla limpia. Quite la vasija. Seque la cara y el cuello con la toallita de tela o con una toalla.

14. Levante la cabecera de la cama.

15. Suavemente frote el cuero cabelludo y el cabello con la toalla.

16. Peine o cepille el cabello. Seque utilizando una secadora para el pelo en la velocidad baja. Peine el cabello de la manera que el residente prefiera.

17. Regrese la cama a la posición más baja. Remueva las medidas de privacidad.
Bajar la cama brinda seguridad.

18. Coloque el botón de llamadas al alcance del residente.
Permite que el residente se comunique con el personal cuando lo necesite.

19. Vacíe, enjuague y seque la vasija de baño y la jarra. Llévelas al lugar apropiado.

20. Limpie el peine o el cepillo. Regrese la secadora de pelo, el peine o el cepillo al lugar de almacenamiento apropiado.

21. Coloque la ropa de cama sucia en el contenedor apropiado.

22. Lávese las manos.
Provee control de infecciones.

23. Reporte a la enfermera cualquier cambio en el residente.
Brinda información a la enfermera para evaluar al residente.

24. Documente el procedimiento utilizando la guía de procedimientos de la institución.
Si usted no documenta el cuidado, legalmente no pasó.

Muchas personas prefieren bañarse en la ducha o en la bañera que tomar baños de cama (Fig. 6-19). Las NA deben revisar con el enfermero primero para asegurarse que tengan permitido bañarse en la ducha o en la bañera.

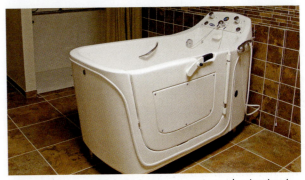

Fig. 6-19. *Un estilo de la bañera común en las instituciones de cuidado a largo plazo.*

Guía de Procedimientos: Seguridad para el Baño en la Ducha y en la Bañera

G Limpie la bañera o la ducha antes y después de usarla.

G Asegúrese que el piso esté seco.

G Familiarícese con los aparatos de asistencia y con los aparatos de seguridad disponibles. Revise que los pasamanos, las barras de seguridad y los elevadores mecánicos se encuentren trabajando en buenas condiciones.

G Pida al residente que use las barras de seguridad cuando entre o salga de la bañera o de la ducha.

G Coloque todos los artículos necesarios al alcance.

G No deje al residente solo.

G No use aceites de baño, cremas o polvos en las duchas o bañeras porque hacen las superficies resbalosas.

G Revise la temperatura del agua con un termómetro para agua o con la parte interna de su muñeca antes de que el residente entre a la bañera o la ducha. La temperatura del agua no debe ser mayor de 105°F. Asegúrese que la temperatura del agua esté cómoda para el residente.

Derechos de los Residentes

Privacidad durante el Baño

La privacidad es muy importante cuando los residentes se bañan en la ducha o en la bañera. Las puertas deben mantenerse cerradas. Los residentes siempre deben estar cubiertos cuando sea posible; su cuerpo no debe ser expuesto de manera innecesaria.

Brindar un baño en la ducha o en la bañera

Equipo: sábana de baño, jabón, champú, termómetro de baño, 2-4 toallitas de tela, 2-4 toallas de baño, ropa limpia, calzado anti-derrapante, 2 pares de guantes, loción humectante, desodorante, secadora de pelo.

1. Lávese las manos.
    Provee control de infecciones.

2. Coloque el equipo en el cuarto de baño o regaderas. Póngase guantes. Limpie el área de la bañera o de la ducha y la silla de baño. Coloque una tina debajo de la silla de baño (en caso de que el residente defeque). Encienda la lámpara de calor para calentar la habitación (de estar disponible).
    La limpieza reduce los patógenos y previene la propagación de infecciones.

3. Quítese los guantes y tírelos. Lávese las manos.
    Provee control de infecciones.

4. Vaya a la habitación del residente. Identifíquese por su nombre. Identifique al residente de acuerdo con las políticas de la institución.
    El residente tiene el derecho de conocer la identidad de su proveedor de cuidado. Identificar al residente por su nombre muestra respeto y establece la identificación correcta.

5. Lávese las manos.
    Provee control de infecciones.

6. Explique el procedimiento al residente. Hable de manera clara, lenta y directa. Mantenga contacto de cara a cara cuando sea posible.
    Promueve el entendimiento y la independencia.

7. Brinde privacidad al residente con cortinas, biombos o puertas.
    Mantiene los derechos del residente de privacidad y dignidad.

8. Ayude al residente a ponerse calzado anti-derrapante. Traslade al residente hacia el cuarto de bañeras o de duchas.
    El calzado anti-derrapante ayuda a reducir el riesgo de caídas.

9. Lávese las manos. Póngase guantes limpios.

10. Ayude al residente a quitarse la ropa y los zapatos.

Para una ducha o un baño en regadera:

11. Si utiliza una silla de baño, colóquela cerca del residente. Ponga el freno a las llantas (Fig. 6-20). Transfiera al residente con cuidado a la silla de baño.
    La silla se puede deslizar si el residente intenta levantarse.

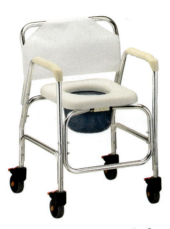

Fig. 6-20. *Una silla de baño es una silla fuerte diseñada para colocarse en una bañera o en la regadera; es anti-derrapante y resistente al agua. La silla permite que una persona que no puede entrar en la bañera o que esté muy débil para pararse en la ducha, se bañe en la bañera o en la ducha, en lugar de tomar un baño de cama. Se debe poner el freno a la silla de baño antes de trasladar a un residente en ella.* (FOTOGRAFÍA PRESENTADA POR CORTESÍA DE "NOVA MEDICAL PRODUCTS", PÁGINA DE INTERNET: WWW.NOVAJOY.COM)

12. Abra la llave del agua. Revise la temperatura del agua con un termómetro o con la parte interna de su muñeca. La temperatura del agua no debe ser mayor de 105°F. Pida al residente que revise la temperatura del agua y ajústela de ser necesario. Revise la temperatura del agua durante el baño.
El sentido del tacto del residente puede ser diferente al suyo; por lo tanto, el residente puede identificar mejor si la temperatura del agua está cómoda.

13. Quite el freno de la silla de baño y colóquela adentro de la regadera. Ponga el freno a las llantas.

14. Quédese con el residente durante el procedimiento.
Brinda seguridad al residente.

15. Permita que el residente lave por sí mismo todo lo que pueda. Ayude a lavarse la cara.
Promueve la independencia del residente.

16. Ayude al residente a ponerse champú y a enjuagarse el cabello.

17. Usando jabón, ayude a que se lave y enjuague todo el cuerpo. Avance de la cabeza hacia los dedos de los pies (de lo limpio a lo sucio).

18. Cierre la llave del agua. Quite el freno de la silla de baño. Saque al residente de la regadera en la silla.

Para un baño en la bañera:

11. Los residentes pueden necesitar ayuda para entrar a la bañera, dependiendo del nivel de movilidad que tengan. Transfiera al residente con cuidado a la silla de baño o al elevador de la bañera o ayude al residente a entrar a la bañera.

12. Llene la bañera hasta la mitad con agua tibia. Revise la temperatura del agua con un termómetro o con la parte interna de su muñeca. La temperatura del agua no debe ser mayor de 105°F. Pida al residente que revise la temperatura del agua y ajústela de ser necesario.

13. Quédese con el residente durante el procedimiento.
Brinda seguridad al residente.

14. Permita que el residente se lave por sí mismo tanto como sea posible. Ayude a que se lave la cara.
Promueve la independencia del residente.

15. Ayude al residente a ponerse champú y a enjuagarse el cabello.

16. Usando jabón, ayude a que se lave y enjuague todo el cuerpo. Avance de la cabeza hacia los dedos de los pies (de lo limpio a lo sucio).

17. Vacíe la bañera. Cubra al residente con la sábana de baño mientras que la bañera se vacía.
Mantiene la dignidad y el derecho de privacidad del residente al no exponer su cuerpo. Ayuda a que el residente no tenga frío.

18. Ayude al residente a salir de la bañera y a sentarse en una silla.

Pasos restantes para cualquier procedimiento:

19. Brinde al residente una toalla y ayude a que se seque con palmaditas suaves. Seque por

debajo de los senos, entre los pliegues de la piel, en el área del perineo y entre los dedos de los pies.
Secar con palmaditas suaves previene que la piel se rompa y reduce la irritación.

20. Aplique loción humectante y desodorante como sea necesario.

21. Coloque la ropa del residente y la ropa de cama sucia en los contenedores apropiados.

22. Quítese los guantes y tírelos.

23. Lávese las manos.
Provee control de infecciones.

24. Ayude al residente a vestirse y peinarse el cabello antes de salir del cuarto de duchas o de bañeras. Ofrezca una secadora de pelo, de ser necesario. Ponga calzado anti-derrapante. Regrese al residente a su habitación.
Peinar el cabello en el cuarto de duchas permite que el residente mantenga su dignidad cuando regrese a la habitación.

25. Asegúrese que el residente se sienta cómodo.

26. Coloque el botón de llamadas al alcance del residente.
Permite que el residente se comunique con el personal cuando lo necesite.

27. Reporte a la enfermera cualquier cambio en el residente.
Brinda información a la enfermera para evaluar al residente.

28. Documente el procedimiento utilizando la guía de procedimientos de la institución.
Si usted no documenta el cuidado, legalmente no pasó.

4. Describir la guía de procedimientos para ayudar con el aseo personal

El arreglo personal afecta la manera en que las personas se sienten de sí mismos y cómo los ven los demás (Fig. 6-21). Cuando ayuden con el arreglo personal, las NA siempre deben permitir que los residentes hagan todo lo que puedan por sí mismos. Los residentes deben tomar tantas decisiones como sea posible. Quizás ellos tengan alguna manera muy particular de arreglarse, así como sus propias rutinas. Estas rutinas continúan siendo importantes, incluso cuando la persona es anciana, está enferma o discapacitada. Algunos residentes pueden sentirse avergonzados, deprimidos o ansiosos porque necesitan ayuda con las tareas para el arreglo personal. Las NA deben ser comprensivas al respecto. Ser respetuoso promueve el cuidado centrado en la persona.

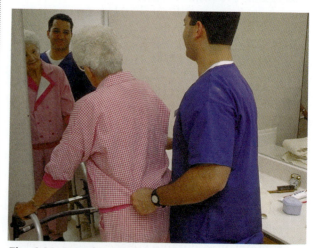

Fig. 6-21. *Estar bien aseado ayuda a que una persona se sienta bien sobre sí misma.*

Las uñas de los dedos pueden albergar bacterias. Es importante mantener las manos y las uñas limpias para ayudar a prevenir infecciones. El cuidado de las uñas debe brindarse cuando las uñas están sucias o cuando tengan orillas puntiagudas y cuando haya sido asignado. Algunas instituciones no permiten que las NA corten las uñas de los dedos de las manos ni de los pies de un residente. La mala circulación puede tener como resultado infecciones si se corta la piel accidentalmente mientras se brinda el cuidado para las uñas. En un residente diabético, dicha infección puede tener como resultado una herida severa e incluso amputación. Las NA deben seguir las políticas de la institución. No se debe utilizar el mismo equipo para el cuidado de las uñas en más de un residente.

Brindar cuidado para las uñas

Equipo: palito de naranja, lima para uñas, loción humectante, vasija, jabón, 2 toallitas de tela, 2 toa-llas, termómetro de baño, guantes.

1. Identifíquese por su nombre. Identifique al residente de acuerdo con las políticas de la institución.
   El residente tiene el derecho de conocer la identidad de su proveedor de cuidado. Identificar al residente por su nombre muestra respeto y establece la identi-ficación correcta.

2. Lávese las manos.
   Provee control de infecciones.

3. Explique el procedimiento al residente. Hable de manera clara, lenta y directa. Mantenga contacto de cara a cara cuando sea posible.
   Promueve el entendimiento y la independencia.

4. Brinde privacidad al residente con cortinas, biombos o puertas.
   Mantiene los derechos del residente de privacidad y dignidad.

5. Si el residente está en cama, ajuste la cama a un nivel seguro para trabajar, usualmente a la altura de la cintura. Ponga el freno a las llantas de la cama.
   Previene que usted y el residente se lesionen.

6. Llene la vasija hasta la mitad con agua tibia. Revise la temperatura del agua con un termó-metro o con la parte interna de su muñeca. La temperatura del agua no debe ser mayor de 105°F. Pida al residente que revise la tem-peratura del agua y ajústela de ser necesario. Coloque la vasija a un nivel cómodo para el residente.
   El sentido del tacto del residente puede ser diferente al suyo; por lo tanto, el residente puede identificar mejor si la temperatura del agua está cómoda.

7. Póngase los guantes.

8. Remoje las manos y las uñas del residente en la vasija con agua. Remoje las 10 yemas de los dedos por lo menos 5 minutos.

El cuidado de las uñas es más fácil si se suavizan pri-mero.

9. Quite las manos del agua. Lave las manos con una toallita de tela enjabonada y enjuá-guelas. Seque las manos con palmaditas sua-ves con una toalla, incluyendo el área entre los dedos. Remueva la vasija para las manos.

10. Coloque las manos del residente sobre la toa-lla. Limpie suavemente debajo de cada uña de los dedos con el palito de naranja (Fig. 6-22).
    La mayoría de los patógenos en las manos se en-cuentran debajo de las uñas.

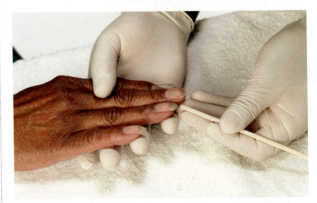

***Fig. 6-22.** Tenga cuidado cuando remueva la suciedad que se encuentra debajo de las uñas con un palito de naranja.*

11. Limpie el palito de naranja en la toalla des-pués de limpiar cada una de las uñas. Lave las manos del residente otra vez. Con una toallita de tela o una toalla seca y limpia, sé-quelas por completo, especialmente el área entre los dedos.

12. Deles forma a las uñas utilizando una lima para uñas. Muévase hacia una sola dirección (no de atrás hacia adelante). Lime en una curva y termine con unas uñas lisas y libres de orillas ásperas.
    Limar en curva suaviza las uñas y elimina las orillas ásperas, las cuales pueden atorarse en la ropa o ras-gar la piel.

13. Aplique loción humectante desde las yemas de los dedos hasta las muñecas. Quite el ex-

ceso con una toalla o toallita de tela, de ser necesario.

14. Vacíe, enjuague y seque la vasija para el baño. Coloque la vasija en el área designada o regrese al lugar de almacenamiento, dependiendo de la política de la institución.

15. Coloque la ropa del residente y la ropa de cama sucia en los contenedores apropiados.

16. Quítese los guantes y tírelos. Lávese las manos.
Provee control de infecciones.

17. Regrese la cama a la posición más baja. Remueva las medidas de privacidad.
Bajar la cama brinda seguridad.

18. Coloque el botón de llamadas al alcance del residente.
Permite que el residente se comunique con el personal cuando lo necesite.

19. Reporte a la enfermera cualquier cambio en el residente.
Brinda información a la enfermera para evaluar al residente.

20. Documente el procedimiento utilizando la guía de procedimientos de la institución.
Si usted no documenta el cuidado, legalmente no pasó.

El buen cuidado de los pies es de gran importancia; debe ser parte del cuidado diario de los residentes.

Observaciones y Reportes: El Cuidado de los Pies

Reporte cualquiera de las siguientes observaciones al enfermero:

O/R Piel seca o con escamas

O/R Piel abierta o con heridas

O/R Decoloración de los pies, como áreas rojas, grises, blancas o negras

O/R Ampollas

O/R Moretones

O/R Drenaje o sangrado

O/R Uñas de los pies largas, descuidadas o gruesas

O/R Uñas de los pies encarnadas

O/R Inflamación

O/R Talones suaves, frágiles o descoloridos

O/R Diferencias en la temperatura de los pies

Brindar cuidado de los pies

Equipo: vasija, tapete de baño, 2 toallitas de tela, 2 toallas, jabón, loción humectante, termómetro de baño, calcetines limpios, guantes.

1. Identifíquese por su nombre. Identifique al residente de acuerdo con las políticas de la institución.
El residente tiene el derecho de conocer la identidad de su proveedor de cuidado. Identificar al residente por su nombre muestra respeto y establece la identificación correcta.

2. Lávese las manos.
Provee control de infecciones.

3. Explique el procedimiento al residente. Hable de manera clara, lenta y directa. Mantenga contacto de cara a cara cuando sea posible.
Promueve el entendimiento y la independencia.

4. Brinde privacidad al residente con cortinas, biombos o puertas.
Mantiene los derechos del residente de privacidad y dignidad.

5. Si el residente se encuentra en cama, ajuste la cama a un nivel seguro para trabajar, usualmente a la altura de la cintura. Ponga el freno a las llantas de la cama.
Previene que usted y el residente se lesionen.

6. Llene la vasija hasta la mitad con agua tibia. Revise la temperatura del agua con un termómetro o con la parte interna de su muñeca. La temperatura del agua no debe ser mayor

de 105°F. Pida al residente que revise la temperatura del agua y ajústela de ser necesario. *El sentido del tacto del residente puede ser diferente al suyo; por lo tanto, el residente puede identificar mejor si la temperatura del agua está cómoda.*

7. Coloque la vasija sobre el tapete de baño, en una toalla de baño en el piso (si el residente está sentado en una silla) o en una toalla en el pie de cama (si el residente está en cama). Asegúrese que la vasija se encuentre en una posición cómoda para el residente. Sostenga el pie y el tobillo durante todo el procedimiento.

8. Póngase los guantes.

9. Quite los calcetines del residente. Sumerja completamente los pies del residente en el agua. Remoje los pies de 10 a 20 minutos. Agregue agua tibia a la vasija como sea necesario.

10. Ponga jabón en una toallita húmeda. Remueva un pie del agua. Lave todo el pie, incluyendo las áreas entre los dedos y alrededor de la base de las uñas (Fig. 6-23).

11. Enjuague todo el pie, incluyendo las áreas entre los dedos.

12. Con una toallita de tela o una toalla seca y limpia, seque todo el pie, incluyendo las áreas entre los dedos.

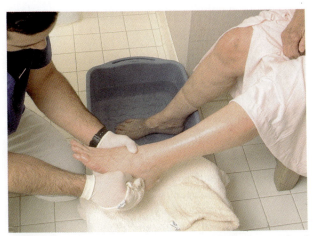

Fig. 6-23. *Mientras sostiene el pie y el tobillo, lave todo el pie con una toallita de tela con jabón.*

13. Repita los pasos del 10 al 12 para el otro pie.

14. Ponga loción humectante en una mano y caliéntela frotando sus manos juntas. Brinde masaje con la loción humectante en todo el pie (arriba y abajo), **excepto en las áreas entre los dedos**. Quite el exceso de la loción humectante con una toalla o una toallita de tela, de ser necesario.

15. Ayude al residente a ponerse calcetines limpios.

16. Vacíe, enjuague y seque la vasija para el baño. Coloque la vasija en el área designada o regrese al lugar de almacenamiento, dependiendo en la política de la institución.

17. Coloque la ropa del residente y la ropa de cama sucia en los contenedores apropiados.

18. Quítese los guantes y tírelos. Lávese las manos.
    Provee control de infecciones.

19. Regrese la cama a la posición más baja. Remueva las medidas de privacidad.
    Bajar la cama brinda seguridad.

20. Coloque el botón de llamadas al alcance del residente.
    Permite que el residente se comunique con el personal cuando lo necesite.

21. Reporte a la enfermera cualquier cambio en el residente.
    Brinda información a la enfermera para evaluar al residente.

22. Documente el procedimiento utilizando la guía de procedimientos de la institución.
    Si usted no documenta el cuidado, legalmente no pasó.

El cabello se adelgaza con el envejecimiento y se pueden arrancar accidentalmente pedazos de cabello al peinarlo o cepillarlo. Las NA deben manejar el cabello de los residentes con mucho cuidado.

La **pediculosis** es una plaga de piojos, los cuales son bichos muy pequeños que muerden la piel y succionan sangre para vivir y crecer. Tres tipos de piojos son los piojos de la cabeza, los piojos corporales y las ladillas o piojos del pubis. Los piojos de la cabeza se encuentran usualmente en el cuero cabelludo. Los piojos son difíciles de ver. Los síntomas incluyen comezón, marcas de mordidas en el cuero cabelludo, úlceras en la piel, cabello y cuero cabelludo con mal olor y cabello enredado. Los huevecillos de los piojos pueden ser visibles en el cabello, detrás de los oídos y en el cuello. Son pequeños y redondos y pueden ser de color café o blanco. Las heces fecales de los piojos parecen como un polvo fino negro. Pueden estar en las sábanas o en las almohadas. Si las NA notan cualquiera de estos síntomas, deben informar a la enfermera de inmediato. Los piojos se pueden esparcir muy rápido. Para tratar el problema de los piojos se pueden utilizar cremas, lociones, champú, aerosoles o peines especiales. Para ayudar a prevenir la propagación de piojos los peines, cepillos, ropa, pelucas o sombreros del residente no se deben compartir con nadie más.

Peinar o cepillar el cabello

Equipo: peine, cepillo, toalla, espejo, artículos de cuidado para el cabello requeridos por el residente.

Utilice los productos de cuidado para el cabello que el residente prefiera para su tipo de cabello.

1. Identifíquese por su nombre. Identifique al residente de acuerdo con las políticas de la institución.
   El residente tiene el derecho de conocer la identidad de su proveedor de cuidado. Identificar al residente por su nombre muestra respeto y establece la identificación correcta.

2. Lávese las manos.
   Provee control de infecciones.

3. Explique el procedimiento al residente. Hable de manera clara, lenta y directa. Mantenga contacto de cara a cara cuando sea posible.
   Promueve el entendimiento y la independencia.

4. Brinde privacidad al residente con cortinas, biombos o puertas.
   Mantiene los derechos del residente de privacidad y dignidad.

5. Si el residente se encuentra en cama, ajuste la cama a un nivel seguro para trabajar, usualmente a la altura de la cintura. Levante la cabecera de la cama para que el residente se siente de manera recta. Ponga el freno a las llantas de la cama. Si el residente es ambulatorio, brinde una silla.
   Previene que usted y el residente se lesionen. Sentar al residente lo coloca en una posición más natural.

6. Coloque una toalla debajo de la cabeza o alrededor de los hombros del residente.

7. Remueva cualquier pinza, liga o broche del cabello.

8. Primero desenrede el cabello dividiéndolo en secciones pequeñas. Sostenga la sección de cabello justo arriba de la parte donde está enredada para que no jale el cuero cabelludo. Peine o cepille delicadamente en la parte que está enredada. Si el residente está de acuerdo, utilice una pequeña cantidad del producto para desenredar el cabello o acondicionador que no se enjuaga.
   Reduce el rompimiento del cabello, irritación y dolor del cuero cabelludo.

9. Después de haber desenredado el cabello, cepille el cabello en secciones de 2 pulgadas a la vez.

10. Arregle el cabello con el estilo que el residente prefiera (Fig. 6-24). Evite hacer peinados infantiles. Cada residente puede preferir diferentes estilos de peinados y productos para el cuidado de cabello. Ofrezca un espejo al residente.
    Cada residente tiene el derecho de tomar decisiones. Promueve su independencia.

11. Regrese los artículos a su lugar apropiado. Quite el cabello del peine o cepillo. Limpie el peine o cepillo.

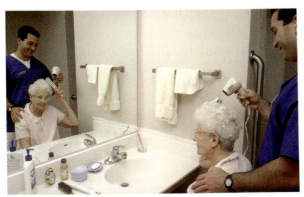

Fig. 6-24. *Ayude a la residente a arreglarse el cabello como lo prefiera.*

12. Coloque la ropa de cama sucia en el contenedor apropiado.

13. Regrese la cama a la posición más baja. Remueva las medidas de privacidad.
    Bajar la cama brinda seguridad.

14. Coloque el botón de llamadas al alcance del residente.
    Permite que el residente se comunique con el personal cuando lo necesite.

15. Lávese las manos.
    Provee control de infecciones.

16. Reporte a la enfermera cualquier cambio en el residente.
    Brinda información a la enfermera para evaluar al residente.

17. Documente el procedimiento utilizando la guía de procedimientos de la institución.
    Si usted no documenta el cuidado, legalmente no pasó.

Se deben respetar las preferencias personales sobre la afeitada. La NA debe asegurarse que el residente quiera que lo rasure o que le ayude a rasurarse antes de empezar. Las NA siempre deben usar guantes cuando afeiten a los residentes por el riesgo de exponerse a la sangre. Los rastrillos no se deben compartir entre los residentes. Los diferentes tipos de rastrillos incluyen los siguientes:

- Un **rastrillo de seguridad** tiene una navaja filosa que tiene un protector especial de seguridad para ayudar a prevenir cortadas. Este tipo de rastrillo requiere el uso de jabón o crema para afeitar.

- Un **rastrillo desechable** requiere el uso de jabón o crema para afeitar. Se desecha después de usarlo en un contenedor especial para objetos punzantes.

- Una **rasuradora eléctrica** es el método más seguro y fácil de afeitar. No requiere el uso de jabón o crema para afeitar. Algunos residentes que toman medicamento para adelgazamiento de la sangre (medicamento anticoagulante que ayuda a prevenir que los coágulos se formen en la sangre) se les puede indicar que utilicen una rasuradora eléctrica para prevenir heridas y cortadas.

Afeitar a un residente

Equipo: rastrillo, vasija llena de agua tibia hasta la mitad (si usa un rastrillo desechable o de seguridad), 2 toallas, toallita de tela, espejo, jabón o crema para afeitar (si usa un rastrillo desechable o de seguridad), loción para después de afeitarse, guantes.

1. Identifíquese por su nombre. Identifique al residente de acuerdo con las políticas de la institución.
   El residente tiene el derecho de conocer la identidad de su proveedor de cuidado. Identificar al residente por su nombre muestra respeto y establece la identificación correcta.

2. Lávese las manos.
   Provee control de infecciones.

3. Explique el procedimiento al residente. Hable de manera clara, lenta y directa. Mantenga contacto de cara a cara cuando sea posible.
   Promueve el entendimiento y la independencia.

4. Brinde privacidad al residente con cortinas, biombos o puertas.
   Mantiene los derechos del residente de privacidad y dignidad.

5. Si el residente está en cama, ajuste la cama a un nivel seguro para trabajar, usualmente a la altura de la cintura. Ponga el freno a las llantas de la cama.
Previene que usted y el residente se lesionen.

6. Levante la cabecera de la cama para que el residente se siente. Coloque la toalla a través del pecho del residente y por debajo de su barbilla.
Sentar al residente lo coloca en una posición más natural. La toalla protege la ropa del residente y la ropa de cama.

7. Póngase los guantes.
Afeitar puede causar sangrado. Usar guantes promueve el control de infecciones y sigue las precauciones estándares.

Afeitado utilizando un rastrillo desechable o un rastrillo de seguridad:

8. Suavice la barba con una toallita de tela húmeda y tibia en la cara durante unos minutos antes de afeitar. Coloque una capa de jabón o crema para afeitar y agua tibia.
El agua tibia y la capa de jabón o crema para afeitar suavizan la piel y el vello para tener una afeitada más cómoda.

9. Sostenga la piel firme. Rasure en dirección hacia donde crece el vello. Rasure la barba con movimientos cortos, regulares y hacia abajo en la cara y hacia arriba en el cuello (Fig. 6-25). Enjuague el rastrillo con frecuencia en la vasija para mantenerlo limpio y húmedo.
Rasurar en la dirección que crece el vello, maximiza la eliminación del vello.

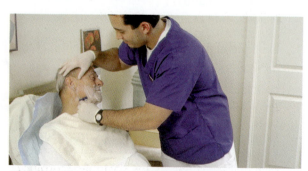

Fig. 6-25. *Sosteniendo la piel firme, rasure con movimientos hacia abajo en la cara y hacia arriba en el cuello.*

10. Cuando haya terminado, lave, enjuague y seque la cara del residente con una toallita de tela húmeda y tibia. Si el residente puede, deje que se limpie la cara por sí mismo. Use la toalla para secar la cara. Ofrezca un espejo al residente.
Remueve el jabón, lo que puede causar irritación. Promueve la independencia.

Afeitado utilizando una rasuradora eléctrica:

8. Utilice un cepillo pequeño para limpiar la rasuradora. No utilice una rasuradora eléctrica cerca de alguna fuente de agua o cuando el oxígeno esté en uso.
La electricidad cerca del agua puede causar electrocución. La electricidad cerca del oxígeno puede causar una explosión.

9. Encienda la rasuradora y sostenga la piel firme. Rasure con movimientos suaves y uniformes (Fig. 6-26). Si utiliza una rasuradora de lámina, rasure la barba con movimientos de adelante hacia atrás en dirección hacia donde crece la barba. Si utiliza una rasuradora rotativa de tres cabezas, rasure la barba con movimientos circulares. Rasure la barbilla y por debajo de la barbilla.

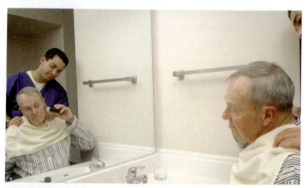

Fig. 6-26. *Rasure, o pida al residente que se rasure, con movimientos suaves y regulares.*

10. Ofrezca un espejo al residente.
Promueve la independencia.

Pasos finales:

11. Aplique loción para después de afeitar, si así lo desea el residente.
Mejora la autoestima del residente.

12. Quite la toalla. Coloque la toalla y la toallita en el contenedor apropiado.

13. Limpie el equipo y guárdelo. Siga las políticas de la institución para un rastrillo de seguridad. Para un rastrillo desechable, tírelo en un contenedor para material biopeligroso especial para objetos filosos. Para una rasuradora eléctrica, limpie la cabeza de la rasuradora, quite el vello, vuelva a colocar la cabeza de la rasuradora, tápela de nuevo y guárdela en el estuche.

14. Quítese los guantes y tírelos. Lávese las manos.
Provee control de infecciones.

15. Asegúrese que el área, la piel y la ropa del residente estén libres de vello suelto.

16. Regrese la cama a la posición más baja. Remueva las medidas de privacidad.
Bajar la cama brinda seguridad.

17. Coloque el botón de llamadas al alcance del residente.
Permite que el residente se comunique con el personal cuando lo necesite.

18. Reporte a la enfermera cualquier cambio en el residente.
Brinda información a la enfermera para evaluar al residente.

19. Documente el procedimiento utilizando la guía de procedimientos de la institución.
Si usted no documenta el cuidado, legalmente no pasó.

5. Mencionar la lista de guías de procedimientos para ayudar al residente a vestirse

Vestir y desvestir a los residentes es una parte importante del cuidado diario. Cuando ayude a un residente a vestirse, la NA debe saber las limitantes que tiene el residente. Los residentes pueden tener un lado del cuerpo que esté más

débil debido a una embolia o una lesión; a ese lado se le llama el lado más débil, **lado afectado** o **lado involucrado**. La NA nunca debe referirse a ese lado como el "lado malo", ni hablar sobre la pierna o el brazo "malo". Al vestir, la NA debe empezar con el lado del cuerpo más débil, lo cual ayuda a reducir el riesgo de lesiones. El brazo más débil es colocado primero por la manga. Cuando una pierna es débil, es más fácil si el residente se sienta para subir los pantalones en ambas piernas.

Guía de Procedimientos: Vestir y Desvestir

G Pregunte las preferencias del residente y sígalas. Esto es parte de promover el cuidado centrado en la persona. Permita que el residente escoja la ropa para ese día. Revise si está limpia, si es apropiada para el clima y si se encuentra en buenas condiciones.

G Anime al residente a vestir ropa regular, en lugar de usar ropa para dormir. La ropa con elástico en la cintura y la ropa que sea de una talla más grande de lo normal son más fácil de poner.

G Permita que el residente realice todo lo que pueda por sí mismo al vestirse o desvestirse. Esto puede tomarle más tiempo, pero ayuda a mantener la independencia. Pídales que le avisen cuando necesiten de su ayuda. Existen aparatos de asistencia para ayudar a vestirse (Fig. 6-27). Utilícelos como se indique.

G Brinde privacidad y nunca destape al residente más de lo que sea necesario.

G Enrolle o doble las medias o calcetines hacia abajo cuando se los ponga al residente. Deslice sobre los dedos del pie y sobre el pie y después desenróllelos para que queden en su lugar.

G Para las residentes del sexo femenino, asegúrese que las copas de los sostenes (corpiño/brassiere) le cubran los senos. Los sostenes que se abrochan por el frente son más fáciles para que las residentes se los pongan por sí mismas. Los sostenes que se abrochan por detrás pueden ser colocados primero alrededor de la cintura y abrocharlos ahí. Después de abrocharlos, se deben rotar y subir. Los brazos se colocan por los tirantes hasta el último. Para desvestir puede seguir este orden al revés.

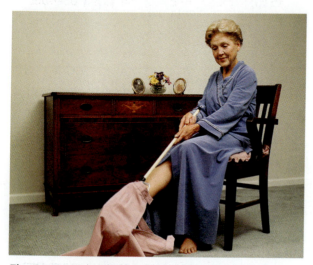

Fig. 6-27. *Los aparatos de asistencia para vestirse promueven la independencia al ayudar a que los residentes se vistan por sí mismos.* (FOTOGRAFÍA PRESENTADA POR CORTESÍA DE "NORTH COAST MEDICAL, INC.", PÁGINA DE INTERNET WWW.NCMEDICAL.COM)

G Coloque primero el brazo o la pierna más débil por la prenda de vestir. Después ayude con el brazo o con la pierna más fuerte. Al desvestir, inicie con el lado más fuerte o el lado que no está afectado (Fig. 6-28)

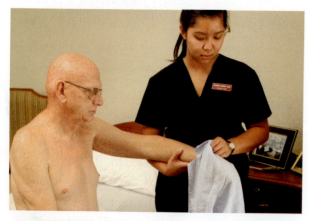

Fig. 6-28. *Cuando vista al residente, la NA debe empezar con el lado afectado (más débil) primero.*

Vestir a un residente

Equipo: sábana de baño, ropa limpia de la elección del residente, calzado antiderrapante, guantes.

Cuando esté colocando todas las prendas, mueva el cuerpo del residente de manera suave y natural. Evite forzar o estirar de manera excesiva las extremidades y las articulaciones.

1. Identifíquese por su nombre. Identifique al residente de acuerdo con las políticas de la institución.
   El residente tiene el derecho de conocer la identidad de su proveedor de cuidado. Identificar al residente por su nombre muestra respeto y establece la identificación correcta.

2. Lávese las manos.
   Provee control de infecciones.

3. Explique el procedimiento al residente. Hable de manera clara, lenta y directa. Mantenga contacto de cara a cara cuando sea posible.
   Promueve el entendimiento y la independencia.

4. Brinde privacidad al residente con cortinas, biombos o puertas.
   Mantiene los derechos del residente de privacidad y dignidad.

5. Ajuste la cama a un nivel seguro para trabajar, usualmente a la altura de la cintura. Ponga el freno a las llantas de la cama.
   Previene que usted y el residente se lesionen.

6. Levante la cabecera de la cama para que el residente se encuentre sentado de manera recta.

7. Pregunte al residente qué ropa le gustaría ponerse. Póngale la ropa que haya escogido.
   Promueve el derecho del residente de tomar decisiones.

8. Coloque una sábana de baño sobre el residente. Pídale que la sostenga mientras que usted quita o dobla las cobijas superiores de la cama hacia el pie de cama. Quite la

bata, camisa o blusa. Mantenga al residente cubierto con la sábana de baño. Al desvestir, quite primero la ropa del lado más fuerte y después la ropa del lado más débil. Coloque la ropa en el contenedor apropiado. Mueva la sábana de baño hacia abajo para cubrir la parte inferior del cuerpo.
Mantiene la dignidad y el derecho de privacidad del residente.

9. Ayude al residente a ponerse la ropa en la parte superior del cuerpo. Si pasa por arriba de la cabeza, deslice primero la ropa sobre la cabeza. Después coloque el brazo más débil por la manga antes de colocar la ropa sobre el brazo más fuerte. Ayude al residente a que se incline hacia adelante y alise la ropa hacia abajo. Si la ropa se amarra por el frente, deslice su mano por una de las mangas y tome la mano del residente sobre el lado más débil, para jalarlo por la manga. Ayude al residente a inclinarse hacia el frente y acomode la ropa por la espalda. Jale la segunda manga en el lado más fuerte, como le hizo con la primera. Cierre la ropa.

10. Remueva la sábana de baño y colóquela en el contenedor apropiado. Ayude al residente a que se ponga la falda o los pantalones. Coloque primero la pierna más débil en la falda o en los pantalones y después coloque la pierna más fuerte. Pida al residente que levante sus glúteos o voltee al residente de un lado a otro para subir los pantalones sobre los glúteos y hasta la cintura. Abroche los pantalones o la falda, de ser necesario, y asegúrese que la ropa esté cómoda.

11. Coloque un calcetín o una calceta sobre el pie más débil. Asegúrese que el talón del calcetín se encuentre sobre el talón del pie. Asegúrese que no tengan dobleces o arrugas en el calcetín o en la calceta una vez que ya está puesto. Repita con el otro pie.
Promueve la comodidad del residente.

12. Coloque la cama al nivel más bajo. Pida la residente que se siente de manera recta en el lado de la cama con sus piernas colgando sobre el costado de la cama (quedar colgando).

13. Iniciando con el pie más débil, coloque el calzado anti-derrapante. Utilice un aparato de asistencia, de ser necesario. Amarre o abroche bien uno de los zapatos y después coloque el zapato en el otro pie y abróchelo.

14. Termine revisando que el residente esté vestido apropiadamente. Asegúrese que la ropa no esté puesta al revés y que las cremalleras ("*zipper*" en inglés) y los botones estén abrochados.

15. Regrese la cama a la posición más baja. Remueva las medidas de privacidad.
Bajar la cama brinda seguridad.

16. Coloque el botón de llamadas al alcance del residente.
Permite que el residente se comunique con el personal cuando lo necesite.

17. Lávese las manos.
Provee control de infecciones.

18. Reporte a la enfermera cualquier cambio en el residente.
Brinda información a la enfermera para evaluar al residente.

19. Documente el procedimiento utilizando la guía de procedimientos de la institución.
Si usted no documenta el cuidado, legalmente no pasó.

La **terapia intravenosa**, comúnmente conocida como *terapia IV*, es la entrega de medicamento, nutrición o líquidos por la vena, los cuales se filtran ya sea por gotas que bajan de una bolsa suspendida en un poste o son bombeados por medio de una bomba portátil a través de un tubo que va hacia adentro de la vena. El capítulo 7 presenta más información sobre la terapia IV.

Guía de Procedimientos: Vestir a un Residente que tiene una IV

G   Nunca desconecte líneas IV, ni apague la bomba. La enfermera será responsable de desconectar los tubos IV de la bomba.

G   Siempre sostenga la bolsa del IV más arriba del área donde se encuentra insertada la IV en el cuerpo.

G   Primero quite la ropa por el lado que no tiene IV. Después, reúna la ropa en el lado que tiene el IV. Levante la ropa y deslice sobre el lugar donde se encuentra conectada la IV en el cuerpo. Mueva la ropa sobre el tubo hacia la bolsa del IV. Levante y quite la bolsa del IV del poste donde está colgada. Con cuidado, deslice la ropa sobre la bolsa y coloque la bolsa de nuevo en el poste.

G   Levante y quite la bolsa del IV del poste. Coloque la ropa limpia por el lado del cuerpo que tiene el IV. Deslice la ropa sobre la bolsa. Coloque la bolsa del IV de nuevo en el poste. Mueva la ropa sobre el tupo del IV, pasando sobre el lugar donde se encuentra conectada la IV en el cuerpo y hacia el brazo del residente. Coloque el otro brazo en la ropa.

G   Revise que la bolsa de la IV esté goteando de manera apropiada. Asegúrese que ninguna parte del tubo esté desacomodada. Esto se debe realizar después de cada procedimiento con un residente que tiene un IV. Revise que las gasas del área donde está insertada la IV estén en su lugar. Cuando haya terminado, asegúrese que el tubo no esté enredado.

Para residentes que tienen mala circulación hacia las piernas y pies, el uso de medias elásticas es ordenado. Estas medias ayudan a prevenir la inflamación, a prevenir coágulos de sangre y a mejorar la circulación. Promueven la circulación de la sangre presionando las piernas suavemente para incrementar el flujo sanguíneo. Estas medias se conocen como *medias para prevenir*

embolias, medias elásticas o *medias de compresión.* Se les llaman *medias para prevenir embolias* porque ayudan a prevenirlas. Una **embolia** es una obstrucción de un vaso sanguíneo, usualmente por un coágulo de sangre. La embolia puede viajar desde donde se formó el coágulo hasta otra parte del cuerpo, bloqueando el flujo sanguíneo. Puede causar daños serios y hasta la muerte.

Las medias para prevenir embolias pueden llegar hasta la rodilla o hasta el muslo. Deben ponerse en la mañana, antes de que el residente se levante de la cama, ya que es cuando las piernas tienen el tamaño más pequeño. Usualmente se quitan en la noche.

Poner medias para prevenir embolias hasta la rodilla

Equipo: medias para prevenir embolias.

1.   Identifíquese por su nombre. Identifique al residente de acuerdo con las políticas de la institución.
     El residente tiene el derecho de conocer la identidad de su proveedor de cuidado. Identificar al residente por su nombre muestra respeto y establece la identificación correcta.

2.   Lávese las manos.
     Provee control de infecciones.

3.   Explique el procedimiento al residente. Hable de manera clara, lenta y directa. Mantenga contacto de cara a cara cuando sea posible.
     Promueve el entendimiento y la independencia.

4.   Brinde privacidad al residente con cortinas, biombos o puertas.
     Mantiene los derechos del residente de privacidad y dignidad.

5.   El residente debe estar acomodado en posición supina (sobre su espalda) en la cama. Con el residente acostado, quite los calcetines, los zapatos o las pantuflas y deje al descubierto una pierna. No deje al descubierto más de una pierna a la vez.

6. Tome una media y voltéela de adentro hacia afuera hasta, por lo menos, la altura del talón (Fig. 6-29).

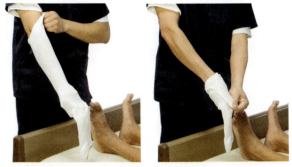

Fig. 6-29. *Voltear la media de adentro hacia afuera permite que la media se enrolle suavemente.*

7. Coloque con cuidado la punta de la media sobre los dedos del pie, sobre el pie y el talón (Fig. 6-30). Asegúrese que el talón se encuentre en el lugar correcto. El talón del residente debe estar alineado con el talón de la media.

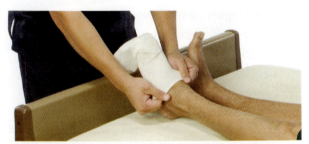

Fig. 6-30. *Coloque con cuidado la punta de la media sobre los dedos del pie, sobre el pie y el talón. Promueve la comodidad y seguridad del residente. Evite la presión y el estiramiento excesivo de las articulaciones.*

8. Con cuidado, jale la parte superior de la media sobre el pie, el talón y la pierna.

9. Asegúrese que no tenga dobleces o arrugas en la media después de que haya sido puesta; debe quedar lisa y cómoda (Fig. 6-31). Asegúrese de que el talón de la media esté colocado en el talón del pie. Si la media tiene una apertura en el área de los dedos de los pies, asegúrese que la abertura se encuentre sobre o por debajo del área de los dedos del pie. Esto depende de las instrucciones del fabricante. Ajústela de ser necesario.

Los dobleces o las arrugas disminuyen la circulación y pueden incrementar los riesgos de una embolia.

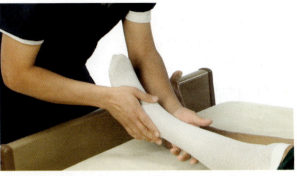

Fig. 6-31. *Coloque las medias lisas. Las torceduras o arrugas causan que las medias estén muy apretadas, lo que reduce la circulación.*

10. Repita los pasos del 6 al 9 en la otra pierna.

11. Coloque el botón de llamadas al alcance del residente.
    Permite que el residente se comunique con el personal cuando lo necesite.

12. Lávese las manos.
    Provee control de infecciones.

13. Reporte a la enfermera cualquier cambio en el residente.
    Brinda información a la enfermera para evaluar al residente.

14. Documente el procedimiento utilizando la guía de procedimientos de la institución.
    Si usted no documenta el cuidado, legalmente no pasó.

6. Identificar la guía de procedimientos para una higiene bucal apropiada

El **cuidado bucal**, o el cuidado de la boca, dientes y encías, se realiza al menos dos veces al día para limpiar la boca. El cuidado bucal debe realizarse después del desayuno y después de la última comida o refrigerio del día. También puede realizarse antes de que el residente coma. El cuidado oral incluye el cepillado de dientes, lengua y encías, la limpieza de los dientes con hilo dental, el cuidado de los labios y el cuidado

Técnicas para el Cuidado Personal

de las dentaduras postizas (Fig. 6-32). Cuando brinden cuidado bucal, las NA deben usar guantes y seguir las precauciones estándares.

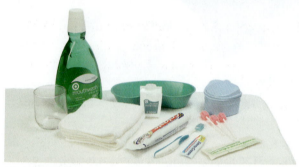

Fig. 6-32. *Algunos artículos que se necesitan para el cuidado bucal.*

Observaciones y Reportes: Cuidado Bucal

Cuando brinde cuidado bucal, observe la boca del residente cuidadosamente. Reporte cualquiera de lo siguiente a la enfermera:

O/R Irritación

O/R Áreas levantadas

O/R Lengua inflamada o con una capa

O/R Úlceras, tales como aftas o úlceras pequeñas, dolorosas y blancas

O/R Manchas blancas escamosas

O/R Labios secos, partidos, agrietados o con sangrado

O/R Dientes flojos, astillados, quebrados o deteriorados

O/R Encías inflamadas, irritadas, blancas o con sangrado

O/R Mal aliento o aliento con olor a frutas

O/R El residente reporta dolor en la boca

Brindar cuidado bucal

Equipo: cepillo de dientes, pasta de dientes, riñonera (vasija para émesis), guantes, protector de ropa, toalla o toallita de tela, vaso con agua, humectante para labios.

1. Identifíquese por su nombre. Identifique al residente de acuerdo con las políticas de la institución.
   El residente tiene el derecho de conocer la identidad de su proveedor de cuidado. Identificar al residente por su nombre muestra respeto y establece la identificación correcta.

2. Lávese las manos.
   Provee control de infecciones.

3. Explique el procedimiento al residente. Hable de manera clara, lenta y directa. Mantenga contacto de cara a cara cuando sea posible.
   Promueve el entendimiento y la independencia.

4. Brinde privacidad al residente con cortinas, biombos o puertas.
   Mantiene los derechos del residente de privacidad y dignidad.

5. Si el residente está en cama, ajústela a un nivel seguro para trabajar, usualmente a la altura de la cintura. Levante la cabecera de la cama para que el residente se siente de manera recta. Ponga el freno a las llantas de la cama.
   Previene que usted y el residente se lesionen. Previene que los fluidos corran hacia la garganta del residente, causando asfixia.

6. Póngase los guantes.
   El cepillado puede causar que las encías sangren.

7. Coloque un protector de ropa, una toalla o una toallita de tela en el pecho del residente.
   Protege la ropa del residente y la ropa de cama.

8. Humedezca el cepillo de dientes. Coloque una cantidad pequeña de pasta de dientes.
   El agua ayuda a distribuir la pasta de dientes.

9. Limpie toda la boca incluyendo la lengua y todas las superficies de los dientes y de la línea de las encías. Utilice movimientos suaves. Primero cepille la parte interna, externa y las superficies de los dientes superiores que se utilizan para masticar. Después haga lo mismo con los dientes inferiores. Utilice

movimientos cortos. Cepille de atrás hacia adelante. Cepille la lengua.

Cepillar primero los dientes superiores reduce la producción de saliva en la parte inferior de la boca.

10. Brinde agua para que el residente se enjuague la boca. Sostenga la riñonera debajo de la barbilla del residente, con la curva interna colocada debajo de la barbilla. Pida al residente que escupa el agua en la vasija para émesis (riñonera) (Fig. 6-33). Limpie la boca del residente y quite la toalla. Aplique humectante para labios.

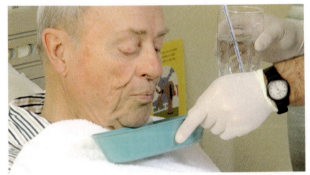

Fig. 6-33. *Enjuagar y escupir remueve las partículas de la comida y la pasta de dientes.*

11. Enjuague el cepillo de dientes y colóquelo en el contenedor apropiado. Vacíe, enjuague y seque la vasija. Coloque la vasija en el área designada o regrese al lugar de almacenaje, dependiendo de la política de la institución.

12. Coloque la ropa del residente y la ropa de cama sucia en el contenedor apropiado.

13. Quítese los guantes y tírelos. Lávese las manos.

Provee control de infecciones.

14. Regrese la cama a la posición más baja. Remueva las medidas de privacidad.

Bajar la cama brinda seguridad.

15. Coloque el botón de llamadas al alcance del residente.

Permite que el residente se comunique con el personal cuando lo necesite.

16. Reporte a la enfermera cualquier problema con los dientes, la boca, la lengua o los la-

bios, incluyendo olor, grietas, úlceras, sangrado y cualquier decoloración.

Brinda información a la enfermera para evaluar al residente.

17. Documente el procedimiento utilizando la guía de procedimientos de la institución.

Si usted no documenta el cuidado, legalmente no pasó.

Aunque una persona inconsciente no puede comer, el respirar por la boca ocasiona que su saliva se seque en la boca. La falta de toma de líquidos también puede causar que la boca se reseque. El cuidado bucal regular ayuda a mantener la boca limpia y húmeda y debe realizarse al menos cada dos horas. Con un residente inconsciente, las NA deben utilizar la menor cantidad de líquido posible al brindar el cuidado bucal porque el reflejo de deglutir de la persona es débil y se encuentra en riesgo de aspiración. La **aspiración** es la inhalación de comida, líquidos o material extraño en los pulmones; puede causar neumonía o muerte. Voltear a un residente inconsciente sobre su costado antes de brindar el cuidado bucal también puede ayudar a prevenir la aspiración. Sólo se deben utilizar paletas con esponjas humedecidas con pequeñas cantidades de líquido para limpiar la boca.

Brindar cuidado bucal al residente inconsciente

Equipo: paletas con esponja, abatelenguas, toalla, vasija de émesis, guantes, vaso con agua fresca, humectante para labios, solución limpiadora (revise el plan de cuidado).

1. Identifíquese por su nombre. Identifique al residente de acuerdo con las políticas de la institución. Incluso los residentes que están inconscientes pueden escucharlo. Siempre hábleles como lo haría con cualquier residente.

El residente tiene el derecho de conocer la identidad de su proveedor de cuidado. Identificar al residente por su nombre muestra respeto y establece la identificación correcta.

2. Lávese las manos.
   Provee control de infecciones.

3. Explique el procedimiento al residente. Hable de manera clara, lenta y directa. Mantenga contacto de cara a cara cuando sea posible.
   Promueve el entendimiento. El residente tal vez pueda escuchar y entender, aunque se encuentre inconsciente.

4. Brinde privacidad al residente con cortinas, biombos o puertas.
   Mantiene los derechos del residente de privacidad y dignidad.

5. Ajuste la cama a un nivel seguro para trabajar, usualmente a la altura de la cintura. Ponga el freno a las llantas de la cama.
   Previene que usted y el residente se lesionen.

6. Póngase los guantes.
   Lo protege a usted del contacto con los fluidos corporales.

7. Voltee al residente sobre su costado. Coloque una toalla debajo de la mejilla y barbilla. Coloque una vasija de émesis al lado de la mejilla y barbilla para el exceso de líquidos.
   Protege la ropa del residente y la ropa de cama.

8. Sostenga la boca abierta con el abatelenguas (también puede usar un poco de presión en la barbilla para abrir la boca. Siga la política de la institución).
   Le permite limpiar la boca en forma segura.

9. Moje la paleta con esponja en la solución limpiadora. Quite el exceso de solución para prevenir la aspiración. Limpie los dientes, las encías, la lengua y las superficies internas de la boca. Remueva los residuos con la paleta con esponja. Cambie la paleta con esponja con frecuencia. Repita hasta que la boca esté limpia.
   Estimula las encías y elimina la mucosidad.

10. Enjuague utilizando una paleta con esponja limpia que haya sido mojada en agua. Exprima primero la paleta con esponja para remover el exceso de agua.
    Remueve la solución de la boca.

11. Quite la toalla y la vasija. Seque los labios o la cara con palmaditas suaves, de ser necesario, y aplique humectante para labios. Voltee al residente para que esté recostado sobre su espalda.
    Previene que los labios se sequen o se agrieten. Mejora la comodidad del residente.

12. Vacíe, enjuague y seque la vasija para el baño. Coloque la vasija en el área designada o regrese al lugar de almacenaje, dependiendo en la política de la institución.

13. Coloque la ropa de cama sucia en el contenedor apropiado.

14. Quítese los guantes y tírelos. Lávese las manos.
    Provee control de infecciones.

15. Regrese la cama a la posición más baja. Remueva las medidas de privacidad.
    Bajar la cama brinda seguridad.

16. Coloque el botón de llamadas al alcance del residente.
    Permite que el residente se comunique con el personal cuando lo necesite.

17. Reporte a la enfermera cualquier problema con los dientes, la boca, la lengua o los labios, incluyendo olor, grietas, úlceras, sangrado y cualquier decoloración.
    Brinda información a la enfermera para evaluar al residente.

18. Documente el procedimiento utilizando la guía de procedimientos de la institución.
    Si usted no documenta el cuidado, legalmente no pasó.

La limpieza de los dientes con hilo dental remueve la placa y la acumulación del sarro alrededor de las líneas de las encías y entre los dientes. Los dientes pueden ser limpiados con hilo dental inmediatamente antes o después de que son cepillados, como lo prefiera el residente. Las NA deben seguir las instrucciones del plan de cuidado para la limpieza de los dientes con hilo dental.

Limpiar los dientes con hilo dental

Equipo: hilo dental, vaso con agua, riñonera (vasija para émesis), guantes, toalla.

1. Identifíquese por su nombre. Identifique al residente de acuerdo con las políticas de la institución.
   El residente tiene el derecho de conocer la identidad de su proveedor de cuidado. Identificar al residente por su nombre muestra respeto y establece la identificación correcta.

2. Lávese las manos.
   Provee control de infecciones.

3. Explique el procedimiento al residente. Hable de manera clara, lenta y directa. Mantenga contacto de cara a cara cuando sea posible.
   Promueve el entendimiento y la independencia.

4. Brinde privacidad al residente con cortinas, biombos o puertas.
   Mantiene los derechos del residente de privacidad y dignidad.

5. Si el residente está en cama, ajuste la cama a un nivel seguro para trabajar, usualmente a la altura de la cintura. Levante la cabecera de la cama para que el residente se siente de manera recta. Ponga el freno a las llantas de la cama.
   Previene que los fluidos pasen por la garganta del residente, causando asfixia.

6. Póngase los guantes.
   Limpiar los dientes con hilo dental puede causar sangrado en las encías.

7. Envuelva las puntas del hilo dental de manera segura alrededor de cada dedo índice (Fig. 6-34).

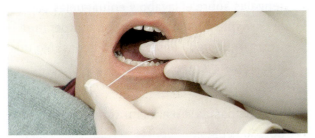

Fig. 6-34. *Antes de iniciar, envuelva las puntas del hilo dental de manera segura alrededor de cada dedo índice.*

8. Inicie con los dientes posteriores, coloque el hilo dental entre los dientes. Bájelo por la superficie del diente. Utilice un movimiento suave como serrucho (Fig. 6-35).

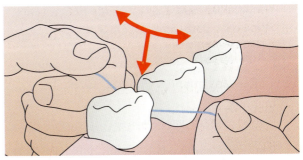

Fig. 6-35. *Limpiar con delicadeza protege las encías.*

Continúe hacia la línea de la encía, ahí forme una curva con el hilo dental. Deslícelo suavemente en el espacio entre la encía y el diente. Después vuelva a subir, rascando ese lado del diente (Fig. 6-36). Repita en el lado del otro diente.
Remueve la comida y previene las caries dentales.

9. Después de limpiar cada dos dientes, desenrolle el hilo dental de sus dedos. Muévalo para que utilice un área limpia. Limpie todos los dientes con hilo dental.

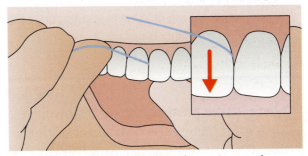

Fig. 6-36. *Limpie con delicadeza el espacio entre las encías y los dientes.*

10. Ofrezca agua ocasionalmente para que el residente se pueda enjuagar los residuos de la boca a la vasija.
    Limpiar los dientes con hilo dental afloja la comida y enjuagarlos la remueve.

11. Ofrezca al residente una toalla para la cara cuando termine de limpiar todos los dientes con hilo dental.
    Promueve la dignidad.

12. Tire el hilo dental. Tire el agua y después enjuague y seque la vasija. Coloque la vasija en el área designada o regrese al lugar de almacenaje, dependiendo de la política de la institución.

13. Coloque la ropa de cama sucia en el contenedor apropiado.

14. Quítese los guantes y tírelos. Lávese las manos.
Provee control de infecciones.

15. Regrese la cama a la posición más baja. Remueva las medidas de privacidad.
Bajar la cama brinda seguridad.

16. Coloque el botón de llamadas al alcance del residente.
Permite que el residente se comunique con el personal cuando lo necesite.

17. Reporte a la enfermera cualquier problema con los dientes, la boca, la lengua o los labios, incluyendo olor, grietas, úlceras, sangrado y cualquier decoloración.
Brinda información a la enfermera para evaluar al residente.

18. Documente el procedimiento utilizando la guía de procedimientos de la institución.
Si usted no documenta el cuidado, legalmente no pasó.

Las **dentaduras postizas** son dientes artificiales, las cuales son muy costosas. Las dentaduras se deben manejar con cuidado para evitar que se rompan o se piquen. Si las dentaduras postizas de un residente se rompen, el residente no puede comer. La NA debe notificar a la enfermera si las dentaduras no le quedan bien al residente, si están picadas o si están perdidas.

La NA debe usar guantes cuando manejen y limpien las dentaduras. Los cepillos de limpieza para las dentaduras y las dentaduras no se deben colocar en superficies contaminadas. Una vez que las dentaduras están limpias, se deben regresar al residente o se deben guardar en solución o en agua limpia fresca/moderada (no en agua caliente) para que no se sequen o rompan. Las dentaduras se pueden agrietar si no se tapan. Las dentaduras se deben guardar en un contenedor para dentaduras etiquetado con el nombre del residente y el número de habitación cuando no se estén usando, y no se deben remover de la habitación del residente.

Derechos de los Residentes

Cuidado de las Dentaduras

El cuidado de las dentaduras postizas es algo muy personal. La NA siempre debe colocar la cortina de privacidad y cerrar la puerta antes de iniciar. Muchas personas que tienen dentaduras postizas no quieren que las vean sin los dientes puestos. En cuanto sean removidas, debe limpiarlas y regresarlas de inmediato.

Limpiar y almacenar las dentaduras postizas

Equipo: cepillo para dentaduras postizas o cepillo de dientes, pasta o solución limpiadora para dentaduras postizas, contenedor etiquetado para dentaduras, 2 toallas, guantes.

1. Lávese las manos.
Provee control de infecciones.

2. Póngase los guantes.
Lo protege a usted del contacto con los fluidos corporales.

3. Forre el lavabo o la vasija con una(s) toalla(s) o llene parcialmente el lavabo con agua.
Previene que las dentaduras se quiebren, en caso de que se caigan.

4. Maneje las dentaduras con cuidado. Sosténgalas sobre el lavabo y enjuáguelas bajo la corriente de agua limpia con temperatura fresca/moderada antes de cepillarlas. No utilice agua caliente.
El agua caliente puede dañar las dentaduras.

5. Aplique pasta de dientes o solución limpiadora al cepillo de dientes.

6. Cepille las dentaduras en todas las superficies (Fig. 6-37). Esto incluye la parte interna y externa, así como, las superficies de las dentaduras que se utilizan para masticar y los canales que tocarán las superficies de las encías.

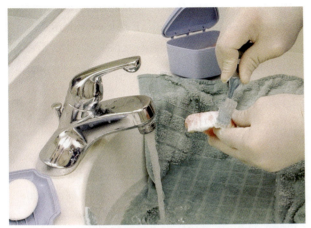

Fig. 6-37. *Cepille las dentaduras postizas en todas las superficies para limpiarlas apropiadamente.*

7. Enjuague todas las superficies de las dentaduras postizas bajo la corriente de agua limpia con temperatura fresca/moderada. No utilice agua caliente.
El agua caliente puede dañar las dentaduras.

8. Enjuague el contenedor para dentaduras postizas y la tapa antes de colocar las dentaduras limpias adentro del contenedor.
Elimina los patógenos.

9. Coloque las dentaduras postizas en un contenedor limpio y etiquetado con solución o con agua limpia con temperatura fresca/moderada. Las dentaduras deben estar completamente cubiertas con solución. Coloque la tapa del contenedor. Asegúrese que el contenedor esté etiquetado con el nombre del residente y su número de habitación. Regrese el contenedor de dentaduras a donde estaba guardado. Algunos residentes querrán usarlas todo el tiempo y sólo se las quitarán para limpiarlas. Si el residente quiere seguir usando las dentaduras postizas, regréselas. No las coloque en el contenedor.

10. Enjuague el cepillo. Limpie, seque y regrese el equipo al lugar de almacenaje. Vacíe el lavabo y coloque la ropa de cama sucia en el contenedor apropiado.

11. Quítese los guantes y tírelos. Lávese las manos.
Provee control de infecciones.

12. Documente el procedimiento utilizando la guía de procedimientos de la institución. Reporte a la enfermera cualquier cambio en la apariencia de las dentaduras postizas.
Si usted no documenta el cuidado, legalmente no pasó.

Remover y Reinsertar Dentaduras Postizas

Si un residente no puede quitarse las dentaduras postizas, la NA debe hacerlo, si ha recibido entrenamiento y tiene permitido hacerlo. El residente debe sentarse de manera recta antes de iniciar. La NA debe ponerse primero los guantes. La dentadura postiza inferior debe ser removida primero. Es más fácil de remover porque flota en la encía de la mandíbula inferior. La NA debe tomar la dentadura inferior con un cuadro de gasa (para tomarla bien) y removerla. Debe colocarla en un contenedor para dentaduras postizas lleno de solución especial o de agua fresca/moderada.

La dentadura superior está sellada por succión. La NA debe tomar con firmeza la dentadura postiza superior con un cuadro de gasa y jalar ligeramente hacia abajo para romper la succión. Debe girarla en un ángulo de manera que pueda sacarla de la boca. Debe colocarla en un contenedor para dentaduras postizas lleno de solución especial o de agua fresca/moderada.

Cuando inserte las dentaduras, la NA debe pedir al residente que se siente de manera recta y luego debe ponerse guantes. De ser necesario, debe aplicar crema o adhesivo para dentaduras. Cuando la boca del residente esté abierta, la dentadura superior debe ser colocada en la boca girándola hacia un ángulo. La NA debe acomodarla y presionar firme y uniformemente en la encía superior. Debe insertar la dentadura inferior hacia la línea de la encía de la mandíbula inferior y presionar de manera firme.

7. Explicar la guía de procedimientos para ayudar con la evacuación

A los residentes que no se pueden levantar de la cama para ir al baño se les puede brindar un cómodo de baño (chata o cuña), un cómodo para fracturados o un urinal (pato). Un **cómodo para fracturados** es un cómodo de baño que es más plano que uno regular. Se utiliza para los residentes que no pueden ayudar levantando sus caderas para usar un cómodo de baño regular (Fig. 6-38). Las mujeres generalmente utilizarán un cómodo de baño para orinar y defecar. Los hombres generalmente utilizarán un urinal (pato) para orinar y un cómodo de baño para la defecar (Fig. 6-39).

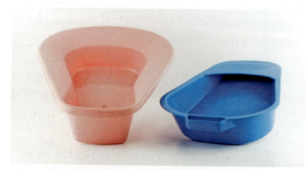

Fig. 6-38. *A la izquierda se encuentra un cómodo estándar y a la derecha es un cómodo para fracturados.*

El equipo para la eliminación generalmente se guarda en el baño después de cada uso. Los residentes que comparten baños pueden necesitar tener los urinales y los cómodos de baño etiquetados. Este equipo nunca se debe colocar sobre mesas para cama o sobre mesas de noche.

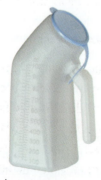

Fig. 6-39. *Un urinal.* (FOTOGRAFÍA PRESENTADA POR CORTESÍA DE "NOVA MEDICAL PRODUCTS", PÁGINA DE INTERNET WWW.NOVAJOY.COM)

La orina y las heces fecales son consideradas desechos infecciosos. Las NA siempre deben usar guantes cuando manejen cómodos, urinales o bacinicas que contienen desechos, incluyendo el agua sucia que resulta por brindar un baño. Las NA deben tener cuidado de no derramarlos o salpicarlos y deben tirarlos en el inodoro. Inmediatamente después de su uso, los contenedores para la eliminación se deben colocar en el área apropiada para la limpieza o deben ser limpiados y almacenados de acuerdo con la política de la institución.

Ayudar al residente con el uso del cómodo de baño

Equipo: cómodo de baño, cubierta para el cómodo de baño (toalla), protector de cama desechable, sábana de baño, papel de baño, toallitas húmedas desechables, 2 toallas, 2 pares de guantes, artículos para el cuidado perineal.

1. Identifíquese por su nombre. Identifique al residente de acuerdo con las políticas de la institución.
   El residente tiene el derecho de conocer la identidad de su proveedor de cuidado. Identificar al residente por su nombre muestra respeto y establece la identificación correcta.

2. Lávese las manos.
   Provee control de infecciones.

3. Explique el procedimiento al residente. Hable de manera clara, lenta y directa. Mantenga contacto de cara a cara cuando sea posible.
   Promueve el entendimiento y la independencia.

4. Brinde privacidad al residente con cortinas, biombos o puertas.
   Mantiene los derechos del residente de privacidad y dignidad.

5. Ajuste la cama a un nivel seguro para trabajar, usualmente a la altura de la cintura. Por seguridad, levante el barandal lateral que se encuentra del lado más alejado a usted. Antes de colocar el cómodo de baño, baje

la cabecera de la cama. Ponga el freno a las llantas de la cama.

Cuando la cama está plana, se puede mover al residente sin trabajar en contra de la gravedad.

6. Póngase los guantes.
Evita el contacto con los fluidos corporales.

7. Cubra al residente con la sábana de baño. Pídale que la sostenga mientras que usted baja las cobijas superiores por debajo de la sábana de baño. No deje al descubierto al residente más de lo que necesita. Mantenga al residente cubierto del pecho para abajo, excepto cuando vaya a colocar o remover el cómodo de baño.
Mantiene los derechos del residente de privacidad y dignidad.

8. Coloque el protector de cama debajo de los glúteos y caderas del residente. Para hacer esto, ayude al residente a voltearse hacia el lado de la cama que tiene el barandal levantado. Asegúrese que el residente no se pueda caer de la cama al voltearse. Coloque el protector de cama en el lado vacío de la cama, sobre el área donde el residente se acostará sobre su espalda. El lado del protector que se encuentra más cerca del residente debe estar doblado en forma de abanico (doblado varias veces en pliegues) y acomodado por debajo del residente. Pida al residente que voltee para acostarse sobre su espalda o gírelo como lo hizo anteriormente. Desdoble el resto del protector de cama para que cubra por completo el área por debajo y alrededor de los glúteos y cadera del residente.
Evita que la ropa de cama se ensucie.

9. Manteniendo al residente cubierto, pídale que se quite su ropa interior o ayúdele a hacerlo.

10. Coloque el cómodo de baño cerca de la cadera en la posición correcta. Un **cómodo de baño** debe ser colocado con la parte más ancha alineada con los glúteos del residente. Un **cómodo para fracturados** debe ser colocado con el mango hacia el pie de la cama.

11. Si el residente puede ayudar, pídale que levante su cadera empujando con los pies y manos a la cuenta de tres (Fig. 6-40). Deslice el cómodo de baño por debajo de la cadera del residente.

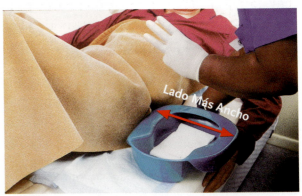

Fig. 6-40. *A la cuenta de tres, deslice el cómodo de baño por debajo de la cadera del residente. La parte más ancha del cómodo de baño debe estar alineada con los glúteos del residente.*

Si el residente no puede ayudar a sentarse sobre el cómodo de baño, mantenga la cama plana y gire al residente alejándolo de usted y hacia el lado de la cama que tiene el barandal levantado. Coloque el protector en el área donde el residente se acostará sobre su espalda. Coloque el cómodo de baño de manera firme contra los glúteos del residente (Fig. 6-41). Sosteniendo el cómodo de baño, gire al residente suavemente de regreso para que quede sobre el cómodo de baño. Manténgalo acomodado de manera centrada por debajo del residente.

12. Quítese los guantes y tírelos. Lávese las manos.
Provee control de infecciones.

13. Levante la cabecera de la cama. Acomode al residente en una posición parcialmente sentado utilizando almohadas. Levante el barandal que se encuentra cerca de usted y deje levantado el barandal que está lejos de usted. Regrese la cama a su posición más baja.
Coloca al residente en una posición cómoda para evacuar.

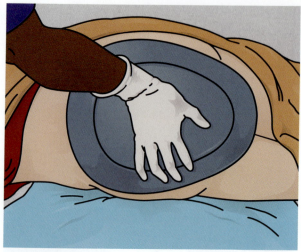

Fig. 6-41. *Colocando el cómodo de baño de manera firme contra los glúteos del residente, suavemente gírelo de regreso para que se quede sobre el cómodo de baño.*

14. Asegúrese que la sábana de baño continúe cubriendo al residente. Coloque el papel de baño y las toallitas húmedas desechables al alcance del residente. Pida al residente que limpie sus manos con una toallita húmeda cuando haya terminado, si puede hacerlo.

15. Coloque el botón de llamadas al alcance del residente. Pídale que lo llame cuando haya terminado. Salga de la habitación y cierre la puerta.
Permite que el residente se comunique cuando necesite ayuda.

16. Cuando el residente lo llame, regrese y lávese las manos. Póngase guantes limpios.

17. Levante la cama a un nivel seguro. Baje el barandal que se encuentre cerca de usted o del lado donde está trabajando. Baje la cabecera de la cama. Asegúrese que el residente continúe cubierto.
Coloca al residente en la posición apropiada para remover el cómodo de baño. Promueve la dignidad

18. Remueva el cómodo de baño con cuidado y cúbralo con una cubierta para cómodo de baño o una toalla.
Promueve el control de infecciones y del olor. Brinda dignidad al residente.

19. Brinde aseo en el área del perineo, si se necesita ayuda. Limpie de adelante hacia atrás. Seque el área del perineo. Quite el protector de cama y tírelo. Ayude al residente a ponerse la ropa interior. Cubra al residente y quite la sábana de baño.
Limpiar de adelante hacia atrás evita la propagación de patógenos que puede causar infección en las vías urinarias.

20. Tire los artículos desechables. Coloque la toalla y la sábana de baño en un contenedor o en una bolsa.

21. Regrese la cama a la posición más baja. Deje los barandales laterales en la posición ordenada. Remueva las medidas de privacidad.
Bajar la cama brinda seguridad al residente.

22. Lleve el cómodo de baño al baño. Observe el color, olor y la consistencia del contenido. Vacíe el contenido en el inodoro, a menos que se necesite una muestra o que se esté midiendo la orina para monitorear los ingresos/egresos. Baje la palanca del inodoro. Si usted nota algo inusual en el excremento u orina (por ejemplo, la presencia de sangre) no lo tire e informe a la enfermera.
Los cambios pueden ser la primera indicación de algún problema médico.

23. Enjuague el cómodo de baño, si es parte de las políticas de la institución. Coloque el cómodo de baño en el área apropiada para limpieza o límpielo de acuerdo con las políticas de la institución.

24. Quítese los guantes y tírelos. Lávese las manos.
Provee control de infecciones.

25. Coloque el botón de llamadas al alcance del residente.
Permite que el residente se comunique con el personal cuando lo necesite.

26. Reporte a la enfermera cualquier cambio en el residente.
Brinda información a la enfermera para evaluar al residente.

27. Documente el procedimiento utilizando la guía de procedimientos de la institución.
Si usted no documenta el cuidado, legalmente no pasó.

Ayudar a un residente del sexo masculino con un urinal (pato)

Equipo: urinal, protector de cama desechable, toallitas húmedas desechables, 2 pares de guantes.

1. Identifíquese por su nombre. Identifique al residente de acuerdo con las políticas de la institución.
El residente tiene el derecho de conocer la identidad de su proveedor de cuidado. Identificar al residente por su nombre muestra respeto y establece la identificación correcta.

2. Lávese las manos.
Provee control de infecciones.

3. Explique el procedimiento al residente. Hable de manera clara, lenta y directa. Mantenga contacto de cara a cara cuando sea posible.
Promueve el entendimiento y la independencia.

4. Brinde privacidad al residente con cortinas, biombos o puertas.
Mantiene los derechos del residente de privacidad y dignidad.

5. Ajuste la cama a un nivel seguro para trabajar, usualmente a la altura de la cintura. Por seguridad, levante el barandal lateral que se encuentra del lado más alejado a usted. Ponga el freno a las llantas de la cama.
Previene que usted y el residente se lesionen.

6. Póngase los guantes.
Lo protege a usted del contacto con los fluidos corporales.

7. Coloque el protector de cama por debajo de los glúteos y de la cadera del residente, como se mencionó en el procedimiento anterior.
Previene que la ropa de cama se ensucie.

8. Entregue el urinal al residente. Si el residente no lo puede hacer solo, coloque el urinal entre sus piernas y acomode el pene adentro del urinal (Fig. 6-42). Vuelva a colocar las cobijas de la cama.
Promueve la independencia, dignidad y privacidad.

9. Quítese los guantes y tírelos. Lávese las manos.

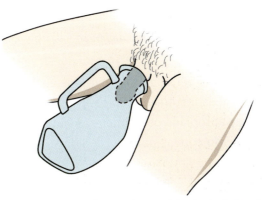

Fig. 6-42. *Acomode el pene dentro del urinal, si el residente no lo puede hacer por sí solo.*

10. Levante el barandal lateral que se encuentra del lado más alejado de usted. Regrese la cama a su posición más baja. Coloque las toallitas húmedas desechables cerca del alcance del residente. Pídale que limpie sus manos con la toallita húmeda cuando haya terminado, si puede hacerlo.
Bajar la cama brinda seguridad al residente.

11. Coloque el botón de llamadas al alcance del residente y pídale que lo llame cuando haya terminado. Salga de la habitación y cierre la puerta.
Asegura que el residente se pueda comunicar cuando necesite ayuda.

12. Cuando el residente lo llame, regrese y lávese las manos. Póngase guantes limpios.

13. Levante la cama a un nivel seguro. Baje el barandal que se encuentre cerca de usted o del lado donde está trabajando.

14. Remueva el urinal o pida al residente que se lo entregue. Quite el protector de la cama y tírelo. Tire las toallitas húmedas desechables.

15. Regrese la cama a la posición más baja. Deje los barandales laterales en la posición ordenada.

16. Lleve el urinal al baño. Observe el color, el olor y las cualidades del contenido (por ejemplo: turbio). Vacíe el contenido en el inodoro, a menos que se necesite una muestra o que se esté midiendo la orina para monitorear los ingresos/egresos. Baje la palanca del inodoro.
Los cambios pueden ser la primera indicación de algún problema médico.

17. Enjuague el urinal, si es parte de las políticas de la institución. Coloque el urinal en el área apropiada para limpieza o límpielo de acuerdo con las políticas de la institución.

18. Quítese los guantes y tírelos. Lávese las manos.

19. Regrese la cama a la posición más baja. Remueva las medidas de privacidad.
Bajar la cama brinda seguridad al residente.

20. Coloque el botón de llamadas al alcance del residente.
Permite que el residente se comunique con el personal cuando lo necesite.

21. Reporte a la enfermera cualquier cambio en el residente.
Brinda información a la enfermera para evaluar al residente.

22. Documente el procedimiento utilizando la guía de procedimientos de la institución.
Si usted no documenta el cuidado, legalmente no pasó.

Algunos residentes pueden levantarse de la cama, pero necesitan ayuda para caminar al baño y para usar el baño. Otros residentes que pueden levantarse de la cama, pero que no pueden caminar al baño, pueden usar un inodoro portátil o una silla para baño (BSC por sus siglas en inglés). Un **inodoro portátil** es una silla con un asiento de inodoro y un contenedor removible por debajo (Fig. 6-43).

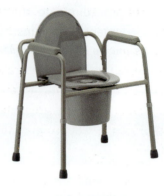

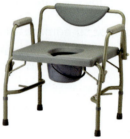

Fig. 6-43. *La fotografía superior muestra un inodoro portátil regular y la fotografía inferior muestra un inodoro portátil bariátrico, el cual se puede usar con las personas obesas o que tienen sobrepeso.* (FOTOGRAFÍAS PRESENTADAS POR CORTESÍA DE "NOVA MEDICAL PRODUCTS", PÁGINA DE INTERNET WWW.NOVAJOY.COM)

Ayudar a un residente a usar un inodoro portátil o a ir al baño

Equipo: inodoro portátil con bacinica, papel de baño, toallitas húmedas desechables, toalla, 3 pares de guantes, artículos para el cuidado perineal.

1. Identifíquese por su nombre. Identifique al residente de acuerdo con las políticas de la institución.
El residente tiene el derecho de conocer la identidad de su proveedor de cuidado. Identificar al residente por su nombre muestra respeto y establece la identificación correcta.

2. Lávese las manos.
Provee control de infecciones.

3. Explique el procedimiento al residente. Hable de manera clara, lenta y directa. Mantenga contacto de cara a cara cuando sea posible.
Promueve el entendimiento y la independencia.

4. Brinde privacidad al residente con cortinas, biombos o puertas.
Mantiene los derechos del residente de privacidad y dignidad.

5. Ponga el freno en las llantas del inodoro portátil. Ajuste la cama al nivel más bajo. Ponga el freno a las llantas de la cama. Asegúrese que el residente esté utilizando calzado anti-derrapante y que las cintas estén bien amarradas. Ayude al residente a levantarse de la cama y que vaya al inodoro portátil o al baño.

6. Póngase los guantes.
Evita el contacto con los fluidos corporales.

7. De ser necesario, ayude al residente a quitarse la ropa y sentarse cómodamente en el asiento del inodoro. Coloque papel de baño y las toallitas húmedas desechables al alcance del residente. Pida al residente que limpie sus manos con una toallita húmeda cuando haya terminado, si puede hacerlo.

8. Quítese los guantes y tírelos. Lávese las manos.

9. Brinde privacidad. Deje el botón de llamadas al alcance del residente. Pida al residente que lo llame cuando termine. Salga de la habitación y cierre la puerta.
Asegura que el residente se pueda comunicar cuando necesite ayuda.

10. Cuando lo llame el residente, regrese y lávese las manos. Póngase guantes limpios. Brinde aseo en el área del perineo, si el residente necesita ayuda. Limpie de adelante hacia atrás. Seque el área del perineo. Ayude al residente a ponerse la ropa.
Limpiar de adelante hacia atrás evita la propagación de patógenos que puede causar infección en las vías urinarias.

11. Coloque la toalla en un contenedor o bolsa. Tire los artículos desechables.

12. Quítese los guantes y tírelos. Lávese las manos.

13. Ayude al residente a regresar a la cama.

14. Póngase guantes limpios.

15. Si utiliza un inodoro portátil, remueva el contenedor del desperdicio. Observe el color, el olor y la consistencia del contenido. Vacíe el contenido en el inodoro, a menos que se necesite una muestra o que se esté midiendo la orina para monitorear los ingresos/egresos. Baje la palanca del inodoro.
Los cambios pueden ser la primera indicación de algún problema médico.

16. Enjuague el contenedor, si es parte de las políticas de la institución. Colóquelo en el área apropiada para limpieza o límpielo y desinfecte de acuerdo con las políticas de la institución.

17. Quítese los guantes y tírelos. Lávese las manos.
Provee control de infecciones.

18. Regrese la cama a la posición más baja. Remueva las medidas de privacidad.

19. Coloque el botón de llamadas al alcance del residente.
Permite que el residente se comunique con el personal cuando lo necesite.

20. Reporte a la enfermera cualquier cambio en el residente.
Brinda información a la enfermera para evaluar al residente.

21. Documente el procedimiento utilizando la guía de procedimientos de la institución.
Si usted no documenta el cuidado, legalmente no pasó.

8. Explicar la guía de procedimientos para posicionar y trasladar residentes de manera segura

Los residentes que pasan mucho tiempo en cama, con frecuencia necesitan ayuda para colocarse en posiciones cómodas. También necesitan cambiar posiciones periódicamente para evitar rigidez muscular y ruptura de la piel. Demasiada presión en un área por mucho tiempo puede causar una reducción de la circulación, teniendo como resultado úlceras por presión y otros problemas como contractura muscular. **Posicionar** significa ayudar a los residentes a acomodarse en posiciones que que promuevan la comodidad y salud. Los residentes que no se pueden mover de la cama deben ser reposicionados por lo menos cada dos horas. Los residentes en sillas o en sillas de ruedas deben ser reposicionados al menos cada hora. Cada vez que realice un cambio de posición, la NA debe documentar la posición y la hora; también debe revisar si la piel presenta signos de irritación. A continuación, se presentan las cinco posiciones corporales básicas:

1. **Supina** o acostado de manera plana sobre la espalda (Fig. 6-44)

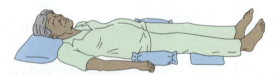

Fig. 6-44. Una persona en posición supina se encuentra acostada de manera plana sobre su espalda.

2. **Lateral** o acostado sobre cualquiera de los costados (Fig. 6-45)

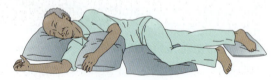

Fig. 6-45. Una persona en posición lateral se encuentra acostada sobre su costado.

3. **Prona** o acostado sobre el estómago (Fig. 6-46)

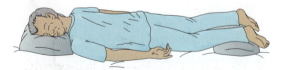

Fig. 6-46. Una persona en posición prona se encuentra acostada sobre su estómago.

4. **De Fowler** o parcialmente sentado (45 a 60 grados) (Fig. 6-47)

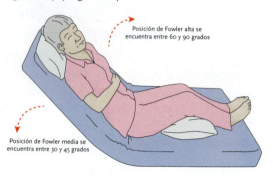

Posición de Fowler alta se encuentra entre 60 y 90 grados

Posición de Fowler media se encuentra entre 30 y 45 grados

Fig. 6-47. Una persona en posición de Fowler se encuentra parcialmente reclinada.

5. **De Sims** o acostado sobre el costado izquierdo (Fig. 6-48)

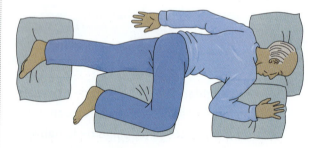

Fig. 6-48. Una persona en posición de Sims se encuentra acostada sobre su costado izquierdo con una pierna acomodada hacia arriba.

Ayudar a un residente a moverse en la cama, hacia arriba, ayuda a prevenir irritación de la piel, lo cual puede tener como resultado úlceras de presión. Una NA necesita al menos un compañero de trabajo para ayudar a realizar este procedimiento de manera segura.

Mover a un residente hacia arriba de la cama

Equipo: sábana de arrastre u otro aparato, compañero de trabajo.

1. Identifíquese por su nombre. Identifique al residente de acuerdo con las políticas de la institución.

   El residente tiene el derecho de conocer la identidad de su proveedor de cuidado. Identificar al residente por su nombre muestra respeto y establece la identificación correcta.

2. Lávese las manos.
Provee control de infecciones.

3. Explique el procedimiento al residente. Hable de manera clara, lenta y directa. Mantenga contacto de cara a cara cuando sea posible.
Promueve el entendimiento y la independencia.

4. Brinde privacidad al residente con cortinas, biombos o puertas.
Mantiene los derechos del residente de privacidad y dignidad.

5. Ajuste la cama a un nivel seguro para trabajar, usualmente a la altura de la cintura. Ponga el freno a las llantas de la cama.
Previene que usted y el residente se lesionen.

6. Baje la cabecera de la cama para que esté plana. Mueva la almohada hacia la cabecera de la cama.
Cuando la cama se encuentra plana, el residente puede ser movido sin ir contra la gravedad. Una almohada evita lesiones en caso de que el residente se golpee en la cabecera de la cama.

7. Párese en un lado de la cama con los pies separados a la altura de los hombros y viendo hacia la cabecera de la cama. El pie que se encuentra más cerca de la cabecera de la cama debe apuntar hacia la cabecera de la cama. Doble sus rodillas y mantenga su espalda derecha. Su compañero de trabajo debe estar parado en el otro lado de la cama.

8. Ambos deben estirar la sábana de arrastre hacia el lado del residente y agarrar la sábana. Una mano debe estar en los hombros del residente y la otra alrededor del nivel de la cadera del residente. Utilicen buena mecánica corporal.

9. Informe al residente que lo van a mover a la cuenta de tres. Ambos deben cambiar el peso de su cuerpo hacia el pie trasero (el pie que se encuentra más cerca del pie de la cama). A la cuenta de tres, ambos deben cambiar el peso de su cuerpo hacia el pie de enfrente, deslizar la sábana de arrastre y al residente hacia la cabecera de la cama.
La comunicación ayuda a que el residente ayude.

10. Coloque la almohada debajo de la cabeza del residente. Desenrolle la sábana de arrastre y déjela en su lugar para el siguiente cambio de posición.
Brinda comodidad al residente.

11. Regrese la cama a la posición más baja. Remueva las medidas de privacidad.
Bajar la cama brinda seguridad.

12. Coloque el botón de llamadas al alcance del residente.
Permite que el residente se comunique con el personal cuando lo necesite.

13. Lávese las manos.
Provee control de infecciones.

14. Reporte a la enfermera cualquier cambio en el residente.
Brinda información a la enfermera para evaluar al residente.

15. Documente el procedimiento utilizando la guía de procedimientos de la institución.
Si usted no documenta el cuidado, legalmente no pasó.

Mover a una residente hacia un lado de la cama

Equipo: sábana de arrastre u otro aparato.

1. Identifíquese por su nombre. Identifique a la residente de acuerdo con las políticas de la institución.
La residente tiene el derecho de conocer la identidad de su proveedor de cuidado. Identificar a la residente por su nombre muestra respeto y establece la identificación correcta.

2. Lávese las manos.
Provee control de infecciones.

3. Explique el procedimiento a la residente. Hable de manera clara, lenta y directa. Man-

Técnicas para el Cuidado Personal

tenga contacto de cara a cara cuando sea posible.
Promueve el entendimiento y la independencia.

4. Brinde privacidad a la residente con cortinas, biombos o puertas.
Mantiene los derechos de la residente de privacidad y dignidad.

5. Ajuste la cama a un nivel seguro para trabajar, usualmente a la altura de la cintura. Ponga el freno a las llantas de la cama.
Previene que usted y la residente se lesionen.

6. Baje la cabecera de la cama.
Cuando la cama se encuentre plana, la residente se puede mover sin ir contra la gravedad.

7. Párese en el lado de la cama hacia donde moverá a la residente. Párese con los pies separados a la altura de los hombros y doble las rodillas.

8. **Con una sábana de arrastre:** Enrolle la sábana de arrastre hasta el lado de la residente y agarre la sábana. Una mano debe estar a la altura de los hombros de la residente, la otra debe estar al nivel de la cadera de la residente. Coloque una rodilla contra el lado de la cama e inclínese hacia atrás con su cuerpo. A la cuenta de tres, jale lentamente la sábana de arrastre y la residente hacia usted. Desenrolle la sábana de arrastre y déjela en su lugar para el siguiente cambio de posición.

Sin sábana de arrastre: Suavemente deslice sus manos por debajo de la cabeza y de los hombros de la residente y muévalos hacia donde está usted (Fig. 6-49). Suavemente deslice sus manos por debajo de la sección media de la residente y muévala hacia usted. Suavemente deslice sus manos bajo la cadera y las piernas y muévalas hacia usted.
Tener cuidado ayuda a proteger la piel de la residente.

9. Regrese la cama a la posición más baja. Remueva las medidas de privacidad.
Bajar la cama brinda seguridad a la residente.

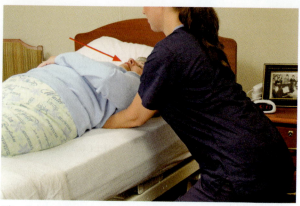
Fig. 6-49. *Suavemente mueva la cabeza y los hombros de la residente hacia usted.*

10. Coloque el botón de llamadas al alcance de la residente.
Permite que la residente se comunique con el personal cuando lo necesite.

11. Lávese las manos.
Provee control de infecciones.

12. Reporte a la enfermera cualquier cambio en la residente.
Brinda información a la enfermera para evaluar a la residente.

13. Documente el procedimiento utilizando la guía de procedimientos de la institución.
Si usted no documenta el cuidado, legalmente no pasó.

Los residentes pueden ser acomodados sobre su costado en preparación para que se sienten o para que cambien de posición y quitar la presión de su espalda. Esto evita irritación de la piel y lesiones por presión.

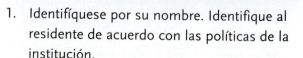
Acomodar a un residente sobre su costado

1. Identifíquese por su nombre. Identifique al residente de acuerdo con las políticas de la institución.
El residente tiene el derecho de conocer la identidad de su proveedor de cuidado. Identificar al residente por su nombre muestra respeto y establece la identificación correcta.

2. Lávese las manos.
   Provee control de infecciones.

3. Explique el procedimiento al residente. Hable de manera clara, lenta y directa. Mantenga contacto de cara a cara cuando sea posible.
   Promueve el entendimiento y la independencia.

4. Brinde privacidad al residente con cortinas, biombos o puertas.
   Mantiene los derechos del residente de privacidad y dignidad.

5. Ajuste la cama a un nivel seguro para trabajar, usualmente a la altura de la cintura. Ponga el freno a las llantas de la cama.
   Previene que usted y el residente se lesionen.

6. Baje la cabecera de la cama para que se encuentre plana.
   Cuando la cama está plana, se puede mover al residente sin ir contra la gravedad.

7. Mueva al residente hacia el lado de la cama más cercano de usted, utilizando el procedimiento anterior.
   Coloca al residente en posición para voltearlo.

8. Levante el barandal de la cama del lado más alejado a usted (si se utiliza).

Voltear al residente hacia el lado contrario a donde está usted:

a. Cruce los brazos del residente sobre el pecho. Cruce la pierna del lado más cercano a usted sobre la pierna del lado más alejado a usted.

b. Párese con sus pies separados a la altura de los hombros. Doble sus rodillas.
   Reduce el riesgo de lesiones. Promueve buena mecánica corporal.

c. Coloque una mano sobre el hombro del residente más cercano a usted. Coloque la otra mano sobre el lado más cercano de la cadera del residente.

d. Mientras apoya el cuerpo, suavemente ruede al residente sobre su costado como si fuera una sola unidad, hacia el lado de la cama que tiene el barandal levantado.

Voltear al residente hacia donde está usted:

a. Cruce el brazo del residente más alejado a usted sobre el pecho. Quite el brazo del lado sobre el cual el residente va a ser volteado. Cruce la pierna del lado contrario a usted sobre la pierna del lado más cercano a usted.

b. Párese con sus pies separados a la altura de los hombros. Doble sus rodillas.
   Reduce el riesgo de lesiones. Promueve buena mecánica corporal.

c. Coloque una mano sobre el hombro del residente del lado más alejado de usted. Coloque la otra sobre el lado de la cadera más alejado a usted.

d. Mientras apoya el cuerpo, suavemente ruede al residente sobre el costado como si fuera una sola unidad, hacia usted. Utilice su cuerpo para bloquear al residente y evitar que se caiga de la cama.

9. Posicione al residente de manera apropiada:

   • La cabeza apoyada en una almohada (la cara del residente no debe estar obstruida por la almohada).

   • El hombro acomodado de manera que el residente no se acueste sobre el brazo o sobre la mano.

   • La parte superior del brazo apoyada sobre una almohada.

   • La espalda apoyada sobre un aparato de apoyo.

   • La rodilla superior flexionada.

   • El aparato de apoyo entre las piernas con la rodilla superior flexionada; la rodilla y el tobillo apoyados.

   • La almohada debajo del pie inferior, de manera que los dedos del pie y el tobillo no toquen la cama.

10. Regrese la cama a la posición más baja. Deje los barandales laterales en la posición ordenada. Remueva las medidas de privacidad.
Bajar la cama brinda seguridad al residente.

11. Coloque el botón de llamadas al alcance del residente.
Permite que el residente se comunique con el personal cuando lo necesite.

12. Lávese las manos.
Provee control de infecciones.

13. Reporte a la enfermera cualquier cambio en el residente.
Brinda información a la enfermera para evaluar al residente.

14. Documente el procedimiento utilizando la guía de procedimientos de la institución.
Si usted no documenta el cuidado, legalmente no pasó.

La columna vertebral de algunos residentes debe mantenerse alineada. Para voltear a estos residentes en la cama, se deben girar como una unidad. **Girar** significa mover a un residente como una unidad (una sola pieza) sin alterar la alineación del cuerpo. La cabeza, la espalda y las piernas deben mantenerse en línea recta. Esto es necesario para los residentes que tienen problemas en la espalda, problemas con el cuello, lesiones en la columna vertebral o después de cirugías de cadera o espalda. Es más seguro realizar este procedimiento entre dos personas. Una sábana de arrastre ayuda con el movimiento.

Girar a un residente

Equipo: sábana de arrastre u otro aparato, compañero de trabajo.

1. Identifíquese por su nombre. Identifique al residente de acuerdo con las políticas de la institución.
El residente tiene el derecho de conocer la identidad de su proveedor de cuidado. Identificar al residente por su nombre muestra respeto y establece la identificación correcta.

2. Lávese las manos.
Provee control de infecciones.

3. Explique el procedimiento al residente. Hable de manera clara, lenta y directa. Mantenga contacto de cara a cara cuando sea posible.
Promueve el entendimiento y la independencia.

4. Brinde privacidad al residente con cortinas, biombos o puertas.
Mantiene los derechos del residente de privacidad y dignidad.

5. Ajuste la cama a un nivel seguro para trabajar, usualmente a la altura de la cintura. Ponga el freno a las llantas de la cama.
Previene que usted y el residente se lesionen.

6. Baje la cabecera de la cama para que se encuentre plana.
Cuando la cama está plana, se puede mover al residente sin ir contra la gravedad.

7. Ambos deben pararse en el mismo lado de la cama. Una persona se coloca a la altura de la cabeza y hombros del residente y la otra cerca de la parte media.

8. Coloque una almohada debajo de la cabeza del residente para apoyar el cuello durante el movimiento.

9. Coloque los brazos del residente a través del pecho. Coloque una almohada entre las rodillas.

10. Párese con sus pies separados a la altura de los hombros. Doble sus rodillas.
Reduce el riesgo de lesiones. Promueve una buena mecánica corporal.

11. Agarre la sábana de arrastre del lado contrario a usted (Fig. 6-50).

12. A la cuenta de tres, ruede suavemente al residente hacia usted. Voltee al residente como una unidad (Fig. 6-51). Utilicen sus cuerpos para bloquear al residente y evitar que se caiga de la cama.
Trabajen juntos por la seguridad de ustedes y del residente.

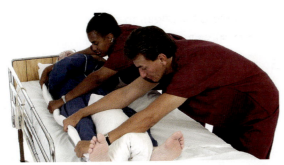

Fig. 6-50. *Ambos agarran la sábana de arrastre del lado más alejado.*

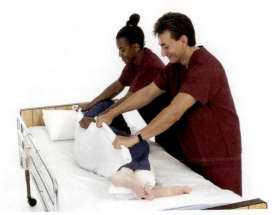

Fig. 6-51. *A la cuenta de tres, ambos empleados deben girar al residente hacia ellos, volteándolo como una sola unidad.*

13. Reacomode al residente en una posición cómoda. Si utiliza una sábana de arrastre, desenróllela y déjela en su lugar para el siguiente cambio de posición.
Mantiene la alineación.

14. Regrese la cama a la posición más baja.
Bajar la cama brinda seguridad al residente.

15. Coloque el botón de llamadas al alcance del residente.
Permite que el residente se comunique con el personal cuando lo necesite.

16. Lávese las manos.
Provee control de infecciones.

17. Reporte a la enfermera cualquier cambio en el residente.
Brinda información a la enfermera para evaluar al residente.

18. Documente el procedimiento utilizando la guía de procedimientos de la institución.
Si usted no documenta el cuidado, legalmente no pasó.

Antes de levantar a un residente que ha estado acostado, la persona debe quedar colgando. **Quedar colgando** significa sentarse con los pies colgando sobre el lado de la cama. Esto ayuda a que los residentes recuperen el balance. Permite que la presión sanguínea se estabilice y evita que se presenten vértigo y mareos, lo cual puede causar desmayos.

Ayudar a un residente a sentarse en un lado de la cama: quedar colgado

1. Identifíquese por su nombre. Identifique al residente de acuerdo con las políticas de la institución.
El residente tiene el derecho de conocer la identidad de su proveedor de cuidado. Identificar al residente por su nombre muestra respeto y establece la identificación correcta.

2. Lávese las manos.
Provee control de infecciones.

3. Explique el procedimiento al residente. Hable de manera clara, lenta y directa. Mantenga contacto de cara a cara cuando sea posible.
Promueve el entendimiento y la independencia.

4. Brinde privacidad al residente con cortinas, biombos o puertas.
Mantiene los derechos del residente de privacidad y dignidad.

5. Ajuste la cama a la posición más baja. Ponga el freno a las llantas de la cama.
Permite que los pies del residente toquen el piso cuando se sienten. Reduce la posibilidad de lesiones si el residente se cae.

6. Levante la cabecera de la cama para que el residente se siente.
El residente se puede mover sin ir en contra de la gravedad.

7. Párese con sus pies separados a la altura de los hombros. Doble sus rodillas. Mantenga su espalda derecha.
    Reduce el riesgo de lesiones. Promueve una buena mecánica corporal.

8. Coloque un brazo debajo de los omóplatos del residente. Coloque el otro brazo debajo de los muslos del residente (Fig. 6-52).
    Colocar su brazo debajo del cuello del residente puede causar lesiones.

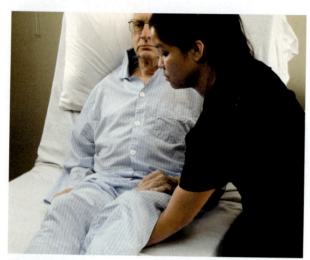

Fig. 6-52. Un brazo debe colocarse debajo de los omóplatos del residente y el otro brazo debe colocarse debajo de los muslos.

9. A la cuenta de tres, lentamente mueva al residente a una posición para que este sentado con las piernas colgando sobre el lado de la cama (Fig. 6-53).
    La comunicación ayuda a que el residente le ayude a usted.

10. Pida al residente que se siente derecho y se sostenga de la orilla del colchón con ambas manos. Ayude al residente a ponerse zapatos anti-derrapantes.
    Evita que se deslice en el piso y protege los pies del residente de contaminación.

11. Pida al residente que permanezca con los pies colgando durante el tiempo indicado. El plan de cuidado puede indicar que el residente se quede en esta posición durante varios minutos y que luego se vuelva a acostar o puede indicar que el residente se quede

con los pies colgando para que se prepare a caminar o a ser trasladado. Siga el plan de cuidado. No deje al residente solo. Si el residente se siente mareado por más de un minuto, ayude a que se acueste de nuevo. Cuente el pulso y la respiración e informe a la enfermera (usted aprenderá como medir los signos vitales en el capítulo 7)
    El cambio de posición puede causar mareos debido a una disminución de la presión sanguínea.

12. Quite los zapatos del residente.

13. Suavemente ayude al residente a acostarse de nuevo en la cama. Coloque un brazo alrededor de los hombros del residente. Coloque el otro brazo debajo de las rodillas del residente. Gire lentamente las piernas del residente sobre la cama.

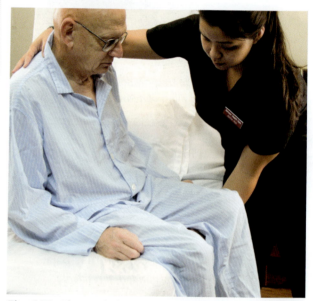

Fig. 6-53. El peso de las piernas del residente que cuelgan hacia abajo de la cama ayuda al residente a sentarse.

14. Deje la cama en la posición más baja. Remueva las medidas de privacidad.
    Bajar la cama brinda seguridad al residente.

15. Coloque el botón de llamadas al alcance del residente.
    Permite que el residente se comunique con el personal cuando lo necesite.

16. Lávese las manos.
    Provee control de infecciones.

17. Reporte a la enfermera cualquier cambio en el residente.

Brinda información a la enfermera para evaluar al residente.

18. Documente el procedimiento utilizando la guía de procedimientos de la institución.

Si usted no documenta el cuidado, legalmente no pasó.

Trasladar a un residente significa que una NA lo está moviendo de un lugar a otro. Los traslados pueden mover residentes de una cama a una silla de ruedas o a una silla, de una silla de ruedas a la ducha o al baño, y así sucesivamente.

La seguridad es una de las cosas más importantes que se debe considerar durante los traslados. La Administración de la Salud y Seguridad Ocupacional (OSHA por sus siglas en inglés, página de Internet: osha.gov) establece ciertos lineamientos ergonómicos específicos para ayudar a evitar lesiones durante los traslados. La **ergonomía** es la ciencia encargada de diseñar equipo, áreas y tareas de trabajo para que sean más seguras y que correspondan con las habilidades del trabajador. La OSHA dice que el levantamiento manual y el traslado de residentes deben ser reducidos y eliminados cuando sea posible. Los traslados, reacomodos y levantamientos manuales de residentes pueden aumentar los riesgos de lesiones.

Para reducir lesiones, muchas instituciones han adaptado políticas de *no levantamientos, cero levantamientos* o *libre de levantamientos*. Estas políticas establecen guías de procedimientos estrictas para levantar y trasladar residentes. Las reglas que indican que el ambiente debe ser libre de levantamientos varían. Algunas instituciones no permiten ningún levantamiento y requieren que siempre se utilice equipo mecánico al levantar o mover residentes. Mientras se implementen más restricciones en el levantamiento, las posibilidades de lesiones se reducirán. Las NA deben seguir las reglas de la institución relacio-

nadas con el levantamiento y el uso apropiado del equipo. Deben pedir ayuda y siempre recibir ayuda cuando lo necesiten.

Un **cinturón de traslado** es un aparato de seguridad que se utiliza para ayudar a los empleados a trasladar residentes que están débiles, inestables o que tienen mala coordinación. También se utiliza para ayudar a los residentes a caminar. El cinturón está hecho de lona o de algún otro material pesado; tiene una hebilla para abrocharse y a veces tiene agarraderas. Se coloca alrededor de la cintura del residente por afuera de la ropa; nunca se debe colocar directamente sobre la piel. El cinturón de traslado brinda a la NA algo firme de dónde sostenerse cuando ayude con los traslados. La NA debe agarrar el cinturón firmemente de ambos lados con las manos hacia arriba. Los cinturones de traslado no pueden usarse si el residente tiene huesos frágiles, fracturas o ha tenido cierto tipo de cirugía recientemente.

Un tablero para traslado, o tablero para deslizamiento, se puede utilizar para ayudar a trasladar residentes que no puedan soportar peso con sus piernas. Los tableros para deslizamiento se pueden utilizar para casi cualquier traslado que involucre mover a un residente que está sentado hacia otra posición (Fig. 6-54). Los tableros para traslado no se deben usar directamente sobre la piel.

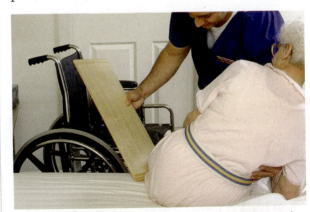

Fig. 6-54. Un tablero para traslado puede ayudar con los traslados de la cama a la silla. Antes de iniciar el traslado, la NA debe asegurarse que los dedos del residente no se encuentren debajo del tablero.

Guía de Procedimientos: Sillas de Ruedas

G   Aprenda cómo poner y quitar el freno de mano y cómo funcionan los apoyos para brazos y pies (descansabrazos y descansapies). Siempre ponga el freno a las llantas de una silla de ruedas antes de ayudar a que un residente se siente o se levante (Fig. 6-55). Después de realizar el traslado, quite el freno a la silla de ruedas.

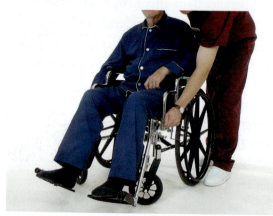

Fig. 6-55. *Siempre ponga el freno a las llantas de la silla de ruedas antes de que un residente se siente o levante.*

G   Para abrir una silla de ruedas estándar, incline la silla ligeramente para levantar las llantas en el lado opuesto. Presione uno o ambos rieles del asiento hasta que la silla se abra y el asiento quede plano. Para cerrar una silla de ruedas estándar, levante por debajo del centro de la orilla del asiento.

G   Para remover un descansabrazos, quite la llave que está al lado del descansabrazos y levante el brazo por el centro. Para volver a colocarlo, simplemente realice el procedimiento siguiendo los pasos en el orden contrario.

G   Para mover un descansapies hacia afuera, presione o jale la palanca. Gire el descansapies hacia afuera de la silla de ruedas. Para quitarlo, levántelo cuando se encuentre hacia el lado de la silla de ruedas (Fig. 6-56). Para volver a colocarlo, simplemente colóquelo de nuevo en el lado de la silla y después gire de

nuevo hacia el frente. Debe quedar trabado en su lugar.

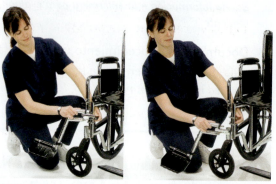

Fig. 6-56. *Para quitar un descansapies, gírelo hacia un lado de la silla de ruedas y levántelo para sacarlo.*

G   Para levantar o bajar un descansapies, apoye la pierna o el pie. Presione la palanca y jale hacia arriba o hacia abajo.

G   Para trasladar a un residente desde o hacia una silla de ruedas, el residente debe usar el lado de su cuerpo que pueda apoyar peso y levantar el lado que no puede soportar peso. Los residentes que no puedan soportar peso con sus piernas pueden usar aparatos ortopédicos para las piernas o un trapecio ortopédico elevado para sostenerse ellos mismos.

G   Antes de cualquier traslado, asegúrese que el residente tenga puesto calzado anti-derrapante y que lo tenga bien abrochado. Esto promueve la seguridad del residente y reduce el riesgo de caídas.

G   Durante los traslados en sillas de ruedas, asegúrese que el residente se encuentre seguro y cómodo. Pregunte al residente cómo le puede ayudar. Algunos residentes sólo pedirán que usted traiga la silla y la coloque al lado de la cama, mientras que otros quizás quieran que usted les ayude más. Asegúrese de que la silla se encuentre tan cerca del residente como sea posible y tenga el freno puesto. Utilice un cinturón para traslado si va a ayudar con el traslado. Asegúrese de realizar el traslado lentamente, brindando tiempo para que el residente descanse. Una vez que se pare, revise si el residente se siente mareado. De ser así, ayúdelo a que se siente de nuevo. Revise los signos vitales como sea ordenado y repórtelo con la enfermera.

G   Mantenga el cuerpo del residente en buena alineación mientras que se encuentra en una silla de ruedas o en una silla. Puede utilizar cojines especiales y almohadas para brindar comodidad. La cadera también debe estar bien acomodada en la silla.

G   Cuando un residente se encuentre en una silla de ruedas, o en cualquier silla, debe ser reacomodado al menos cada hora. Las razones para hacer esto son las siguientes:

•   Promueve la comodidad.

•   Reduce la presión.

•   Aumenta la circulación.

•   Ejercita las articulaciones.

•   Mejora el tono muscular.

Caídas

Si un residente empieza a caerse durante un traslado, el NA debe hacer lo siguiente:

•   Extender su postura.

•   Acercar el cuerpo del residente hacia su propio cuerpo para interrumpir la caída.

•   Doblar sus rodillas y apoyar al residente mientras que lo baja al piso (Fig. 6-57). De ser necesario, el NA puede bajarse al piso con el residente para evitar que se lesionen él o el residente.

El NA no debe tratar de revertir o detener una caída. El residente o el NA pueden sufrir lesiones peores al tratar de revertir la caída en lugar de interrumpirla. Si un residente se ha caído, el NA debe pedir ayuda; no debe tratar de levantar al residente después de la caída. La NA debe esperar a que llegue la ayuda; el residente no debe quedarse solo.

Este procedimiento puede ser necesario que se realice con dos trabajadores, dependiendo en las habilidades del residente. La NA debe seguir el plan de cuidado.

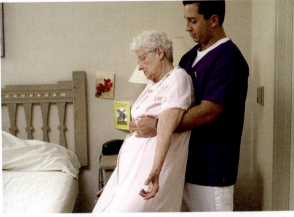

Fig. 6-57. *Una asistente de enfermería no debe tratar de revertir o detener una caída. En lugar de eso, debe doblar sus rodillas y apoyar a la residente mientras que la baja al piso.*

Trasladar a un residente de la cama a la silla de ruedas

Equipo: silla de ruedas, cinturón de traslado, calzado antiderrapante y una bata o una sábana doblada.

1.   Identifíquese por su nombre. Identifique al residente de acuerdo con las políticas de la institución.
     El residente tiene el derecho de conocer la identidad de su proveedor de cuidado. Identificar al residente por su nombre muestra respeto y establece la identificación correcta.

2.   Lávese las manos.
     Provee control de infecciones.

3.   Explique el procedimiento al residente. Hable de manera clara, lenta y directa. Mantenga contacto de cara a cara cuando sea posible.
     Promueve el entendimiento y la independencia.

4.   Brinde privacidad al residente con cortinas, biombos o puertas. Revise el área para asegurarse que no tenga desorden y esté segura.
     Mantiene los derechos del residente de privacidad y dignidad. Mantener el área libre de desorden promueve la seguridad.

5.   Coloque la silla de ruedas cerca de la cabecera de la cama viendo hacia el pie de cama o colóquela cerca del pie de cama viendo hacia la cabecera de la cama. Los brazos de

la silla de ruedas deben estar casi tocando la cama. La silla de ruedas debe colocarse en el lado fuerte, o no afectado, del residente.
El lado no afectado puede soportar más peso.

6. Quite los dos descansapies de la silla de ruedas cerca a la cama.

7. Ponga el freno en las llantas de la silla de ruedas.
El freno de las llantas evita que la silla se mueva.

8. Levante la cabecera de la cama. Ajuste la cama a la posición más baja. Ponga el freno a las llantas de la cama.
Previene que usted y el residente se lesionen.

9. Ayude al residente a sentarse. Asegúrese de que los pies se encuentren planos en el piso. Ajuste la altura de la cama de ser necesario. Permita que el residente permanezca sentado por unos minutos para que se ajuste al cambio de posición.
Previene lesiones y promueve la estabilidad.

10. Ponga calzado anti-derrapante en el residente y abroche firmemente.
Promueve la seguridad del residente. Reduce el riesgo de caídas.

11. Párese enfrente del residente y coloque los pies separados a la altura de los hombros.
Reduce el riesgo de lesiones. Promueve una buena mecánica corporal.

12. Coloque el cinturón de traslado alrededor de la cintura del residente sobre la ropa (no directamente sobre la piel). Apriete la hebilla del cinturón hasta que quede ajustado. Deje suficiente espacio para que pueda insertar dedos o la mano plana de manera cómoda debajo del cinturón. Asegúrese que la piel o los pliegues de la piel (por ejemplo, los senos) no estén atorados por debajo del cinturón. Agarre firmemente el cinturón por ambos lados con las manos hacia arriba.

13. Brinde instrucciones para permitir que el residente ayude con el traslado. Las instrucciones pueden incluir: "Cuando comience a

pararse, empuje con sus manos apoyándose de la cama"; "una vez que esté parado, si usted puede, dé unos pequeños pasos hacia la dirección de la silla"; "una vez que se encuentre parado, agarre la silla con su mano más fuerte".

14. Con sus piernas, sujete (apoye) la parte inferior de las piernas del residente para evitar que se resbale (Fig. 6-58). Esto lo puede hacer colocando una o ambas rodillas contra las rodillas del residente, o usted puede pararse tocando sus dedos de los pies con los del residente. Doble sus rodillas y mantenga su espalda derecha.

15. Cuente hasta tres para alertar al residente. De ser posible, pida al residente que se balancee mientras cuenta hasta tres. A la cuenta de tres, con las manos todavía agarrando el cinturón de traslado por los dos lados y moviéndose hacia arriba, lentamente ayude a que el residente se ponga de pie. (Si el residente esta mareado al momento de pararse, ayúdele a sentarse. Revise los signos vitales como sea ordenado e informe al enfermero).
La comunicación ayuda a que el residente le ayude a usted.

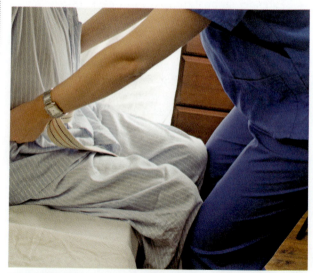

Fig. 6-58. *Sujete la parte inferior de las piernas del residente para evitar que se resbale, colocando una o ambas rodillas (como se muestra) contra las rodillas del residente.*

16. Pida al residente que dé pasos pequeños en dirección hacia donde está la silla mientras que voltea su espalda hacia la silla. Si el residente necesita más ayuda, ayúdelo a que gire (darse una vuelta) para pararse enfrente de la silla de ruedas con la parte trasera de las piernas tocando la silla de ruedas (Fig. 6-59).
Girar sobre su propio eje es más seguro que voltearse.

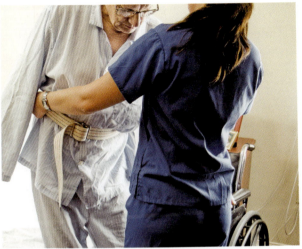

Fig. 6-59. *Ayude a que gire sobre su propio eje hacia al frente de la silla de ruedas.*

17. Pida al residente que coloque las manos en los descansabrazos de la silla de ruedas, si puede hacerlo. Cuando la silla esté tocando la parte trasera de las piernas del residente, ayude a que se baje hacia la silla para sentarse.

18. Reacomode al residente de manera que la cadera toque la parte trasera de la silla de ruedas.
Usar el asiento completo de la silla es la posición más segura.

19. Coloque los descansapies en la silla de ruedas. Coloque los pies del residente sobre los descansapies. Revise que el residente tenga alineación apropiada. Suavemente quite el cinturón de traslado. Coloque una bata o una sábana doblada sobre el regazo del residente, como sea apropiado.
Protege los pies y tobillos.

20. Remueva las medidas de privacidad.

21. Coloque el botón de llamadas al alcance del residente.
Permite que el residente se comunique con el personal cuando lo necesite.

22. Lávese las manos.
Provee control de infecciones.

23. Reporte a la enfermera cualquier cambio en el residente.
Brinda información a la enfermera para evaluar al residente.

24. Documente el procedimiento utilizando la guía de procedimientos de la institución.
Si usted no documenta el cuidado, legalmente no pasó.

Elevadores Mecánicos

Las instituciones usualmente tienen elevadores mecánicos, (también llamados *elevadores hidráulicos, eléctricos* o *parados*) disponibles para trasladar a los residentes. Este equipo ayuda a prevenir lesiones a los empleados y a los residentes. Las NA pueden ayudar a los residentes con muchos tipos de traslados utilizando un elevador mecánico. Utilizar estos elevadores requiere entrenamiento especial. Las NA no deben usar el equipo si no han sido entrenadas para hacerlo, porque pueden causar lesiones. Existen muchos tipos diferentes de elevadores mecánicos (Fig. 6-60). Las NA siempre deben pedir ayuda si hay algo que no entiendan sobre el elevador mecánico.

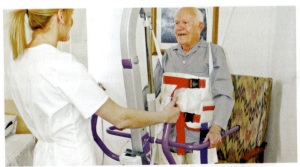

Fig. 6-60. *Existen diferentes tipos de elevadores para trasladar a los residentes que son completamente dependientes y a los residentes que pueden apoyar algo de peso. Este residente puede soportar algo de peso en sus piernas.*
(FOTOGRAFÍA PRESENTADA POR CORTESÍA DE "VANCARE INC.", PÁGINA DE INTERNET WWW. VANCARE.COM)

Guía de Procedimientos: Elevadores Mecánicos o Hidráulicos

G Tenga cuidado cuando mueva a un residente utilizando un elevador mecánico. Pida a otra persona que lo ayude cuando utilice estos elevadores. Es mucho más seguro que por lo menos dos personas realicen estos tipos de traslados y así puede ser requerido.

G Mantenga la silla a donde se va a mover al residente cerca de la cama, para que el residente sea movido una distancia corta en el elevador. Ponga el freno en las llantas de la silla, si tiene ruedas.

G Revise que las válvulas del elevador estén trabajando de manera apropiada antes de usarlo.

G Utilice la correa (el columpio) correcta para el tipo de elevador que esté utilizando. Utilizar uno incorrecto puede tener como resultado una lesión seria o la muerte. Si usted tiene preguntas sobre la correa, hable con la enfermera.

G Revise que el columpio y las bandas (tirantes) no estén desgastados o tengan rasgaduras. No utilice el elevador si tiene rasgaduras o agujeros.

G Abra las piernas para colocarse en la posición más abierta, antes de ayudar al residente a colocarse en el elevador.

G Una vez que el residente se encuentra en el columpio y los tirantes están conectados, levante el elevador solamente hasta el punto donde el cuerpo del residente se levante de la cama o de la silla.

G Los elevadores eléctricos/operados con baterías se pueden liberar de emergencia. Revise donde se encuentra el botón de liberación y la manera de operar esta función. Hable con la enfermera si usted no sabe cómo hacer esto.

Trasladar a un residente utilizando un elevador mecánico

Equipo: silla de ruedas o silla, compañero de trabajo, elevador mecánico o hidráulico.

Este es un procedimiento básico para trasladar utilizando un elevador mecánico. Al menos un compañero de trabajo debe ayudarle con esta tarea.

1. Identifíquese por su nombre. Identifique al residente de acuerdo con las políticas de la institución.
   El residente tiene el derecho de conocer la identidad de su proveedor de cuidado. Identificar al residente por su nombre muestra respeto y establece la identificación correcta.

2. Lávese las manos.
   Provee control de infecciones.

3. Explique el procedimiento al residente. Hable de manera clara, lenta y directa. Mantenga contacto de cara a cara cuando sea posible.
   Promueve el entendimiento y la independencia.

4. Brinde privacidad al residente con cortinas, biombos o puertas.
   Mantiene los derechos del residente de privacidad y dignidad.

5. Ponga el freno en las llantas de la cama.
   El freno en las llantas evita que se la cama se mueva.

6. Coloque la silla de ruedas al lado de la cama. Ponga el freno.
   El freno en las llantas evita que la silla se mueva.

7. Por seguridad, levante el barandal que se encuentra del lado más alejando a usted (si se utiliza). Ayude al residente a voltearse sobre su costado hacia el lado de la cama que tiene el barandal levantado. Regrese al lado de la cama donde están trabajando. Acomode la correa del columpio por debajo del residente con la orilla al lado de la espalda del residente. Doble como abanico, de ser necesario. Asegúrese que la parte inferior de la correa esté alineada con las rodillas del residente.

Ayude al residente a rodar hacia la mitad de la cama. Extienda la orilla de la correa que está doblada como abanico.

8. Mueva el elevador mecánico hacia el lado de la cama. Asegúrese que la base esté abierta en su punto más ancho. Empuje la base del elevador debajo de la cama.

9. Coloque la barra superior directamente sobre el residente.

10. Con el residente acostado sobre su espalda, coloque un par de bandas en cada lado de la correa. Coloque un par de bandas en la barra superior. Pida al compañero de trabajo que apoye la cabeza del residente, así como los hombros y las rodillas mientras que es levantado. Los brazos del residente deben estar doblados sobre el pecho. Si el aparato tiene ganchos tipo "S", deben estar hacia el lado contrario del residente. Asegúrese que todas las bandas estén conectadas apropiadamente y que estén lisas y derechas.

11. Siguiendo las instrucciones del fabricante, levante al residente 2 pulgadas sobre la cama. Deténgase un momento para que el residente tome balance.

12. Pida al compañero de trabajo que ayude a apoyar y guiar el cuerpo del residente. Después usted puede mover el elevador para que el residente sea colocado sobre la silla o silla de ruedas (Fig. 6-61).
Tener la ayuda de otra persona promueve la seguridad durante el traslado y reduce la posibilidad de lesiones.

13. Lentamente baje al residente hacia la silla o a la silla de ruedas. Empuje suavemente hacia abajo las rodillas del residente para ayudar a que el residente se siente, en lugar de estar en una posición reclinada.

14. Quite las bandas de la barra superior. Quite la correa o déjelas en su lugar, de acuerdo con las políticas de la institución.

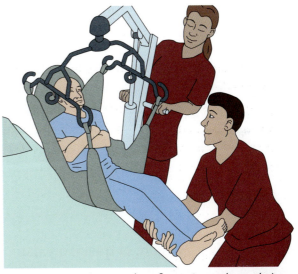

Fig. 6-61. *Los asistentes de enfermería pueden trabajar juntos para trasladar al residente de manera segura.*

15. Asegúrese que el residente esté sentado de manera cómoda y correcta en la silla de ruedas o en la silla. Remueva las medidas de privacidad.

16. Coloque el botón de llamadas al alcance del residente.
Permite que el residente se comunique con el personal cuando lo necesite.

17. Lávese las manos.
Provee control de infecciones.

18. Reporte a la enfermera cualquier cambio en el residente.
Brinda información a la enfermera para evaluar al residente.

19. Documente el procedimiento utilizando la guía de procedimientos de la institución.
Si usted no documenta el cuidado, legalmente no pasó.

7

Técnicas Básicas de Enfermería

1. Explicar la admisión, el traslado y dar de alta a un residente

Mudarse siempre requiere un ajuste, pero con el envejecimiento, puede ser aún más difícil. Esto es especialmente cierto si hay problemas de enfermedad, incapacidad y movilidad. Los asistentes de enfermería tienen un rol muy importante al ayudar a los residentes a tener una transición exitosa hacia una institución de cuidado a largo plazo. Al brindar apoyo emocional como escuchar, ser amable, ser comprensivo y brindar ayuda, las NA pueden ayudar a los residentes a sentirse mejor sobre su nuevo hogar.

Derechos de los Residentes

Residentes LGBTQ nuevos

Entrar a una institución de cuidado a largo plazo puede ser especialmente difícil para residentes LGBTQ. Estos residentes pueden tener miedo de que no serán aceptados por el personal de la institución o por otros residentes. Pueden preocuparse de que sus cónyuges o parejas no recibirán la misma bienvenida que recibiría el cónyuge o la pareja de un residente heterosexual. Las NA no deben juzgar a los residentes. Cada residente merece recibir un servicio profesional y amable de los empleados. La institución es el hogar del residente. Todos los empleados deben esforzarse para asegurarse que todos los residentes se sientan cómodos y bienvenidos.

La admisión es, con frecuencia, la primera vez que la NA conocerá a un residente nuevo. Éste es el momento donde se toman las primeras impresiones. El NA debe tratar de asegurarse que el residente tenga una buena impresión de él y

de la institución. Debido a que el cambio es un proceso difícil, el personal de la institución debe comunicarse con los residentes nuevos. Las NA pueden explicar lo que se puede esperar durante el proceso de admisión y responder cualquier pregunta que se encuentre dentro de sus obligaciones de la práctica. Si los residentes o sus familiares tienen preguntas que las NA no puedan responder, deben hablar con la enfermera. Es buena idea que la NA le pregunte al residente nuevo cuáles son sus preferencias y rutinas personales. Las NA también pueden platicar con los familiares de los residentes sobre las preferencias personales, si los residentes no pueden responder.

Guía de Procedimientos: Admisión

G   Prepare la habitación antes de que el residente llegue. Esto ayuda a sentirse bienvenido y que lo estaban esperando. Asegúrese que la cama esté tendida y que la habitación esté ordenada. Reabastezca los artículos de los que queden pocos. Asegúrese de tener un paquete de admisión disponible, si se utiliza en la institución. Estos paquetes de admisión con frecuencia incluyen artículos de cuidado personal como vasijas para el baño, vasijas de émesis, jarra para el agua y vaso, pasta de dientes, jabón, peine, crema humectante y pañuelos desechables (Fig. 7-1). El paquete de admisión también puede incluir una taza para muestras de orina, etiqueta y bolsa para transportación de muestras.

G Cuando un residente nuevo llega a la institución, observe la hora y la condición en que se encuentra. ¿Está en una silla de ruedas, en una camilla o llegó caminando? ¿Quién llegó con el residente? Observe qué tan consciente está o si presenta signos de confusión. Observe si presenta signos de nerviosismo y si trae algún tipo de tubo, como un catéter.

G Preséntese y mencione el puesto que usted desempeña. Sonría y sea amigable. Siempre llame a la persona por su nombre formal hasta que le diga cómo quiere que lo llamen.

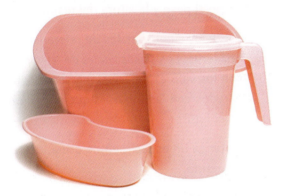

Fig. 7-1. *Un paquete de admisión usualmente se coloca en la habitación del residente antes de que sea admitido. Este puede contener artículos de cuidado personal que el residente necesitará.*

G Nunca apresure el proceso ni al residente nuevo. No debe sentir que es una molestia. Asegúrese que el residente nuevo se sienta bienvenido y querido.

G Explique la vida diaria en la institución. Ofrezca llevar al residente y a la familia a un recorrido por la institución. Muestre al residente las áreas importantes. Cuando muestre dónde se encuentra el comedor, revise los horarios de comida publicados. Durante el recorrido, presente al residente con los otros residentes y los empleados que se encuentren. Presente al compañero de cuarto, si el residente tiene uno.

G Maneje los artículos personales con mucho cuidado y respeto. Un residente tiene el derecho legal de que sus artículos personales sean tratados con cuidado. Cuando organice la habitación, coloque los artículos personales donde el residente quiera ponerlos (Fig. 7-2).

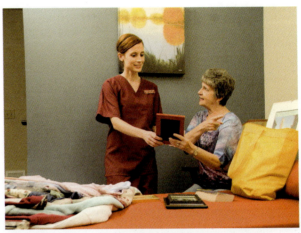

Fig. 7-2. *Maneje los artículos personales con cuidado y colóquelos en la habitación como prefiera el residente.*

G La admisión es un proceso muy estresante. Observe al residente ya que podría haber algo importante que no se haya detectado. Reporte a la enfermera si usted observa cualquiera de lo siguiente:

- Tubos desconectados.

- El residente parece estar confundido, combativo y/o no se da cuenta de lo que está pasando alrededor.

- El residente tiene problemas para respirar, tiene dolor o cualquier otro signo de angustia.

- El residente tiene moretones o heridas.

- El residente se saltó una comida durante el proceso de admisión.

- El residente tiene artículos valiosos, medicamentos, aparatos de asistencia auditiva, anteojos o dentaduras postizas.

G Siga las reglas de la institución sobre cualquier otra tarea que sea requerida durante el proceso de admisión.

G   Los residentes nuevos pueden tener días buenos seguidos de días difíciles. Permita que los residentes se adapten a sus nuevos hogares a su propio ritmo; sin embargo, reporte signos de confusión o depresión a la enfermera.

Derechos de los Residentes

Admisión

OBRA requiere que los residentes sean informados sobre sus derechos legales durante el proceso de admisión. Se les debe entregar una copia por escrito de estos derechos, incluyendo el derecho sobre sus fondos personales y el derecho de presentar una queja ante la agencia estatal. Los residentes también deben recibir información sobre sus derechos relacionados con las instrucciones anticipadas.

Admitir a un residente

Equipo: puede incluir papelería de admisión (lista de tareas y forma de inventario), guantes, equipo para tomar signos vitales.

1. Identifíquese por su nombre. Identifique al residente de acuerdo con las políticas de la institución.
    El residente tiene el derecho de conocer la identidad de su proveedor de cuidado. Identificar al residente por su nombre muestra respeto y establece la identificación correcta

2. Lávese las manos.
    Provee control de infecciones.

3. Explique el procedimiento al residente. Hable de manera clara, lenta y directa. Mantenga contacto de cara a cara cuando sea posible.
    Promueve el entendimiento y la independencia.

4. Brinde privacidad al residente con cortinas, biombos o puertas (Fig. 7-3). Si la familia se encuentra presente, pídales que salgan un momento hasta que el proceso de admisión haya terminado. Muéstreles dónde pueden esperar. Infórmeles aproximadamente cuanto se tardará el proceso.
    Mantiene los derechos del residente de privacidad y dignidad.

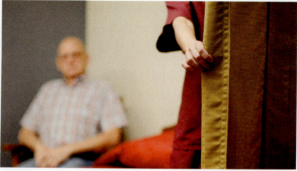

Fig. 7-3. *Todos los residentes tienen el derecho legal de privacidad, lo cual es parte de realizar su trabajo de manera profesional. Su comportamiento profesional y respetuoso puede ayudar a tranquilizar a un residente nuevo.*

5. Realice lo siguiente, si es parte de los procedimientos de la institución:

    *   Tome el peso y la altura del residente.

    *   Tome los signos vitales de referencia del residente. Los *signos vitales de referencia* son los valores iniciales que serán comparados con las medidas que se tomen en el futuro.

    *   Obtenga un espécimen de orina, de ser requerido.

    *   Llene la papelería. Tome un inventario de todas las pertenencias personales del residente.

    *   Ayude al residente a guardar sus pertenencias personales. Ponga etiquetas en los artículos personales de acuerdo con las reglas de la institución.

    *   Brinde agua fresca.

6. Muestre la habitación y el baño al residente. Explique la manera en que funciona la cama y el botón de llamadas. Muestre al residente el teléfono, el control de la televisión y las luces.
    Promueve la seguridad del residente.

7. Preséntele al residente a su compañero de habitación, si tiene. Preséntele a otros residentes y a los empleados de la institución.
    Esto hace que el residente se sienta más cómodo.

8. Asegúrese que el residente se sienta cómodo. Remueva las medidas de privacidad. Pida a la familia que regrese a la habitación, si se encontraban afuera.

9. Coloque el botón de llamadas al alcance del residente.
Permite que el residente se comunique con el personal cuando lo necesite.

10. Lávese las manos.
Provee control de infecciones.

11. Documente el procedimiento utilizando la guía de procedimientos de la institución.
Si usted no documenta el cuidado, legalmente no pasó.

Los residentes pueden ser transferidos a un área diferente dentro de la misma institución. En caso de una enfermedad aguda, pueden ser trasladados a un hospital. El cambio es difícil. Esto es especialmente cierto cuando una persona tiene una enfermedad o una condición que empeora. El personal debe hacer que el traslado sea lo más tranquilo posible para el residente. Un residente debe ser informado sobre el traslado tan pronto como sea posible para que pueda comenzar a adaptarse a la idea. La enfermera informará al residente sobre el traslado y debe explicar cómo, dónde, cuándo y por qué ocurrirá. Se debe responder a cualquier pregunta que tenga el residente. Las NA le ayudarán a los residentes a empacar sus artículos personales antes del traslado. Con frecuencia, los residentes se preocupan por perder sus pertenencias. Las NA pueden involucrarlos en el proceso de empaque; por ejemplo, la NA puede permitir al residente que vea el armario vacío, los cajones, etc.

Trasladar a un residente

Equipo: puede incluir una silla de ruedas, carrito para las pertenencias, el expediente médico, todos los artículos de cuidado personal del residente y los artículos personales empacados.

1. Identifíquese por su nombre. Identifique al residente de acuerdo con las políticas de la institución.
El residente tiene el derecho de conocer la identidad de su proveedor de cuidado. Identificar al residente por su nombre muestra respeto y establece la identificación correcta.

2. Lávese las manos.
Provee control de infecciones.

3. Explique el procedimiento al residente. Hable de manera clara, lenta y directa. Mantenga contacto de cara a cara cuando sea posible.
Promueve el entendimiento y la independencia.

4. Coloque en el carrito los artículos que serán movidos y lléveselos al lugar nuevo. Si el residente será trasladado a un hospital, las pertenencias pueden ser colocadas en un almacén temporal.

5. Ayude al residente a sentarse en la silla de ruedas (o en una camilla, si se utiliza). Llévelo al área apropiada.

6. Presente a los residentes nuevos y al personal.
Esto hace que el residente se sienta más cómodo.

7. Ayude al residente a guardar sus artículos personales.

8. Asegúrese que el residente se sienta cómodo.

9. Coloque el botón de llamadas al alcance del residente.
Permite que el residente se comunique con el personal cuando lo necesite.

10. Lávese las manos.
Provee control de infecciones.

11. Reporte a la enfermera cualquier cambio en el residente.
Brinda información a la enfermera para evaluar al residente.

12. Documente el procedimiento utilizando la guía de procedimientos de la institución.
Si usted no documenta el cuidado, legalmente no pasó.

Para dar de alta a un residente de una institución, un doctor debe dar la orden de alta. La enfermera termina las instrucciones que el residente debe seguir después de haber sido dado de alta. La enfermera revisará estas instrucciones y la información con el residente, sus familiares y amigos. Algunas de las cosas que se pueden revisar son:

- Las siguientes citas con el doctor, con el fisioterapeuta, con el terapeuta del habla o con el terapeuta ocupacional

- El cuidado en el hogar y el cuidado de enfermería especializado

- El medicamento

- Las instrucciones sobre ambulación

- El equipo médico necesario

- La transportación médica

- Cualquier restricción en actividades

- Ejercicios especiales para mantener al residente funcionando al nivel más alto

- Los requerimientos especiales sobre la dieta o la nutrición

- Recursos de la comunidad

Las NA ayudan recogiendo las pertenencias del residente y empacándolas con cuidado. La NA debe conocer la condición del residente en el momento en que es dado de alta e informarse si el residente utilizará una silla de ruedas o una camilla.

El día que un residente es dado de alta usualmente es un día feliz para ellos porque que se van a su casa; sin embargo, algunos residentes pueden sentir incertidumbre o miedo sobre dejar la institución. Pueden estar preocupados de que su salud sufrirá. Las NA pueden ayudar siendo positivas y recordando a los residentes que sus doctores consideran que están listos para irse a casa; sin embargo, si un residente tiene preguntas específicas sobre su cuidado, la NA debe informar al enfermero.

Derechos de los Residentes

Traslados o Dar de Alta

OBRA requiere que los residentes tengan el derecho de recibir notificación anticipada antes de ser trasladados o de ser dados de alta de una institución. La notificación escrita debe incluir información específica sobre dónde y porqué están siendo trasladados o dados de alta. La notificación debe estar escrita en un lenguaje que el residente pueda entender. Los empleados de la institución deben brindar la preparación apropiada para el traslado o para ser dado de alta.

Dar de alta a un residente

Equipo: puede incluir una silla de ruedas, carrito para las pertenencias, papelería de salida (incluyendo la lista del inventario realizado al momento de la admisión), todos los artículos del cuidado del residente, equipo para tomar los signos vitales.

1. Identifíquese por su nombre. Identifique al residente de acuerdo con las políticas de la institución.
   El residente tiene el derecho de conocer la identidad de su proveedor de cuidado. Identificar al residente por su nombre muestra respeto y establece la identificación correcta.

2. Lávese las manos.
   Provee control de infecciones.

3. Explique el procedimiento al residente. Hable de manera clara, lenta y directa. Mantenga contacto de cara a cara cuando sea posible.
   Promueve el entendimiento y la independencia.

4. Brinde privacidad al residente con cortinas, biombos o puertas.
   Mantiene los derechos del residente de privacidad y dignidad.

5. Mida los signos vitales del residente.

6. Compare la lista del inventario con los artículos que ahí se encuentran. Si todos los artículos están ahí, pida al residente que firme la lista.

7. Coloque los artículos personales que se va a llevar en el carrito y llévelos al área donde los puedan recoger.

8. Ayude al residente a vestirse y a sentarse en la silla de ruedas o en la camilla, si se utiliza.

9. Ayude al residente a despedirse del personal y de los residentes.

10. Lleve al residente al área donde lo pueden recoger. Ayúdelo a subirse al vehículo. Usted es responsable del residente hasta que se encuentre seguro en el carro y con la puerta cerrada.

11. Lávese las manos.
   Provee control de infecciones.

12. Documente el procedimiento utilizando la guía de procedimientos de la institución. Incluya lo siguiente:

   • Los signos vitales del residente al momento de ser dado de alta

   • La hora de salida

   • El método de transporte

   • El nombre de la persona que estaba con el residente

   • Los artículos que se llevó el residente (lista de inventario)

   Si usted no lo documenta, legalmente no pasó.

2. Explicar la importancia de monitorear los signos vitales

Los asistentes de enfermería monitorean, documentan y reportan los **signos vitales** de los residentes. Los signos vitales son importantes y muestran qué tan bien trabajan los órganos vitales del cuerpo, como el corazón y los pulmones. Los signos vitales consisten en lo siguiente:

• Tomar la temperatura corporal.

• Contar el pulso.

• Contar el número de las respiraciones.

• Tomar la presión sanguínea.

Observar cambios en los signos vitales es muy importante. Los cambios pueden indicar que la condición de un residente está empeorando. Una NA siempre debe notificar a la enfermera si:

• El residente tiene fiebre (temperatura que está por encima del promedio del residente o fuera del rango normal).

• El residente tiene respiración o pulso demasiado rápido o demasiado lento.

• La presión sanguínea del residente cambia.

Rangos Normales de los Signos Vitales para un Adulto		
Lugar donde se toma la Temperatura	**Fahrenheit**	**Celsius**
Boca (oral)	97.6°–99.6°	36.4°–37.6°
Recto (rectal)	98.6°–100.6°	37.0°–38.1°
Axila (axilar)	96.6°–98.6°	35.9°–37.0°
Oído (timpánica)	96.6°–99.7°	35.9°–37.6°
Arteria temporal (frente)	97.2°–100.1°	36.2°–37.8°

Pulso normal: 60–100 latidos por minuto
Respiración normal: 12–20 respiraciones por minuto

Presión sanguínea

Normal	Sistólica	90-119 mm Hg y
	Diastólica	60-79 mm Hg
Baja (hipotensivo)	Sistólica	Menor de 90 mm Hg o
	Diastólica	Menor de 60 mm Hg
Elevada	Sistólica	120-129 mm Hg y
	Diastólica	Menor de 80 mm Hg
Etapa 1 de hipertensión	Sistólica	130-139 mm Hg o
	Diastólica	80-89 mm Hg
Etapa 2 de hipertensión	Sistólica	140 mm Hg o mayor
	Diastólica	90 mm Hg o mayor
Crisis de hipertensión	Sistólica	Mayor de 180 mm Hg y/o
	Diastólica	Mayor de 120 mm Hg

Temperatura

La temperatura corporal normalmente está cerca de los 98.6° F (*Fahrenheit*) o 37° C (*Celsius*/Centígrados). La temperatura corporal es un balance

Técnicas Básicas de Enfermería

entre el calor creado por el cuerpo y el calor perdido al medio ambiente. Muchos factores afectan la temperatura corporal, como la edad, las enfermedades, el estrés, el medio ambiente, el ejercicio y el ritmo circadiano. El ritmo circadiano es el ciclo de 24 horas de día y noche. El promedio de las lecturas de la temperatura cambia durante el día. Las personas tienden a tener temperaturas más bajas en la mañana. El aumento en la temperatura corporal puede indicar una infección o una enfermedad.

Existen diferentes lugares donde se puede tomar la temperatura corporal: la boca (oral), el recto (rectal), la axila (axilar), el oído (timpánico) y la arteria temporal (la arteria debajo de la piel de la frente). Los diferentes lugares requieren el uso de diferentes termómetros. Los tipos de termómetros más comunes son los siguientes:

- Digital (Fig. 7-4)
- Electrónico (Fig. 7-5)
- Timpánico (Fig. 7-6)
- Arteria temporal (Fig. 7-7)
- Libre de mercurio (Fig. 7-8)

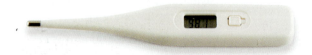

Fig. 7-4. Un termómetro digital.

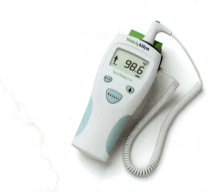

Fig. 7-5. Un termómetro electrónico. (FOTOGRAFÍA PRESENTADA POR CORTESÍA DE "WELCH ALLYN", PAGINA DE INTERNET WWW.WELCHALLYN.COM)

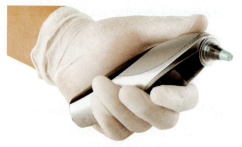

Fig. 7-6. Un termómetro timpánico.

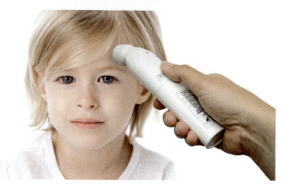

Fig. 7-7. Un termómetro para la arteria temporal. (FOTOGRAFÍA PRESENTADA POR CORTESÍA DE "EXERGEN CORPORATION", PAGINA DE INTERNET WWW.EXERGEN.COM)

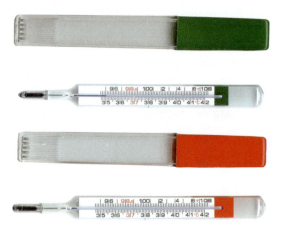

Fig. 7-8. Un termómetro oral libre de mercurio y un termómetro rectal libre de mercurio. Los termómetros orales usualmente son de color verde o azul; los termómetros rectales usualmente son de color rojo. (FOTOGRAFÍAS PRESENTADAS POR CORTESÍA DE "RG MEDICAL DIAGNOSTICS OF WIXOM", MI, PAGINA DE INTERNET WWW.RGMD.COM)

Los números del termómetro permiten leer la temperatura después de que se registra. La mayoría de los termómetros muestran la temperatura en grados Fahrenheit (F). Cada línea larga representa un grado. Cada línea corta representa dos décimos de un grado. Algunos termómetros muestran la temperatura en grados Celsius (C). Las líneas largas representan un grado. Las líneas cortas representan un décimo de un grado. Las flechas pequeñas o los números resaltados señalan la temperatura normal: 98.6° F y 37° C (Fig. 7-9).

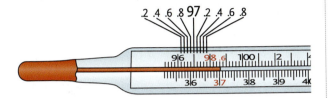

Fig. 7-9. *Esta imagen muestra una lectura normal de la temperatura: 98.6°F y 37°C.*

Existe un rango de temperaturas normales. La temperatura de algunas personas normalmente es baja. Otras personas en buen estado de salud la tendrán un poco más alta. Las lecturas de la temperatura normal también varían de acuerdo con el método utilizado para tomar la temperatura. La temperatura rectal es generalmente considerada la más exacta; sin embargo, tomar la temperatura rectal en una persona que no coopera, como con un residente con demencia, puede ser peligroso. La temperatura axilar es considerada la menos exacta.

Una NA no debe tomar la temperatura oral en una persona que:

- Está inconsciente.
- Ha tenido una cirugía facial o bucal recientemente.
- Tiene menos de 5 años.
- Está confundida o desorientada.
- Está muy sedada.
- Es propensa a tener convulsiones.
- Está tosiendo.
- Está usando oxígeno.
- Tiene parálisis facial.
- Tiene un tubo nasogástrico (un tubo de alimentación que ha sido insertado por la nariz y llega hasta el estómago).

- Tiene úlceras, enrojecimiento, hinchazón o dolor en la boca.
- Tiene alguna lesión en la cara o cuello.

Tomar y registrar la temperatura oral

Equipo: termómetro limpio libre de mercurio, digital o electrónico, guantes, cubierta/funda de plástico desechable para el termómetro, pañuelos desechables, papel y pluma.

No tome la temperatura oral si el residente ha fumado, comido, tomado líquidos, masticado chicle o hecho ejercicio en los últimos 10 o 20 minutos.

1. Identifíquese por su nombre. Identifique al residente de acuerdo con las políticas de la institución.
    El residente tiene el derecho de conocer la identidad de su proveedor de cuidado. Identificar al residente por su nombre muestra respeto y establece la identificación correcta.

2. Lávese las manos.
    Provee control de infecciones.

3. Explique el procedimiento al residente. Hable de manera clara, lenta y directa. Mantenga contacto de cara a cara cuando sea posible.
    Promueve el entendimiento y la independencia.

4. Brinde privacidad al residente con cortinas, biombos o puertas.
    Mantiene los derechos del residente de privacidad y dignidad.

5. Póngase los guantes.

6. **Termómetro digital:** Coloque la cubierta desechable. Encienda el termómetro y espere hasta que aparezcan las letras *"ready"* (lo que significa *listo* en inglés).

    Termómetro electrónico: Saque el termómetro de la base de la unidad. Coloque la cubierta.

    Termómetro libre de mercurio: Sostenga el termómetro por el bulbo. Antes de introducir el termómetro en la boca del residente, agítelo para que baje la marcación hasta el número más bajo (por lo menos debajo de 96°F o 35°C). Para agitar el termómetro, sosténgalo del lado opuesto del bulbo con el dedo pulgar y dos dedos de la mano. Con movimientos bruscos de su muñeca agite el termómetro (Fig. 7-10). Párese lejos de los muebles y de las paredes mientras lo agita.

Sostener el termómetro por el lado opuesto al bulbo previene que se contamine el bulbo. La lectura del termómetro debe estar por debajo de la temperatura real del residente.

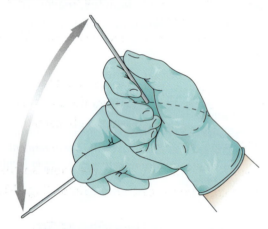

Fig. 7-10. *Agite el termómetro para que baje la marcación hasta el número más bajo antes de introducirlo en la boca del residente.*

7. **Termómetro digital:** Introduzca la orilla del termómetro en la boca del residente por debajo de la lengua y hacia un lado.
El termómetro mide el calor de los vasos sanguíneos que se encuentran debajo de la lengua.

Termómetro electrónico: Introduzca la orilla del termómetro en la boca del residente por debajo de la lengua y hacia un lado.

Termómetro libre de mercurio: Coloque una cubierta. Introduzca la orilla del termómetro que tiene bulbo en la boca del residente, por debajo de la lengua y hacia un lado.

8. **Para todos los termómetros:** Pida al residente que sostenga el termómetro en la boca con los labios cerrados (Fig. 7-11). Ayude como sea necesario. El residente debe respirar por

la nariz. Pida al residente que no lo muerda y que no hable.
Los labios sostienen el termómetro en posición. Si está roto, puede lastimar la boca. Si el residente abre la boca para hablar puede necesitar más tiempo.

Termómetro digital: Deje el termómetro ahí hasta que parpadee una luz o emita un sonido.

Termómetro electrónico: Deje el termómetro ahí hasta que escuche un sonido o vea una luz que parpadea o que está fija.

Termómetro libre de mercurio: Deje ahí el termómetro por lo menos 3 minutos.

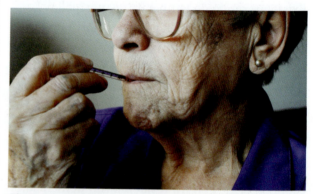

Fig. 7-11. *Mientras que el termómetro se encuentra en la boca de la residente, debe mantener los labios cerrados.*

9. **Termómetro digital:** Quite el termómetro. Lea la temperatura en la pantalla y recuérdela.

Termómetro electrónico: Lea la temperatura en la pantalla y recuérdela. Quite el termómetro.

Termómetro libre de mercurio: Quite el termómetro. Límpielo con un pañuelo desechable desde la orilla que no tiene el bulbo hasta el bulbo o quite la cubierta. Tire el pañuelo desechable o la cubierta. Sostenga el termómetro a la altura de los ojos. Gire hasta que la línea aparezca, deslizando el termómetro entre su dedo pulgar y el dedo índice. Lea la temperatura y recuérdela.

10. **Termómetro digital:** Usando un pañuelo desechable, quite y tire la cubierta. Guarde el termómetro en el estuche.

Termómetro electrónico: Presione el botón de expulsar para tirar la cubierta. Regrese el termómetro a la base.

Termómetro libre de mercurio: Limpie el termómetro siguiendo los lineamientos de la institución. Enjuáguelo con agua limpia y séquelo. Guárdelo en el estuche.

11. Quítese los guantes y tírelos.

12. Lávese las manos.
    Provee control de infecciones.

13. Anote inmediatamente la temperatura, la fecha, la hora y el método utilizado (oral).
    Escriba la temperatura de inmediato para que no se le olvide. Los planes de cuidado se realizan en base a su reporte.

14. Coloque el botón de llamadas al alcance del residente.
    Permite que el residente se comunique con el personal cuando lo necesite.

15. Reporte a la enfermera cualquier cambio en el residente.
    Brinda información a la enfermera para evaluar al residente.

La NA siempre necesita explicar lo que va a hacer antes de empezar a medir la temperatura rectal. La NA necesita la cooperación del residente; debe pedirle que no se mueva y asegurarle que la tarea tomará sólo unos cuantos minutos. Es importante sostener el termómetro en todo momento mientras que el termómetro se encuentra en el recto.

Tomar y registrar la temperatura rectal

Equipo: termómetro rectal limpio digital, electrónico o libre de mercurio, lubricante, guantes, pañuelo desechable, cubierta/funda de plástico desechable, papel y pluma.

1. Identifíquese por su nombre. Identifique al residente de acuerdo con las políticas de la institución.

El residente tiene el derecho de conocer la identidad de su proveedor de cuidado. Identificar al residente por su nombre muestra respeto y establece la identificación correcta.

2. Lávese las manos.
   Provee control de infecciones.

3. Explique el procedimiento al residente. Hable de manera clara, lenta y directa. Mantenga contacto de cara a cara cuando sea posible.
   Promueve el entendimiento y la independencia.

4. Brinde privacidad al residente con cortinas, biombos o puertas.
   Mantiene los derechos del residente de privacidad y dignidad.

5. Ajuste la cama a un nivel seguro para trabajar, usualmente a la altura de la cintura. Ponga el freno a las llantas de la cama.
   Promueve la seguridad.

6. Ayude al residente a acostarse sobre su costado izquierdo (posición de Sims) (Fig. 7-12).

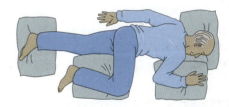

Fig. 7-12. *El residente debe estar en posición sobre su costado izquierdo (Sims).*

---

7. Doble la ropa de cama para destapar únicamente el área rectal.

8. Póngase los guantes.

9. **Termómetro digital:** Coloque la cubierta desechable. Encienda el termómetro y espere hasta que aparezcan las letras *"ready"* (lo que significa *listo* en inglés).

   Termómetro electrónico: Remueva la sonda de la base. Coloque una cubierta.

   Termómetro libre de mercurio: Sostenga el termómetro por el lado que no tiene el bulbo. Agite el termómetro para que baje la marcación hasta el número más bajo. Coloque una cubierta desechable.

10. Aplique un poco de lubricante en la punta del bulbo o cubierta del termómetro (o coloque una cubierta que esté previamente lubricada).

11. Separe los glúteos. Suavemente introduzca de ½ a 1 pulgada del termómetro en el recto. Deténgase si el residente se resiste. No introduzca el termómetro a la fuerza en el recto (Fig. 7-13).

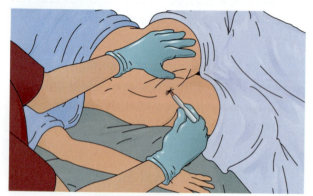

Fig. 7-13. *Suavemente introduzca ½ pulgada a 1 pulgada del termómetro rectal en el recto.*

12. Vuelva a colocar las sábanas sobre los glúteos. Sostenga el termómetro en todo momento.

13. **Termómetro digital:** Sostenga ahí el termómetro hasta que parpadee una luz o emita un sonido.

    Termómetro electrónico: Sostenga ahí el termómetro hasta que escuche un sonido u observe una luz que parpadea o que permanece prendida.

    Termómetro libre de mercurio: Sostenga ahí el termómetro por lo menos 3 minutos.

14. Suavemente quite el termómetro. Límpielo con un pañuelo desechable desde la orilla que no tiene el bulbo hasta el bulbo o quite la cubierta. Tire el pañuelo desechable o la cubierta.

15. Lea el termómetro sosteniéndolo a la altura de los ojos como lo haría para la temperatura oral. Recuerde la temperatura.

16. **Termómetro digital:** Limpie el termómetro siguiendo la política de la institución y guárdelo en el estuche.

    Termómetro electrónico: Presione el botón de expulsar para tirar la cubierta. Regrese el termómetro a la base.

    Termómetro libre de mercurio: Limpie el termómetro siguiendo los lineamientos de la institución. Enjuáguelo con agua limpia y séquelo. Guárdelo en el estuche.

17. Quítese los guantes y tírelos.

18. Ayude al residente a acomodarse en una posición cómoda y segura. Regrese la cama a la posición más baja.

19. Lávese las manos.
    Provee control de infecciones.

20. Anote inmediatamente la temperatura, la fecha, la hora y el método utilizado (rectal).
    Escriba la temperatura de inmediato para que no se le olvide. Los planes de cuidado se realizan en base a su reporte.

21. Coloque el botón de llamadas al alcance del residente.
    Permite que el residente se comunique con el personal cuando lo necesite.

22. Reporte a la enfermera cualquier cambio en el residente.
    Brinda información a la enfermera para evaluar al residente.

Los termómetros timpánicos pueden tomar la lectura de la temperatura de manera rápida. La NA debe informar al residente que va a colocar un termómetro en el canal del oído. Debe asegurarle al residente que no dolerá. La punta corta del termómetro entrará solamente de ¼ a ½ pulgada en el oído.

Tomar y registrar la temperatura timpánica

Equipo: termómetro timpánico, guantes, cubierta/funda desechable para el termómetro, papel y pluma.

1. Identifíquese por su nombre. Identifique al residente de acuerdo con las políticas de la institución.
    El residente tiene el derecho de conocer la identidad de su proveedor de cuidado. Identificar al residente por su nombre muestra respeto y establece la identificación correcta.

2. Lávese las manos.
    Provee control de infecciones.

3. Explique el procedimiento al residente. Hable de manera clara, lenta y directa. Mantenga contacto de cara a cara cuando sea posible.
    Promueve el entendimiento y la independencia.

4. Brinde privacidad al residente con cortinas, biombos o puertas.
    Mantiene los derechos del residente de privacidad y dignidad.

5. Póngase los guantes.

6. Coloque una cubierta desechable sobre la parte auricular (la parte que se coloca en el oído) del termómetro.
    Protege el equipo y reduce el riesgo de contaminación.

7. Coloque la cabeza del residente de manera que el oído se encuentre frente a usted. Enderece el canal del oído jalando suavemente la orilla externa del oído hacia arriba y hacia atrás (Fig. 7-14). Introduzca el termómetro con cubierta en el canal del oído y presione el botón.

8. Sostenga ahí el termómetro hasta que parpadee una luz o emita un sonido.

9. Lea la temperatura y recuérdela.

10. Tire la cubierta y guarde el termómetro en su lugar o en el cargador de batería si el termómetro es recargable.

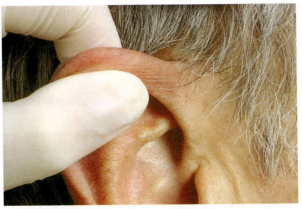

Fig. 7-14. *Enderece el canal del oído jalando suavemente la orilla externa del oído hacia arriba y hacia atrás.*

11. Quítese los guantes y tírelos.

12. Lávese las manos.
    Provee control de infecciones.

13. Anote inmediatamente la temperatura, la fecha, la hora y el método utilizado (timpánico).
    Escriba la temperatura de inmediato para que no se le olvide. Los planes de cuidado se realizan en base a su reporte.

14. Coloque el botón de llamadas al alcance del residente.
    Permite que el residente se comunique con el personal cuando lo necesite.

15. Reporte a la enfermera cualquier cambio en el residente.
    Brinda información a la enfermera para evaluar al residente.

La temperatura axilar no es tan exacta como la temperatura que se toma en otros lugares; sin embargo, puede ser más segura si los residentes están confundidos, desorientados, no cooperan o tienen demencia.

Tomar y registrar la temperatura axilar

Equipo: termómetro limpio digital, electrónico o libre de mercurio, guantes, pañuelos desechables, cubierta/funda de plástico desechable, papel y pluma.

Técnicas Básicas de Enfermería

1. Identifíquese por su nombre. Identifique al residente de acuerdo con las políticas de la institución.
El residente tiene el derecho de conocer la identidad de su proveedor de cuidado. Identificar al residente por su nombre muestra respeto y establece la identificación correcta.

2. Lávese las manos.
Provee control de infecciones.

3. Explique el procedimiento al residente. Hable de manera clara, lenta y directa. Mantenga contacto de cara a cara cuando sea posible.
Promueve el entendimiento y la independencia.

4. Brinde privacidad al residente con cortinas, biombos o puertas.
Mantiene los derechos del residente de privacidad y dignidad.

5. Ajuste la cama a un nivel seguro para trabajar, usualmente a la altura de la cintura. Ponga el freno a las llantas de la cama.
Promueve la seguridad.

6. Póngase los guantes.

7. Remueva el brazo del residente de la manga de la bata para permitir que la piel tenga contacto con la orilla del termómetro. Limpie el área de las axilas con pañuelos desechables antes de colocar el termómetro.

8. **Termómetro digital:** Coloque la cubierta desechable. Encienda el termómetro y espere hasta que aparezcan las letras "ready" (lo que significa listo en inglés).

   Termómetro electrónico: Remueva el termómetro de la base de la unidad. Coloque una cubierta.

   Termómetro libre de mercurio: Sostenga el termómetro por la orilla que no tiene el bulbo y agítelo para que baje la marcación hasta el número más bajo. Coloque una cubierta desechable.

9. Coloque el termómetro (con el lado del bulbo si es un termómetro libre de mercurio) en el centro de la axila. Doble el brazo del residente sobre el pecho.

10. **Termómetro digital:** Sostenga ahí el termómetro hasta que parpadee una luz o emita un sonido.

    Termómetro electrónico: Sostenga ahí el termómetro hasta que escuche un sonido o vea una luz que parpadea o que se queda fija.

    Termómetro libre de mercurio: Sostenga ahí el termómetro, con el brazo cerrado hacia el lado, de 8 a 10 minutos (Fig. 7-15).

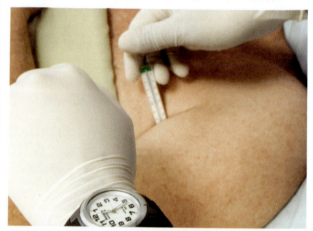

Fig. 7-15. *Después de colocar el termómetro, doble el brazo del residente sobre el pecho y déjelo ahí de 8 a 10 minutos.*

11. **Termómetro digital:** Quite el termómetro. Lea la temperatura en la pantalla y recuérdela.

    Termómetro electrónico: Lea la temperatura en la pantalla y recuérdela. Quite el termómetro.

    Termómetro libre de mercurio: Quite el termómetro. Límpielo con un pañuelo desechable desde la orilla que no tiene el bulbo hasta el bulbo o quite la cubierta. Tire el pañuelo desechable o la cubierta. Lea la temperatura a la altura de los ojos como lo haría con la temperatura oral. Recuerde la temperatura.

12. **Termómetro digital:** Usando un pañuelo desechable, remueva y tire la cubierta. Guarde el termómetro en el estuche.

Termómetro electrónico: Presione el botón de expulsar para tirar la cubierta. Regrese el termómetro a la base.

Termómetro libre de mercurio: Limpie el termómetro de acuerdo con las políticas de la institución. Enjuáguelo con agua limpia y séquelo. Guárdelo en el estuche.

13. Quítese los guantes y tírelos.

14. Lávese las manos.
    Provee control de infecciones.

15. Coloque de nuevo el brazo del residente en la manga de la bata.

16. Anote inmediatamente la temperatura, la fecha, la hora y el método utilizado (axilar).
    Escriba la temperatura de inmediato para que no se le olvide. Los planes de cuidado se realizan en base a su reporte.

17. Regrese la cama al nivel más bajo. Remueva las medidas de privacidad.

18. Coloque el botón de llamadas al alcance del residente.
    Permite que el residente se comunique con el personal cuando lo necesite.

19. Reporte a la enfermera cualquier cambio en el residente.
    Brinda información a la enfermera para evaluar al residente.

Pulso

El pulso es el número de latidos del corazón por minuto. El latido que se siente en ciertos puntos del cuerpo representa la onda de sangre que se mueve por la arteria como resultado del bombeo del corazón. El lugar más común para revisar el pulso es la parte interna de la muñeca, donde la arteria radial corre tan sólo por debajo de la piel. A esto se le llama **pulso radial**. El **pulso braquial** es el pulso que se siente dentro del codo. Se encuentra entre 1 y 1 ½ pulgada arriba del codo. El pulso radial y el pulso braquial participan al tomar la presión sanguínea, la cual se

explica más adelante en este capítulo. Otros lugares comunes para tomar el pulso se muestran en la figura 7-16.

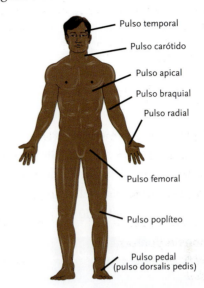

Fig. 7-16. *Lugares comunes para tomar el pulso.*

Para los adultos, el pulso normal es de 60 a 100 latidos por minuto. Los niños pequeños tienen el pulso más rápido, entre 100 y 120 latidos por minuto. El pulso de un bebé recién nacido puede ser tan alto como desde 120 hasta 180 latidos por minuto. Muchas cosas pueden afectar el pulso, como el ejercicio, el miedo, el enojo, la ansiedad, el calor, la infección, la enfermedad, los medicamentos y el dolor. Un pulso alto o bajo tal vez no indique que la persona tiene una enfermedad, pero en ocasiones, el pulso puede ser una señal de hay una enfermedad. Por ejemplo, un pulso rápido puede ser el resultado de fiebre, deshidratación o insuficiencia cardiaca. Un pulso lento o débil puede indicar que la persona tiene infección.

Respiraciones

La **respiración** es el proceso de respirar aire hacia adentro de los pulmones, llamado **inspiración**, y de exhalar aire hacia afuera de los pulmones, llamado **expiración**. Cada respiración consiste en una inspiración y una expiración. El pecho se levanta durante la inspiración y se baja durante la expiración.

El ritmo normal de la respiración para los adultos tiene un rango de 12 a 20 respiraciones por minuto. Los bebés y los niños tienen un ritmo de respiración más rápido. Los bebés pueden respirar normalmente a un ritmo de 30 a 40 respiraciones por minuto. Las respiraciones, con frecuencia, se cuentan inmediatamente después de haber tomado el pulso porque las personas pueden respirar más rápido si saben que están siendo observadas. El NA debe dejar los dedos en la muñeca del residente o el estetoscopio sobre el corazón. No debe ser obvio que está observando la respiración del residente. No debe mencionar que está contando las respiraciones.

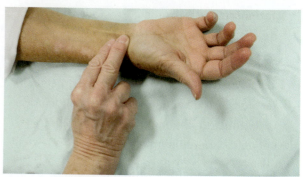

Fig. 7-17. *Cuente el pulso radial colocando las yemas del dedo índice y del dedo de en medio sobre la muñeca del residente en el lado del dedo pulgar.*

Tomar y registrar el pulso radial; contar y registrar las respiraciones

Equipo: reloj con segundero, papel y pluma.

1. Identifíquese por su nombre. Identifique al residente de acuerdo con las políticas de la institución.
   El residente tiene el derecho de conocer la identidad de su proveedor de cuidado. Identificar al residente por su nombre muestra respeto y establece la identificación correcta.

2. Lávese las manos.
   Provee control de infecciones.

3. Explique el procedimiento al residente. Hable de manera clara, lenta y directa. Mantenga contacto de cara a cara cuando sea posible.
   Promueve el entendimiento y la independencia.

4. Brinde privacidad al residente con cortinas, biombos o puertas.
   Mantiene los derechos del residente de privacidad y dignidad.

5. Coloque las yemas de su dedo índice y de su dedo de en medio sobre la muñeca del residente en el lado del dedo pulgar. No utilice el dedo pulgar para hacer esto. Localice el pulso radial (Fig. 7-17).

6. Cuente los latidos durante 1 minuto completo.

7. Mantenga las yemas de los dedos sobre la muñeca del residente. Cuente las respiraciones durante 1 minuto completo. Observe el patrón y el carácter de la respiración del residente. La respiración normal es suave y silenciosa. Si usted observa signos de problemas con la respiración, respiraciones poco profundas o con algún ruido como un silbido, repórtelo.
   El conteo será más exacto si el residente no sabe que usted está contando sus respiraciones.

8. Lávese las manos.
   Provee control de infecciones.

9. Escriba de inmediato el pulso, la fecha, la hora y el método utilizado (radial). Escriba el número de respiraciones, así como el patrón o el carácter de la respiración.
   Escriba el pulso y el número de la respiración de inmediato para que no se le olvide. Los planes de cuidado se realizan en base a su reporte.

10. Coloque el botón de llamadas al alcance del residente.
    Permite que el residente se comunique con el personal cuando lo necesite.

11. Reporte a la enfermera si el pulso es menor de 60 latidos por minuto, mayor de 100 latidos por minuto, si el ritmo es irregular o si la respiración es irregular.
    Brinda información a la enfermera para evaluar al residente.

Presión Sanguínea

La presión sanguínea es una medida importante de la salud. La medición muestra qué tan bien está trabajando el corazón. La presión sanguínea se mide en milímetros de mercurio (mm Hg). Se registra como una fracción – por ejemplo, 110/70. Existen dos partes de la presión sanguínea: la medición sistólica y la medición diastólica.

En la fase **sistólica**, la cual es el número superior de la fracción en la lectura, el corazón está trabajando. Éste se contrae y empuja la sangre del ventrículo izquierdo del corazón. La lectura muestra la presión en las paredes de las arterias mientras que la sangre es bombeada por todo el cuerpo. El rango normal de la presión sanguínea sistólica es menor de 120 mm Hg.

La segunda medición refleja la fase **diastólica**, la cual es el número inferior de la fracción en la lectura. Esto es cuando el corazón se relaja. La medición diastólica siempre es menor que la medición sistólica. Muestra la presión en las arterias cuando el corazón se encuentra descansando. El rango normal para los adultos es menor de 80 mm Hg.

Cuando la presión sanguínea es constantemente alta, se puede clasificar como elevada, etapa 1 de hipertensión, etapa 2 de hipertensión o crisis de hipertensión. Las personas con presión sanguínea alta (hipertensión) pueden tener presión sistólica elevada y/o presión diastólica elevada.

Muchos factores pueden afectar la presión sanguínea. Estos incluyen envejecimiento, ejercicio, estrés, dolor, medicamento, enfermedad, obesidad, ingestión de alcohol, productos de tabaco y el volumen de la sangre en circulación.

La presión sanguínea se toma ya sea con un esfigmomanómetro manual o con uno digital (Fig. 7-18). Un esfigmomanómetro manual requiere el uso de un estetoscopio para determinar la lectura de la presión sanguínea. Con un esfigmomanómetro digital, las lecturas de la presión

sistólica y de la presión diastólica se presentan de manera digital. El uso de un estetoscopio no es requerido con un esfigmomanómetro digital.

Cuando se toma la presión sanguínea de manera manual, el primer sonido que se escucha es la presión sistólica (el número de arriba). Cuando el sonido cambia como a un golpecito suave o desaparece, indica la presión diastólica (número de abajo).

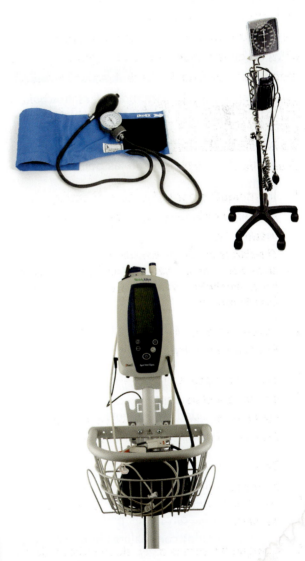

Fig. 7-18. *La fotografía superior muestra dos tipos de esfigmomanómetro manuales. La fotografía inferior muestra un tipo de esfigmomanómetro digital que mide la presión sanguínea, así como otros signos vitales.*

La presión sanguínea nunca se debe medir en un brazo que tiene insertado una línea de IV, un catéter de diálisis o cualquier equipo médico. Se debe evitar tomar la presión en un lado que esté enyesado, que tenga traumatismo reciente, parálisis, quemaduras o que haya tenido cirugía de los senos (mastectomía).

Al medir la presión sanguínea, es importante usar un brazalete que tenga el tamaño correcto. Existen diferentes tamaños para adultos, incluyendo el tamaño adulto pequeño, adulto, adulto grande y para el muslo.

Tomar y registrar la presión sanguínea manualmente

Equipo: esfigmomanómetro manual, estetoscopio, toallitas húmedas con alcohol, papel y pluma.

1. Identifíquese por su nombre. Identifique al residente de acuerdo con las políticas de la institución.
   El residente tiene el derecho de conocer la identidad de su proveedor de cuidado. Identificar al residente por su nombre muestra respeto y establece la identificación correcta.

2. Lávese las manos.
   Provee control de infecciones.

3. Explique el procedimiento al residente. Hable de manera clara, lenta y directa. Mantenga contacto de cara a cara cuando sea posible.
   Promueve el entendimiento y la independencia.

4. Brinde privacidad al residente con cortinas, biombos o puertas.
   Mantiene los derechos del residente de privacidad y dignidad.

5. Antes de utilizar el estetoscopio, limpie el diafragma y las olivas (las partes que se colocan en el oído) con toallitas húmedas con alcohol.
   Reduce los patógenos, previene las infecciones de los oídos y evita la propagación de infecciones.

6. Pida al residente que se suba la manga para que la parte superior del brazo quede al descubierto. No tome la presión sanguínea sobre la ropa.

7. Coloque el brazo del residente con la palma hacia arriba. El brazo debe estar al nivel del corazón. Las piernas no deben estar cruzadas.
   Se puede obtener una lectura incorrectamente baja si el brazo se encuentra arriba del nivel del corazón.

8. Con la válvula abierta, apriete el brazalete inflable. Asegúrese que se encuentre completamente desinflado.

9. Coloque el brazalete inflable bien ajustado en la parte superior del brazo del residente. El centro del brazalete con la flecha o el sensor es colocado sobre la arteria braquial (1-1½ pulgadas arriba del codo hacia la parte interna del codo) (Fig. 7-19).
   El brazalete debe tener el tamaño apropiado y debe colocarse correctamente en el brazo para que la cantidad de presión en la arteria sea correcta; de lo contrario, la lectura será incorrectamente alta o baja.

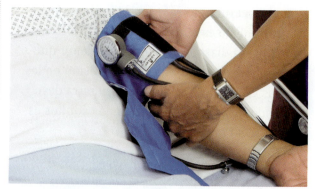

Fig. 7-19. *Coloque el centro del brazalete sobre la arteria braquial.*

10. Pida al residente que permanezca sin moverse y en silencio mientras toma la presión.

11. Localice el pulso braquial con las yemas de sus dedos.

12. Coloque los auriculares del estetoscopio en sus oídos.

13. Coloque el diafragma del estetoscopio sobre la arteria braquial.

14. Cierre la válvula (hacia el lado que giran las manecillas del reloj) hasta que se detenga. No la apriete demasiado (Fig. 7-20).
    Las válvulas apretadas son muy difíciles de liberar.

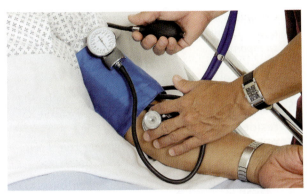

Fig. 7-20. *Cierre la válvula girando hacia el lado que giran las manecillas del reloj hasta que se detenga. No la apriete demasiado.*

15. Infle el brazalete entre 160 mm Hg y 180 mm Hg. Si se escucha un latido inmediatamente después de desinflar el brazalete, desínflelo por completo. Vuelva a inflar el brazalete a una presión no mayor de 200 mm Hg.

16. Abra la válvula ligeramente con el dedo pulgar y el dedo índice. Desinfle el brazalete lentamente.
    Liberar la válvula lentamente permite que usted escuche los latidos del corazón de manera precisa.

17. Observe el manómetro. Escuche el sonido del pulso.

18. Recuerde la lectura que se muestra cuando se escuche el primer sonido claro del pulso. Ésta es la presión sistólica.

19. Continúe escuchando hasta que se presente un cambio en el sonido del pulso o un sonido que se atenúa. El punto del cambio o el punto en el que el sonido desaparece es la presión diastólica. Recuerde esta lectura.

20. Abra la válvula. Desinfle el brazalete por completo y remuévalo.
    Si se deja el brazalete inflado en el brazo del residente puede ocasionar entumecimiento y hormigueo. Si usted debe tomar la presión sanguínea otra vez, desinfle completamente el brazalete y espere 30 segundos. Nunca desinfle parcialmente el brazalete y luego lo infle de nuevo. Los vasos sanguíneos serán dañados y la lectura será incorrectamente alta o baja.

21. Lávese las manos.
    Provee control de infecciones.

22. Escriba de inmediato tanto la presión sistólica como la presión diastólica. Escriba los números como una fracción, con la lectura sistólica arriba y la diastólica abajo (por ejemplo 110/70). Anote qué brazo utilizó. Escriba RA para el brazo derecho y LA para el brazo izquierdo (por sus siglas en inglés).
    Escriba las lecturas de inmediato para que no se le olvide. Los planes de cuidado se realizan en base a su reporte.

23. Limpie el diafragma y las olivas del estetoscopio con toallitas húmedas con alcohol. Guarde el equipo.

24. Coloque el botón de llamadas al alcance del residente.
    Permite que el residente se comunique con el personal cuando lo necesite.

25. Lávese las manos.
    Provee control de infecciones.

26. Reporte a la enfermera cualquier cambio en el residente.
    Brinda información a la enfermera para evaluar al residente.

Tomar y registrar la presión sanguínea electrónicamente

Equipo: aparato para tomar la presión sanguínea electrónicamente, papel y pluma.

1. Identifíquese por su nombre. Identifique al residente de acuerdo con las políticas de la institución.
   El residente tiene el derecho de conocer la identidad de su proveedor de cuidado. Identificar al residente por su nombre muestra respeto y establece la identificación correcta.

2. Lávese las manos.
   Provee control de infecciones.

3. Explique el procedimiento al residente. Hable de manera clara, lenta y directa. Mantenga contacto de cara a cara cuando sea posible.
   Promueve el entendimiento y la independencia.

4. Brinde privacidad al residente con cortinas, biombos o puertas.
Mantiene los derechos del residente de privacidad y dignidad.

5. Pida al residente que se suba la manga para que la parte superior del brazo quede al descubierto. No tome la presión sanguínea sobre la ropa.

6. Coloque el brazo del residente con la palma hacia arriba. El brazo debe estar al nivel del corazón. Las piernas no deben estar cruzadas.
Se puede obtener una lectura incorrectamente baja si el brazo se encuentra arriba del nivel del corazón.

7. Asegúrese que el brazalete se encuentre completamente desinflado. Coloque el brazalete bien ajustado en la parte superior del brazo del residente. El centro del brazalete con la flecha o el sensor es colocado sobre la arteria braquial (1-1½ pulgadas arriba del codo hacia la parte interna del codo).
El brazalete debe tener el tamaño apropiado y debe colocarse correctamente en el brazo para que la cantidad de presión en la arteria sea correcta; de lo contrario, la lectura será incorrectamente alta o baja.

8. Pida al residente que permanezca sin moverse y en silencio mientras toma la presión.

9. Encienda el aparato para tomar la presión y presione el botón para iniciar ("*start*" en inglés).

10. Cuando la medición haya terminado, la lectura aparecerá en la pantalla y la máquina puede emitir un sonido. El brazalete se debe desinflar.

11. Remueva el brazalete.

12. Lávese las manos.

13. Escriba de inmediato tanto la presión sistólica como la presión diastólica que se presentan en la pantalla. Anote qué brazo utilizó. Escriba RA para el brazo derecho y LA para el brazo izquierdo (por sus siglas en inglés).

Escriba las lecturas de inmediato para que no se le olvide. Los planes de cuidado se realizan en base a su reporte.

14. Guarde el equipo.

15. Coloque el botón de llamadas al alcance del residente.
Permite que el residente se comunique con el personal cuando lo necesite.

16. Lávese las manos.
Provee control de infecciones.

17. Reporte a la enfermera cualquier cambio en el residente.
Brinda información a la enfermera para evaluar al residente.

Además de tomar las medidas de otros signos vitales, se les puede pedir a algunas NA que obtengan la lectura del oxímetro de pulso; el cual es un aparto que utiliza una luz para determinar la cantidad de oxígeno en la sangre. Un oxímetro de pulso también mide el pulso de una persona (Fig. 7-21).

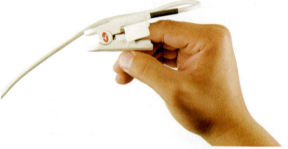

Fig. 7-21. *Un sensor de un oxímetro de pulso usualmente es colocado en el dedo de una persona para medir la cantidad de oxígeno en la sangre, así como el pulso.*

Un oxímetro de pulso se puede utilizar cuando los residentes han tenido cirugía, reciben oxígeno, están en cuidados intensivos o tienen problemas cardíacos o respiratorios. Cuando se le pide a un NA que obtenga esta lectura, debe reportar el porcentaje del oxígeno a la enfermera, quien determinará si el nivel es el adecuado para el residente.

Manejo del dolor

Aunque el dolor no es considerado un signo vital, es muy importante monitorearlo y manejarlo. El dolor es incómodo y puede afectar considerablemente la calidad de vida del residente. Puede drenar la energía y la esperanza muy rápido. El dolor también es una experiencia personal, lo que significa que es diferente para cada persona. Las NA pasan la mayor parte del tiempo con los residentes, por lo que tienen un rol muy importante en el monitoreo, manejo y prevención del dolor. Los planes de cuidado se realizan en base a los reportes realizados por las NA.

El dolor **no** es una parte normal del envejecimiento. El dolor crónico puede tener como resultado alejamiento de los demás, depresión y aislamiento. Las NA deben tratar las quejas de los residentes sobre el dolor de manera seria; deben escuchar lo que dicen los residentes sobre la manera en que se sienten y deben tomar acciones para ayudarlos. A continuación, se presenta una lista de preguntas que las enfermeras pueden realizar a los residentes para evaluar el dolor. Una enfermera puede pedirle a la NA que realice estas preguntas y le reporte de inmediato la información que obtenga del residente:

- ¿Dónde tiene el dolor?
- ¿Cuándo empezó el dolor?
- ¿Cuánto dura el dolor? ¿Qué tan frecuente se presenta?
- ¿Qué tan severo es el dolor? Para ayudar a definirlo, se le puede pedir al residente que califique el dolor en una escala del 0 al 10, donde el 0 indica que no hay dolor y el 10 indica el peor dolor (Fig. 7-22).
- ¿Puede describir el dolor? La NA debe escribir las palabras del residente cuando realice el reporte a la enfermera.
- ¿Qué mejora el dolor? ¿Qué lo empeora?
- ¿Qué estaba haciendo antes de que iniciara el dolor?

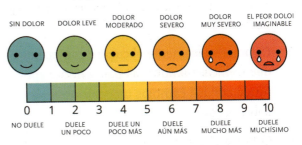

Fig. 7-22. *Este es un tipo de escala del dolor que las enfermeras pueden utilizar para evaluar los niveles del dolor.*

Los residentes pueden tener preocupaciones sobre su dolor. Estas preocupaciones pueden hacer que duden reportar el dolor. Las barreras para manejar el dolor incluyen las siguientes:

- Tener miedo a la adicción al medicamento para el dolor.
- Creer que el dolor es una parte normal del envejecimiento.
- Preocuparse por estreñimiento y fatiga causados por el medicamento para el dolor.
- Sentir que los proveedores del cuidado están demasiado ocupados para resolver sus problemas de dolor.
- Sentir que tomar demasiado medicamento les causará la muerte.

Las NA deben tener paciencia y ser comprensivas cuando ayuden a los residentes que tengan dolor. Si los residentes están preocupados sobre los efectos del medicamento para el dolor o si tienen preguntas, la NA debe informar al enfermero. Algunas personas no se sienten cómodas diciendo que tienen dolor. La cultura de una persona afecta la manera en la que responde ante el dolor. Algunas culturas consideran que es mejor no reaccionar ante el dolor, mientras que otras consideran expresar el dolor libremente. Es importante que la NA observe el lenguaje corporal y otros mensajes que indiquen que el residente puede tener dolor.

Guía de Procedimientos: Manejo del Dolor

G   Reporte de inmediato las quejas de dolor o el dolor no aliviado.

G   Coloque suavemente el cuerpo con buena alineación. Use almohadas para brindar apoyo. Ayude con los cambios de posición, si el residente así lo desea.

G   Brinde masajes en la espalda.

G   Pregunte al residente si quiere tomar una ducha o un baño caliente.

G   Ayude al residente a ir al baño o a usar el inodoro portátil u ofrezca usar un cómodo de baño o urinal.

G   Promueva las respiraciones lentas y profundas.

G   Brinde un ambiente callado y tranquilo. La música suave puede distraer al residente.

G   Sea paciente, compasivo, amable y sensible.

Observaciones y Reportes: Dolor

Reporte cualquiera de las siguientes observaciones a la enfermera:

O/R   Aumento en el pulso, respiraciones, presión sanguínea

O/R   Sudoración

O/R   Náusea

O/R   Vómito

O/R   Apretar la quijada

O/R   Apretar los ojos cerrados

O/R   Sostener o proteger una parte del cuerpo

O/R   Apretar los puños

O/R   Frente fruncida

O/R   Apretar los dientes

O/R   Aumento de inquietud

O/R   Agitación o tensión

O/R   Cambio en el comportamiento

O/R   Llanto

O/R   Suspiros

O/R   Quejidos

O/R   Respiraciones profundas

O/R   Mecerse

O/R   Vagar sin rumbo fijo

O/R   Movimientos repetitivos

O/R   Dificultad para moverse o caminar

3. Explicar cómo medir el peso y la altura

Las NA miden el peso y la altura de los residentes como parte del cuidado regular. La altura se revisa con menos frecuencia que el peso. Los cambios en el peso pueden ser signos de enfermedad. Las NA deben reportar cualquier pérdida o aumento de peso, sin importar qué tan poco sea. El peso se puede medir usando libras o kilogramos. Una libra es una unidad de medida de peso equivalente a 16 onzas. Un kilogramo es una unidad de masa equivalente a 1,000 gramos; un kilogramo equivale a 2.2 libras.

Medir y registrar el peso de un residente ambulatorio (que camina)

Equipo: báscula de pie/vertical, papel y pluma.

1.   Identifíquese por su nombre. Identifique al residente de acuerdo con las políticas de la institución.
     El residente tiene el derecho de conocer la identidad de su proveedor de cuidado. Identificar al residente por su nombre muestra respeto y establece la identificación correcta.

2.   Lávese las manos.
     Provee control de infecciones.

3.   Explique el procedimiento al residente. Hable de manera clara, lenta y directa. Mantenga contacto de cara a cara cuando sea posible.
     Promueve el entendimiento y la independencia.

4. Brinde privacidad al residente con cortinas, biombos o puertas.
Mantiene los derechos del residente de privacidad y dignidad.

5. Asegúrese que el residente tenga puesto calzado anti-derrapante antes de caminar hacia la báscula.

6. Inicie con la báscula balanceada en 0 antes de pesar al residente.
La báscula debe estar balanceada en cero para que la medición del peso sea exacta.

7. Ayude al residente a pararse en el centro de la báscula. Asegúrese que no se esté sosteniendo de algo, tocando algo o apoyándose en algo.
Esto interfiere con la medición del peso.

8. Determine el peso del residente. Equilibre la báscula nivelando la barra de la báscula. Mueva los indicadores pequeños y grandes del peso hasta que la barra esté balanceada. Lea los dos números que se muestran (en los indicadores pequeños y grandes del peso) cuando la barra está balanceada y súmelos. Este es el peso del residente (Fig. 7-23).

9. Ayude al residente a que se baje de la báscula con cuidado antes de escribir el peso.
Protege contra caídas.

10. Lávese las manos.
Provee control de infecciones.

11. Escriba de inmediato el peso del residente en libras (lb) o kilogramos (kg), dependiendo en la política de la institución.
Escriba el peso de inmediato para que no se le olvide. Los planes de cuidado se realizan en base a su reporte.

12. Coloque el botón de llamadas al alcance del residente.
Permite que el residente se comunique con el personal cuando lo necesite.

13. Reporte a la enfermera cualquier cambio en el residente.
Brinda información a la enfermera para evaluar al residente.

Cuando los residentes no puedan pararse de la silla de ruedas fácilmente, se puede tomar el peso en una báscula para sillas de ruedas. Con este tipo de básculas, la silla de ruedas se sube directamente en la báscula. En algunas básculas para sillas de ruedas, el NA necesitará restar el peso de la silla de ruedas del peso del residente. Si el peso de la silla de ruedas no está anotado en la silla, el NA debe pesar primero la silla de ruedas vacía (Fig. 7-24). Los descansapies deben incluirse si se utilizarán cuando el residente se encuentre sentado en la silla. Después debe restar el peso de la silla de ruedas del peso total.

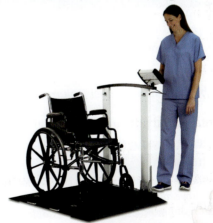

Fig. 7-24. *Las sillas de ruedas pueden ser colocadas directamente sobre la báscula para silla de ruedas para determinar el peso.* (FOTOGRAFÍA PRESENTADA POR CORTESÍA DE "DETECTO", PÁGINA DE INTERNET WWW.DETECTO.COM)

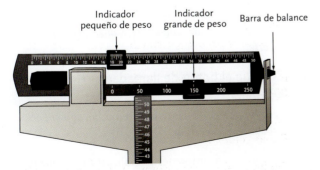

Indicador pequeño de peso   Indicador grande de peso   Barra de balance

Fig. 7-23. *Mueva el indicador pequeño y el grande hasta que la barra esté balanceada. El peso que se muestra en la ilustración es de 169 libras.*

Cuando los residentes no se puedan levantar de la cama, se deben pesar utilizando básculas especiales para camas (Fig. 7-25). Antes de usar una báscula de cama, la NA debe aprender cómo utilizarla de manera segura y apropiada.

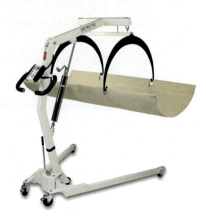

Fig. 7-25. *Un tipo de báscula de cama.* (FOTOGRAFÍA PRESENTADA POR CORTESÍA DE "DETECTO", PÁGINA DE INTERNET WWW.DETECTO.COM)

Para medir la altura, la báscula tiene una barra de medición. La barra mide en pulgadas y fracciones de pulgadas. La NA debe registrar el número total de pulgadas. Si se tienen que convertir las pulgadas en pies, un pie tiene 12 pulgadas.

Medir y registrar la altura de un residente ambulatorio (que camina)

Para los residentes que sí se pueden levantar de la cama, usted medirá la altura utilizando una báscula de pie.

Equipo: báscula de pie, papel y pluma.

1. Identifíquese por su nombre. Identifique al residente de acuerdo con las políticas de la institución.
    El residente tiene el derecho de conocer la identidad de su proveedor de cuidado. Identificar al residente por su nombre muestra respeto y establece la identificación correcta.

2. Lávese las manos.
    Provee control de infecciones.

3. Explique el procedimiento al residente. Hable de manera clara, lenta y directa. Mantenga contacto de cara a cara cuando sea posible.
    Promueve el entendimiento y la independencia.

4. Brinde privacidad al residente con cortinas, biombos o puertas.
    Mantiene los derechos del residente de privacidad y dignidad.

5. Asegúrese que el residente tenga puesto calzado anti-derrapante antes de caminar hacia la báscula.

6. Ayude al residente a subirse en la báscula de espaldas.

7. Pida al residente que se pare derecho, de ser posible. Ayude como sea necesario.
    Esto asegura una lectura exacta.

8. Suba la barra de medición que se encuentra en la parte posterior de la báscula. Suavemente baje la barra de medición hasta que se acomode de manera plana sobre la cabeza del residente (Fig. 7-26).

9. Determine la altura del residente.

10. Ayude al residente a bajarse de la báscula antes de anotar la altura. Asegúrese que la barra de medición no le pegue al residente en la cabeza mientras que mide la altura.

11. Lávese las manos.
    Provee control de infecciones.

12. Escriba de inmediato la altura del residente.
    Escriba la altura de inmediato para que no se le olvide. Los planes de cuidado se realizan en base a su reporte.

13. Coloque el botón de llamadas al alcance del residente.
    Permite que el residente se comunique con el personal cuando lo necesite.

14. Reporte a la enfermera cualquier cambio en el residente.
    Brinda información a la enfermera para evaluar al residente.

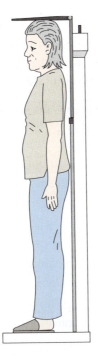

Fig. 7-26. *Para determinar la altura de un residente, suavemente baje la barra de medición hasta que se acomode de manera plana en la cabeza del residente.*

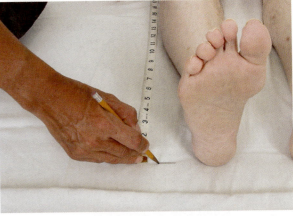

Fig. 7-28. *Una manera de medir la altura de un residente que no se puede levantar de la cama es marcando la sábana a la altura de la cabeza y de los talones del residente. Después se mide la distancia entre las dos marcas.*

Algunos residentes no se podrán levantar de la cama. La altura se puede medir utilizando una cinta de medir y realizando dos marcas con un lápiz en la sábana que está por debajo del residente. La NA debe realizar una marca a la altura de la cabeza y luego otra marca a la altura de los pies del residente y medir la distancia entre las dos marcas (Fig. 7-27 y Fig. 7-28). La altura de un residente que no se puede levantar de la cama también se puede medir utilizando otros métodos. Las NA deben seguir los procedimientos que se utilizan en la institución.

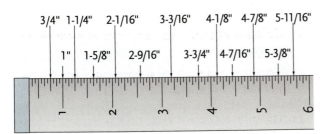

Fig. 7-27. *La altura se puede medir en la cama utilizando una cinta de medir.*

4. Explicar las restricciones y la manera de promover un ambiente libre de restricciones

Una **restricción** es una manera física o química de restringir el movimiento o el comportamiento voluntario. Una *restricción física* es cualquier método, aparato, material o equipo que restringe la libertad de movimiento de una persona. Los tipos de restricciones físicas incluyen restricciones con chaleco, con cinto, con muñequeras/tobilleras y con guantes. Las *restricciones químicas* son medicamentos que se administran para controlar el comportamiento o el estado de ánimo de una persona.

Un *facilitador* es un equipo o aparato que promueve la seguridad, comodidad, independencia y movilidad de un residente. Las sillas de ruedas, las sillas geriátricas, los cojines y las almohadas, así como ciertos tipos de aparatos de asistencia, como utensilios especiales, son ejemplos de facilitadores. Sin embargo, si una persona no puede quitar el facilitador de manera independiente, puede ser considerado como una restricción. Los barandales laterales levantados en las camas y las sillas geriátricas con bandeja para comer, pueden ser considerados facilitadores o restricciones físicas; esto depende en la intención del uso y las condiciones o habilidades del residente (Fig. 7-29 y Fig. 7-30).

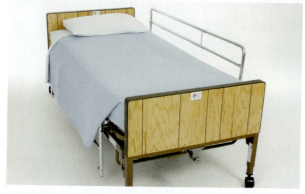

Fig. 7-29. *Los barandales laterales levantados pueden ser considerados restricciones. Todo depende en la intención de uso y las habilidades del residente.*

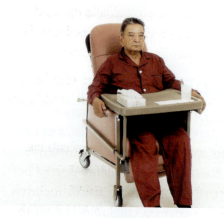

Fig. 7-30. *Si un residente no puede quitar la bandeja de comida, una silla geriátrica puede ser considerada una restricción.*

En el pasado, las restricciones comúnmente se utilizaban para evitar que una persona confundida estuviera vagando de un lado a otro o para evitar caídas. Se utilizaban para evitar que las personas se lastimaran a sí mismos o a los demás o para evitar que una persona se quitara algún tubo que necesitaba para el tratamiento. Con frecuencia, las restricciones se utilizaban de manera excesiva por parte de los proveedores de cuidado y los residentes se lesionaban. Esto tuvo como resultado la creación de nuevas leyes limitando el uso de restricciones.

Hoy en día, las instituciones de cuidado a largo plazo tienen prohibido el uso de restricciones

a menos de que sean medicamente necesarias. Sólo se utilizan como último recurso y después de que se ha intentado usar otras medidas. Si se necesita una restricción, un doctor debe ordenarlo. Existen lineamientos muy específicos que se deben seguir para implementar una orden de restricción, incluyendo el monitoreo frecuente del residente. Esto es importante porque los residentes han sido lesionados severamente y han muerto debido al uso inapropiado de restricciones y la falta de monitoreo. Las NA no pueden utilizar restricciones físicas a menos de que un doctor lo haya indicado en el plan de cuidado y hayan sido entrenadas para usar las restricciones. Es considerado como algo que va en contra la ley cuando los empleados utilizan las restricciones por conveniencia o para disciplinar a un residente. Las NA pueden revisar con el supervisor cuáles son las reglas sobre las restricciones.

Existen muchos problemas serios que ocurren con el uso de restricciones. Algunos de estos problemas incluyen los siguientes:

- Úlceras por presión

- Neumonía

- Riesgo de sofocación (sofocación es dejar de respirar por falta de oxígeno o exceso de dióxido de carbono en el cuerpo: puede tener como resultado quedar inconsciente o la muerte)

- Reducción de la circulación de la sangre

- Estrés en el corazón

- Coágulos sanguíneos

- Incontinencia

- Estreñimiento

- Músculos y huesos débiles

- Atrofia muscular (debilitación o pérdida de músculos)

- Pérdida de masa ósea

- Pérdida del apetito y mala nutrición

Técnicas Básicas de Enfermería

- Depresión y/o alejamiento de los demás
- Desórdenes del sueño
- Pérdida de dignidad
- Pérdida de independencia
- Estrés y ansiedad
- Aumento de agitación (ansiedad, inquietud)
- Pérdida de la autoestima
- Lesiones severas
- Muerte

El uso de restricciones ha disminuido significativamente en las instituciones. Las agencias estatales y federales promueven que las instituciones tomen pasos para tener un ambiente libre de restricciones. El **cuidado libre de restricciones** significa que las restricciones no se utilizan ni se dejan puestas por ninguna razón. En lugar de eso, se utilizan ideas creativas que ayuden a evitar la necesidad de usar restricciones. Las **restricciones alternas** son medidas que se utilizan en lugar de una restricción o que reducen la necesidad de una restricción. Ejemplos de restricciones alternas incluyen los siguientes:

- Asegurarse que el botón de llamadas se encuentre al alcance del residente y responder a las llamadas oportunamente.
- Mejorar las medidas de seguridad para prevenir accidentes y caídas. Mejorar la iluminación.
- Caminar con el residente cuando esté inquieto. El doctor o la enfermera pueden agregar ejercicio al plan de cuidado.
- Brindar actividades para las personas que deambulan en la noche.
- Promover actividades y la independencia. Acompañar al residente a las actividades sociales. Aumentar las visitas y la interacción social.

- Brindar ayuda frecuente para ir al baño. Ayudar con la limpieza inmediatamente después de un episodio de incontinencia. Asegúrese que los residentes estén limpios y secos.
- Ofrecer comida o bebidas. Ofrecer material de lectura.
- Distraer o redirigir el interés. Brindar al residente una tarea repetitiva.
- Disminuir el nivel del ruido. Escuchar música tranquilizante. Brindar masajes en la espalda o usar técnicas de relajación.
- Monitorear al residente muy de cerca. Reportar las quejas del dolor de inmediato.
- Brindar proveedores de cuidado conocidos. Incrementar el número de proveedores de cuidado con familiares y voluntarios.
- Usar un enfoque de equipo para satisfacer las necesidades. Ofrecer entrenamiento para enseñar enfoques amables.

También existen varios tipos de almohadillas, cinturones, sillas especiales y alarmas que se pueden utilizar en lugar de restricciones. Si un residente tiene ordenado el uso de una alarma en su cama o silla, la NA debe asegurarse que esté puesta y encendida.

OBRA establece reglas específicas para el uso de restricciones. Sólo se pueden utilizar después de que se han utilizado todas las otras opciones sin éxito y con la orden de un doctor.

Una NA no puede utilizar una restricción a menos que la enfermera a cargo apruebe su uso y la NA haya recibido entrenamiento sobre el uso apropiado de la restricción. Si se ordena el uso de una restricción, la NA debe colocar el botón de llamadas donde el residente pueda tomarlo fácilmente y debe responder las llamadas de inmediato. Un residente restringido debe ser vigilado constantemente. El residente debe ser revisado por lo menos cada 15 minutos, siguiendo las políticas de la institución. Como mínimo, la restricción debe ser liberada cada dos horas y el residente debe recibir el cuidado apropiado:

- Ayudar con las necesidades para ir al baño. Revisar si presenta episodios de incontinencia. Brindar cuidado de la piel.

- Ofrecer líquidos y comida.

- Medir los signos vitales.

- Revisar si la piel presenta signos de irritación. Reportar de inmediato al enfermero cualquier área roja, morada, azulada, gris, pálida o cualquier área descolorida.

- Revisar si alguna parte del cuerpo presenta inflamación y reportarlo de inmediato con la enfermera.

- Reposicionar al residente.

- Ambular con el residente si es que él puede.

Si se presentan problemas con la restricción, especialmente si el residente se lesiona, la NA debe notificar a la enfermera y realizar un reporte de incidentes tan pronto como sea posible.

5. Definir el *balance de fluidos* y explicar los ingresos y egresos (I&O)

Para mantener la salud, el cuerpo debe tomar cierta cantidad de fluidos todos los días. Los fluidos se presentan en forma de los líquidos que una persona toma; también se encuentran en alimentos semilíquidos como gelatina, sopa, nieve, pudín y yogurt. Los fluidos que una persona consume se llaman **entradas** o **ingresos**.

No existe una regla general para el consumo de fluidos. Nuestra recomendación es que las mujeres mayores deben tomar aproximadamente 1.6 litros (solo un poco más de 1.5 cuartos de galón) al día, y los hombres mayores deben tomar 2 litros (alrededor de 2 cuartos de galón) al día. Otros recursos médicos recomiendan tomar menos líquidos. La cantidad depende de muchos factores como el nivel de actividad, la salud en

general y el clima/temperatura ambiental. El doctor o el nutriólogo del residente pueden hacer recomendaciones en base las necesidades específicas del residente.

Todos los líquidos que son tomados diariamente no pueden quedarse en el cuerpo; deben ser eliminados como **egresos**. Los egresos incluyen orina, heces fecales (incluyendo diarrea) y vómito, así como la transpiración, la humedad en el aire que una persona exhala y el drenaje de heridas.

El **balance de los líquidos** significa mantener un nivel equivalente de los ingresos y egresos o tomar y eliminar las mismas cantidades de fluidos. La mayoría de las personas hacen esto de manera natural; pero para algunos residentes se debe monitorear y registrar los ingresos y egresos, o los I&O (por sus siglas en inglés). Para hacer esto, la NA necesita medir y documentar toda la comida y los fluidos que el residente ingiera por la boca, así como toda la orina y el vómito que produzca. Esto se documenta en una hoja para el registro de ingresos/egresos (I&O) (Fig. 7-31), la cual puede estar disponible como una forma manual o electrónica.

Conversiones

Los milímetros (mL) son unidades de medición del sistema métrico. Un mililitro es 1/1000 de un litro. Las onzas (oz) son convertidas en mililitros. Una onza equivale a 30 mililitros. Para convertir onzas a mililitros, el número de onzas debe ser multiplicado por 30.

1 oz = 30 mL

2 oz = 60 mL

3 oz = 90 mL

4 oz = 120 mL

5 oz = 150 mL

6 oz = 180 mL

7 oz = 210 mL

8 oz = 240 mL

¼ taza = 2 oz = 60 mL

½ taza = 4 oz = 120 mL

1 taza = 8 oz = 240 mL

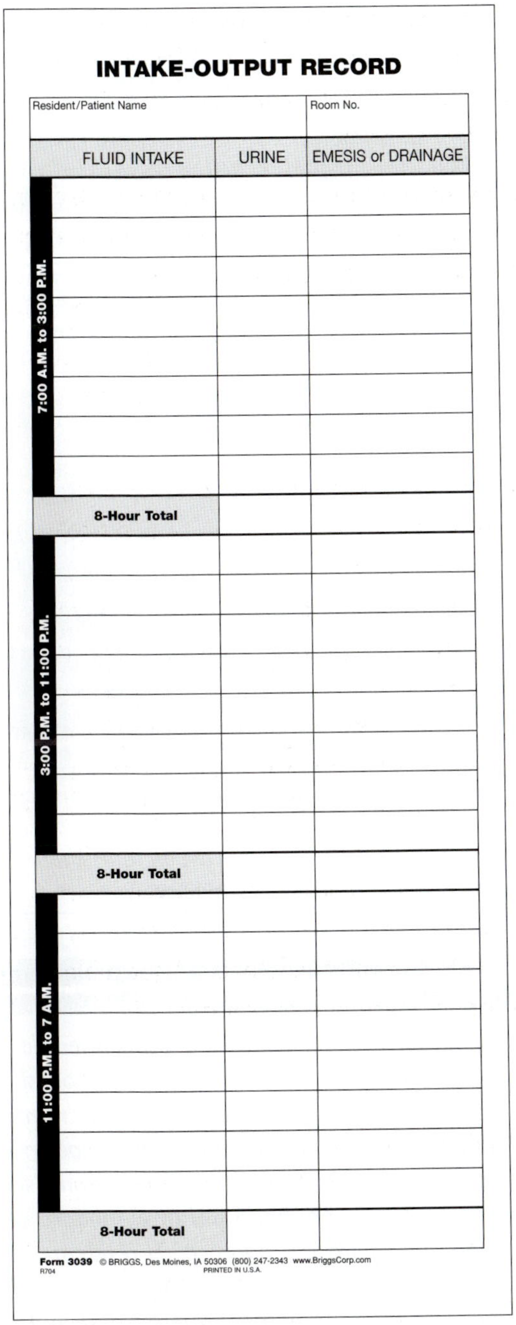

Técnicas Básicas de Enfermería

INTAKE-OUTPUT RECORD

Resident/Patient Name   Room No.

FLUID INTAKE	URINE	EMESIS or DRAINAGE
7:00 A.M. to 3:00 P.M.		
8-Hour Total		
3:00 P.M. to 11:00 P.M.		
8-Hour Total		
11:00 P.M. to 7 A.M.		
8-Hour Total		

Form 3039 © BRIGGS, Des Moines, IA 50306 (800) 247-2343 www.BriggsCorp.com
R704   PRINTED IN U.S.A.

Fig. 7-31. Esta es una muestra de un tipo de hoja para el registro manual de ingresos/egresos. (REIMPRESO CON PERMISO DE "BRIGGS HEALTHCARE®, PÁGINA DE INTERNET BRIGGSHEALTHCARE.COM, 800-247-2343)

Medir y registrar los egresos de orina

Equipo: hoja de registro I&O, tazón graduado (contenedor de medición), guantes, papel y pluma.

1. Lávese las manos.
   Provee control de infecciones.

2. Póngase los guantes antes de manejar el cómodo de baño/urinal.

3. Vacíe el contenido del cómodo de baño o urinal en el tazón graduado. No salpique ni derrame nada de orina.

4. Coloque el tazón graduado en una superficie plana. Observe la medición de la cantidad de orina leyendo a la altura de los ojos. Mantenga el contenedor nivelado. Anote la cantidad en una hoja de papel, convirtiéndolo a mL de ser necesario (si la cantidad se encuentra entre las líneas de medición, quizás sea necesario que lo redondee a la marcación más cercano de 25 mL; siga la política).
   Una superficie plana ayuda a obtener una lectura exacta.

5. Después de medir la orina, vacíe el contenido del tazón graduado en el inodoro. No salpique la orina.
   Reduce el riesgo de contaminación.

6. Enjuague el tazón graduado. Vacíe en el inodoro el agua que se utilizó para enjuagar el tazón.

7. Enjuague el cómodo de baño/urinal. Vacíe en el inodoro el agua que se utilizó para enjuagar el cómodo de baño. Baje la palanca del inodoro.

8. Guarde el tazón graduado y el cómodo de baño/urinal en el área apropiada para limpieza o límpielos y almacene de acuerdo con las reglas de la institución.

9. Quítese los guantes y tírelos.

10. Lávese las manos antes de anotar el egreso.
    Provee control de infecciones.

11. Documente de inmediato la hora y la cantidad de orina en la columna de egresos de la hoja de registros. Por ejemplo: 1545 horas, 200 mL de orina.
    Escriba la cantidad de inmediato para que no se le olvide. Los planes de cuidado se realizan en base a su reporte. Si no documenta el cuidado, legalmente no pasó.

12. Reporte a la enfermera cualquier cambio en el residente.

Brinda información a la enfermera para evaluar al residente.

Recolección de Especímenes

Las NA pueden necesitar recolectar un espécimen de un residente. Un **espécimen** es una muestra que se usa en un análisis para intentar realizar un diagnóstico. Se utilizan diferentes tipos de especímenes para diferentes exámenes. Es posible que le pidan a las NA recolectar diferentes tipos de especímenes, incluyendo los siguientes:

• Orina (rutinario, de toma limpia/mitad de la micción, primera evacuación o de 24 horas)

• Excremento (heces fecales)

• Esputo (mucosa expulsada de los pulmones al toser)

Un **espécimen de orina rutinario** se recolecta en cualquier momento en que el residente tenga que **evacuar**, u orinar. El residente evacuará en un cómodo de baño, urinal o sombrero. Un **sombrero** es un contenedor de plástico para recolección que en ocasiones se coloca en el inodoro para recolectar y medir la orina o el excremento (Fig. 7-32). Algunos residentes podrán recolectar sus propios especímenes, mientras que otros necesitarán ayuda. El sello debe estar intacto en los contenedores para especímenes antes de que se utilicen. Esto ayuda a evitar contaminación de los especímenes. Todos los especímenes deben estar etiquetados con el nombre y apellido del residente, la fecha de nacimiento, el número de habitación, la fecha y hora en que el espécimen fue recolectado.

Los desechos del cuerpo y las necesidades de eliminación son asuntos muy privados para la mayoría de las personas. El hecho de que otra persona maneje

los desechos de su cuerpo puede hacer que los residentes se sientan avergonzados. Las NA deben ser sensibles ante esta situación y deben empatizar con los residentes. Una NA debe ser profesional al recolectar especímenes; si siente que es una tarea desagradable, no debe expresarlo. La NA no debe hacer caras ni gestos y no debe usar palabras que el residente pueda interpretar como que se siente incómoda. Ser profesional al recolectar especímenes puede ayudar a que los residentes estén tranquilos.

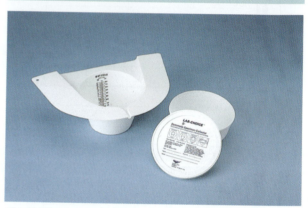

Fig. 7-32. *Un sombrero es un contenedor que en ocasiones se coloca debajo del asiento del inodoro para recolectar un espécimen. Los sombreros deben estar etiquetados y se deben limpiar después de cada uso.*

Recolectar un espécimen de orina rutinario

Equipo: contenedor y tapa para el espécimen de orina, etiqueta con información (etiqueta con el nombre del residente, fecha de nacimiento, número de habitación, fecha y hora), bolsa para espécimen, 2 pares de guantes, cómodo de baño o urinal (si el residente no puede ir al baño o usar el inodoro portátil), sombrero para el inodoro (si el residente puede ir al baño o usar un inodoro portátil), bolsa de plástico, papel de baño, toallitas húmedas desechables, toallitas de papel, artículos para el cuidado del área del perineo, forma para el laboratorio.

1. Identifíquese por su nombre. Identifique al residente de acuerdo con las políticas de la institución.

El residente tiene el derecho de conocer la identidad de su proveedor de cuidado. Identificar al residente por su nombre muestra respeto y establece la identificación correcta.

2. Lávese las manos.

Provee control de infecciones.

3. Explique el procedimiento al residente. Hable de manera clara, lenta y directa. Mantenga contacto de cara a cara cuando sea posible.
Promueve el entendimiento y la independencia.

4. Brinde privacidad al residente con cortinas, biombos o puertas.
Mantiene los derechos del residente de privacidad y dignidad.

5. Póngase los guantes.
Evita que usted tenga contacto con los fluidos corporales.

6. Acomode el sombrero en el cómodo o inodoro o brinde al residente un cómodo de baño o urinal.

7. Pida al residente que evacúe en el sombrero, urinal o cómodo de baño. Pídale que no ponga papel del baño en la muestra. Brinde una bolsa de plástico para desechar el papel de baño de manera separada.
El papel arruina la muestra.

8. Asegúrese que la cama se encuentre en la posición más baja. Coloque el papel de baño y las toallitas húmedas desechables al alcance del residente. Pida al residente que se lave las manos con una toallita húmeda cuando termine, si puede hacerlo.

9. Quítese los guantes y tírelos. Lávese las manos.

10. Coloque el botón de llamadas al alcance del residente. Pídale que lo llame cuando haya terminado, salga de la habitación y cierre la puerta.
Promueve la privacidad y dignidad del residente.

11. Cuando el residente lo llame, regrese y lávese las manos. Póngase guantes limpios. Brinde cuidado perineal, si necesita ayuda.

12. Lleve el cómodo de baño, urinal o el sombrero al baño.

13. Vacíe la orina en el contenedor del espécimen hasta que el contenedor esté lleno por lo menos hasta la mitad.

14. Cubra el contenedor de la orina con su tapa. No toque la parte interna del contenedor. Limpie la parte externa con una toallita de papel y tírela.
Previene la contaminación.

15. Coloque la etiqueta. Coloque el contenedor en una bolsa de plástico limpia para especímenes (Fig. 7-33). Selle la bolsa.
Brinda una transportación segura.

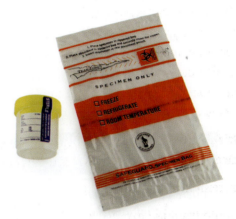

Fig. 7-33. *Los especímenes siempre deben ser etiquetados con el nombre del residente, la fecha de nacimiento, el número de la habitación, la fecha y la hora antes de llevarlo al laboratorio. Puede ser necesario colocar un espécimen en una bolsa limpia para especímenes antes de ser transportado.*

16. Deseche la orina sobrante en el inodoro. Baje la palanca del inodoro. Enjuague el cómodo de baño, urinal o sombrero, si es parte de las políticas de la institución. Coloque el equipo en el área apropiada para limpieza o límpielo de acuerdo con las reglas de la institución.

17. Quítese los guantes y tírelos.

18. Lávese las manos.
Provee control de infecciones.

19. Coloque el botón de llamadas al alcance del residente.
Permite que el residente se comunique con el personal cuando lo necesite.

20. Reporte a la enfermera cualquier cambio en el residente.
Brinda información a la enfermera para evaluar al residente.

21. Lleve el espécimen y la forma del laboratorio al área apropiada. Documente el procedimiento utilizando la guía de procedimientos de la institución. Anote la cantidad y las características de la orina.
    Si usted no documenta el cuidado, legalmente no pasó.

El **espécimen de toma limpia**, o espécimen de mitad de la micción (CCMS por sus siglas en inglés), no incluye la primera parte ni la última parte de la orina evacuada en la muestra. El propósito es determinar la presencia de bacteria en la orina.

Recolectar un espécimen de orina de toma limpia (mitad de la micción)

Equipo: paquete para espécimen con contenedor y tapa, etiqueta con información (etiqueta con el nombre del residente, fecha de nacimiento, número de habitación, fecha y hora), bolsa para el espécimen, toallitas húmedas para limpiar, guantes, cómodo de baño o urinal (si el residente no puede usar el baño o el inodoro portátil), bolsa de plástico, papel de baño, toallitas húmedas desechables, toallitas de papel, artículos para el cuidado del área del perineo, forma para el laboratorio.

1. Identifíquese por su nombre. Identifique al residente de acuerdo con las políticas de la institución.
   El residente tiene el derecho de conocer la identidad de su proveedor de cuidado. Identificar al residente por su nombre muestra respeto y establece la identificación correcta.

2. Lávese las manos.
   Provee control de infecciones.

3. Explique el procedimiento al residente. Hable de manera clara, lenta y directa. Mantenga contacto de cara a cara cuando sea posible.
   Promueve el entendimiento y la independencia.

4. Brinde privacidad al residente con cortinas, biombos o puertas.
   Mantiene los derechos del residente de privacidad y dignidad.

5. Póngase los guantes.
   Evita que usted tenga contacto con los fluidos corporales.

6. Abra el paquete para el espécimen. No toque la parte interna del contenedor o de la tapa.
   Previene la contaminación.

7. Si el residente no se puede limpiar el área del perineo, usted lo hará y debe utilizar toallitas húmedas para limpiar. Asegúrese de utilizar un área limpia de la toallita o de utilizar una toallita limpia para cada movimiento. Revise el procedimiento para el baño de cama en el capítulo 6 para recordar cómo realizar el cuidado del perineo.
   La limpieza inapropiada puede infectar las vías urinarias y contaminar la muestra.

8. Pida al residente que orine una pequeña cantidad en el cómodo de baño, urinal o inodoro y que se detenga antes de que termine de orinar.

9. Coloque el contenedor debajo del chorro de la orina. Pida al residente que empiece a orinar de nuevo. Llene el contenedor por lo menos hasta la mitad. Pida al residente que deje de orinar y remueva el contenedor. Pida al residente que termine de orinar en el cómodo de baño, urinal o inodoro.

10. Al terminar de orinar, brinde una bolsa de plástico al residente para que tire el papel de baño. Brinde cuidado perineal, si se necesita ayuda. Pida al residente que se lave las manos con una toallita húmeda, si puede hacerlo.

11. Cubra el contenedor de la orina con la tapa. No toque la parte interna del contenedor. Limpie la parte externa con una toallita de papel y tírela.

12. Coloque la etiqueta. Coloque el contenedor en una bolsa limpia para espécimen. Selle la bolsa.
    Brinda una transportación segura.

13. Deseche la orina sobrante en el inodoro. Baje la palanca del inodoro. Enjuague el cómodo

de baño, urinal o sombrero, si es parte de las políticas de la institución. Coloque el equipo en el área apropiada para limpieza o límpielo siguiendo las reglas de la institución.

14. Quítese los guantes y tírelos.

15. Lávese las manos.
Provee control de infecciones.

16. Coloque el botón de llamadas al alcance del residente.
Permite que el residente se comunique con el personal cuando lo necesite.

17. Reporte a la enfermera cualquier cambio en el residente.
Brinda información a la enfermera para evaluar al residente.

18. Lleve el espécimen y la forma del laboratorio al área apropiada. Documente el procedimiento utilizando la guía de procedimientos de la institución. Anote la cantidad y las características de la orina.
Si usted no documenta el cuidado, legalmente no pasó.

La NA debe pedirle al residente que le informe cuando vaya a defecar y debe estar lista para recolectar el espécimen.

Recolectar un espécimen de excremento

Equipo: contenedor y tapa para el espécimen, etiqueta con información (etiqueta con el nombre del residente, fecha de nacimiento, número de habitación, fecha y hora), bolsa para espécimen, 2 pares de guantes, 2 abatelenguas, cómodo de baño (si el residente no puede usar el baño o el inodoro portátil), sombrero para el inodoro (si el residente puede usar el baño o el inodoro portátil), bolsa de plástico, papel de baño, toallitas húmedas desechables, toallitas de papel, artículos para el cuidado perineal, forma de laboratorio.

1. Identifíquese por su nombre. Identifique al residente de acuerdo con las políticas de la institución.
El residente tiene el derecho de conocer la identidad de su proveedor de cuidado. Identificar al residente por su nombre muestra respeto y establece la identificación correcta.

2. Lávese las manos.
Provee control de infecciones.

3. Explique el procedimiento al residente. Hable de manera clara, lenta y directa. Mantenga contacto de cara a cara cuando sea posible.
Promueve el entendimiento y la independencia.

4. Brinde privacidad al residente con cortinas, biombos o puertas.
Mantiene los derechos del residente de privacidad y dignidad.

5. Póngase los guantes.
Evita que usted tenga contacto con los fluidos corporales.

6. Pida al residente que no orine cuando esté listo para defecar. Pídale que no coloque papel de baño en la muestra. Brinde una bolsa de plástico para tirar el papel de baño y las toallitas húmedas de manera separada.
La orina y el papel arruinan la muestra.

7. Acomode el sombrero en el cómodo o inodoro o brinde al residente un cómodo de baño.

8. Asegúrese que la cama se encuentre en la posición más baja. Coloque el papel de baño y las toallitas húmedas desechables al alcance del residente. Pida al residente que se lave las manos con una toallita húmeda cuando termine, si puede hacerlo.

9. Quítese los guantes y tírelos. Lávese las manos.
Provee control de infecciones.

10. Coloque el botón de llamadas al alcance del residente. Pídale que lo llame cuando haya terminado, salga de la habitación y cierre la puerta.
Promueve la privacidad y dignidad del residente.

11. Cuando el residente lo llame, regrese y lávese las manos. Póngase guantes limpios. Brinde cuidado perineal, si se necesita ayuda.

12. Utilizando los 2 abatelenguas, tome alrededor de 2 cucharadas del excremento y póngalo dentro del contenedor. Sin tocar la parte interna del contenedor, ciérrelo con la tapa bien apretada. Coloque la etiqueta y coloque el contenedor en una bolsa limpia para espécimen. Selle la bolsa.
Previene la contaminación.

13. Envuelva los abatelenguas en papel de baño. Póngalos en una bolsa de plástico junto con las toallitas húmedas y el papel de baño utilizado. Deseche la bolsa en el contenedor apropiado.

14. Vacíe el cómodo del baño o el contenedor en el inodoro. Baje la palanca del inodoro. Enjuague el cómodo de baño, si es parte de las políticas de la institución. Coloque el equipo en el área apropiada para limpieza o límpielo de acuerdo con las reglas de la institución.

15. Quítese los guantes y tírelos.

16. Lávese las manos.
Provee control de infecciones.

17. Coloque el botón de llamadas al alcance del residente.
Permite que el residente se comunique con el personal cuando lo necesite.

18. Reporte a la enfermera cualquier cambio en el residente.
Brinda información a la enfermera para evaluar al residente.

19. Lleve el espécimen y la forma del laboratorio al área apropiada. Documente el procedimiento utilizando la guía de procedimientos de la institución. Anote la cantidad y las características del excremento.
Si usted no documenta el cuidado, legalmente no pasó.

Los especímenes del esputo se pueden utilizar para diagnosticar las enfermedades respiratorias o para evaluar los efectos del medicamento. El mejor momento para recolectar el esputo es muy temprano por la mañana. El residente debe toser el esputo (por lo menos una cucharadita o la cantidad indicada) y escupirlo directamente en el contenedor del espécimen. Se debe utilizar el equipo de protección personal apropiado cuando se realice la recolección de esputo. El equipo PPE requerido son guantes y una mascarilla especial, como un respirador N95.

6. Explicar la guía de procedimientos de cuidado para los catéteres urinarios, la terapia de oxígeno y la terapia IV

Un **catéter** es un tubo delgado que se introduce en el cuerpo para drenar fluidos o inyectar fluidos. Un **catéter urinario** se utiliza para drenar la orina de la vejiga. Un **catéter directo** es un tipo de catéter que se inserta para drenar la orina de la vejiga y se remueve inmediatamente después de que la orina ha sido drenada. No permanece conectado dentro de la persona. Un **catéter interno** (también conocido como *catéter de Foley*) permanece dentro de la vejiga por cierto tiempo (Fig. 7-34). La orina se drena hacia una bolsa.

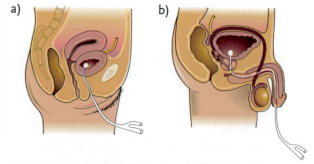

Fig. 7-34. *Una ilustración de: a) un catéter interno (femenino) y b) un catéter interno (masculino).*

Otro tipo de catéter que se utiliza para las personas del sexo masculino es un catéter externo, o **catéter tipo condón** (también conocido como *catéter de Texas*). Tiene una adherencia en la orilla que se acomoda en el pene y se abrocha con una cinta especial. La orina se drena por medio del catéter hacia el tubo, después hacia la bolsa de drenaje. Una bolsa más pequeña, que se llama *bolsa de pierna*, se abrocha a la pierna y se recauda la orina. El catéter tipo condón se cambia todos los días o como sea necesario.

Las asistentes de enfermería no introducen, remueven ni irrigan catéteres. Es posible que a las NA le pidan brindar cuidado diario al catéter, limpiar el área alrededor de la abertura del uréter y vaciar la bolsa de drenaje.

Guía de Procedimientos: Catéteres Urinarios

G Lávese las manos perfectamente antes de brindar cuidado del catéter.

G Mantenga el área de los genitales limpia para prevenir infecciones. Debido a que el catéter llega directamente hasta la vejiga, la bacteria puede entrar a la vejiga más fácilmente. El cuidado diario del área genital (cuidado perineal) es especialmente importante.

G Asegúrese que la bolsa de drenaje siempre se encuentre más abajo de las caderas o de la vejiga. La orina nunca debe fluir de la bolsa o del tubo de regreso a la vejiga. Esto puede causar infección.

G Mantenga la bolsa del drenaje colgada sin tocar el piso. Asegúrese que los tubos del catéter no toquen el piso.

G Asegúrese de saber dónde se encuentran los tubos en todo momento para evitar desconectarlos al momento de brindar cuidado. Mantenga los tubos tan rectos como sea posible; no deben tener dobleces.

Observaciones y Reportes: Catéteres Urinarios

Reporte cualquiera de las siguientes observaciones a la enfermera:

O/R Sangre en la orina o cualquier otra apariencia inusual de la orina

O/R La bolsa de catéter no se llena después de varias horas

O/R La bolsa de catéter se llena repentinamente

O/R Un catéter que no se encuentra en su lugar

O/R Orina que gotea del catéter

O/R El residente reporta dolor o presión

O/R Percibe un olor

Brindar cuidado del catéter

Equipo: sábana de baño, protector de cama desechable, vasija de baño con agua tibia, jabón, termómetro de baño, 2-4 toallitas de tela o toallitas húmedas, 2 toallas, guantes.

1. Identifíquese por su nombre. Identifique al residente de acuerdo con las políticas de la institución.
   El residente tiene el derecho de conocer la identidad de su proveedor de cuidado. Identificar al residente por su nombre muestra respeto y establece la identificación correcta.

2. Lávese las manos.
   Provee control de infecciones.

3. Explique el procedimiento al residente. Hable de manera clara, lenta y directa. Mantenga contacto de cara a cara cuando sea posible.
   Promueve el entendimiento y la independencia.

4. Brinde privacidad al residente con cortinas, biombos o puertas.
   Mantiene los derechos del residente de privacidad y dignidad.

5. Ajuste la cama a un nivel seguro para trabajar, usualmente a la altura de la cintura. Ponga el freno a las llantas de la cama.
   Previene que usted y el residente se lesionen.

6. Baje la cabecera de la cama. Acomode al residente acostado de manera plana sobre la espalda.

7. Remueva o doble hacia abajo la parte superior de la ropa de cama. Mantenga al residente cubierto con una sábana de baño.
   Promueve la privacidad del residente.

8. Revise la temperatura del agua con el termómetro o con la parte interna de su muñeca.

La temperatura del agua no debe ser mayor de 105° F. Pida al residente que revise la temperatura del agua y ajústela de ser necesario. *El sentido del tacto del residente puede ser diferente al suyo; por lo tanto, el residente puede identificar mejor si la temperatura del agua está cómoda.*

9. Póngase los guantes.
    Evita que usted tenga contacto con los fluidos corporales.

10. Pida al residente que doble sus rodillas y levante sus glúteos de la cama empujándose contra el colchón con sus pies. Coloque un protector de cama limpio por debajo del área perineal, incluyendo los glúteos.
    Evita que la ropa de cama se moje.

11. Destape sólo el área necesaria para limpiar el catéter. Evite poner al descubierto al residente de manera innecesaria.
    Promueve la privacidad del residente.

12. Coloque una toalla debajo del tubo del catéter antes de asear.
    Evita que la ropa de cama se moje.

13. Moje una toallita de tela en la vasija. Aplique jabón a la toallita de tela. Limpie el área alrededor del meato. Utilice un área limpia de la toallita de tela para cada movimiento.

14. Sostenga el catéter cerca del meato. Evite jalar el catéter.

15. Limpie al menos 4 pulgadas del catéter por la zona más cercana al meato, moviéndose hacia una sola dirección y alejándose del meato (Fig. 7-35). Utilice un área limpia de la toallita de tela para cada movimiento.
    Previene infecciones.

16. Sumerja una toallita de tela limpia en el agua. Enjuague el área alrededor del meato, utilizando un área limpia de la toallita de tela para cada movimiento. Con una toalla seca y limpia, seque el área alrededor del meato.

17. Sumerja una toallita de tela limpia en el agua. Enjuague al menos 4 pulgadas del ca-

téter por la zona más cercana al meato. Muévase hacia una sola dirección, alejándose del meato. Utilice un área limpia de la toallita de tela para cada movimiento.

18. Con una toalla limpia y seca, seque al menos 4 pulgadas del catéter cerca del meato, moviéndose en una sola dirección y alejándose del meato. No jale el catéter.

19. Remueva el protector de cama que colocó debajo del residente y tírelo. Remueva la toalla que colocó debajo del tubo del catéter y colóquela en el contenedor apropiado.

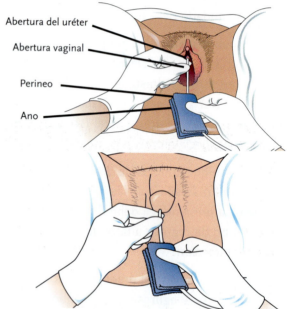

Abertura del uréter
Abertura vaginal
Perineo
Ano

Fig. 7-35. *Sostenga el catéter cerca del meato, para evitar que lo jale. Moverse hacia una sola dirección alejándose del meato, ayuda a prevenir infecciones. Utilice un área limpia de la toallita de tela para cada movimiento.*

20. Coloque las toallitas de tela utilizadas en el contenedor apropiado.

21. Vacíe la vasija en el inodoro y baje la palanca del inodoro. Coloque la vasija en el área apropiada para limpieza o límpiela y guárdela de acuerdo con las reglas de la institución.

22. Quítese los guantes y tírelos.

23. Lávese las manos.
    Provee control de infecciones.

24. Quite la sábana de baño y vuelva a colocar la ropa de cama superior.

25. Regrese la cama al nivel más bajo.
    Bajar la cama brinda seguridad.

26. Coloque el botón de llamadas al alcance del residente.
    Permite que el residente se comunique con el personal cuando lo necesite.

27. Reporte a la enfermera cualquier cambio en el residente.
    Brinda información a la enfermera para evaluar al residente.

28. Documente el procedimiento utilizando la guía de procedimientos de la institución.
    Si usted no documenta el cuidado, legalmente no pasó.

Vaciar la bolsa de drenaje del catéter

Equipo: tazón graduado (contenedor de medición), toallitas húmedas con alcohol, toallitas de papel, guantes.

1. Identifíquese por su nombre. Identifique al residente de acuerdo con las políticas de la institución.
   El residente tiene el derecho de conocer la identidad de su proveedor de cuidado. Identificar al residente por su nombre muestra respeto y establece la identificación correcta.

2. Lávese las manos.
   Provee control de infecciones.

3. Explique el procedimiento al residente. Hable de manera clara, lenta y directa. Mantenga contacto de cara a cara cuando sea posible.
   Promueve el entendimiento y la independencia.

4. Brinde privacidad al residente con cortinas, biombos o puertas.
   Mantiene los derechos del residente de privacidad y dignidad.

5. Póngase los guantes.

6. Coloque la toallita de papel en el piso por debajo de la bolsa de drenaje. Coloque el tazón graduado sobre la toallita de papel.

7. Abra la válvula de drenaje de la bolsa para que la orina fluya y salga de la bolsa hacia el tazón graduado (Fig. 7-36). No deje que el final del tubo o la válvula de drenaje toque el tazón graduado.

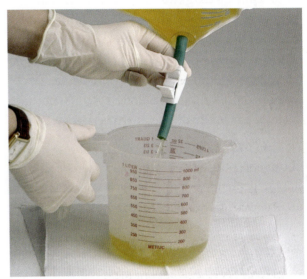

Fig. 7-36. *No permita que el final del tubo o la válvula de drenaje toque el tazón graduado mientras drena la orina.*

8. Cuando la orina haya drenado de la bolsa, cierre la válvula de drenaje. Limpie el tubo de drenaje utilizando toallitas húmedas con alcohol. Vuelva a colocar el tubo de drenaje en el sostenedor de la bolsa.

9. Vaya al baño. Coloque el tazón graduado en una superficie plana y observe la medición al nivel del ojo. Observe la cantidad y la apariencia de la orina. Vacíe el contenido en el inodoro y baje la palanca del inodoro.

10. Limpie y guarde el tazón graduado. Deseche las toallitas de papel.

11. Quítese los guantes y tírelos.

12. Lávese las manos.
    Provee control de infecciones.

13. Documente el procedimiento utilizando la guía de procedimientos de la institución. Anote la cantidad y las características de la orina.

Si usted no documenta el cuidado, legalmente no pasó.

La **terapia de oxígeno** es la administración de oxígeno para incrementar el abastecimiento del oxígeno a los pulmones. Esto incrementa el oxígeno que llega a los tejidos del cuerpo. La terapia de oxígeno se utiliza para tratar problemas de respiración. Este tratamiento es recetado por una doctora. Las asistentes de enfermería nunca detienen, ajustan o administran oxígeno.

El oxígeno puede llegar a la habitación del residente por medio de una tubería conectada a un sistema central; puede estar en tanques o puede ser producido por un concentrador de oxígeno. El concentrador de oxígeno es un aparato parecido a una caja que cambia el aire que se encuentra en la habitación en aire con más oxígeno.

Algunos residentes reciben oxígeno por medio de una cánula nasal, la cual es una pieza de tubo de plástico que se coloca alrededor de la cara y se amarra con una tira que pasa por los oídos y por detrás de la cabeza. La pieza de la cara tiene dos puntas cortas hechas con el material del tubo. Estas puntas entran a la nariz y el oxígeno pasa por ahí (Fig. 7-37). Una enfermera o un terapeuta respiratorio colocan la cánula nasal. El residente puede hablar y comer mientras usa la cánula nasal.

Los residentes que no necesitan oxígeno concentrado todo el tiempo pueden usar una mascarilla facial cuando lo necesiten (Fig. 7-38). La mascarilla facial se coloca sobre la nariz y la boca. Se amarra con una correa que se coloca sobre los oídos y por detrás de la cabeza. Los tubos de plástico conectan la mascarilla con la fuente de oxígeno. Es difícil que un residente pueda hablar

mientras utiliza la mascarilla facial; por lo tanto, se tiene que quitar para que el residente pueda comer o beber cualquier cosa.

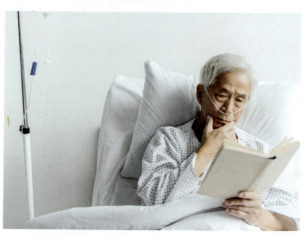

Fig. 7-37. *Esta persona está utilizando una cánula nasal.*

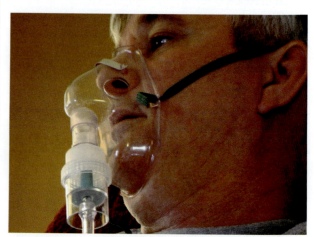

Fig. 7-38. *Los residentes que necesitan oxígeno ocasionalmente pueden usar una mascarilla facial.*

El oxígeno es un riesgo de incendio muy peligroso porque hace que otras cosas se quemen o ayuda en la combustión. **Combustión** significa el proceso de incendiar. Trabajar alrededor del oxígeno requiere seguir precauciones especiales de seguridad.

Guía de Procedimientos: Trabajar de Manera Segura Alrededor del Oxígeno

G Coloque señales de *No Fumar* y de *Oxígeno en Uso* ("*No Smoking*" y "*Oxygen in Use*" en inglés). Nunca permita fumar donde se use o se almacene oxígeno.

G Remueva todos los peligros de incendio de la habitación o del área. Los peligros de incendio incluyen equipo electrónico como rasuradoras eléctricas y secadoras de pelo. Otros peligros de incendio son los cigarros, cerillos y líquidos inflamables. **Inflamable** significa que se puede encender fácilmente y que es capaz de incendiarse rápidamente. Algunos ejemplos de líquidos inflamables son el alcohol y el quitaesmalte para uñas. Informe a la enfermera si un residente no quiere que se quite un peligro de incendio.

G No encienda velas, cerillos, ni use encendedores cerca del oxígeno. Cualquier tipo de flama abierta que esté presente alrededor del oxígeno es un peligro de incendio.

G No utilice un cordón de extensión con un concentrador de oxígeno.

G No coloque cordones eléctricos o tubos de oxígeno por debajo de los tapetes o muebles.

G Evite usar telas como el nylon o la lana que puedan causar descargas de electricidad estática.

G Reporte si la cánula nasal o la mascarilla facial causan irritación en la piel. Revise si el área de la nariz y el área por detrás de los oídos presentan signos de irritación.

G No utilice productos con base de petróleo, como vaselina ("*Vaseline*" en inglés) o lubricantes para labios ("*Chapstick*" en inglés), en el residente o en cualquier parte de la cánula nasal o mascarilla. Los lubricantes con base de petróleo pueden ser un peligro de incendio.

G Aprenda la manera de apagar el oxígeno en caso de incendio. Nunca ajuste las selecciones de la configuración del aparato de oxígeno ni la dosis.

La **terapia intravenosa**, conocida como *terapia de IV*, es la entrega de medicamento, nutrición o fluidos por la vena de una persona. Cuando un doctor receta terapia de IV, una enfermera introduce una aguja o un tubo en la vena. Esto brinda acceso directo al flujo sanguíneo. El medicamento, la nutrición o los fluidos se filtran por gotas de una bolsa que está suspendida en un poste o son bombeados con una bomba portátil por medio de un tubo conectado hacia la vena. Algunos residentes con condiciones crónicas pueden tener una abertura permanente para líneas IV, llamado *portal*. Este portal ha sido creado quirúrgicamente para permitir el acceso fácil de los fluidos del IV. Los asistentes de enfermería nunca introducen o remueven líneas de IV; no son responsables de brindar cuidado en el lugar donde está conectado el IV. Su única responsabilidad en el cuidado de IV es reportar y documentar cualquier observación de cambios o problemas con la línea del IV.

Observaciones y Reportes: Terapia de IV

Reporte cualquiera de las siguientes observaciones a la enfermera:

O/R La sonda/aguja se cae o fue removida.

O/R La sonda se desconecta.

O/R Las gasas alrededor del lugar del IV están flojas o no están intactas.

O/R Hay sangre en la sonda o alrededor del lugar del IV.

O/R El lugar del IV está inflamado o descolorido.

O/R La bolsa está rota, o el nivel del fluido no parece disminuir.

O/R El fluido del IV no está goteando o tiene una fuga.

O/R El fluido del IV está por terminarse.

O/R La bomba emite un sonido indicando algún problema.

O/R La bomba se cayó.

O/R El residente se queja de dolor o tiene problemas para respirar.

La NA debe documentar sus observaciones y el cuidado que brinda. La NA no debe realizar ninguna de las siguientes actividades:

- Tomar la presión sanguínea en un brazo que tiene conectada una línea de IV.

- Mojar el lugar donde se encuentra el IV.

- Jalar un tubo del IV ni dejar que se atore con cualquier cosa, como con la ropa (hay batas especiales que tienen mangas que se amarran y se desamarran para reducir el riesgo de jalar las líneas de IV).

- Dejar la sonda o los tubos doblados.

- Bajar la bolsa del IV a un nivel más bajo del lugar donde se encuentra el IV.

- Tocar la válvula.

- Desconectar la línea del IV de la bomba ni apagar la alarma.

7. Explicar la habitación del residente y el cuidado de ésta

La habitación de un residente es el cuarto o el área donde vive el residente. Tiene muebles y artículos personales. La habitación es el hogar del residente y debe ser tratada con respeto. Las NA siempre deben tocar la puerta y esperar a que les den permiso para entrar antes de entrar a la habitación, si el residente puede dar permiso. Las habitaciones de los residentes siempre se deben mantener limpias y ordenadas. Brindar un ambiente limpio, seguro y ordenado es una parte esencial del trabajo de la NA. El equipo estándar que usualmente se encuentra en la habitación del residente incluye lo siguiente:

- Cama eléctrica o manual

- Mesa de noche

- Cómodo de baño/urinal y cobijas

- Vasija de baño

- Riñonera/vasija de émesis

- Jabón y contenedor para el jabón

- Sábana de baño

- Papel de baño

- Artículos de higiene personal

- Mesa de cama

- Silla

- Botón de llamadas

- Cortina de privacidad o biombos

Los artículos pequeños usualmente se guardan en la mesa de noche. La jarra y el vaso para agua se colocan con frecuencia sobre la mesa de noche. Un teléfono, un radio y otros artículos, como fotografías, también se pueden colocar ahí.

La mesa de cama se puede utilizar para comer o para brindar cuidado personal. Ésta es un área limpia. Se debe mantener limpia y libre de desorden. Los cómodos de baño, urinales, la ropa de cama sucia y otros artículos contaminados no se deben de colocar sobre la mesa de cama.

El sistema de intercomunicación es el sistema de llamadas más común. Cuando un residente presiona el botón, se encenderá una luz y/o se escuchará un timbre en la estación de enfermería. El botón de llamadas permite que el residente contacte al personal cuando sea necesario. Las NA siempre deben colocar el botón de llamadas al alcance de la mano más fuerte del residente y responder de inmediato a todas las llamadas.

Una institución de cuidado tiene muchos tipos de equipo. Las NA deben saber la manera de usar y cuidar todo el equipo apropiadamente. Esto ayuda a prevenir infecciones y lesiones. Una NA debe pedir ayuda cuando la necesite. No debe tratar de usar equipo que no sepa cómo usar.

Derechos de los Residentes

Cortinas de Privacidad

Todos los residentes en una institución tienen el derecho legal de privacidad personal. Esto significa que siempre deben ser protegidos de la vista pública al recibir el cuidado. Usualmente, cada cama tiene una cortina de privacidad que se extiende alrededor de toda la cama. Las cortinas evitan que otras personas vean a un residente desvestido o que lo vean mientras se brinda algún procedimiento de cuidado. Para proteger la privacidad del residente, las NA deben mantener esta cortina cerrada mientras brindan el cuidado (Fig. 7-39). Aunque las cortinas bloquean la visión, no bloquean el sonido. Las NA deben mantener la voz baja; no deben discutir sobre el cuidado de un residente cerca de otras personas. Cerrar la puerta, siempre que sea posible, brinda privacidad más completa.

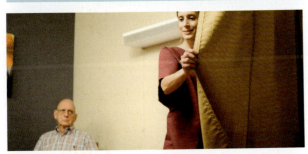

Fig. 7-39. Las asistentes de enfermería deben cerrar las cortinas de privacidad alrededor de la cama antes de brindar el cuidado.

Guía de Procedimientos: La Habitación del Residente

G Limpie la mesa de cama después de cada uso. Colóquela al alcance del residente antes de salir de la habitación.

G Mantenga el botón de llamadas al alcance del residente. Revise que se encuentre al alcance de la mano más fuerte/no afectada del residente antes de salir de la habitación.

G Mantenga el equipo limpio y en buena condición. Si cualquier equipo parece estar dañado, repórtelo con la enfermera y/o llene la papelería apropiada para que lo reparen. No use equipo roto o dañado.

G OBRA requiere que las instituciones de cuidado a largo plazo tengan ambientes seguros y cómodos manteniendo la temperatura en un rango de 71–81°F. Las personas mayores pueden sentir frío con frecuencia. Ponga varias capas de ropa y de cobijas para quitar el frío. Mantenga a los residentes lejos de zonas con corrientes de aire. Si los residentes controlan el calor y el aire acondicionado en sus habitaciones, no lo cambie para que usted esté cómodo.

G Remueva las bandejas de comida después de cada comida. Asegúrese que la cama no tenga migajas de comida. Acomode la ropa de cama, como sea necesario. Cambie la ropa de cama si se moja, ensucia o arruga.

G Reabastezca los artículos de la habitación. Asegúrese que el residente tenga al alcance agua fresca para tomar y una taza limpia. Revise que el residente pueda levantar la jarra y la taza. Asegúrese de que los pañuelos desechables, las toallitas de papel, el papel de baño, el jabón y cualquier otro artículo que se necesite diariamente sean reabastecidos antes de que usted se vaya.

G Si se necesitan vaciar los contenedores de la basura o si se necesita limpiar el baño, notifique al departamento de limpieza. Los contenedores de basura se deben vaciar todos los días. Saque la basura cuando salga de la habitación si el personal del departamento de limpieza no está disponible.

G Reporte de inmediato los signos de insectos o plagas.

G No remueva las pertenencias de los residentes, ni tire artículos personales de los residentes. Respete las cosas de los residentes.

G Limpie el equipo y guárdelo en el lugar de almacenaje o llévelo al área apropiada para limpieza. Ordene la habitación.

8. Explicar la importancia de dormir bien y de tender la cama apropiadamente

Dormir es un periodo natural de descanso para la mente y el cuerpo. Mientras que una persona duerme, la energía de la mente y del cuerpo es restaurada. Durante el sueño, las funciones vitales se siguen realizando, las cuales incluye reparar y renovar las células, procesar información y organizar la memoria. El sueño es una parte esencial de la salud y del bienestar de una persona.

La falta de sueño causa muchos problemas, incluyendo disminución de las funciones mentales, disminución del tiempo de reacción e irritabilidad. La privación del sueño también disminuye la función del sistema inmune.

La mayoría de las personas ancianas, especialmente aquéllas que viven lejos de casa, tienen problemas para dormir. Muchas cosas pueden afectar el sueño, como el miedo, la ansiedad, el estrés, el ruido, la alimentación, los medicamentos y las enfermedades. Compartir una habitación con otra persona puede perturbar el sueño, así como el escuchar a los empleados hablar entre ellos o con otros residentes.

Observaciones y Reportes: Problemas para Dormir

Cuando un residente se queja de que no está durmiendo bien, observe y reporte lo siguiente:

O/R Duerme demasiado durante el día.

O/R Come alimentos o toma bebidas muy tarde en el día que contienen cafeína.

O/R Usa ropa para dormir durante el día.

O/R Come alimentos pesados muy noche.

O/R Se rehúsa a tomar el medicamento ordenado para el sueño.

O/R Toma medicamento nuevo.

O/R Tiene prendida la televisión, el radio, la computadora, el teléfono o una luz hasta muy noche.

O/R Tiene dolor.

Algunos residentes pasan mucho o todo el tiempo en cama. El tender la cama con cuidado es esencial para la comodidad, limpieza y salud. La ropa de cama siempre debe ser cambiada después de que se brinda cuidado personal, como baños de cama; así como cada vez que las cobijas o las sábanas se encuentren húmedas, sucias o que necesiten ser acomodadas. La ropa de cama se debe cambiar con frecuencia por las siguientes razones:

- Las sábanas que están húmedas, arrugadas o amontonadas son incómodas. Esto puede evitar que el residente duerma bien.

- Los microorganismos viven en ambientes húmedos y cálidos. La ropa de cama que está húmeda o sucia puede causar infecciones y enfermedades.

- Los residentes que pasan muchas horas en cama tienen riesgo de presentar úlceras de presión. Las sábanas que no se acomodan bien incrementan este riesgo al cortar la circulación.

Guía de Procedimientos: Tender la Cama

G Mantenga la ropa de cama libre de arrugas y bien acomodada. Cambie la ropa de cama cada vez que esté mojada, húmeda, arrugada o sucia.

G Lávese las manos antes de manejar ropa de cama limpia (Fig. 7-40).

G Coloque la ropa limpia de cama en una superficie limpia que se encuentre al alcance, como la mesa al lado de la cama, la mesa de cama o una silla. No ponga la ropa limpia de cama en el piso ni tampoco en un área contaminada.

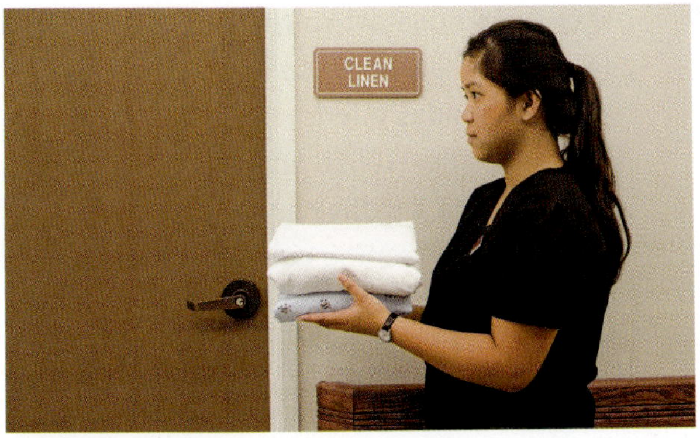

Fig. 7-40. *Asegúrese de haberse lavado las manos antes de tomar la ropa de cama limpia.*

- **G** Use (póngase) guantes antes de quitar la ropa de cama sucia.
- **G** Revise si hay artículos personales como dentaduras postizas, aparatos para asistencia auditiva, joyería y anteojos, antes de remover la ropa de cama.
- **G** Cuando quite la ropa de cama sucia, enróllela de manera que el área más sucia se encuentre por dentro. Enrollar pone la superficie más sucia de la ropa de cama hacia adentro. Esto reduce la contaminación.
- **G** No sacuda la ropa del residente ni la ropa de cama ya que pueden propagar contaminantes que se transmiten por aire.
- **G** Coloque la ropa de cama sucia en una bolsa en el punto de origen. No se la lleve a la habitación de otros residentes.
- **G** Clasifique la ropa de cama sucia lejos de las áreas de cuidado de los residentes.
- **G** Coloque la ropa de cama mojada en bolsas anti-escurrimiento.
- **G** Use guantes cuando maneje ropa de cama sucia. Cargue la ropa de cama sucia lejos de usted. Colóquela de inmediato en el contenedor o en el área apropiada. Si la ropa de cama sucia toca su uniforme, éste se contaminará.
- **G** Cambie los protectores de cama desechables siempre que se ensucien o se mojen y tírelos en el contenedor apropiado. Coloque un protector limpio en la cama cuando cambie la ropa de cama.

Si un residente no se puede levantar de la cama, una NA debe cambiar la ropa de cama con el residente acostado en la cama. Una **cama ocupada** es una cama que se tiende mientras que el residente se encuentra acostado. Cuando tiende la cama, la NA debe usar una postura amplia y doblar sus rodillas. Debe evitar doblarse por la cintura, especialmente cuando meta las sábanas o cobijas por debajo de los colchones. Debe levantar la altura de la cama para que el trabajo sea más fácil y seguro de hacer.

Tender una cama ocupada

Equipo: ropa de cama limpia: protector de colchón, sábana de cajón (inferior) plana o ajustable, protector de cama desechable (de ser necesario), sábana de arrastre de algodón, sábana superior plana, cobija(s), colcha (si se utiliza), sábana de baño, funda(s) de almohada, guantes.

1. Identifíquese por su nombre. Identifique al residente de acuerdo con las políticas de la institución.
   El residente tiene el derecho de conocer la identidad de su proveedor de cuidado. Identificar al residente por su nombre muestra respeto y establece la identificación correcta.
2. Lávese las manos.
   Provee control de infecciones.
3. Explique el procedimiento al residente. Hable de manera clara, lenta y directa. Mantenga contacto de cara a cara cuando sea posible.
   Promueve el entendimiento y la independencia.
4. Brinde privacidad al residente con cortinas, biombos o puertas.
   Mantiene los derechos del residente de privacidad y dignidad.
5. Coloque la ropa limpia de cama en una superficie limpia al alcance (por ejemplo, mesa de noche, mesa de cama o silla).
   Previene la contaminación de la ropa de cama.

6. Ajuste la cama a un nivel seguro para trabajar, usualmente a la altura de la cintura. Baje la cabecera de la cama. Ponga el freno a las llantas de la cama.

   Cuando la cama está plana, se puede mover al residente sin ir contra la gravedad. Ajustar el nivel de la cama y poner el freno en las llantas previene que usted y el residente se lesionen.

7. Póngase los guantes.

   Evita que usted tenga contacto con los fluidos corporales.

8. Afloje la ropa de cama superior de la orilla de la cama en el lado donde está trabajando.

9. Desdoble la sábana de baño sobre la sábana superior para cubrir al residente. Quite la sábana superior. Mantenga al residente cubierto en todo momento con la sábana de baño.

10. Usted arreglará un lado de la cama a la vez. Levante al barandal (si se utiliza) del lado más lejano a usted. Después vaya al otro lado de la cama. Ayude al residente a voltearse sobre su costado, moviéndolo hacia el lado que tiene el barandal levantado.

11. Afloje la sábana inferior sucia, el protector de colchones y el protector de cama, si la cama los tiene, del lado donde usted está trabajando.

12. Enrolle la ropa de cama inferior sucia hacia donde se encuentra el residente, con el lado sucio hacia adentro. Acomódela bien ajustada contra la espalda del residente.

    Enrollar la ropa de cama coloca la superficie más sucia hacia adentro, reduciendo la contaminación. Mientras más cerca del residente se enrolle la ropa de cama, será más fácil de removerla por el otro lado.

13. Coloque el protector de colchón (si se utiliza) en la cama, colocando esquinas elásticas en el lado donde usted está trabajando.

14. Coloque y meta en el colchón la ropa de cama inferior limpia. Si se utiliza una sábana plana, deje suficiente sábana para sobrepo-

ner en cada orilla del colchón y doblar por abajo. Forme esquinas de hospital para mantener las sábanas inferiores libres de arrugas (Fig. 7-41). Si se utiliza una sábana plana, jale con fuerza las dos esquinas en el lado en el que trabaja. Termine con una sábana inferior libre de arrugas.

Las esquinas de hospital evitan que los pies del residente estén restringidos o enredados en la ropa de cama cuando se acueste o levante de la cama.

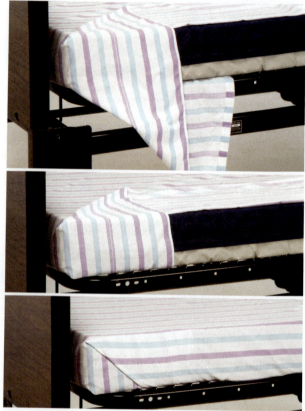

Fig. 7-41. *Las esquinas de hospital ayudan a mantener lisas las sábanas debajo del residente.*

15. Alise la sábana inferior hacia el residente. Asegúrese que el protector de colchón no tenga arrugas. Enrolle el material sobrante hacia el residente y métalo debajo del cuerpo del residente (Fig. 7-42).

16. Si utiliza un protector impermeable para la cama, desdóblelo y acomódelo en el centro de la cama. Meta la parte del protector del lado donde se encuentra usted por debajo del colchón. Alise hacia el residente y métalo por debajo como le hizo con la sábana.

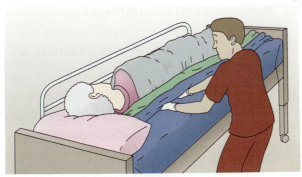

Fig. 7-42. *Meta el material restante debajo el cuerpo del residente.*

17. Si utiliza una sábana de arrastre, colóquela en la cama. Métala por el lado donde se encuentra usted, alise y métala debajo como le hizo con la otra ropa de cama.

18. Levante el barandal (si se utilizó) del lado donde se encuentra usted. Vaya hacia el otro lado de la cama y baje el barandal. Ayude al residente a voltearse hacia el lado de la cama que tiene la ropa de cama limpia y hacia el lado que tiene el barandal levantado. Proteja al residente de cualquier materia sucia en la ropa de cama anterior.

19. Afloje la ropa de cama sucia. Busque artículos personales. Enrolle la ropa de cama desde la cabecera hacia el pie de cama. Evite el contacto con su piel o ropa. Colóquela en el cesto o en la bolsa. Nunca la ponga en el piso o en los muebles, ni la sacuda. La ropa de cama sucia está llena de microorganismos que no se deben propagar hacia otras partes del cuerpo.
    Siempre trabaje de la parte más limpia (cabecera de la cama) hacia la parte más sucia (pie de cama) para evitar la propagación de infecciones. Enrollar la ropa de cama coloca la superficie más sucia hacia adentro, reduciendo la contaminación.

20. Jale la ropa de cama limpia tan pronto como sea posible. Inicie con el protector de colchón y envuelva alrededor de las esquinas. Jale y acomode la ropa de cama inferior limpia como lo hizo del otro lado. Jale y acomode el protector de cama y la sábana de arrastre (si se utilizó). Realice esquinas de

hospital con la sábana inferior. Termine con una sábana inferior libre de arrugas.

21. Pida al residente que se voltee sobre su espalda. Ayude como sea necesario. Mantenga al residente cubierto y cómodo, con una almohada debajo de la cabeza. Levante el barandal de cama del lado donde se encuentra usted.

22. Desdoble la sábana superior. Colóquela sobre el residente y acomódela en el centro. Pida al residente que sostenga la sábana superior. Saque la sábana de baño o la otra sábana deslizándola por abajo (Fig. 7-43). Colóquela en el cesto o en la bolsa.

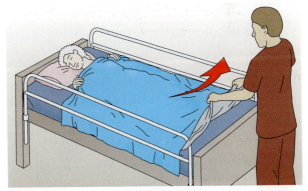

Fig. 7-43. *Con el residente sosteniendo la sábana superior, jale y quite la sábana de baño.*

23. Coloque una cobija sobre la sábana superior, de manera que queden a la misma altura que las orillas superiores. Coloque la colcha sobre la sábana (si se utilizó), de manera que queden a la misma altura de las orillas superiores. Acomode las orillas de la sábana, cobijas y colcha por debajo del colchón a la altura del pie de la cama. Forme esquinas de hospital en cada lado. Afloje la ropa de cama superior sobre los pies del residente. En la cabecera de la cama, doble unas 6 pulgadas de la sábana superior sobre la cobija.
    Aflojar la ropa de cama superior sobre los pies del residente evita poner presión sobre los pies, lo cual puede tener como resultado úlceras por presión.

24. Remueva la almohada. No la sostenga cerca de su cara. Remueva la funda sucia volteán-

dola de adentro hacia afuera. Colóquela en el cesto o en la bolsa.

25. Quítese los guantes y tírelos. Lávese las manos.
Provee control de infecciones.

26. Con una mano, agarre la funda de la almohada limpia de la parte cerrada. Voltee la funda de adentro hacia fuera sobre su brazo. Después, utilizando la misma mano que tiene la funda, agarre el centro de la orilla de la almohada. Jale la funda sobre la almohada con su mano libre (Fig. 7-44). Haga lo mismo con cualquier otra almohada. Colóquelas debajo de la cabeza del residente con la orilla abierta del lado contrario a la puerta.

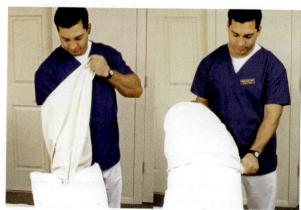

Fig. 7-44. *Después de que la funda de la almohada se voltea de adentro hacia afuera sobre su brazo, tome una orilla de la almohada. Jale la funda sobre la almohada.*

27. Asegúrese que el residente se sienta cómodo.

28. Regrese la cama a la posición más baja. Deje los barandales laterales de la cama en la posición ordenada.
Bajar la cama brinda seguridad.

29. Coloque el botón de llamadas al alcance del residente.
Permite que el residente se comunique con el personal cuando lo necesite.

30. Lleve el cesto o la bolsa con ropa sucia al área apropiada.

31. Lávese las manos.
Provee control de infecciones.

32. Reporte a la enfermera cualquier cambio en el residente.
Brinda información a la enfermera para evaluar al residente.

33. Documente el procedimiento utilizando la guía de procedimientos de la institución.
Si usted no documenta el cuidado, legalmente no pasó.

Los colchones pueden ser pesados. Es más fácil tender una cama vacía que una cama con el residente acostado. Una **cama desocupada** es una cama que se tiende cuando el residente no está en la cama. Si el residente puede ser movido, el trabajo de la NA será más sencillo.

Tender una cama desocupada

Equipo: ropa de cama limpia: protector de colchón, sábana de cajón (inferior) plana o ajustable, protector de cama desechable (de ser necesario), cobija(s), sábana de arrastre de algodón, sábana superior plana, colcha (si se utilizó), funda(s) de almohada, guantes.

1. Lávese las manos.
Provee control de infecciones.

2. Coloque la ropa limpia de cama en una superficie limpia al alcance (por ejemplo, mesa de noche, mesa de cama o silla).
Previene la contaminación de la ropa de cama.

3. Ajuste la cama a un nivel seguro para trabajar, usualmente a la altura de la cintura. Coloque la cama en la posición más plana. Ponga el freno a las llantas de la cama.
Permite que usted tienda la cama de manera ordenada y libre de arrugas.

4. Póngase los guantes.
Evita que usted tenga contacto con los fluidos corporales.

5. Afloje la ropa de cama sucia. Enróllela (con el lado sucio hacia adentro) desde la cabecera hacia el pie de cama. Evite tener contacto con su piel o ropa. Colóquela en un cesto o en la bolsa. No la ponga en el piso o en los

muebles. No la sacuda. Quite las almohadas y las fundas de las almohadas y colóquelas en el cesto de la ropa sucia o en la bolsa.
Siempre trabaje de la parte más limpia (cabecera de la cama) hacia la parte más sucia (pie de cama) para evitar la propagación de infecciones. Enrollar la ropa de cama coloca la superficie más sucia hacia adentro, reduciendo la contaminación.

6. Quítese los guantes y tírelos. Lávese las manos.
Provee control de infecciones.

7. Vuelva a tender la cama. Coloque el protector de colchón (si se utiliza) en la cama, colocando elástico en las esquinas del lado donde se encuentra trabajando. Si se utiliza una sábana plana, deje suficiente sábana para sobreponer en cada orilla del colchón y doblar por abajo. Forme esquinas de hospital para mantener las sábanas inferiores libres de arrugas. Si se utiliza una sábana plana, jale con fuerza las dos esquinas en el lado en el que trabaja. Termine con una sábana inferior libre de arrugas. Coloque el protector desechable del colchón y la sábana de arrastre (si se utiliza), alise y métalos por debajo de los lados de la cama.

8. Coloque la sábana superior, la cobija y la colcha (si se utiliza) sobre la cama. Colóquelas en el centro y métalas por debajo de las orillas del pie de cama y forme esquinas de hospital en cada lado. Doble unas 6 pulgadas de la sábana superior sobre la cobija. Doble la sábana superior y la cobija hacia abajo para que el residente pueda acostarse fácilmente en la cama. Si el residente no va a regresar a la cama inmediatamente, deje la ropa de cama hacia arriba.

9. Ponga fundas limpias en las almohadas y vuelva a colocar las almohadas.

10. Regrese la cama a la posición más baja.

11. Lleve el cesto o la bolsa con la ropa sucia al área apropiada.

12. Lávese las manos.
Provee control de infecciones.

13. Documente el procedimiento utilizando la guía de procedimientos de la institución.
Si usted no documenta el cuidado, legalmente no pasó.

Una **cama cerrada** es una cama que está completamente tendida con las sábanas y cobijas en su lugar. Esta cama se tiende así para residentes que estarán fuera de la cama la mayor parte del día. También se tiende así cuando un residente es dado de alta. Una cama cerrada se convierte en una **cama abierta** cuando se dobla la ropa de cama superior hacia el pie de cama. Una cama abierta es una cama que está lista para recibir a un residente que ha estado fuera de la cama todo el día o que ha sido admitido en la institución.

9. Explicar la limpieza de heridas y los vendajes

El vendaje estéril cubre heridas nuevas, abiertas o que drenan. Un enfermero cambia estos vendajes. Los vendajes no estériles se aplican en heridas secas y cerradas que tienen menos posibilidad de infección. Los asistentes de enfermería pueden ayudar a cambiar vendajes no estériles. Los reglamentos estatales varían, por lo que las NA deben seguir las políticas de la institución y los reglamentos estatales.

Cambiar un vendaje seco usando la técnica no estéril

Equipo: paquete de gasas cuadradas, cinta adhesiva, tijeras, 2 pares de guantes, bolsa de plástico.

1. Identifíquese por su nombre. Identifique al residente de acuerdo con las políticas de la institución.
El residente tiene el derecho de conocer la identidad de su proveedor de cuidado. Identificar al residente por su nombre muestra respeto y establece la identificación correcta.

2. Lávese las manos.
   Provee control de infecciones.

3. Explique el procedimiento al residente. Hable de manera clara, lenta y directa. Mantenga contacto de cara a cara cuando sea posible.
   Promueve el entendimiento y la independencia.

4. Brinde privacidad al residente con cortinas, biombos o puertas.
   Mantiene los derechos del residente de privacidad y dignidad.

5. Abra un paquete de gasas cuadradas sin tocar la gasa. Coloque el paquete abierto en una superficie plana.

6. Póngase los guantes.
   Evita que usted tenga contacto con los fluidos corporales.

7. Remueva el vendaje sucio desprendiendo suavemente la cinta hacia la herida. Levante el vendaje de la herida inclinándolo de manera que el residente no pueda ver el lado sucio del vendaje. No lo arrastre sobre la herida. Observe si el vendaje presenta olor o drenaje. Observe el color y el tamaño de la herida. Deseche el vendaje usado en una bolsa de plástico.
   La piel es frágil. Remover el vendaje suavemente ayuda a evitar que la piel se lastime. Levantarlo de la herida evita alterar la curación de la herida y reduce el riesgo de contaminación. El drenaje de la herida puede ser algo molesto y ver la herida puede afectar la autoestima.

8. Quítese los guantes y tírelos en la bolsa de plástico Lávese las manos.
   Provee control de infecciones.

9. Póngase guantes limpios. Tocando sólo las orillas exteriores de la gasa nueva, remuévala del paquete. Colóquela sobre la herida. Sujete firmemente la gasa con cinta (Fig. 7-45).
   Mantiene la gasa tan limpia como sea posible.

10. Tire los artículos que utilizó en el contenedor apropiado.

11. Quítese los guantes y tírelos.

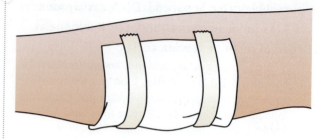

Fig. 7-45. *Ponga cinta a la gasa para sujetar el vendaje. No cubra por completo todas las áreas de la gasa con cinta adhesiva.*

12. Lávese las manos.
    Provee control de infecciones.

13. Coloque el botón de llamadas al alcance del residente.
    Permite que el residente se comunique con el personal cuando lo necesite.

14. Reporte a la enfermera cualquier cambio en el residente.
    Brinda información a la enfermera para evaluar al residente.

15. Documente el procedimiento utilizando la guía de procedimientos de la institución.
    Si usted no documenta el cuidado, legalmente no pasó.

Las vendas elásticas (también llamadas *vendas no estériles, vendas ACE* ["ACE bandages" en inglés] o *envoltura ACE,* ["ACE wraps" en inglés] se utilizan para sostener las gasas del vendaje, para sujetar tablillas y para apoyar y proteger partes del cuerpo. Adicionalmente, estas vendas pueden reducir la inflamación que ocurre con una lesión (Fig. 7-46).

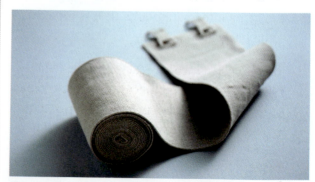

Fig. 7-46. *Este es un tipo de vendas elásticas.*

Técnicas Básicas de Enfermería

Es posible que se le pida a las NA que ayuden con las vendas elásticas. Algunas de las tareas pueden incluir lo siguiente:

- Llevar las vendas al residente.

- Acomodar al residente para colocar las vendas.

- Lavar y almacenar las vendas.

- Documentar las observaciones sobre el vendaje.

Algunos estados del país permiten que las NA coloquen y quiten vendas elásticas. Las NA deben seguir las políticas de la institución y el plan de cuidado en relación con las vendas elásticas.

Guía de Procedimientos: Vendas Elásticas

G Mantenga limpia y seca el área que se va a vendar.

G Aplique la venda lo suficientemente apretada para controlar el sangrado y evitar que las vendas se muevan. Asegúrese que esa parte del cuerpo no esté envuelta demasiado apretada porque puede disminuir la circulación.

G Envuelva la venda de manera uniforme, como formando una figura del número ocho, para que ninguna parte del área envuelta sea lastimada.

G No amarre la venda porque corta la circulación hacia esa parte del cuerpo; el final de la venda se sostiene con clips especiales o cinta.

G Remueva la venda tan frecuente como se indique en el plan de cuidado.

G Revise la venda con frecuencia. Se puede arrugar o aflojar, lo que causa que se pierda la efectividad. También se puede amontonar en un solo lugar, causando presión y tal vez molestia.

G Revise al residente de 10 a 15 minutos después de que la venda fue aplicada para revisar si presenta signos de mala circulación. Los signos y síntomas de la mala circulación incluyen los siguientes:

- Inflamación

- Piel pálida, cianótica (azulada) o descolorida

- Piel brillosa y apretada

- Piel fresca al tacto

- Úlceras por presión

- Entumecimiento

- Hormigueo

- Dolor o molestia

Afloje las vendas si usted observa cualquier signo que indique mala circulación y notifique a la enfermera de inmediato.

8

Nutrición e Hidratación

1. Identificar los seis nutrientes básicos y explicar MiPlato

La nutrición apropiada es muy importante. La **nutrición** es la manera en que el cuerpo utiliza la comida para mantenerse saludable. El cuerpo necesita una dieta bien balanceada con nutrientes y suficientes fluidos. Esto ayuda a que el cuerpo genere nuevas células, a que mantenga una buena función del cuerpo normal y a que tenga energía. La nutrición apropiada en los primeros años de vida ayuda a asegurar una buena salud más adelante en la vida. Para las personas enfermas o ancianas, una dieta bien balanceada ayuda a mantener los tejidos de la piel y de los músculos, así como a prevenir úlceras de presión. Una buena dieta promueve la curación de heridas. También ayuda a que una persona pueda sobrellevar el estrés.

Un **nutriente** es una sustancia necesaria que brinda energía, promueve el crecimiento y la salud y ayuda a regular el metabolismo. El *metabolismo* es el proceso por el cual los nutrientes se dividen para ser utilizados por el cuerpo para obtener energía, para el crecimiento y mantenimiento. El cuerpo necesita los siguientes seis nutrientes para su crecimiento y desarrollo:

1. Agua: El agua es el nutriente más esencial para la vida. Cada célula del cuerpo la necesita. Sin agua, una persona sólo puede vivir unos cuantos días. El agua ayuda en la digestión y en la absorción de la comida. Ayuda con la eliminación del desperdicio. Por medio de la transpira-ción, el agua ayuda a mantener la temperatura normal del cuerpo. Mantener suficientes fluidos en nuestro cuerpo es necesario para tener salud.

Los líquidos que una persona toma –agua, jugo, soda, café, té y leche– brindan la mayoría del agua que el cuerpo usa. Algunos alimentos también son fuentes de agua, incluyendo sopa, apio, lechuga y manzanas.

2. Carbohidratos: Los carbohidratos proporcionan al cuerpo energía y proteínas adicionales. Ayudan al cuerpo a usar la grasa de manera eficiente. Los carbohidratos también brindan fibra, la cual es necesaria para la defecación. Los carbohidratos pueden ser divididos en dos tipos básicos: carbohidratos complejos y simples. Los carbohidratos complejos se encuentran en el pan, cereal, papa, arroz, pasta, verduras y frutas (Fig. 8-1). Los carbohidratos simples se encuentran en azúcares, dulces, jarabe y jaleas. Los carbohidratos simples no tienen el mismo valor nutricional que los carbohidratos complejos.

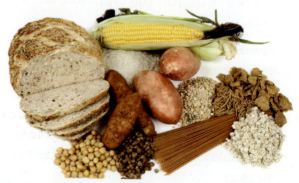

Fig. 8-1. Algunas fuentes de carbohidratos complejos.

3. Proteína: Las proteínas son parte de todas las células del cuerpo. Son esenciales para el crecimiento y la reparación de los tejidos. Las proteínas también brindan energía para el cuerpo. El exceso de proteínas es excretado por los riñones o almacenadas como grasa en el cuerpo. Las fuentes de proteínas incluyen mariscos, aves, carne, huevos, leche, queso, nueces, mantequilla de nueces, chícharos, frijoles, legumbres y productos vegetarianos que sustituyen la carne de una variedad de fuentes diferentes de comida (Fig. 8-2). Los cereales de granos enteros, las pastas, el arroz y el pan también contienen algo de proteínas.

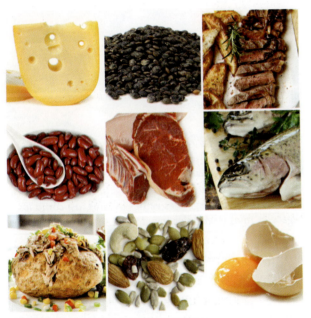

Fig. 8-2. *Algunas fuentes de proteínas.*

4. Grasas: La grasa ayuda al cuerpo a almacenar energía. Las grasas agregan sabor a la comida y son importantes para la absorción de ciertas vitaminas. El exceso de grasa en la dieta se almacena como grasa en el cuerpo.

Las grasas caen en cuatro categorías: saturadas, grasas trans, monoinsaturadas y polinsaturadas. Las grasas trans y saturadas pueden incrementar los niveles de colesterol y el riesgo de algunas enfermedades, como la enfermedad cardiovascular. Las grasas monoinsaturadas y polinsaturadas pueden ser de ayuda en la alimentación y

pueden reducir el riesgo de enfermedad cardiovascular y la diabetes tipo 2.

Algunas grasas provienen de fuentes animales como mantequilla, carne de res, puerco, aves, pescados y productos lácteos, mientras que otras grasas provienen de vegetales, como olivas, nueces y semillas (Fig. 8-3).

5. Vitaminas: Las vitaminas son sustancias que el cuerpo necesita para funcionar. El cuerpo no puede producir la mayoría de las vitaminas; únicamente las puede obtener de ciertos alimentos. Las vitaminas A, D, E y K son vitaminas solubles en grasa; esto significa que son transportadas y almacenadas en la grasa del cuerpo. Las vitaminas B y C son solubles en el agua; son divididas por el agua que se encuentra en nuestro cuerpo y no pueden ser almacenadas. El exceso de vitaminas B y C es eliminado en la orina y en las heces fecales.

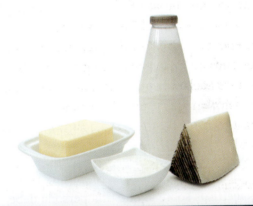

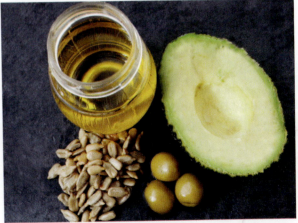

Fig. 8-3. *Algunas grasas de origen animal se muestran en la fotografía superior y algunas grasas de origen vegetal se encuentran en la fotografía inferior.*

6. Minerales: Los minerales mantienen las funciones del cuerpo. Los minerales ayudan en la formación de huesos, en la producción de hormonas y en la formación de sangre. Brindan energía y controlan procesos. Algunos ejemplos de minerales son el zinc, hierro, calcio y magnesio. Los minerales se encuentran en muchas comidas.

La mayoría de los alimentos tienen varios nutrientes. Sin embargo, ninguna comida tiene todos los nutrientes que se necesitan para tener un cuerpo sano. Es por esto por lo que es importante consumir una dieta diaria que esté bien balanceada. No existe ningún plan alimenticio que sea el correcto para todos. Las personas tienen diferentes necesidades nutricionales dependiendo de la edad, género y nivel de actividad.

En el 2011, en respuesta al incremento de los promedios de obesidad, el Departamento de Agricultura de Estados Unidos (USDA por sus siglas en inglés, página de Internet: usda.gov) desarrolló MiPlato ("*MyPlate*" en inglés) para ayudar a las personas a crear un plato saludable en todas las comidas del día (Fig. 8-4). El ícono de MiPlato enfatiza la importancia de los vegetales, frutas, granos, proteínas y productos lácteos bajos en grasa.

MiPlato brinda sugerencias y herramientas para tomar decisiones saludables. No brinda mensajes específicos sobre lo que una persona debe comer. El ícono de MiPlato incluye los siguientes grupos de alimentos:

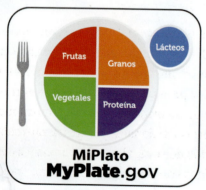

Fig. 8-4. *El Departamento de Agricultura de Estados Unidos desarrolló el ícono de MiPlato y la página de internet (MyPlate.gov) para ayudar a promover prácticas alimenticias saludables.*

Vegetales y frutas: Las frutas y los vegetales deben formar la mitad del plato de comida de una persona. Los vegetales incluyen todos los vegetales frescos, congelados, enlatados y secos, así como el jugo de los vegetales. Existen cinco subgrupos dentro del grupo de vegetales organizados por el contenido nutricional; los cuales son vegetales verdes oscuros, vegetales rojos y naranjas, frijoles secos y chícharos, vegetales almidonados y otros vegetales. Una variedad de vegetales de estos subgrupos debe ser consumida cada día. Los vegetales verdes oscuros, así como los rojos y naranjas son los que contienen el mejor contenido nutricional (Fig. 8-5).

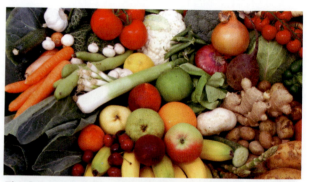

Fig. 8-5. *Comer una variedad de vegetales todos los días, especialmente los vegetales verdes oscuros, así como los vegetales rojos y naranjas, ayuda a promover la salud.*

Los vegetales son bajos en grasas y calorías y no tienen colesterol (aunque las salsas y los sazonadores le pueden agregar grasa, calorías y colesterol). Son buenas fuentes de fibra dietética, potasio, vitamina A, vitamina E y vitamina C.

Las frutas incluyen todas las frutas frescas, congeladas, enlatadas, secas y los jugos hechos con 100% fruta. La mayoría de las opciones deben tener fruta entera, cortada o molida, en lugar de jugo por la fibra dietética adicional que brindan. Las frutas se pueden agregar como un platillo principal, guarnición o como postre.

Las frutas, como los vegetales, son naturalmente bajas en grasa, sodio y calorías y no tienen colesterol. Son fuentes importantes de fibra dietética y de muchos nutrientes, incluyendo ácido fólico, potasio y vitamina C. Las frutas que contienen fibra dietética ayudan a que la persona se sienta llena con menos calorías. El ácido fólico ayuda al cuerpo a formar células rojas de la sangre. La vitamina C es importante para el crecimiento y para reparar tejidos del cuerpo.

Granos: Existen muchos tipos diferentes de granos. Algunos granos comunes son trigo, arroz, avena, harina de maíz y cebada. Los alimentos hechos con granos incluyen el pan, la pasta, la avena, los cereales para el desayuno, las tortillas y el salvado de maíz. Los granos pueden ser divididos en dos grupos: granos enteros y granos refinados. La mitad de los granos que consume una persona deben ser granos enteros. Los granos enteros contienen salvado y germen, así como endospermo. Los granos refinados sólo retienen el endospermo. El endospermo es el tejido dentro de las plantas que florecen; rodea y nutre el embrión de la planta. Algunos ejemplos de granos enteros incluyen arroz café, arroz salvaje, trigo bulgur, avena, elote de grano entero, avena entera, trigo entero y centeno entero. Los alimentos ricos en fibra reducen el riesgo de enfermedad del corazón y otras enfermedades y pueden reducir el estreñimiento.

Proteínas: La guía de procedimientos de MiPlato enfatiza la importancia de comer una variedad de alimentos con proteínas cada semana. Carne, aves, mariscos y huevos son fuentes de proteínas animales. Los frijoles, los chicharos, los productos de soya, los productos vegetarianos que sustituyen la carne, las nueces y semillas son proteínas de origen vegetal. Los mariscos se deben consumir dos veces a la semana, en lugar de carne o aves. Los mariscos que son más altos en aceites y bajos en mercurio, como el salmón o la trucha, son una mejor opción. Las carnes y las aves bajas en grasa, así como los huevos y las claras de los huevos, se pueden comer de manera regular. Una persona debe comer alimentos con proteínas basadas en plantas con mayor frecuencia. Los frijoles y los chicharos, los productos de soya (tofu, tempeh, muchos productos vegetarianos), los sustitutos vegetarianos

de carnes, las nueces y las semillas son bajos en grasa saturada y altas en contenido de fibra (Fig. 8-6). Algunas nueces y semillas (linaza y nuez de castilla) son excelentes fuentes de ácidos grasos esenciales. Estos ácidos pueden reducir el riesgo de enfermedad del corazón. Las semillas de girasol y las almendras son buenas fuentes de vitamina E.

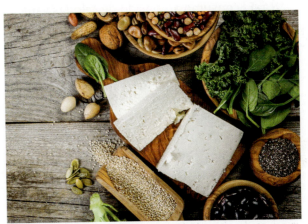

Fig. 8-6. *El tofu, la quinoa, los frijoles y las nueces son buenas fuentes de proteínas basadas en plantas.*

Productos Lácteos: Todos los productos lácteos y los alimentos derivados de la leche que retienen su contenido de calcio, como el queso y el yogurt, son parte de la categoría de productos lácteos. La mayoría de las opciones de los productos lácteos deben ser descremados/libres de grasa (0%) o bajos en grasa (1%). Se debe escoger consumir leche o yogurt bajo en grasa o libre de grasa con mayor frecuencia que el queso. La leche y el yogurt contienen menos sodio que la mayoría de los quesos.

La leche brinda nutrientes que son vitales para la salud y el mantenimiento de nuestro cuerpo. Estos nutrientes incluyen calcio, potasio, vitamina D y proteínas. La leche libre de grasa o baja en grasa brinda todos estos nutrientes sin las calorías adicionales y la grasa saturada. Los productos de soya, almendra, arroz y avena enriquecidos con calcio presentan una opción alterna a los productos lácteos.

A continuación, se presentan consejos para seleccionar alimentos saludables:

Guía de Procedimientos: Opciones de Alimentos Saludables

G Balance de calorías. El balance de calorías es la relación entre las calorías obtenidas de la comida y de los fluidos consumidos, así como las calorías utilizadas durante las funciones normales del cuerpo y la actividad física. El consumo apropiado de calorías varía de una persona a otra. Para encontrar el consumo apropiado de calorías, la USDA sugiere visitar la página de Internet: MyPlate.gov.

G Disfrute su comida, pero coma menos. Comer demasiado rápido o comer sin poner atención a su comida puede tener como resultado comer en exceso. Reconozca cuando siente hambre y cuando está lleno. Observe lo que come. Deje de comer cuando se sienta satisfecho.

G Evite las porciones demasiado grandes. Escoja porciones más pequeñas al comer. Revise las porciones antes de consumirlas. Utilice platos y tazones más pequeños para comer. Cuando coma fuera de casa, divida la comida con otras personas o llévese una parte a su casa.

G Consuma estos alimentos con mayor frecuencia: vegetales, frutas, granos enteros, productos lácteos bajos en grasa y leche descremada o con 1% de grasa. Estos alimentos tienen mejores nutrientes para la salud.

G Consuma los siguientes alimentos con menor frecuencia: alimentos altos en grasas sólidas, azúcares agregados y sal, incluyendo las carnes grasosas como tocino y salchichas, queso, comidas fritas, nieve y galletas.

G Revise el contenido de sodio en los alimentos. Lea las etiquetas de los productos para determinar si contiene sal o sodio. Los alimentos altos en sodio incluyen los siguientes:

- Alimentos curados, incluyendo jamón, tocino, carnes frías y salchichas

- Pescado salado o ahumado, incluyendo arenque, sardinas, anchoas y salmón ahumado

- Quesos procesados y otros quesos

- Comidas saladas incluyendo cacahuates, nueces, pretzels, frituras de papa y salsas (dips)

- Vegetales conservados en salmuera, como pepinillos, repollo fermentado ("*sauerkraut*" en inglés) y aceitunas

- Salsas con alta concentración de sal, incluyendo salsa para carnes y salsa de soya, cátsup, mostaza y mayonesa

- Alimentos preparados de manera comercial como el pan, las sopas y los vegetales enlatados, así como ciertos cereales de desayuno

  Seleccione alimentos enlatados que estén etiquetados como *libres de sodio, muy bajo en sodio, bajo en sodio* o *con sodio reducido.*

G Tome agua en lugar de bebidas azucaradas. Tomar agua o bebidas sin azúcar reduce el consumo de azúcar y de calorías en la dieta. Las bebidas endulzadas, como las sodas, los jugos de frutas y las bebidas deportivas, son una fuente importante de azúcar y calorías en la alimentación.

2. Describir factores que tienen influencia sobre las preferencias de la comida

La cultura, el origen étnico, los ingresos económicos, la educación, la religión y la geografía afectan las ideas de las personas sobre la nutrición. Las preferencias de la comida pueden estar formadas por lo que una persona comió de niño, por lo que le sabe bien o por las creencias personales sobre lo que se debe comer (Fig. 8-7). Por ejemplo, algunas personas escogen no comer nada de animales o productos de origen animal, como carne, pollo, mantequilla o huevos. Estas personas son *vegetarianas* o *veganas*, dependiendo de lo que comen.

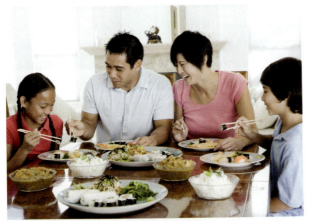

Fig. 8-7. *Los gustos y disgustos de la comida son influenciados por lo que una persona comió de niño.*

La región o la cultura en la que una persona creció usualmente afectan sus preferencias sobre la comida. A las personas del suroeste de Estados Unidos les puede gustar la comida condimentada o picante. La cocina sureña puede incluir comida frita, como el pollo frito o la okra frita. Los grupos étnicos con frecuencia comparten alimentos comunes, los cuales se pueden comer en ciertos periodos del año o todo el tiempo. Las creencias religiosas también afectan la dieta. Algunas personas musulmanas y judías no comen puerco. Los miembros de la Iglesia de Jesucristo de los Santos de los Últimos Días quizás no tomen alcohol, café o té.

Las preferencias de los alimentos pueden cambiar mientras que el residente está viviendo en una institución. Así como cualquier persona puede decidir por un tiempo que le gustan más algunos alimentos y luego cambiar de parecer, también le puede pasar a los residentes. Brindar el cuidado centrado en una persona significa respetar las preferencias de cada residente. Nunca es apropiado reírse o burlarse de las preferencias personales. Si una NA se da cuenta que ciertos alimentos no se los come el residente – sin importar qué tan pequeña sea la cantidad – debe reportarlo al enfermero.

Derechos de los Residentes

Selección de Alimentos

Los residentes tienen el derecho legal de tomar decisiones sobre su comida. Ellos pueden elegir qué tipo de comida quieren comer; se pueden rehusar a comer los alimentos y a tomar las bebidas que le están ofreciendo. Las NA deben respetar las preferencias y creencias personales de un residente sobre seleccionar y evitar alimentos específicos. Aunque los residentes tienen el derecho de rehusarse, lo mejor es hacer preguntas cuando esto pase. Por ejemplo, si un residente se rehúsa a cenar, la NA puede preguntar si algo está mal con la comida. Quizás el residente le responda que es judío y no se come la chuleta de puerco porque no tiene certificación kosher. Las NA deben responder ante las solicitudes de diferentes alimentos de manera agradable. La NA puede explicar que lo va a reportar con la enfermera y que le traerán otra comida tan pronto como sea posible. Ella puede llevar la bandeja de alimentos al nutriólogo o al departamento de alimentos para que puedan ofrecer alguna otra alternativa.

3. Explicar las dietas especiales

Los residentes que no tienen problemas de salud que requieran cambios en la dieta, con frecuencia llevan una *dieta regular*; sin embargo, los residentes que están enfermos pueden ser colocados en **dietas terapéuticas**, **dietas modificadas** o **dietas especiales**. Con las dietas especiales, ciertos nutrientes o fluidos pueden necesitar ser restringidos o removidos. Algunos medicamentos pueden interactuar con ciertos alimentos, los cuales deben ser restringidos. Los residentes que no comen lo suficiente pueden ser colocados en dietas suplementarias. Las dietas también se utilizan para controlar el peso y las alergias a la comida.

Existen varios tipos de dietas para diferentes enfermedades. Algunos residentes pueden estar en una combinación de dietas especiales. El plan de cuidado debe especificar cualquier dieta especial que el residente necesite. Las dietas especiales solamente pueden ser recetadas por los doctores y planeadas por nutriólogos junto con los residentes. Las NA nunca deben modificar la dieta de un residente.

Dieta baja en sodio: Las personas están más familiarizadas con el sodio como uno de los dos componentes de la sal. La sal es lo primero que se restringe en una dieta baja en sodio porque tiene alto contenido de sodio. Los residentes que tienen presión sanguínea alta, enfermedad del corazón o enfermedad del riñón pueden ser colocados en una dieta baja en sodio. El consumo modificado de líquidos también puede ser requerido para las personas bajo estas condiciones. Para los residentes con una dieta baja en sodio, la sal no se va a utilizar. Los saleros o los paquetes de sal no se incluirán en la bandeja de comida. Las abreviaturas comunes para esta dieta son *"Low Na"*, que significa bajo en sodio en inglés, o *"NAS"* que significa *sin sal agregada*, por sus siglas en inglés.

Dietas con restricción de líquidos: El fluido que entra al cuerpo por medio de los alimentos y de los líquidos debe ser equivalente al fluido que elimina el cuerpo por medio de la transpiración, el excremento, la orina y la expiración. A esto se le llama balance de fluidos. Cuando la ingestión de fluidos es mayor que la eliminación, los tejidos del cuerpo se inflaman con líquido. Las personas con enfermedad severa de los riñones o del corazón pueden tener dificultad para procesar los líquidos. Para evitar daños adicionales, los doctores pueden restringir la ingestión de líquidos. Para los residentes con restricción de líquidos, la NA medirá y documentará las cantidades exactas de la ingestión de líquidos y reportará los excesos a la enfermera. No se debe ofrecer líquidos o alimentos adicionales que cuenten como fluidos, como nieve, pudines, gelatina, etc. Si el residente menciona que tiene sed o pide líquidos, la NA debe informar al enfermero. La abreviatura común para esta dieta es *RF* que significa *Restricción de Fluidos*.

Dieta baja en proteínas: Las personas que tienen enfermedad del riñón pueden estar en dietas bajas en proteínas (también llamada *dieta renal*). La proteína es restringida porque se divide en compuestos que pueden dañar a los riñones aún más. La magnitud de la restricción depende de la etapa de la enfermedad y si el residente está en diálisis. Se recomienda consumir vegetales y almidones como panes y pastas.

Dieta baja en grasa: Consumir una dieta alta en grasas saturadas puede poner a una persona en riesgo de enfermedad del corazón. Seleccionar el consumo de grasas insaturadas puede reducir el riesgo de enfermedad del corazón y mejorar los niveles de colesterol HDL (bueno). Las personas que tienen enfermedad del corazón o que han sufrido ataques al corazón, con frecuencia, se les receta seguir una dieta que sea baja en grasa saturada. Las personas que tienen enfermedad de la vesícula biliar, la cual es una enfermedad que interfiere con la digestión de las grasas, y que tienen enfermedad del hígado también son colocadas en dietas bajas en grasa. Esta dieta limita el consumo de grasa saturada (las grasas trans deben ser evitadas). Los alimentos que tienen alto contenido de grasa saturada incluyen las carnes grasosas, los productos lácteos altos en grasa (especialmente el queso), los aceites hidrogenados, los postres y productos horneados. Los alimentos que contienen grasas más saludables incluyen el aceite de oliva, las nueces, el aguacate y el pescado grasoso como el salmón (Fig. 8-8). Las personas con enfermedad de la vesícula biliar u otros problemas digestivos pueden ser colocadas en una dieta que restrinja todas las grasas. La abreviatura *"LowFat/Lowfat"*, que en inglés significa baja en grasa, puede ser la abreviatura que se utilice para esta dieta. En algunas ocasiones se utiliza la dieta *"Cardiac Diet"*, que en inglés significa dieta cardiaca, e indica seguir una dieta baja en sodio, baja en grasa y baja en colesterol, así como baja en exceso de azúcar.

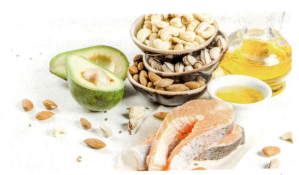

Fig. 8-8. Las grasas más saludables se encuentran en olivas, nueces, aguacates y pescados grasos.

Dieta de calorías modificadas: Algunos residentes pueden necesitar reducir calorías para bajar de peso o evitar aumentar de peso. Otros residentes pueden necesitar aumentar de peso o incrementar calorías debido a desnutrición, cirugías, enfermedades o fiebre. Las abreviaturas comunes para esta dieta son *"LowCal"*, que en inglés significa baja en calorías, o *"High-Cal"*, que en inglés significa alta en calorías.

Dieta para diabéticos: Las calorías y los carbohidratos son cuidadosamente controlados en las dietas de los residentes que tienen diabetes. Las proteínas y las grasas también son reguladas. El tipo de comida y las cantidades son determinadas por las necesidades nutricionales y energéticas. Un nutriólogo y el residente realizarán un plan alimenticio. Esto incluirá todos los tipos y las cantidades correctas de comida para cada día. El plan de comida puede utilizar un acercamiento de conteo de carbohidratos (conocido como *conteo de carbs*). Después de que la cantidad de carbohidratos apropiada es determinada por el nutriólogo, es necesario contar los carbohidratos en cada comida o refrigerio. Se debe leer las etiquetas nutrimentales, poner atención al tamaño de la porción y el contenido de carbohidratos. Quizás sea necesario medir las porciones de la comida.

Para mantener los niveles de glucosa en la sangre cerca de lo normal, los residentes diabéticos deben comer las cantidades correctas de los alimentos correctos en el momento correcto. Deben comer todo lo que se les sirve. Las NA

deben animarlos a que lo hagan. No se deben ofrecer otros alimentos sin la autorización de la enfermera. Si un residente no se come lo que es recomendado, no se termina los alimentos o si no está siguiendo la dieta, la NA debe informar a la enfermera.

Las personas que tienen diabetes deben evitar consumir alimentos que tengan contenido alto de azúcar. Las comidas azucaradas pueden causar problemas con el balance de la insulina. Una bandeja de comida de un residente con diabetes puede incluir endulzantes artificiales, gelatina baja en calorías y/o miel de maple baja en calorías. Se puede utilizar endulzantes artificiales con el café o té, en lugar de azúcar. Las abreviaturas comunes para esta dieta son NCS (*sin azucares concentrados* por sus siglas en inglés) o LCS (*bajo contenido de azucares concentrados* por sus siglas en inglés). La página de Internet de la Asociación Americana para la Diabetes (ADA por sus siglas en inglés), diabetes.org, tiene más información.

Dieta Vegetariana: Los problemas de salud, como la diabetes o la obesidad, pueden ocasionar que una persona requiera seguir una dieta vegetariana. Una persona puede escoger seguir una dieta vegetariana por razones religiosas, porque no le gusta la carne, por compasión a los animales, por una creencia de no violencia o por asuntos financieros. Existen diferentes tipos de dietas vegetarianas:

- Una dieta lacto-ovo vegetariana excluye todas las carnes, pescados y aves, pero permite consumir huevos y productos lácteos.

- Una dieta lacto vegetariana elimina las aves, la carne, el pescado y los huevos, pero permite consumir productos lácteos.

- Una dieta ovo-vegetariana omite todas las carnes, pescado, aves y productos lácteos, pero permite consumir huevos.

Dieta vegana: Una dieta vegana consiste en consumir únicamente alimentos basados en plantas y elimina todas las aves, carnes, pescados, huevos y productos lácteos junto con todos los productos derivados de animales como la gelatina y la miel. Las dietas veganas pueden ser ordenadas para las personas que tienen enfermedad del corazón, diabetes u otros problemas de salud o una persona puede seleccionar seguir una dieta vegana por ética o por otras razones.

Dieta pescatariana: Una persona puede escoger limitar el consumo de los alimentos derivados de animales por ser pescatariana. Esta dieta elimina todas las carnes y aves, pero permite consumir el pescado y otros mariscos. Los huevos y los productos lácteos pueden ser consumidos.

Las dietas también pueden ser modificadas por la consistencia:

Dieta líquida: Una dieta líquida normalmente se ordena por un período corto de tiempo debido a una condición médica, así como antes o después de un examen médico o una cirugía. Se ordena cuando un residente necesita mantener las vías digestivas libres de comida. Una dieta líquida consiste en alimentos que se encuentran en estado líquido a la temperatura ambiental. Las dietas líquidas usualmente son ordenadas como *claras* o *completas*. Una dieta líquida clara incluye jugos claros, caldos, gelatina y paletas de hielo. Una dieta de líquidos completa incluye todos los líquidos servidos en una dieta líquida clara agregando sopas cremosas, leche y nieve.

Dieta blanda y dieta mecánica suave: La dieta blanda tiene textura suave y consiste en alimentos suaves o cortados que son más fáciles de masticar y deglutir. Las comidas que son difíciles de masticar y deglutir como frutas y verduras crudas y algunas carnes, serán restringidas. Los alimentos altos en fibra, la comida frita y los alimentos condimentados también pueden ser limitados. Los doctores ordenan esta dieta para los residentes que tienen problemas para masticar o deglutir debido a problemas dentales u otras condiciones médicas. También se ordena

para las personas que van de una dieta líquida a una dieta regular.

La dieta mecánica suave consiste en alimentos cortados o licuados que son más fáciles de masticar y deglutir. Los alimentos son preparados con licuadoras, procesadores de comida, picadores de carne o utensilios para cortar. A diferencia de la dieta blanda, la dieta mecánica suave no limita los condimentos, la grasa y la fibra. Solamente cambia la textura de los alimentos. Esta dieta se usa para las personas que se recuperan de una cirugía o que tienen problemas para masticar y deglutir.

Dietas de purés: **Hacer puré** a un alimento significa mezclar o moler en una pasta espesa con consistencia como comida de bebé. La comida debe ser lo suficientemente espesa para sostener su forma en la boca. Esta dieta no requiere que una persona mastique la comida. Una dieta de purés normalmente se utiliza en personas que tienen problemas para masticar y/o deglutir comidas con más textura.

Suplementos Nutricionales

Las enfermedades y las lesiones pueden necesitar suplementos nutricionales que se agreguen a la dieta del residente. Ciertos medicamentos también cambian la necesidad de nutrientes; por ejemplo, algunos medicamentos recetados por alta presión sanguínea incrementan la necesidad de potasio. Los suplementos nutricionales pueden presentarse en forma de polvo o de líquido. Algunos suplementos pueden estar previamente mezclados y listos para tomar. Los suplementos en polvo necesitan ser mezclados con algún líquido antes de tomarse. Es posible que las NA no tengan permiso de preparar suplementos y/o entregárselos a los residentes; deben seguir las políticas de la institución.

Las NA pueden necesitar asegurarse de que el residente se tome los suplementos en el horario ordenado. Un residente que está enfermo, cansado o tiene algún dolor quizás no tenga mucho apetito. El residente se puede tardar mucho tiempo para tomarse un vaso grande de un líquido espeso. La NA debe tener paciencia y animarlo. Si un residente no quiere tomarse el suplemento, la NA no debe insistir en que lo haga; sin embargo, debe reportarlo a la enfermera.

4. Describir la manera de ayudar a los residentes a mantener un balance de fluidos

El agua es un nutriente esencial para la vida. Ingerir la cantidad apropiada de líquidos es importante. Tomar suficiente agua u otros líquidos por día puede ayudar a prevenir el estreñimiento y la incontinencia urinaria. Sin los líquidos suficientes, la orina es más concentrada, lo cual crea un mayor riesgo de infección. Ingerir la cantidad apropiada de fluidos también ayuda a diluir los desechos, a limpiar el sistema urinario e incluso puede hasta ayudar a prevenir la confusión.

La sensación de sed puede reducirse con el envejecimiento. La infección, la fiebre, la diarrea y algunos medicamentos también incrementan la necesidad de ingerir fluidos. Las NA deben recodar a los residentes que tomen fluidos con frecuencia (Fig. 8-9). Algunos residentes tomarán más fluidos si se les ofrecen en cantidades más pequeñas, en lugar de un vaso grande lleno. Algunos residentes tendrán una orden de animar a tomar fluidos o de restringir fluidos debido a sus condiciones médicas. Cuando un residente tiene una orden de restricción de fluidos, la NA no debe dar al residente ningún líquido extra ni brindar una jarra de agua, a menos que la enfermera lo autorice.

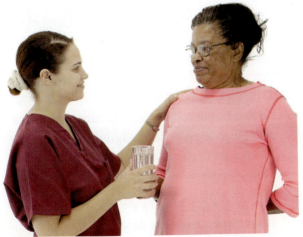

Fig. 8-9. *Tomar suficiente agua y otros líquidos promueve la salud. Las NA deben animar a que los residentes tomen líquidos con frecuencia.*

La abreviatura **NPO** significa *Nada por la Boca,* por sus siglas en latín. Esto significa que a un residente no tiene permitido ingerir nada de comer o beber. Algunos residentes tienen un problema tan severo para deglutir que no es seguro darles nada por la boca. Estos residentes recibirán nutrición por medio de un tubo de alimentación o de manera intravenosa. Algunos residentes tal vez no puedan comer o beber durante un periodo corto antes de algún examen médico o cirugía. Las NA necesitan aprenderse esta abreviatura y nunca deben ofrecer ningún alimento o bebida, ni siquiera agua, a un residente con esta indicación.

La **deshidratación** ocurre cuando una persona no tiene suficientes fluidos en el cuerpo. La deshidratación es una condición seria y un gran problema entre los ancianos. Las personas pueden deshidratarse si no toman suficientes líquidos o si tienen diarrea o vómito. Prevenir la deshidratación es muy importante.

Guía de Procedimientos: Prevenir la Deshidratación

G   Reporte de inmediato a la enfermera las observaciones y los signos de advertencia.

G   Anime a los residentes a tomar líquidos cada vez que usted los vea.

G   Ofrezca agua fresca u otros fluidos con frecuencia. Ofrezca bebidas que el residente disfrute. Algunos residentes pueden preferir tomar agua o agua mineral (agua con gas). Algunos residentes quizás no les guste el agua y prefieran otros tipos de bebidas, como jugos, sodas, té o leche. Otros residentes no querrán hielo en sus bebidas. Como siempre, es muy importante brindar el cuidado centrado en la persona. Respete las preferencias personales. Reporte a la enfermera si el residente le dice que no le gustan los líquidos que le están sirviendo.

G El hielo raspado, las paletas de hielo congeladas con sabor y la gelatina también son formas de líquidos. Ofrézcalos con frecuencia. No ofrezca hielo raspado o paletas de hielo si un residente tiene problemas para deglutir.

G De ser apropiado, ofrezca sorbos de líquidos entre los bocados durante la hora de comida y los refrigerios.

G Asegúrese que la jarra y el vaso para el agua se encuentren cerca y que estén ligeros para que el residente los levante.

G Ofrezca ayuda si el residente no puede tomar líquidos sin ayuda. Utilice tazas adaptables como sea necesario.

G Registre el ingreso y egreso de fluidos.

Observaciones y Reportes: Deshidratación

Reporte cualquiera de las siguientes observaciones a la enfermera:

O/R El residente toma menos de seis vasos de 8 onzas de líquido al día.

O/R El residente toma muy poco o casi nada de fluidos al comer.

O/R El residente necesita ayuda para tomar de una taza o de un vaso.

O/R El residente tiene problemas para deglutir líquidos.

O/R El residente tiene fiebre, vómito o diarrea frecuente.

O/R El residente se confunde o se cansa fácilmente.

Reporte cualquiera de los siguientes signos y síntomas:

O/R Boca seca, labios partidos

O/R Ojos sumidos

O/R Orina oscura, orina con olor fuerte u orina menos frecuente

O/R Pérdida de peso

O/R Fatiga

O/R Mareos

O/R Dolor abdominal

O/R El residente dice que tiene mucha sed

Servir agua fresca

Equipo: jarra para el agua, cuchara para el hielo, vaso, popote, guantes.

1. Identifíquese por su nombre. Identifique al residente de acuerdo con las políticas de la institución.
   El residente tiene el derecho de conocer la identidad de su proveedor de cuidado. Identificar al residente por su nombre muestra respeto y establece la identificación correcta

2. Lávese las manos.
   Provee control de infecciones.

3. Póngase los guantes.
   Provee control de infecciones.

4. Si el residente quiere hielo, coloque el hielo en la jarra de agua sin que la cuchara para el hielo toque la jarra. Agregue agua fresca. No toque la jarra con el tubo o la llave del agua.

5. Utilice y guarde la cuchara para el hielo apropiadamente. No permita que el hielo toque sus manos con guante y vuelva a caer dentro del contenedor. Coloque la cuchara en el contenedor apropiado después de cada uso.
   Evita la contaminación del hielo.

6. Lleve la jarra al residente.

7. Sirva agua en el vaso del residente. Ofrezca al residente un poco de agua. Deje la jarra y el vaso en la mesa al lado de la cama.
   Promueve que el residente se mantenga hidratado.

8. Asegúrese que la jarra y el vaso estén lo suficientemente ligeros para que el residente los pueda levantar. Deje un popote si el

residente quiere y no tiene problemas para deglutir.

Demuestra entendimiento de las habilidades del residente y/o sus limitantes. Evita la deshidratación.

9. Coloque el botón de llamadas al alcance del residente.

Permite que el residente se comunique con el personal cuando lo necesite.

10. Quítese los guantes y tírelos.

11. Lávese las manos.

Provee control de infecciones.

El **exceso de fluidos** ocurre cuando el cuerpo no puede manejar el fluido consumido. Esto afecta frecuentemente a las personas con enfermedad del corazón o del riñón.

Observaciones y Reportes: Exceso de Fluidos

Reporte cualquiera de las siguientes observaciones a la enfermera:

O/R Inflamación/edema de las extremidades (tobillos, pies, dedos, manos); **edema** es la inflamación ocasionada por exceso de fluidos en los tejidos del cuerpo.

O/R Aumento de peso (aumento de peso diario de 1 a 2 libras)

O/R Menos eliminación de orina

O/R Falta de aliento

O/R Incremento en el ritmo del corazón

O/R Ansiedad

O/R Piel que parece apretada, lisa o brillante

5. Mencionar las formas para identificar y prevenir la pérdida de peso involuntaria

La pérdida de peso involuntaria es un serio problema para los ancianos. La pérdida de peso puede significar que el residente tiene una con-dición médica seria; puede tener como resultado problemas con la piel y causar úlceras de presión. Es muy importante que las NA documenten y reporten cualquier pérdida de peso que noten, sin importar qué tan poco sea. Si un residente tiene diabetes, COPD, cáncer, HIV u otras enfermedades, tiene mayor riesgo de desnutrición (el capítulo 4 tiene más información).

Guía de Procedimientos: Prevenir la Pérdida de Peso Involuntaria

G Reporte a la enfermera las observaciones y los signos de advertencia.

G La comida debe tener un buen aspecto, sabor y olor. El residente puede tener un sentido del gusto y del olfato débil.

G Anime a los residentes a comer. Platique sobre la comida que se está sirviendo en un tono de voz positivo y con palabras positivas (Fig. 8-10).

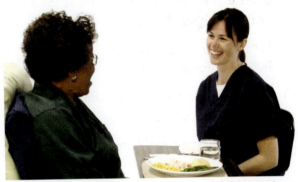

Fig. 8-10. *Ser positivo mientras que ayuda a los residentes a comer ayuda a promover el apetito y puede prevenir la pérdida de peso.*

G Respete los gustos y disgustos de la comida que tengan los residentes.

G Ofrezca diferentes tipos de alimentos y bebidas.

G Ayude a los residentes que tienen problemas para comer por sí solos.

G Sazone la comida de acuerdo con las preferencias del residente.

G Brinde tiempo suficiente para que los residentes terminen de comer.

G Informe a la enfermera si los residentes tienen problemas para utilizar los utensilios.

G Registre los ingresos de comida/refrigerios.

G Brinde cuidado bucal antes y después de comer, si el residente se lo pide.

G Coloque al residente sentado en posición recta para comer.

G Si el residente ha sufrido pérdida del apetito y/o parece estar triste, pregúntele qué está pasando.

G Pese al residente en base a las instrucciones y documente el peso de manera exacta.

Observaciones y Reportes: Pérdida de Peso Involuntaria

O/R El residente necesita ayuda para comer o beber.

O/R El residente come menos del 75% de la comida servida.

O/R El residente tiene dolor en la boca.

O/R El residente tiene dentaduras postizas que no le quedan bien.

O/R El residente tiene dificultad para masticar o deglutir.

O/R El residente se asfixia o tose mientras come.

O/R El residente se siente triste, tiene crisis de llanto o alejamiento de los demás.

O/R El residente está confundido, vaga o pasea sin sentido.

6. Identificar maneras de promover el apetito en la hora de la comida

Con frecuencia, la hora de la comida es uno de los momentos más esperados en el día de un residente. La comida es importante para que obtengan la nutrición apropiada. También es un buen momento para socializar, lo cual tiene un efecto positivo al comer. Socializar puede ayudar a prevenir la pérdida de peso, la deshidratación y la desnutrición. También pueden prevenir la soledad y el aburrimiento. Promover una alimentación saludable es una parte importante del trabajo de una NA. La hora de la comida debe ser agradable y un momento para disfrutar.

Guía de Procedimientos: Promover el Apetito

G Ayude a los residentes con las tareas de aseo personal e higiene antes de comer, como sea necesario.

G Brinde cuidado bucal antes de comer, si se lo solicitan.

G Ofrezca una visita al baño o ayude con el baño antes de comer.

G Ayude a los residentes a lavarse las manos antes de comer.

G Promueva el uso de las dentaduras postizas, anteojos y aparatos de asistencia auditiva. Si están dañados, notifique a la enfermera.

G Revise el ambiente. La temperatura debe estar cómoda. Revise cualquier olor. Mantenga el nivel del ruido bajo. Las televisiones deben estar apagadas. No grite o levante su voz. No golpee platos o tazas.

G Siente a los residentes al lado de sus amigos o de personas con intereses parecidos. Promueva la conversación.

G Acomode a los residentes de manera apropiada para comer. Usualmente la posición apropiada es estar sentado en posición recta en un ángulo de 90 grados. Esto ayuda a prevenir problemas para deglutir. Si los residentes usan una silla de ruedas, asegúrese que se encuentren sentados en una mesa que tenga la altura correcta. La mayoría de las instituciones tienen mesas ajustables para sillas de ruedas. Los residentes que usan sillas geriátricas —sillas reclinables con ruedas— deben estar sentados en posición recta, no reclinados, mientras comen.

G Sirva la comida rápidamente para mantener la temperatura correcta. Mantenga la comida cubierta hasta que esté lista para servir.

G Los platos y las bandejas deben verse apetitosos. De lo contrario, informe a su supervisor.

G Brinde al residente las herramientas apropiadas para comer. Utilice utensilios de adaptación, de ser necesario, y acomódelos como se indique (Fig. 8-11).

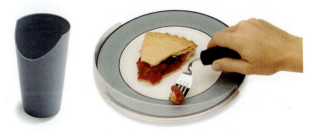

Fig. 8-11. *Tazas especiales, platos con protectores y utensilios con mango grueso que son más fácil de tomar, son algunos ejemplos de aparatos de asistencia que pueden ayudar al comer.* (FOTOGRAFÍA PRESENTADA POR CORTESÍA DE "NORTH COAST MEDICAL, INC.", PÁGINA DE INTERNET WWW.NCMEDICAL.COM)

G Sea alegre, positivo y servicial. Entable una conversación si el residente desea platicar.

G Respete las solicitudes de comida. Los residentes tienen el derecho legal de pedir y recibir comida diferente. También pueden solicitar más comida.

7. Demostrar la manera de ayudar con la alimentación

Los residentes necesitarán diferentes niveles de ayuda durante la alimentación. Algunos residentes no necesitarán ayuda; mientras que otros solamente necesitarán ayuda para preparar todo o quizás sólo necesiten ayuda para abrir los botes, cortar y sazonar su comida. Una vez que esté todo listo, ellos pueden comer por sí solos. La

NA debe revisar a los residentes ocasionalmente para ver si necesitan algo más.

Otros residentes no podrán comer por sí mismos. El trabajo de la NA será darles de comer. Los residentes que tienen que ser alimentados con frecuencia se sienten avergonzados y deprimidos sobre su dependencia hacia otra persona. Las NA deben ser sensibles sobre eso y brindar privacidad mientras los residentes comen. No se debe apresurar a los residentes mientras comen.

Las NA solamente brindan ayuda como se especifique, cuando sea necesario o cuando los residentes así lo pidan. Deben animar a los residentes a que hagan lo que puedan por sí mismos; por ejemplo, si una residente puede sostener y usar una servilleta, debe hacerlo. Si ella puede sostener comida que se puede comer con las manos, la NA debe ofrecerla. Existen aparatos de asistencia que ayudan a los residentes a comer de manera más independiente (Fig. 8-11). El capítulo 9 presenta más aparatos de asistencia.

Guía de Procedimientos: Ayudar a un Residente a Comer

G Pregunte al residente si necesita ir al baño antes de comer. Ayude como sea necesario.

G Antes de empezar a servir o de ayudar a los residentes a comer, lávese las manos. Ayude al residente a lavarse las manos.

G Es muy importante que identifique a los residentes antes de entregar la bandeja de comida. Dar a un residente la comida equivocada puede causar problemas serios, incluso la muerte. Verifique que se encuentre con el residente correcto. Compare la tarjeta de la dieta con el nombre que se encuentra afuera de la puerta (de estar disponible). Pida al residente que diga su nombre. Revise que la tarjeta de la dieta de la bandeja sea la correcta y sea igual que la tarjeta de la dieta.

G   Siéntese al nivel de los ojos del residente. El residente debe estar sentado en posición recta, a un ángulo de 90 grados. Tenga contacto visual con el residente.

G   Si el residente así lo desea, brinde tiempo para orar.

G   Nunca trate al residente como un niño. Esto es vergonzoso e irrespetuoso. Es difícil para muchas personas aceptar ayuda para comer. Sea comprensivo y alentador.

G   Revise la temperatura de la comida colocando su mano sobre el plato para sentir el calor de la comida. No toque la comida para revisar la temperatura. Si usted piensa que la comida está demasiado caliente, no sople para enfriarla. Ofrezca otra comida para dar tiempo a que se enfríe.

G   Corte los alimentos y sirva los líquidos como sea necesario. Sazone la comida de acuerdo con la preferencia del residente.

G   Identifique los alimentos y fluidos que se encuentren frente al residente. Llame a los alimentos hechos puré por el nombre correcto; por ejemplo, pregunte: "¿Le gustaría comer ejotes?", en lugar de referirse a la comida como "algo de la cosa verde".

G   Pregunte al residente qué desea comer primero. Permita que él escoja, incluso si quiere comer el postre primero.

G   No mezcle la comida, a menos que el residente así lo pida.

G   No apresure la comida. Brinde tiempo para que el residente mastique y degluta cada bocado. Esté relajado.

G   Sea social y amigable. Entable una conversación simple si el residente quiere platicar. Hable de temas apropiados como las noticias, el clima, la vida del residente, cosas que disfrute el residente y las preferencias de comida. Mencione cosas positivas sobre la comida que se sirve, como: "Esto huele muy bien", y "Esto se ve muy fresco".

G   Brinde al residente toda su atención mientras come. No hable con otros empleados mientras que ayuda al residente a comer.

G   Alterne la comida y la bebida. Alternar las comidas frías y calientes o las comidas insípidas y las dulces puede ayudar a incrementar el apetito.

G   Si el residente quiere una comida diferente de lo que se está sirviendo, informe al nutriólogo para que pueda ofrecer una alternativa.

Derechos de los Residentes

Protectores para la Ropa

Los residentes tienen el derecho de rehusarse a usar un protector para la ropa. Una NA puede ofrecer un protector de ropa, pero no debe insistir en que el residente lo use; debe respetar los deseos del residente. Un protector para la ropa no se debe llamar *babero*. Los residentes no son niños y esto es irrespetuoso.

Ayudar a un residente con la alimentación

Equipo: comida y bebida, utensilios para comer, protector para ropa, toallitas de tela, toallitas húmedas o toalla.

1. Identifíquese por su nombre. Identifique a la residente de acuerdo con las políticas de la institución de acuerdo.
    La residente tiene el derecho de conocer la identidad de su proveedor de cuidado. Identificar a la residente por su nombre muestra respeto y establece la identificación correcta

2. Lávese las manos.
    Provee control de infecciones.

3. Explique el procedimiento a la residente. Hable de manera clara, lenta y directa. Mantenga contacto de cara a cara cuando sea posible.
    Promueve el entendimiento y la independencia.

4. Brinde privacidad a la residente con cortinas, biombos o puertas.
    Mantiene los derechos de la residente de privacidad y dignidad.

5. Revise la tarjeta de la dieta o el menú. Pida a la residente que diga su nombre. Si la residente no puede decir su nombre, revise la identificación de otra manera, como ver una identificación con foto o un brazalete. Verifique si la residente ha recibido la bandeja correcta.

   La bandeja debe contener únicamente la comida, los líquidos y los condimentos permitidos en la dieta.

6. Levante la cabecera de la cama. Asegúrese de que la residente se encuentre sentada en posición recta (a un ángulo de 90 grados).

   Promueve la facilidad para deglutir. Previene la aspiración de bebidas y comida.

7. Ajuste la cama a una altura donde usted pueda sentarse al nivel de los ojos de la residente. Ponga el freno a las llantas de la cama.

8. Coloque la bandeja de la comida donde la residente la pueda ver fácilmente, como en la mesa de cama.

9. Ayude a la residente a lavarse las manos si no puede hacerlo por sí sola.

   Promueve buena higiene y control de infecciones.

10. Ayude a la residente a ponerse un protector de ropa, si así lo desea.

    Protege la ropa de la residente de derrames de comida y bebidas.

11. Siéntese enfrente de la residente y a la altura de los ojos (Fig. 8-12). Siéntese en el lado más fuerte si la residente tiene debilidad en un lado.

    Promueve una buena comunicación. Le avisa a la residente que no será apresurada mientras come.

12. Informe a la residente qué alimentos y bebidas están en la bandeja. Ofrezca un sorbo de la bebida. Pregunte a la residente qué le gustaría comer primero.

    La residente tiene el derecho legal de tomar decisiones.

13. Revise la temperatura de la comida. Utilizando utensilios, ofrezca la comida en bocados pequeños. Informe a la residente

cuál es el contenido de cada bocado ofrecido (Fig. 8-13). Alterne los tipos de comida, permitiendo las preferencias de la residente. No brinde toda la comida de un mismo tipo antes de ofrecer otro tipo. Asegúrese que la boca del residente esté vacía antes del siguiente bocado o sorbo de bebida. Reporte de inmediato a la enfermera cualquier problema para deglutir.

Las piezas pequeñas son más fáciles de masticar y reducen el riesgo de asfixia. Si la boca está vacía antes de ofrecer más comida, se reduce el riesgo de asfixia.

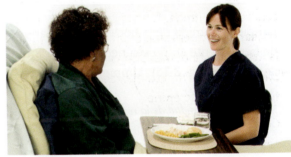

Fig. 8-12. *La residente debe estar sentada de manera recta y la NA debe estar sentada al nivel de los ojos de la residente.*

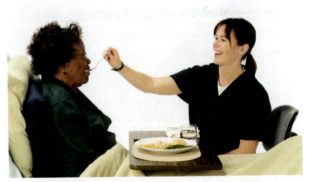

Fig. 8-13. *Ofrezca la comida en bocados pequeños. Informe a la residente el contenido de cada bocado.*

14. Ofrezca a la residente sorbos de las bebidas durante la comida. Si usted está sosteniendo la taza, toque los labios de la residente con la taza antes de inclinarla. Brinde sorbos pequeños y frecuentes.

    Promueve la facilidad de deglutir.

15. Platique con la residente durante la comida (Fig. 8-14). No apresure a la residente.

    Hace que la hora de la comida sea más agradable.

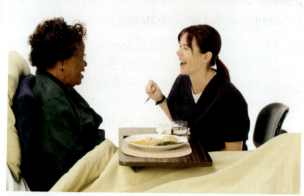

Fig. 8-14. *Socializar durante la comida hace que este momento sea más placentero. Puede ayudar a promover un apetito saludable.*

16. Limpie la comida de la boca y de las manos de la residente como sea necesario durante la comida. (Fig. 8-15). Limpie otra vez al terminar de comer.
Mantiene la dignidad de la residente.

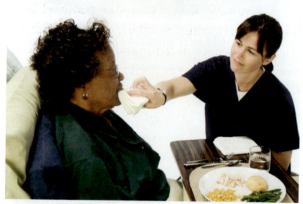

Fig. 8-15. *Limpiar la comida de la boca durante la comida ayuda a mantener la dignidad del residente.*

17. Remueva el protector de la ropa, si se utilizó. Colóquelo junto con las toallitas de tela o las toallitas húmedas utilizadas en los contenedores apropiados.

18. Remueva la bandeja de comida. Revise si se encuentran anteojos, dentaduras postizas o cualquier otro artículo personal de la residente antes de llevársela. Coloque la bandeja en el área apropiada.

19. Asegúrese que la residente se sienta cómoda. Deje a la residente sentada en posición recta

por lo menos 30 minutos. Asegúrese que la cama esté libre de migajas.
La comida que se queda en las sábanas puede causar problemas en la piel.

20. Regrese la cama al nivel más bajo. Remueva las medidas de privacidad.
Brinda seguridad.

21. Coloque el botón de llamadas al alcance de la residente.
Permite que la residente se comunique con el personal cuando lo necesite.

22. Lávese las manos.
Provee control de infecciones.

23. Reporte al enfermero cualquier cambio en la residente.
Brinda información al enfermero para evaluar a la residente.

24. Documente el procedimiento utilizando la guía de procedimientos de la institución.
Si usted no documenta el cuidado, legalmente no pasó.

Las bandejas y los platos de comida también deben ser observados después de la comida. Esto ayuda a identificar residentes con poco apetito. También pueden indicar signos de enfermedad o de algún problema, como que las dentaduras postizas no le quedan bien o un cambio en las preferencias de la comida. Todas las instituciones mantienen registros de la cantidad de alimentos y líquidos que un residente consume. Las NA deben de seguir las políticas de la institución sobre documentar la alimentación.

8. Identificar los signos y síntomas de los problemas para deglutir

Los residentes pueden tener ciertas condiciones que dificultan comer o deglutir. **Disfagia** significa dificultad para deglutir. Una embolia, o CVA, pueden causar debilidad y parálisis en un lado del cuerpo. El daño a los músculos y nervios por cáncer en la cabeza y cuello, por esclerosis múltiple, por enfermedad de Parkinson o por enfermedad de Alzheimer pueden estar presentes. Si un residente tiene problemas para deglutir, se le servirá comida suave y líquidos espesos. Una taza especial le ayudará a facilitar la deglutación.

Las NA necesitan reconocer y reportar los signos que presenta un residente con problemas para deglutir. Los signos y síntomas de problemas para deglutir incluyen los siguientes:

- Toser durante o después de la comida

- Asfixiarse durante la comida

- Escurrir saliva, comida o fluidos por la boca

- Tener residuos de comida dentro de la boca o de los cachetes durante y después de la comida

- Sonido de gorgoreo en la voz durante o después de la comida o pérdida de la voz

- Comer lentamente

- Evitar comer

- Escupir piezas de comida

- Deglutir varias veces con cada bocado

- Limpiar frecuente la garganta durante y después de la comida

- Ojos llorosos cuando come o toma líquidos

- Comida o fluidos que salen por la nariz

- Esfuerzo visible para deglutir

- Respiraciones más rápidas o respiraciones más cortas mientras que come o bebe

- Dificultad para masticar la comida

- Dificultad para deglutir los medicamentos

Los residentes con problemas para deglutir pueden necesitar consumir solamente líquidos espesos y alimentos con textura modificada. Los líquidos espesos tienen un polvo o un agente para espesar. Esto mejora la habilidad de controlar los fluidos en la boca y garganta. Un doctor ordena el espesor o la densidad necesaria des-pués de que el residente ha sido evaluado por un terapeuta del habla y lenguaje.

Algunas bebidas se reciben previamente espesadas y listas para tomar, mientras que otras bebidas se les tiene que agregar un agente para espesar antes de servirlas. Si se ordena espesar los líquidos, este producto se debe utilizar con todos los líquidos. Esto significa que los líquidos regulares, como el agua o cualquier otra bebida, no se debe ofrecer a los residentes que deben consumir líquidos espesos.

Existen tres consistencias básicas para los líquidos espesos: grosor de néctar, grosor de miel y grosor de pudin. El grosor de néctar es más grueso que el agua. Es la consistencia de un jugo grueso como el jugo de tomate. Un residente lo puede tomar en una taza. El grosor de miel tiene el espesor de la miel y se vierte muy lentamente. Un residente usualmente utiliza una cuchara para consumirlo. Con el grosor de pudín, el líquido está parcialmente sólido, como un pudín. Una cuchara debe pararse verticalmente en el vaso cuando se pone en medio de la bebida. Un residente utiliza una cuchara para consumirlo.

En el 2016, la Iniciativa Internacional para Estandarizar las Dietas de Disfagia (IDDSI por sus siglas en inglés) desarrolló diferentes niveles para identificar las texturas de los alimentos y el grosor de las bebidas y en el 2019 actualizaron su esquema (Fig. 8-16). La meta de este esquema es hacer descripciones estándares para que se puedan utilizar de manera internacional en todas las instituciones de cuidado. Existen cinco niveles enlistados para los alimentos y bebidas, pero no todas las instituciones utilizan todos los niveles.

Los problemas para deglutir ponen a los residentes en alto riesgo de asfixia por comer o beber. Inhalar alimento, fluido o material extraño en los pulmones se le llama **aspiración**. La aspiración puede causar neumonía o la muerte. Un NA debe alertar al enfermero de inmediato si ocurre cualquier problema durante la alimentación.

Nutrición e Hidratación

ESQUEMA IDDSI

Brindando una terminología común para describir texturas de los alimentos y grosores de los líquidos espesados para mejorar la seguridad de las personas con problemas para deglutir.

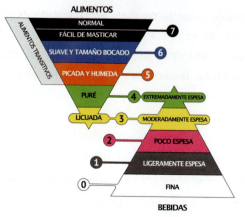

Fig. 8-16. *El Esquema de la IDDSI describe los grosores de los líquidos espesados y las texturas de los alimentos.*
(© INICIATIVA INTERNACIONAL PARA ESTANDARIZAR LAS DIETAS DE DISFAGIA 2019, PÁGINA DE INTERNET HTTPS://IDDSI.ORG/FRAMEWORK. PRESENTADA CON LICENCIA BAJO CREATIVECOMMONS ATTRIBUTION SHAREALIKE 4.0, PÁGINA DE INTERNET HTTPS://CREATIVECOMMONS.ORG/LICENSES/BY-SA/4.0/LEGALCODE. EL TRABAJO DERIVADO QUE SE EXTIENDE MÁS ALLÁ DE LA TRADUCCIÓN DE LENGUAJE NO ES PERMITIDO)

Guía de Procedimientos: Prevenir la Aspiración

G   Acomode al residente en una posición recta y vertical (ángulo de 90 grados) para comer o beber algo. No alimente a los residentes que se encuentren en posición inclinada.

G   Ofrezca piezas pequeñas de comida o cucharadas pequeñas de comida hecha puré.

G   Alimente a los residentes lentamente. No los apresure.

G   Coloque la comida en el lado de la boca que no esté afectado o en el más fuerte.

G   Asegúrese que la boca esté vacía antes de ofrecer otro bocado de comida o sorbo de bebida.

G   Mantenga a los residentes en posición recta durante 30 minutos después de comer y de tomar líquidos.

Cuando el sistema digestivo no funciona apropiadamente, se puede necesitar **nutrición parenteral (PN por sus siglas en inglés)** (en ocasiones referido como *nutrición total parente-*

ral). Con la nutrición parenteral, una solución de nutrientes se recibe directamente en el flujo sanguíneo y sobrepasa el sistema digestivo. Las NA no son responsables de la nutrición parenteral. Se les puede solicitar que midan la temperatura del residente o que reúnan los artículos necesarios. Adicionalmente, las tareas incluyen observación, reportes y documentación de cualquier cambio en el residente o cualquier problema con la alimentación.

Cuando una persona no puede deglutir, la persona puede ser alimentada por medio de un tubo. Un **tubo nasogástrico** se introduce por la nariz y llega hasta el estómago. Un tubo también puede ser colocado en el estómago por medio de la pared abdominal. A esto se le llama un **tubo de gastrostopía endoscópica percutánea (PEG por sus siglas en inglés)**. La abertura creada quirúrgicamente en el estómago que permite la inserción de un tubo se le llama **gastrostomía** (Fig. 8-17). La alimentación por tubo se utiliza cuando los residentes no pueden deglutir, pero pueden digerir comida. Las condiciones que pueden evitar deglutir incluyen coma, cáncer, embolia, rehusarse a comer y debilidad extrema. Es importante recordar que los residentes tienen el derecho legal de rehusarse al tratamiento, lo cual incluye la inserción de tubos.

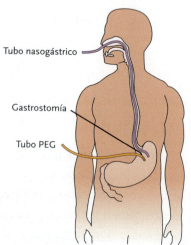

Fig. 8-17. *Los tubos nasogástricos son introducidos por la nariz. Los tubos PEG son introducidos por la pared abdominal hacia el estómago.*

Los NA nunca insertan ni remueven tubos, no realizan la alimentación, ni irrigan (limpian) los tubos. Ellos pueden acomodar equipo y artículos para entregárselos a la enfermera. Los NA pueden ayudar al residente a sentarse para la alimentación. También pueden tirar o limpiar y almacenar el equipo y los artículos utilizados. Adicionalmente, los NA pueden observar, reportar y documentar cualquier cambio en el residente o cualquier problema con la alimentación.

Guía de Procedimientos: Alimentación por Tubo

G   Lávese las manos antes de ayudar con cualquier aspecto de la alimentación por tubo.

G   Asegúrese que el tubo no esté doblado, que haya sido jalado o que se encuentre debajo del residente.

G   Infórmese si el residente tiene una orden de no brindar *nada por la boca* o *NPO* (por sus siglas en latín).

G   El tubo únicamente lo puede introducir o remover un doctor o una enfermera. Si se sale, repórtelo de inmediato.

G   Un doctor recetará el tipo y la cantidad de la comida. La comida debe estar a temperatura ambiental y en forma líquida.

G   Un residente con un tubo para alimentación siempre debe tener la cabecera de la cama elevada a un ángulo de 30 grados; sin embargo, durante la alimentación, el residente debe permanecer sentado con la cabeza levantada por lo menos 45 grados. Esto ayuda a prevenir problemas serios como aspiración. Los ancianos pueden desarrollar neumonía o incluso morir por una mala posición durante la alimentación por tubo. Después de la alimentación, mantenga al residente sentado en posición recta durante el periodo que se indique, al menos durante 30 minutos.

G   Brinde cuidado bucal regular.

G   Si el residente debe permanecer en cama por periodos largos durante la alimentación, brinde buen cuidado para la piel. Esto ayuda a prevenir úlceras de presión en las caderas y el área del sacro.

Observaciones y Reportes: Alimentación por Tubo

Reporte de inmediato a la enfermera cualquiera de las siguientes observaciones:

O/R   Enrojecimiento o drenaje alrededor de la abertura

O/R   Úlceras en la piel o moretones

O/R   Piel cianótica

O/R   El residente reporta dolor o náuseas

O/R   Asfixia o tos

O/R   Vómito

O/R   Diarrea

O/R   Abdomen inflamado

O/R   Fiebre

O/R   Si el tubo se cayó

O/R   Problemas con el equipo

O/R   La alarma de la bomba de alimentación suena

O/R   Cambio en la posición inclinada del residente

9. Describir la manera de ayudar a los residentes con necesidades especiales

Los residentes con enfermedades o condiciones específicas, como enfermedad de Parkinson, enfermedad de Alzheimer, otras demencias, lesiones en la cabeza, ceguera, confusión o aquellos residentes que se recuperan de una embolia, pueden necesitar ayuda especial para comer.

Guía de Procedimientos: Técnicas para Comer

G Utilice aparatos de asistencia como utensilios con agarraderas incluidas y protectores para platos. Los aparatos de asistencia para comer ayudan a que las personas coman por sí solas. Estos aparatos se deben de incluir en la bandeja de la comida.

G Los residentes se pueden beneficiar con indicaciones verbales y físicas. Esto promueve la independencia. Una indicación es algo que indica que una persona debe hacer algo. La técnica de mano sobre mano es un ejemplo de indicaciones físicas. El residente levanta el utensilio, si puede hacerlo; usted coloca su mano sobre la mano del residente para ayudar a comer. Con su mano colocada arriba de la mano del residente, ayude al residente a poner comida en el utensilio. Maneje el utensilio del plato a la boca y viceversa. Repita esto hasta que el residente haya terminado.

G Las indicaciones verbales deben ser cortas y claras. Deben indicar al residente a hacer algo. Brinde indicaciones verbales una a la vez. Espere hasta que el residente haya terminado una tarea antes de pedir que haga otra. Las indicaciones se repiten hasta que el residente haya terminado de comer. Algunos ejemplos de indicaciones verbales incluyen los siguientes:

- "Tome la cuchara."

- "Coloque unas zanahorias en la cuchara."

- "Levante la cuchara y acérquela a sus labios."

- "Abra la boca."

- "Coloque la cuchara en su boca."

- "Cierre su boca."

- "Saque la cuchara de su boca."

- "Mastique."

- "Trague."

- "Tome un poco de agua."

G Para residentes con impedimento visual, lea los menús, como sea necesario. Coloque la bandeja o el plato directamente enfrente de los residentes. Utilice la cara de un reloj imaginario para explicar la posición de lo que se encuentra enfrente de ellos (Fig. 8-18).

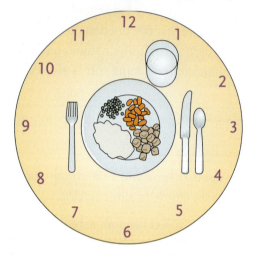

Fig. 8-18. *Utilice la cara de un reloj imaginario para explicar la posición de la comida a los residentes con impedimento visual.*

G Para los residentes que han sufrido una embolia y tienen un lado más débil o un lado paralizado, coloque la comida en el lado que no está afectado, o en el lado más fuerte, de la boca. Asegúrese que la comida sea deglutida antes de ofrecer otro bocado.

G Coloque la comida dentro del campo de visión del residente. La enfermera determinará el campo de visión del residente.

G Para los residentes que tienen enfermedad de Parkinson, los temblores o la agitación pueden hacer que una persona tenga dificultad para comer. Ayude utilizando indicaciones físicas. Coloque la comida y la bebida cerca para que el residente pueda tomarla fácilmente. Utilice aparatos de asistencia como sea necesario.

G Si un residente tiene mal balance al estar sentado, siéntelo en una silla regular del comedor con descansabrazos en lugar de una silla de ruedas. La posición apropiada en una silla significa tener las caderas en un ángulo de

90 grados, las rodillas flexionadas y los pies y brazos completamente apoyados. Empuje la silla debajo de la mesa y coloque los antebrazos sobre la mesa. Si un residente tiene la tendencia de inclinarse hacia un lado, pídale que mantenga los codos sobre la mesa.

G   Si un residente tiene mal control del cuello, un collarín rígido puede utilizarse para estabilizar la cabeza. Utilice los aparatos de asistencia como sea necesario. Si el residente está en una silla geriátrica, puede utilizar un cojín en forma de medialuna detrás de la cabeza y de los hombros.

G   Si el residente muerde los utensilios, pídale que abra la boca. No jale el utensilio de la boca. Espere hasta que la mandíbula se relaje.

G   Si el residente guarda comida en los cachetes, pídale que mastique y trague la comida. Toque el lado de los cachetes y pídale que use la lengua para mover la comida. Utilizando sus dedos en el cachete (cerca de la mandíbula inferior), suavemente empuje la comida hacia los dientes.

G   Si el residente guarda comida en la boca, pídale que mastique y trague la comida; quizás usted tenga que iniciar la deglutación. Para hacer esto, presione suavemente la lengua cuando saque la cuchara de la boca. Usted también puede intentar presionar suavemente la parte superior de la cabeza con su mano. Asegúrese que el residente haya deglutido la comida antes de ofrecer más.

Derechos de los Residentes

Residentes con Necesidades Especiales

Los residentes tienen el derecho de ser tratados con dignidad y como adultos. Ellos tienen el derecho de determinación propia, lo que significa que ellos deben tener la oportunidad de escoger y decir sus preferencias sobre el cuidado y los servicios. Por ejemplo, una residente que esté ciega puede querer comer por sí misma sin utilizar utensilios. Esto quizás no parezca muy dignificante para otras personas, pero es la decisión del residente.

9

Cuidado de Rehabilitación y Restauración

1. Explicar el cuidado de rehabilitación y de restauración

Cuando un residente pierde parte de la habilidad de sus funciones debido a una enfermedad o una lesión, la rehabilitación puede ser ordenada. La **rehabilitación** es el cuidado manejado por profesionistas. Ayuda a que una persona restaure su funcionamiento hasta el nivel más alto posible. Involucra ayudar a los residentes para que mejoren de tener una enfermedad, discapacidad y dependencia a tener salud, habilidades e independencia. La rehabilitación involucra todas las partes de la discapacidad de una persona. Esto incluye las necesidades fisiológicas (por ejemplo, comer, evacuar) y las necesidades psicosociales (por ejemplo, independencia, autoestima). Las metas del programa de rehabilitación incluyen las siguientes:

- Ayudar a un residente a recobrar el funcionamiento o a recuperarse de una enfermedad.

- Desarrollar y promover la independencia de un residente.

- Ayudar a un residente a sentir control sobre su vida.

- Ayudar a un residente a aceptar o adaptarse a las limitantes de una discapacidad.

La rehabilitación se utilizará para muchos residentes, especialmente aquellos que han sufrido una embolia, un accidente, un reemplazo de alguna articulación o un traumatismo. El **cuidado**

de restauración usualmente se brinda después de la rehabilitación. La meta es mantener al residente en el nivel alcanzado por los servicios de rehabilitación. El cuidado de restauración trabaja para mantener el funcionamiento del residente, para mejorar su calidad de vida y para incrementar su independencia. Tanto los servicios de rehabilitación como los servicios de restauración siguen un enfoque centrado en la persona y con trabajo en equipo (Fig. 9-1).

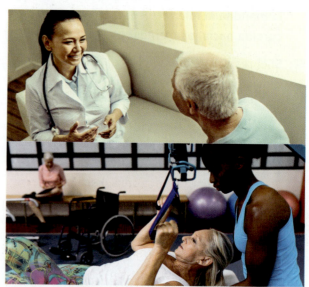

Fig. 9-1. *Un equipo de especialistas, incluyendo doctores, enfermeras, fisioterapeutas y otros tipos de terapeutas, ayuda a los residentes con la rehabilitación.*

Debido a que los asistentes de enfermería pasan muchas horas con estos residentes, son una parte muy importante del equipo. Los NA tienen un rol muy importante en la recuperación y en recobrar la independencia.

Guía de Procedimientos: Cuidado de Restauración

G   Tenga paciencia. El avance puede ser lento. Mientras más paciente sea usted, será más fácil para los residentes recuperar sus habilidades y la seguridad en sí mismos.

G   Sea positivo y comprensivo.

G   Enfóquese sólo en tareas y logros pequeños. Divida las tareas en pasos pequeños. Tome todas las tareas de un paso a la vez.

G   Reconozca que las recaídas ocurren. El avance ocurre en diferentes niveles. Asegure a los residentes que las recaídas son normales.

G   Sea sensible ante las necesidades del residente. Algunos residentes pueden necesitar más apoyo que otros. Otros pueden sentirse avergonzados con el apoyo. Entienda qué es lo que motiva a sus residentes.

G   Promueva la independencia. La independencia mejora la imagen propia y la actitud. También ayuda a acelerar la recuperación.

G   Brinde privacidad. Asegurar la privacidad mientras que los residentes tratan de utilizar sus habilidades promueve la dignidad y mantiene sus derechos legales.

G   Involucre a los residentes en su cuidado. Los residentes que se sienten involucrados pueden sentirse más motivados a trabajar duro en la rehabilitación.

Observaciones y Reportes: Cuidado de Restauración

O/R   Cualquier aumento o disminución de las habilidades

O/R   Cualquier cambio en la actitud o motivación, ya sea positivo o negativo

O/R   Cualquier cambio en la salud en general, como cambios en la condición de la piel, en

el apetito, en el nivel de energía o en la apariencia general

O/R   Signos de depresión o cambios en el estado de ánimo

Derechos de los Residentes

Botón de Llamadas

Los residentes pueden necesitar ayuda con frecuencia mientras se encuentran en el proceso de rehabilitación. Sin importar qué tan frecuente utilice el residente el botón de llamadas o qué tan demandante sea, nunca es aceptable que una NA desconecte el botón de llamadas del residente. El botón de llamadas siempre debe dejarse al alcance de la mano más fuerte del residente. El personal debe responder de manera amable y oportuna las llamadas de asistencia cada vez que se utilice.

2. Describir la importancia de promover la independencia y mencionar la manera en que el ejercicio mejora la salud

Mantener la independencia es vital durante y después de la rehabilitación y de los servicios de restauración. Cuando una persona activa e independiente se vuelve dependiente, se pueden presentar problemas físicos y mentales; el cuerpo se hace menos móvil y la mente está menos enfocada. La falta de actividad y de movilidad puede tener como resultado muchos problemas, incluyendo los siguientes:

- Pérdida de autoestima
- Depresión
- Ansiedad
- Aburrimiento
- Neumonía
- Infección de las vías urinarias
- Rompimiento de la piel y lesiones por presión
- Estreñimiento
- Coágulos de sangre
- Entorpecimiento de los sentidos

- Atrofia muscular

- Contracturas

- Problemas con la independencia y autoestima

El trabajo de los empleados es mantener a los residentes tan activos como sea posible – ya sea que no se puedan levantar de la cama o que pueden caminar. Estudios realizados presentan que mientras más activa esté una persona, el cuerpo y la mente funcionan mejor. La ambulación y el ejercicio habitual ayudan a mejorar:

- La calidad y salud de la piel

- La circulación

- La fortaleza

- El sueño y la relajación

- El estado de ánimo

- La autoestima

- El apetito

- La eliminación

- El flujo sanguíneo

- El nivel de oxígeno

Promover la interacción social y las habilidades del pensamiento también es importante. Muchas instituciones tienen actividades adecuadas para las habilidades y para la edad de los residentes. Se debe promover la participación social. Cuando sea posible, los NA deben participar en actividades con los residentes. Esto promueve la independencia y también le brinda a los NA una oportunidad para observar las habilidades de los residentes.

3. Explicar la ambulación, el equipo y los aparatos de asistencia

Ambulación significa moverse o caminar con o sin aparatos de asistencia. Un residente que es **ambulatorio** puede levantarse de la cama y moverse o caminar. Muchos residentes mayores son ambulatorios, pero necesitan ayuda para caminar de manera segura. Algunas herramientas, incluyendo cinturones para la marcha, bastones, andadores y muletas, ayudan con la ambulación. Las NA deben revisar el plan de cuidado antes de ayudar a un residente a ambular. Es importante conocer las habilidades, las limitantes y las discapacidades del residente. La NA debe comunicar lo que le gustaría hacer y permitir que el residente haga todo lo que pueda hacer por sí solo.

Ayudar a un residente a ambular

Equipo: cinturón para la marcha, calzado antiderrapante.

1. Identifíquese por su nombre. Identifique al residente de acuerdo con las políticas de la institución.
   El residente tiene el derecho de conocer la identidad de su proveedor de cuidado. Identificar al residente por su nombre muestra respeto y establece la identificación correcta

2. Lávese las manos.
   Provee control de infecciones.

3. Explique el procedimiento al residente. Hable de manera clara, lenta y directa. Mantenga contacto de cara a cara cuando sea posible.
   Promueve el entendimiento y la independencia.

4. Brinde privacidad al residente con cortinas, biombos o puertas.
   Mantiene los derechos del residente de privacidad y dignidad.

5. Ajuste la cama a la posición más baja. Ponga el freno en las llantas de la cama. Ayude al residente a sentarse. Asegúrese de que los pies del residente se encuentren planos en el piso. Ajuste la altura de la cama de ser necesario.
   Evita lesiones y promueve la estabilidad.

6. Antes de ambular, coloque en el residente calzado anti-derrapante y amarre bien las cintas.
   Promueve la seguridad del residente. Previene caídas.

7. Párese enfrente del residente. Coloque sus pies separados a la altura de los hombros. *Promueve una buena mecánica corporal.*

8. Coloque el cinturón para la marcha alrededor de la cintura del residente sobre la ropa (no directamente sobre la piel). Agarre bien el cinturón por ambos lados, con las manos en posición vertical y hacia arriba.

9. Si el residente no se puede levantar sin ayuda, sujete (apoye) las extremidades inferiores del residente. Esto lo puede hacer colocando una o sus dos rodillas contra las rodillas del residente (Fig. 9-2). También puede pararse colocando sus dedos de los pies con los del residente. Doble sus rodillas y mantenga su espalda derecha.

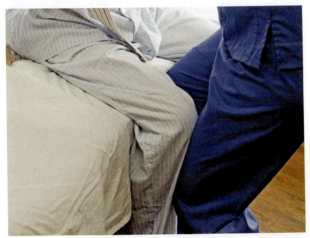

Fig. 9-2. *Si el residente tiene una rodilla débil, sosténgala contra su rodilla.*

10. Sostenga al residente cerca de su centro de gravedad. Brinde instrucciones para que permita al residente que ayude a pararse. Dígale que se incline hacia adelante, que se empuje de la cama con las manos y se pare a la cuenta de tres. Cuando usted empiece a contar, empiece a mecer su cuerpo. A la cuenta de tres, con sus manos agarrando el cinturón para la marcha en ambo lados y moviéndose hacia arriba, balancee el peso de su cuerpo hacia la parte trasera de sus pies. Lentamente ayude al residente a que se ponga de pie.

11. Camine ligeramente detrás y hacia un lado del residente durante toda la distancia ordenada, mientras que sostiene el cinturón para la marcha (Fig. 9-3). Si el residente tiene un lado más débil, párese de ese lado. Utilice la mano que no está sosteniendo el cinturón para ofrecer apoyo en el lado débil. Pida al residente que mientras camina vea hacia al frente y no hacia el piso. *Promueve la seguridad del residente. Previene lesiones.*

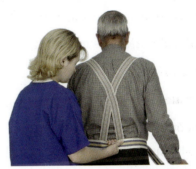

Fig. 9-3. *Parándose en el lado más débil, camine detrás del residente mientras que sostiene el cinturón para la marcha.*

12. Después de la ambulación, regrese al residente hacia la cama o la silla y remueva el cinturón para la marcha. Revise que el residente tenga la alineación apropiada y asegúrese que el residente esté cómodo.

13. Regrese la cama al nivel más bajo. *Brinda seguridad.*

14. Coloque el botón de llamadas al alcance del residente. *Permite que el residente se comunique con el personal cuando lo necesite.*

15. Lávese las manos. *Provee control de infecciones.*

16. Reporte a la enfermera cualquier cambio en el residente. *Brinda información a la enfermera para evaluar al residente.*

17. Documente el procedimiento utilizando la guía de procedimientos de la institución. *Si usted no documenta el cuidado, legalmente no pasó.*

Cuando ayude a caminar a un residente con deficiencia visual, la NA debe estar al lado de la persona y ligeramente enfrente del residente. El residente debe poder colocar su mano en el codo de la NA, quien debe caminar a un ritmo normal. Debe informar al residente cuando vayan a dar la vuelta en una esquina o cuando se aproxime un escalón. La NA debe informar si van a subir o bajar un escalón.

Los residentes que tienen problemas para caminar pueden utilizar bastones, andadores o muletas para ayudarse. Los bastones ayudan con el balance. Los residentes que utilizan bastones deben ser capaces de soportar peso en ambas piernas. Si una pierna es más débil, el bastón debe mantenerse en la mano del lado más fuerte.

Los tipos de bastones son el bastón C, el bastón de agarre funcional y el bastón cuadrangular. Un bastón C es un bastón recto con un mango arqueado en la parte superior. Tiene una punta de plástico para evitar resbalones. Un bastón C se utiliza para mejorar el balance. Un bastón de agarre funcional es similar al bastón C, excepto que tiene un mango derecho, en lugar de curvo. Esto ayuda a mejorar el control del bastón y brinda un poco más de apoyo que el bastón C. Un bastón cuadrangular tiene cuatro patas con punta de plástico y una base rectangular (Fig. 9-4). Está diseñado para soportar más peso que los otros bastones.

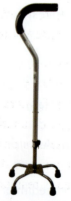

Fig. 9-4. *Un bastón cuadrangular tiene cuatro patas con punta de plástico y puede soportar más peso que los otros bastones.*

Un andador se utiliza cuando el residente puede soportar algo de peso con ambas piernas. El andador brinda estabilidad a los residentes que están inestables o que les falta balance. El marco metálico puede tener patas con punta de plástico y/o llantas (Fig. 9-5). Las muletas se utilizan para residentes que no pueden soportar peso o que pueden soportar un peso limitado en una pierna. Las muletas tienen patas con punta de plástico para evitar resbalarse. Algunas personas utilizan una muleta, otras personas utilizan dos.

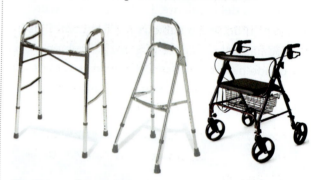

Fig. 9-5. *La fotografía de la izquierda muestra un andador estándar. La fotografía de en medio muestra un "andador Hemi", el cual está diseñado para las personas que tienen problemas para utilizar un brazo o una mano. La fotografía de la derecha muestra un andador con asiento y canastilla.* (IMÁGENES PRESENTADAS POR CORTESIA DE "MEDLINE INDISTRIES, LP". USADAS CON PERMISO).

Guía de Procedimientos: Uso del Bastón o Andador

G   Asegúrese que el andador o el bastón se encuentren en buenas condiciones. Debe tener puntas de plástico en la parte inferior y no deben tener grietas. Los andadores pueden tener llantas; de ser así, mueva el andador para asegurarse que las llantas se estén moviendo apropiadamente.

G   Antes de ambular, asegúrese que el residente traiga puesto zapatos anti-derrapantes y que estén bien abrochados.

G   Cuando use un bastón, el residente debe colocarlo en su lado más fuerte.

G   Cuando use un andador, pida al residente que coloque ambas manos en el andador. El andador no debe estar demasiado extendido; debe ser colocado a una distancia no mayor de 6 pulgadas enfrente del residente.

G   Manténgase cerca del residente, en el lado más débil.

G   No cuelgue bolsas de mano o ropa en el andador.

G   Si la altura del bastón o del andador no parece ser la correcta (demasiado bajo, demasiado alto, etc.) informe a la enfermera.

Ayudar a un residente a ambular utilizando bastón, andador o muletas

Equipo: cinturón para la marcha, zapatos anti-derrapantes, bastón, andador o muletas.

1. Identifíquese por su nombre. Identifique al residente de acuerdo con las políticas de la institución.
   El residente tiene el derecho de conocer la identidad de su proveedor de cuidado. Identificar al residente por su nombre muestra respeto y establece la identificación correcta

2. Lávese las manos.
   Provee control de infecciones.

3. Explique el procedimiento al residente. Hable de manera clara, lenta y directa. Mantenga contacto de cara a cara cuando sea posible.
   Promueve el entendimiento y la independencia.

4. Brinde privacidad al residente con cortinas, biombos o puertas.
   Mantiene los derechos del residente de privacidad y dignidad.

5. Ajuste la cama a la posición más baja. Ponga el freno en las llantas de la cama. Ayude al residente a sentarse. Asegúrese de que los pies del residente se encuentren planos en el piso. Ajuste la altura de la cama de ser necesario.
   Evita lesiones y promueve la estabilidad.

6. Antes de ambular, coloque en el residente calzado anti-derrapante y amarre bien las cintas.
   Promueve la seguridad del residente. Previene caídas.

7. Párese enfrente del residente. Coloque sus pies separados a la altura de los hombros.

8. Coloque el cinturón para la marcha alrededor de la cintura del residente sobre la ropa (no directamente sobre la piel). Agarre bien el cinturón por ambos lados, con las manos en posición vertical y hacia arriba.

9. Si el residente no se puede levantar sin ayuda, sujete (apoye) las extremidades inferiores del residente. Doble sus rodillas y mantenga su espalda recta. Ayude al residente a pararse como se describe en el procedimiento anterior.

10. Ayude como sea necesario con la ambulación.

a. **Bastón**. El residente coloca el bastón a una distancia de 6 pulgadas, o a una distancia cómoda, enfrente de su pierna más fuerte. El residente acerca la pierna más débil al bastón y luego lleva la pierna más fuerte hacia el frente colocándola ligeramente más adelante del bastón. Repita este paso.

b. **Andador**. El residente levanta o empuja el andador colocándolo a unas 6 pulgadas, o a una distancia cómoda, enfrente de él. Todas las cuatro llantas o patas del andador deben estar en el piso antes de que el residente dé su paso hacia el andador, el cual no debe moverse otra vez hasta que el residente haya movido ambos pies hacia adelante y se encuentre estable. El residente nunca debe colocar sus pies más adelante del andador.

c. **Muletas**. El residente debe ser medido para determinar las muletas apropiadas y un fisioterapeuta o una enfermera deben enseñarle la manera correcta de usarlas. El residente puede usar las muletas de muchas maneras diferentes. Esto depende de cuál sea la debilidad que tenga el residente. Sin importar cómo las usa, el peso del residente debe estar en los brazos y en las manos, no en el área de las axilas.

11. Camine ligeramente atrás y hacia un lado del residente durante toda la distancia, mientras sostiene el cinturón para la marcha. Si el residente tiene un lado más débil, manténgase en ese lado.
Brinda seguridad.

12. Revise que el camino del residente no tenga obstáculos. Pida al residente que mientras camina vea hacia al frente y no hacia el piso.
Promueve la seguridad del residente. Previene lesiones.

13. Anime al residente a descansar si está cansado. Cuando una persona está cansada, aumenta la posibilidad de caídas. Permita que el residente establezca el ritmo. Platique sobre qué tan lejos planea llegar en base al plan de cuidado.

14. Después de la ambulación, regrese al residente hacia la cama o la silla y remueva el cinturón para la marcha. Revise que el residente tenga la alineación apropiada y asegúrese que el residente esté cómodo.

15. Regrese la cama al nivel más bajo.
Brinda seguridad.

16. Coloque el botón de llamadas al alcance del residente.
Permite que el residente se comunique con el personal cuando lo necesite.

17. Lávese las manos.
Provee control de infecciones.

18. Reporte a la enfermera cualquier cambio en el residente.
Brinda información a la enfermera para evaluar al residente.

19. Documente el procedimiento utilizando la guía de procedimientos de la institución.
Si usted no documenta el cuidado, legalmente no pasó.

Hay muchos aparatos disponibles para ayudar a las personas que se están recuperando o adaptando a una condición física. Los **aparatos de asistencia** ayudan a los residentes a realizar sus actividades de la vida diaria (ADL por sus siglas en inglés). Cada aparato está hecho para ayudar a una discapacidad en particular. Sentarse en un lugar elevado, por ejemplo, hace que sea más fácil para levantarse a un residente con piernas débiles.

El equipo personal de cuidado incluye peines y cepillos con mango largo. Los protectores de platos evitan que la comida se caiga del plato y facilitan el poner la comida en los utensilios. Los alcanzadores de objetos pueden ayudar a que los residentes se pongan la ropa interior o los pantalones. Un aparato de ayuda para calcetines puede jalar los calcetines para ponérselos. Un calzador de zapatos con mango largo ayuda a que los residentes se pongan los zapatos sin tener que doblarse. Las esponjas con mangos largos ayudan al bañarse.

Los aparatos de asistencia, como los bastones, los andadores y las muletas se utilizan para ayudar a los residentes con la ambulación. Los aparatos de seguridad como las sillas de baño y los cinturones para la marcha o cinturones para traslado ayudan a prevenir accidentes. Con frecuencia, se instalan barras de seguridad en las bañeras y cerca de los inodoros para brindar al residente un lugar de dónde se pueda sostener mientras cambia de posición. Más ejemplos sobre aparatos de adaptación se muestran en la Figura 9-6.

4. Explicar la guía de procedimientos para mantener una alineación apropiada del cuerpo

Los residentes que no se pueden levantar de la cama necesitan tener una buena alineación del cuerpo. Esto ayuda en la recuperación y evita lesiones en los músculos y en las articulaciones. Esta guía de procedimientos ayuda que los residentes mantengan una alineación apropiada:

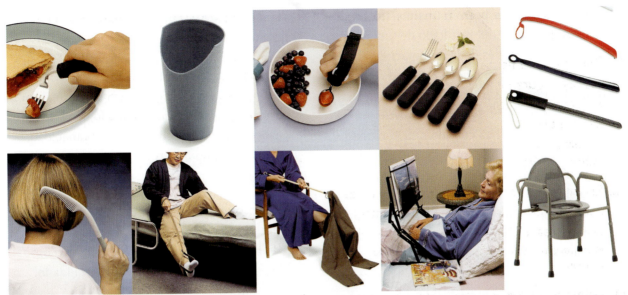

Fig. 9-6. *Hay muchos aparatos de adaptación disponibles para ayudar a los residentes a que se adapten a los cambios físicos.* (FOTOGRAFÍAS PRESENTADAS POR CORTESÍA DE "NORTH COAST MEDICAL, INC." PÁGINA DE INTERNET WWW.NCMEDICAL.COM)

Guía de Procedimientos: Alineación y Posición

G Siga los principios de alineación. La alineación apropiada se basa en líneas rectas. La columna vertebral (espina dorsal) debe estar en línea recta. Las almohadas o las sábanas enrolladas o dobladas pueden brindar apoyo en la espalda baja y pueden levantar las rodillas o la cabeza en la posición supina. También pueden brindar apoyo en la cabeza y una pierna en la posición lateral (Fig. 9-7).

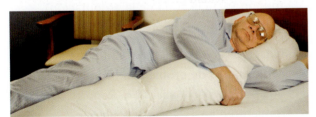

Fig. 9-7. *Las almohadas o las toallas enrolladas o dobladas pueden brindar apoyo adicional.*

G Mantenga las partes del cuerpo en posiciones naturales. En una posición natural de la mano, los dedos se encuentran un poco flexionados. Utilice una toallita de tela enrollada, un vendaje de gasa o una pelota de plástico dentro de la palma de la mano para brindar apoyo a los dedos en esta posición.

Utilice armazones de cama para evitar que las cobijas se apoyen en los pies si el residente se encuentra en la posición supina.

G Evite la rotación externa de la cadera. Cuando las piernas y la cadera se voltean hacia afuera mientras que la persona descansa en la cama, se pueden ocasionar contracturas en la cadera. Una sábana o una toalla enrollada y colocada a lo largo de la cadera y del muslo puede evitar que la pierna se voltee hacia afuera.

G Cambie las posiciones con frecuencia para evitar rigidez muscular y úlceras por presión. Esto debe realizarse por lo menos cada dos horas. Las posiciones utilizadas dependerán de la condición y de la preferencia del residente. Revise la piel del residente cada vez que usted lo reposicione.

G Brinde masajes en la espalda como se indique para comodidad y relajación.

5. Describir la guía de procedimientos del cuidado para los aparatos prostéticos

Amputación es la extracción quirúrgica parcial o total de una parte del cuerpo; usualmente es un pie, una mano, un brazo o una pierna. La amputación puede ser el resultado de una lesión o enfermedad. Después de la amputación, algunas personas sienten que la extremidad continúa estando ahí. Pueden sentir dolor en la parte que ha sido amputada. **Sensación fantasma** es el término que se utiliza cuando una persona siente que la parte del cuerpo sigue ahí. El **dolor del miembro fantasma** ocurre cuando una persona siente dolor en el miembro del cuerpo (o extremidad) que fue amputado. Esto puede durar poco tiempo o varios años. El dolor o la sensación es real y no debe ser ignorado. El medicamento o la terapia física puede ser utilizado para tratar estas condiciones.

Una **prótesis** es un aparato que reemplaza la parte del cuerpo que faltaba o que está deformada debido a un accidente, una lesión, una enfermedad o un defecto de nacimiento. Se utiliza para mejorar la habilidad de una persona de funcionar y/o mejorar su apariencia. Ejemplos de prótesis incluyen los siguientes:

- Las extremidades artificiales, como manos, brazos, pies y piernas artificiales, están hechas para semejar la parte del cuerpo que están reemplazando.

- Un busto artificial está hecho de material ligero, suave y de esponja.

- Un aparato de asistencia auditiva es un aparato pequeño que amplifica el sonido para las personas con pérdida del sentido del oído.

- Un ojo artificial, o una prótesis ocular, reemplaza un ojo que se ha perdido debido a una enfermedad o una lesión. Una prótesis ocular no brinda visión, sin embargo, puede mejorar la apariencia.

- Las dentaduras postizas son dientes artificiales. Pueden ser necesarias cuando un diente o unos dientes han sido dañados, perdidos o deben ser removidos.

Guía de Procedimientos: Amputación y Cuidado de la Prótesis

G   Los residentes que han sufrido una amputación de una parte del cuerpo deben realizar muchos ajustes físicos, psicológicos, sociales y ocupacionales debido a su discapacidad. Brinde mucho apoyo.

G   Ayude a los residentes con las ADL.

G   Las prótesis son piezas caras que están hechas a la medida (algunas cuestan decenas de miles de dólares). Brinde cuidado como se indica. Manéjelas con mucho cuidado.

G   Un enfermero o un terapeuta demostrarán cómo colocar la prótesis. Siga las instrucciones para colocar y remover la prótesis y siga las instrucciones de cuidado del fabricante.

G   Respete la decisión de un residente de no usar una extremidad prostética. Algunos residentes pueden sentir que es incómoda y solo querrán utilizarla en ocasiones especiales.

G   Mantenga la prótesis y la piel debajo de la prótesis siempre secas y limpias. El conector de la prótesis debe limpiarse al menos una vez al día. Siga el plan de cuidado y las instrucciones de la enfermera.

G   De ser ordenado, coloque un calcetín de muñón (para la zona de la amputación) antes de poner la prótesis.

G   Observe la piel en el muñón. Revise si presenta signos de problemas con la piel causados por presión y abrasión. Reporte descoloramiento o áreas abiertas en la piel.

G   Nunca trate de arreglar una prótesis. Reporte cualquier problema a la enfermera.

G   No muestre sentimientos negativos durante el cuidado del muñón.

G   La sensación del miembro fantasma es un dolor real. Trátelo de esa manera y reporte las quejas de dolor a la enfermera.

G Si brinda cuidado a un ojo artificial, revise el plan de cuidado con el enfermero. Siempre lávese las manos y póngase guantes antes de manejar un ojo artificial. Brinde privacidad al residente. Nunca limpie o moje el ojo con alcohol, ya que romperá el plástico y lo destruirá. Si el ojo debe ser removido y no se colocará de nuevo, guárdelo en agua o solución salina. Asegúrese de que el contenedor esté etiquetado con el nombre del residente y el número de la habitación. El residente usualmente podrá quitarse, limpiar y colocar el ojo por sí mismo. Conozca cuales son las instrucciones necesarias para el cuidado.

El capítulo 2 incluye información adicional sobre los aparatos de asistencia auditiva. El cuidado de las dentaduras postizas se encuentra en el capítulo 6.

6. Describir la manera de ayudar con los ejercicios del arco de movimiento

Los **ejercicios del arco de movimiento (ROM por sus siglas en inglés)** mueven una articulación por todo su arco del movimiento. La meta de estos ejercicios es reducir o prevenir contracturas o atrofia muscular, mejorar la fortaleza y aumentar la circulación. Los ejercicios activos del arco de movimiento (AROM por sus siglas en inglés) son realizados por el residente solo, sin ayuda. El rol de la NA es animar al residente a realizarlos. Los ejercicios activos asistidos del arco de movimiento (AAROM por sus siglas en inglés) son realizados por el residente con algo de ayuda y apoyo de la NA. Los ejercicios pasivos del arco de movimiento (PROM por sus siglas en inglés) se utilizan cuando los residentes no se pueden mover por sí solos. Un empleado realiza estos ejercicios sin la ayuda del residente.

Los ejercicios ROM son específicos para cada parte del cuerpo e incluyen los siguientes movimientos (Fig. 9-8):

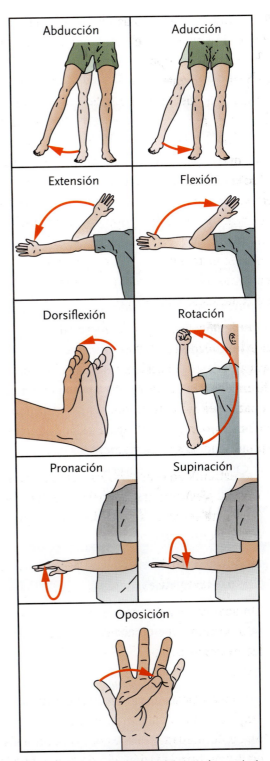

Fig. 9-8. *Los diferentes ejercicios del arco de movimiento.*

- **Abducción**: Mover una parte del cuerpo alejándose de la línea media del cuerpo.

- **Aducción**: Mover una parte del cuerpo acercándose hacia la línea media del cuerpo.

- **Extensión**: Enderezar una parte del cuerpo.

- **Flexión**: Doblar una parte del cuerpo.

- **Dorsiflexión**: Doblar hacia atrás.

- **Rotación**: Voltear una articulación.

- **Pronación**: Voltear hacia abajo.

- **Supinación**: Voltear hacia arriba.

- **Oposición**: Tocar el dedo pulgar con cualquier otro dedo de la mano.

Los ejercicios del arco de movimiento no se realizan sin una orden de un doctor, enfermera o fisioterapeuta. La NA repetirá cada ejercicio de 3 a 5 veces, una o dos veces al día, trabajando en ambos lados del cuerpo. Cuando realice ejercicios PROM, la NA debe iniciar con los hombros del residente y bajar hacia el resto del cuerpo. Las extremidades superiores (brazos) se deben ejercitar antes de las extremidades inferiores (piernas). La NA debe brindar apoyo por arriba y por debajo de la articulación. Las articulaciones se deben mover suave, lenta y cuidadosamente. Es muy importante preguntar si los ejercicios están causando dolor y observar signos no verbales que indiquen dolor. El dolor debe de ser reportado a la enfermera de inmediato.

Ayudar con los ejercicios pasivos del arco de movimiento

1. Identifíquese por su nombre. Identifique a la residente de acuerdo con las políticas de la institución.
   La residente tiene el derecho de conocer la identidad de su proveedor de cuidado. Identificar a la residente por su nombre muestra respeto y establece la identificación correcta

2. Lávese las manos.
   Provee control de infecciones.

3. Explique el procedimiento a la residente. Hable de manera clara, lenta y directa. Mantenga contacto de cara a cara cuando sea posible.
   Promueve el entendimiento y la independencia.

4. Brinde privacidad a la residente con cortinas, biombos o puertas.
   Mantiene los derechos de la residente de privacidad y dignidad.

5. Ajuste la cama a un nivel seguro para trabajar, usualmente a la altura de la cintura. Ponga el freno en las llantas de la cama.
   Previene que usted y la residente se lesionen.

6. Acueste a la residente en posición supina – sobre la espalda – en la cama. Use buena alineación corporal. Pida a la residente que le informe si tiene dolor durante el procedimiento.
   Reduce la tensión en las articulaciones. El dolor es un signo de advertencia para lesiones.

7. Mientras que apoya las extremidades, mueva todas las articulaciones de manera suave, lenta y ligera por todo el arco del movimiento hasta el punto de resistencia. Repita cada ejercicio al menos 3 veces. Pregunte a la residente si algún ejercicio está causando dolor. Detenga los ejercicios y reporte a la enfermera si la residente aparece estar en dolor o reporta dolor.
   Los movimientos rápidos pueden causar lesiones. El dolor es un signo de advertencia de lesiones.

8. **Hombro.** Apoye el brazo de la residente a la altura del codo y de la muñeca mientras realiza los ejercicios ROM para el hombro. Coloque una mano debajo del codo y la otra mano debajo de la muñeca. Levante el brazo extendido en posición lateral hacia arriba por encima de la cabeza hasta el nivel del oído. Regrese el brazo al lado del cuerpo (extensión/flexión) (Fig. 9-9).

   Mantenga una mano debajo del codo y otra mano debajo de la muñeca. Mueva el brazo extendido alejándolo de la parte lateral del cuerpo hasta el nivel del hombro. Regrese el brazo al lado del cuerpo (abducción/aducción) (Fig. 9-10).

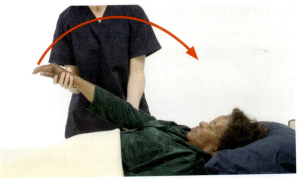

Fig. 9-9. *Levante el brazo extendido hacia arriba por encima de la cabeza hasta el nivel del oído y regréselo al lado del cuerpo.*

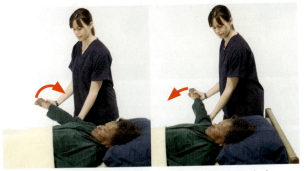

Fig. 9-10. *Mueva el brazo extendido alejándolo de la parte lateral del cuerpo hasta el nivel del hombro y regrese el brazo al lado del cuerpo.*

9. **Codo.** Sostenga la muñeca de la residente con una mano y el codo con la otra mano. Doble el codo de manera que la mano toque el hombro en ese mismo lado (flexión). Enderece el brazo (extensión) (Fig. 9-11).

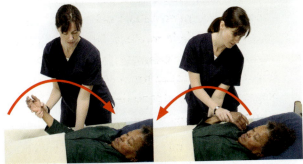

Fig. 9-11. *Doble el codo de manera que la mano toque el hombro en el mismo lado. Después enderece el brazo.*

Ejercite el antebrazo moviéndolo de manera que la palma de la mano se encuentre hacia abajo (pronación) y luego hacia arriba (supinación) (Fig. 9-12).

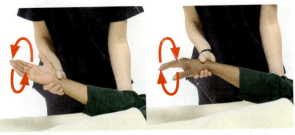

Fig. 9-12. *Ejercite el antebrazo moviéndolo de tal manera que la palma de la mano se encuentre hacia abajo y luego hacia arriba.*

10. **Muñeca.** Sostenga la muñeca con una mano. Utilice los dedos de la otra mano para ayudar a mover la articulación durante los movimientos. Doble la mano hacia abajo (flexión). Doble la mano hacia atrás (dorsiflexión) (Fig. 9-13).

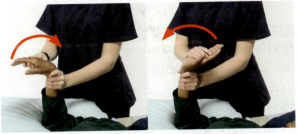

Fig. 9-13. *Mientras sostiene la muñeca, suavemente doble la mano hacia abajo y luego hacia atrás.*

Voltee la mano hacia la dirección del dedo pulgar (flexión radial). Después voltee la mano hacia la dirección del dedo meñique (flexión cubital) (Fig. 9-14).

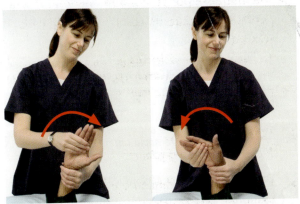

Fig. 9-14. *Voltee la mano hacia la dirección del dedo pulgar, después voltéela hacia la dirección del dedo meñique.*

11. **Dedo pulgar.** Mueva el dedo pulgar alejándose del dedo índice (abducción). Mueva el

dedo pulgar de regreso al lado del dedo índice (aducción) (Fig. 9-15).

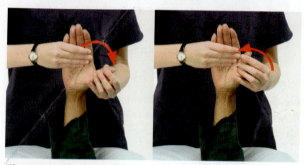

Fig. 9-15. *Mueva el dedo pulgar alejándose del dedo índice y muévalo de regreso al lado del dedo índice.*

Toque cada yema de los dedos con el dedo
pulgar (oposición) (Fig. 9-16).

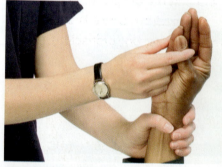

Fig. 9-16. *Toque cada yema de los dedos con el dedo
pulgar.*

Doble el dedo pulgar hacia adentro de la
palma de la mano (flexión) y hacia afuera
(extensión) (Fig. 9-17).

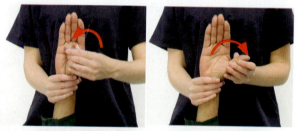

Fig. 9-17. *Doble el dedo pulgar hacia adentro de la
palma de la mano y luego hacia afuera.*

12. **Dedos de la mano.** Doble los dedos de la
mano para hacer un puño (flexión). Suavemente enderece los dedos hacia afuera, soltando el puño (extensión) (Fig. 9-18).

Extienda los dedos de la mano y el pulgar
de tal manera que queden lejos uno del otro

(abducción). Junte los dedos de nuevo (abducción) (Fig. 9-19).

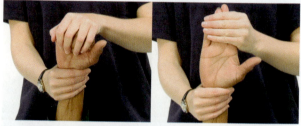

Fig. 9-18. *Doble los dedos de la mano para hacer un
puño y luego enderece suavemente soltando el puño.*

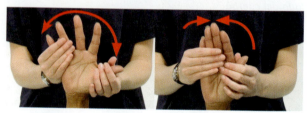

Fig. 9-19. *Extienda los dedos de la mano y el pulgar de
tal manera que queden lejos uno del otro y luego júntelos
de nuevo.*

13. **Cadera:** Apoye la pierna colocando una
mano debajo de la rodilla y la otra debajo del
tobillo. Enderece la pierna y levántela suavemente. Aleje esta pierna de la otra pierna
(abducción). Mueva esta pierna acercándola
hacia donde se encuentra la otra pierna
(aducción) (Fig. 9-20).

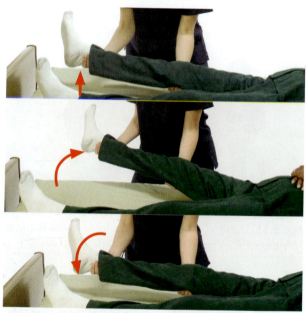

Fig. 9-20. *Enderece la pierna y levántela suavemente.
Aleje esta pierna de la otra pierna y luego regrésela a
donde se encuentra la otra pierna.*

Suavemente voltee la pierna hacia adentro (rotación interna), después voltee la pierna hacia fuera (rotación externa) (Fig. 9-21).

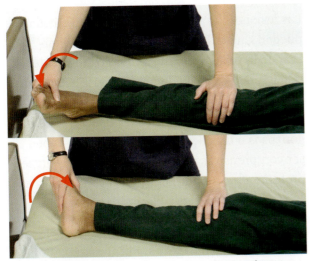

Fig. 9-21. *Suavemente voltee la pierna hacia adentro y luego hacia afuera.*

14. **Rodillas:** Apoye la pierna de la residente por debajo de la rodilla y tobillo mientras realiza los ejercicios ROM para la rodilla. Doble la rodilla hasta el punto de resistencia (flexión). Regrese la pierna a la posición normal (extensión) (Fig. 9-22).

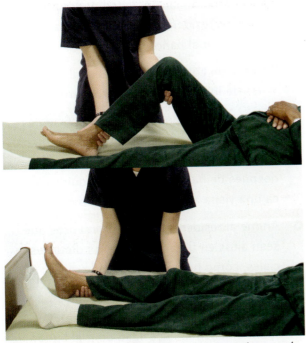

Fig. 9-22. *Doble la rodilla suavemente hasta el punto de resistencia y regrese la pierna a la posición normal.*

15. **Tobillos.** Sostenga el pie y por debajo del tobillo cerca de la cama. Empuje/jale el pie hacia la cabeza (dorsiflexión). Empuje/jale el pie hacia abajo, con los dedos apuntando hacia abajo (flexión plantar) (Fig. 9-23).

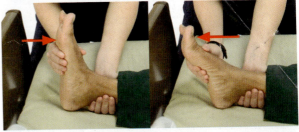

Fig. 9-23. *Empuje el pie hacia la cabeza y luego empuje el pie hacia abajo.*

Voltee la parte interna del pie hacia adentro del cuerpo (supinación). Doble la planta del pie alejándose del cuerpo (pronación) (Fig. 9-24).

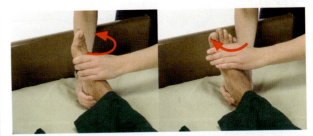

Fig. 9-24. *Voltee la parte interna del pie hacia adentro del cuerpo y luego dóblela alejándose del cuerpo.*

16. **Dedos de los pies.** Flexione y enderece los dedos de los pies (flexión y extensión) (Fig. 9-25).

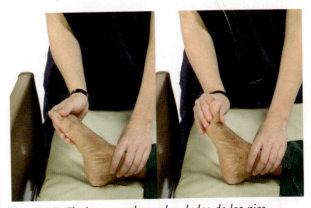

Fig. 9-25. *Flexione y enderece los dedos de los pies.*

Suavemente separe los dedos de los pies (abducción) (Fig. 9-26).

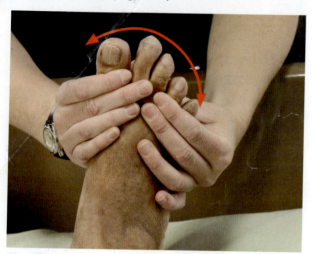

Fig. 9-26. *Suavemente separe los dedos de los pies.*

17. Regrese a la residente a una posición cómoda. Regrese la cama a la posición más baja.
   Promueve la seguridad de la residente.

18. Coloque el botón de llamadas al alcance de la residente.
   Permite que la residente se comunique con el personal cuando lo necesite.

19. Lávese las manos.
   Provee control de infecciones.

20. Reporte a la enfermera cualquier cambio en la residente.
   Brinda información a la enfermera para evaluar a la residente.

21. Documente el procedimiento utilizando la guía de procedimientos de la institución. Observe si presenta disminución del rango de movimiento o cualquier dolor que sienta la residente. Notifique a la enfermera o al fisioterapeuta si usted nota un incremento en rigidez o resistencia física. La resistencia puede ser un signo de que una contractura se está desarrollando.
   Si usted no documenta el cuidado, legalmente no pasó.

7. Mencionar la guía de procedimientos para ayudar a volver a entrenar la vejiga y el intestino

Las lesiones, las enfermedades o la inactividad pueden causar la pérdida de la función normal de la vejiga y del intestino. Los residentes pueden necesitar ayuda para volver a establecer una función normal y una rutina regular. Los problemas con la eliminación pueden ser vergonzosos o difíciles de platicar. Las NA deben ser comprensivas ante esta situación. Deben ser profesionales cuando manejen incontinencia o cuando ayuden a reestablecer las rutinas.

Guía de Procedimientos: Reentrenamiento de la Vejiga o del Intestino

G   Siga las precauciones estándares. Utilice guantes cuando maneje desechos corporales.

G   Explique el horario del entrenamiento al residente. Siga el horario con cuidado.

G   Lleve un registro de los hábitos de la vejiga y del intestino del residente. Cuando vea un patrón de eliminación, usted podrá predecir cuándo el residente necesitará utilizar un cómodo o ir al baño.

G   Ofrezca un cómodo o una visita al baño antes de iniciar procedimientos largos.

G   Anime a los residentes a tomar suficientes líquidos, incluso si la incontinencia urinaria es un problema. Alrededor de 30 minutos después de haber ingerido los líquidos, ofrezca una visita al baño, un cómodo o un urinal.

G   Anime al residente a ingerir alimentos que sean altos en fibra y a seguir las dietas especiales, como haya sido ordenado.

G   Atienda las llamadas de ayuda rápidamente. Los residentes no pueden esperar mucho cuando tienen la necesidad de ir al baño. Deje el botón de llamadas al alcance de la mano más fuerte del residente.

G Brinde privacidad para la eliminación, tanto en la cama como en el baño.

G Si el residente tiene problemas para orinar, intente abriendo la llave del agua del lavabo. Pídale que se incline ligeramente hacia el frente. Esto pone presión en la vejiga.

G No apresure al residente.

G Ayude al residente a realizar un buen cuidado perineal. Esto ayuda a prevenir problemas con la piel y promueve la higiene apropiada. Observe cuidadosamente los cambios en la piel.

G Deseche los desperdicios siguiendo las reglas de la institución.

G Deseche los protectores de la ropa y la ropa interior para incontinencias de manera apropiada (Fig. 9-27). Use dos bolsas con estos materiales, si así se indica. Esto detiene la acumulación de olores.

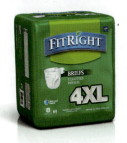 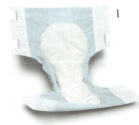

Fig. 9-27. *Un tipo de protector para incontinencia.* (IMÁGE-NES PRESENTADAS POR CORTESIA DE "MEDLINE INDUSTRIES LP", USADAS CON PERMISO.)

G Algunas instituciones utilizan protectores de cama o ropa interior que son lavables. Siga las precauciones estándares cuando maneje estos artículos.

G Lleve un registro exacto de la orina y de la defecación, incluyendo los episodios de incontinencia.

G Felicite los éxitos o hasta los intentos de controlar el intestino y la vejiga; sin embargo, no les hable a los residentes como si fueran niños. Mantenga la voz baja, no llame la atención hacia ningún aspecto de reentrena-miento. No discuta los accidentes o el proce-so de reentrenamiento en lugares públicos.

G Nunca muestre frustración o enojo hacia residentes que sean incontinentes. El proble-ma está fuera de su control. Las reacciones negativas solamente empeorarán las cosas. Sea amable, profesional y apoye al residente.

G Cuando el residente sea incontinente o no pueda hacer del baño cuando se le pide, sea positivo. Nunca haga sentir al residente que fracasó. Las felicitaciones y el ánimo son esenciales para tener un programa exitoso. Cada residente tiene diferentes necesidades y puede responder a diferentes tipos de estí-mulo. Encontrar las necesidades y preferen-cias de cada residente es parte de brindar cuidado centrado en la persona.

G Algunos residentes siempre serán incon-tinentes. Tenga paciencia y sea amable. Ofrezca a estos residentes cuidados y aten-ción adicional. Los problemas con la piel pueden tener como resultado úlceras de presión si no reciben el cuidado apropiado. Siempre reporte los cambios en la piel.

Cambiar Ropa Interior para Incontinencia

Cuando cambie ropa interior para la incontinencia, la NA debe asegurarse de reunir todos los artículos necesarios antes de iniciar, incluyendo un protector de cama, los artículos para brindar cuidado perineal, las toallitas húmedas desechables, los guantes y la ropa interior limpia. La NA debe lavarse las manos y ponerse los guantes antes de tocar la ropa interior. Cuando quite la ropa interior sucia, la NA debe enro-llarla con la parte sucia hacia adentro, sin derramar el contenido. Limpiando de enfrente hacia atrás, debe remover cuidadosamente toda la orina y/o heces fecales de la piel. Después de limpiar el área por completo, debe secar con palmaditas suaves y poner ropa interior limpia.

10
El Cuidado de Uno Mismo

Los primeros 9 capítulos de este libro brindan información a los lectores sobre las instituciones de cuidado a largo plazo. Estos capítulos cubren el conocimiento, las habilidades y las cualidades que una persona necesita para trabajar como asistente de enfermería. Este capítulo final es más personal, se relaciona más con encontrar y mantener un trabajo. Le habla directamente al lector e incluye consejos para construir buenas relaciones de trabajo, para manejar el estrés y mantenerse sano.

1. Describir la manera de encontrar trabajo

Una vez que su entrenamiento ha terminado, pronto empezará a buscar trabajo. Las asistentes de enfermería pueden trabajar en instituciones de cuidado a largo plazo, en instituciones con servicios de asistencia, en hospitales, en el hogar y en otros lugares. Para encontrar trabajo, usted primero debe encontrar posibles empleadores. Después, debe contactarlos para preguntar sobre las oportunidades de trabajo que tengan. Para encontrar empleadores, utilice el Internet, el periódico, o sus contactos personales (Fig. 10-1); también puede preguntarle a su instructor sobre posibles empleadores.

Una vez que usted tenga una lista de posibles empleadores, necesita contactarlos. Llamar por teléfono o mandar un correo electrónico primero, a menos que ellos mencionen que no lo haga, es una buena manera de saber qué pues-

tos se encuentran disponibles. Pregunte cómo puede aplicar para algún trabajo con cada posible empleador.

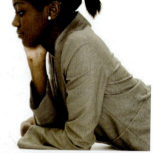

Fig. 10-1. *Utilizar el Internet es una buena manera de buscar trabajo.*

Cuando haga una cita, pregunte qué información debe llevar con usted. Asegúrese de llevarla cuando vaya a la cita. Algunos documentos que puede necesitar incluyen:

- Identificación, incluyendo licencia para manejar, tarjeta de seguro social, acta de nacimiento, pasaporte u otra forma oficial de identificación.

- Prueba de su estatus legal en este país y prueba de que usted puede trabajar legalmente, incluso si usted es un ciudadano estadounidense. Todos los empleadores deben tener archivos que muestren que todos los empleados tienen permiso legal para trabajar en este país. No se ofenda por este requisito.

- El diploma de la preparatoria o su equivalente, el kárdex escolar (lista de materias cursadas y calificaciones) y el diploma o el certificado de su curso de entrenamiento como asistente de enfermería. También lleve con usted el nombre de su instructor, número telefónico y dirección de correo electrónico.

- Las referencias son personas a las que se les pueden llamar para que lo recomienden a usted como empleado. Puede incluir empleadores anteriores y/o maestros anteriores. No utilice parientes o amigos como referencias. Usted puede pedir por adelantado que sus referencias le escriban cartas de recomendación. Las cartas pueden estar dirigidas "A quien corresponda" y deben explicar cómo lo conocen a usted y describir sus habilidades, cualidades y hábitos de trabajo. Lleve copias de estas cartas con usted.

Algunos posibles empleadores le pedirán su curriculum vitae u hoja de vida (a lo que este libro se le hará referencia como "résumé"). Un *résumé* es un resumen o lista de su experiencia de trabajo importante y de su educación. Cuando realice su résumé, hágalo breve (una página es lo mejor) y claro. Incluya la siguiente información:

- Su información de contacto: nombre, dirección, número telefónico y dirección de correo electrónico.

- Su experiencia académica, iniciando con la más reciente.

- Su experiencia laboral, iniciando con la más reciente.

- Cualquier habilidad especial, como conocimientos sobre programas computacionales, habilidades para teclear o si habla otros idiomas.

- Cualquier membresía que tenga en organizaciones profesionales.

- Trabajo voluntario.

Es posible que sea necesario que usted llene una solicitud de trabajo. Escriba la información general que necesitará y llévela con usted junto con su résumé, si tiene uno. Esto le ayudará a ahorrar tiempo y evitar errores. Incluya la siguiente información:

- Su dirección, número de teléfono y dirección de correo electrónico

- Su fecha de nacimiento

- Su número de seguro social

- El nombre y la dirección de la escuela o el programa donde usted recibió entrenamiento y la fecha en que terminó, así como su número de certificación e información de otras certificaciones que tenga como CPR y primeros auxilios

- Los nombres, puestos, direcciones, números telefónicos y direcciones de correo electrónico de sus empleadores anteriores y las fechas en las que usted trabajó ahí

- La información del sueldo de sus trabajos anteriores

- La razón por la que usted dejó sus trabajos anteriores

- Los nombres, direcciones, números telefónicos y direcciones de correo electrónico de sus referencias

- Los días y horas en las que usted puede trabajar

- Un escrito breve sobre la razón por la cual usted está cambiando trabajos o la razón por la que usted quiere trabajar como asistente de enfermería

Llene la solicitud con cuidado y de manera ordenada. Nunca mienta. Antes de escribir cualquier cosa, lea toda la solicitud detenidamente una vez. Si usted no está seguro de lo que le están pidiendo, pregunte antes de llenar ese espacio. Responda a todas las preguntas. Escriba las siglas *N/A* (no aplica) si la pregunta no aplica para usted.

Es posible que el empleador solicite una revisión de antecedentes criminales para todos los empleados nuevos. Quizás le pidan que firme una forma otorgando permiso para hacer esto, no lo tome de manera personal. Es una ley con el propósito de proteger a los pacientes y residentes.

Para dar la mejor impresión en una entrevista de trabajo, sea profesional y siga estos consejos:

- Tome un baño o una ducha y use desodorante.

- Lávese los dientes.

- Lávese las manos, limpie y lime sus uñas. Las uñas deben tener un largo mediano o deben estar más cortas. No use uñas postizas.

- Maquíllese de manera sencilla y use poca o nada de joyería.

- Su cabello debe estar limpio y sin cubrir sus ojos. Péinelo con un estilo sencillo.

- Rasúrese o corte su vello facial antes de la entrevista.

- Vístase de manera limpia y apropiada. Asegúrese que la ropa esté limpia, planchada y que no tenga agujeros. Evite usar pantalones de mezclilla, pantalones cortos (shorts), faldas o vestidos cortos (nada que quede arriba de la rodilla). No use camisetas o ropa que tenga logotipos o algo escrito. Los zapatos deben estar limpios y boleados. No utilice tenis o sandalias.

- No use perfume o loción. A muchas personas no le gusta o son alérgicos a las esencias.

- No fume antes de la entrevista. Usted olerá al humo del cigarro durante la entrevista.

- Llegue de 10 a 15 minutos antes de la cita.

- No lleve amigos o niños con usted.

- Apague su teléfono.

- Preséntese, sonría y ofrezca un saludo apropiado, como un saludo de manos firme y confiado (Fig. 10-2). (Si la transmisión de virus es una preocupación, el saludo quizás no incluya el tacto.)

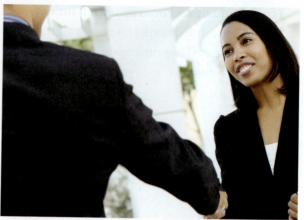

Fig. 10-2. *Sonría y brinde un saludo de manos con seguridad cuando llegue a una entrevista de trabajo.*

- Responda las preguntas de manera completa y clara.

- Haga contacto visual para demostrar su sinceridad.

- Evite utilizar expresiones coloquiales o modismos ("*slang*" en inglés).

- Nunca coma, tome líquidos, mastique chicle o fume durante una entrevista.

- Siéntese o párese derecho. Muéstrese contento de estar ahí.

- Relájese y tenga confianza, usted ha trabajado mucho para llegar hasta aquí.

Sea positivo cuando responda preguntas. Enfatice lo que a usted le gusta o lo que considera que disfruta sobre el trabajo. No se queje de los trabajos anteriores. Deje en claro que usted es una persona muy trabajadora y que está dispuesta a trabajar con todos los tipos de residentes.

Usualmente, los entrevistadores le preguntarán si usted tiene alguna pregunta. Lleve algunas preguntas preparadas y escríbalas para que no olvide las cosas que realmente quiera saber. Las preguntas que usted podría hacer incluyen:

- ¿En qué horario trabajaría? ¿Tienen horas de tiempo extra obligatorias que tendría que trabajar?

- ¿Qué beneficios incluye el trabajo? ¿Se cuenta con seguro médico disponible? ¿Me pagarían los días de incapacidad por enfermedad o días festivos?

- ¿Cuál es la carga de trabajo promedio para los asistentes de enfermería?

- ¿Qué tipo de orientación o entrenamiento se brindará?

- ¿Cómo me comunicaré con mi supervisor cuando lo necesite?

- ¿Tienen políticas sobre educación continua o sobre ascensos?

- ¿Qué tan pronto tomarán una decisión sobre el puesto?

Más adelante en la entrevista, usted querrá preguntar sobre el salario o el sueldo, si todavía no le han dado esta información. Escuche con cuidado las respuestas que reciba. Tome notas de ser necesario. Probablemente le dirán cuándo podría esperar que le informe el empleador sobre el trabajo. No espere que le ofrezcan el trabajo durante la entrevista. Cuando la entrevista haya terminado, párese y vuelva a saludar de manos. Agradezca al empleador por la entrevista que le brindó.

Envíe un correo electrónico o una carta de agradecimiento después de la entrevista de trabajo. Exprese su continuo interés en el puesto. Si usted no ha recibido noticias del empleador durante el tiempo que se mencionó en la entrevista que tomarían una decisión, llame y pregunte si el puesto ya fue ocupado.

2. Explicar una descripción estándar de trabajo y la manera de administrar el tiempo y las tareas

Una descripción de trabajo es un acuerdo entre el empleador y el empleado. Cuando usted empiece un trabajo nuevo, recibirá una descripción del puesto. Este documento menciona las responsabilidades y tareas del trabajo. También describe las habilidades que se requieren para el trabajo, a quién le debe reportar y el rango del sueldo.

La descripción del trabajo brinda protección para usted y su empleador. Lo protege a usted, el empleado, de que la institución cambie las obligaciones sin notificarlo. También lo protege de ser despedido por algo que no está relacionado con su descripción de trabajo. El empleador se protege si usted alguna vez reclama que no sabía que ciertas tareas eran parte de su trabajo. La descripción de trabajo reduce malentendidos. También se puede utilizar como un documento que detalla lo que se acordó, si se presentan problemas legales.

Cuando brinde cuidado a los residentes, usted debe poder administrar bien su tiempo. Hay muchas tareas que se deben realizar durante su turno de trabajo. Administrar el tiempo de manera apropiada le ayuda a terminar estas tareas. Muchas de las ideas que se mencionan a continuación sirven para administrar el tiempo en el trabajo y también pueden ser usadas para manejar el tiempo personal.

Planear con anticipación: La planeación es lo mejor que puede hacer para administrar mejor el tiempo. En algunas ocasiones, es difícil encontrar tiempo para planear, pero es importante sentarse y hacer una lista de todo lo que tiene que hacer. Es de ayuda tomar tiempo para revisar si tiene todos los artículos necesarios para realizar un procedimiento antes de empezar. En ocasiones, el simple hecho de hacer una lista y tomarse el tiempo para revisarla, le ayudará a enfocarse y a sentirse preparado.

La enfermera crea las tareas de trabajo de las asistentes de enfermería en base a las necesidades de los residentes y a la disponibilidad de los empleados. Las tareas asignadas permiten que los empleados trabajen como equipo. Sus responsabilidades al realizar las tareas incluyen lo siguiente:

- Ayudar a los demás cuando lo necesiten.

- Nunca ignorar a un residente que necesita ayuda.

- Responder a todas las llamadas de asistencia incluso cuando un residente en particular no haya sido asignado.

- Notificar a la enfermera si no puede terminar una tarea.

Definir prioridades: Identifique las cosas más importantes que se tienen que realizar y hágalas primero.

Realizar un horario: Escriba las horas del día y anote lo que se tienen que hacer y cuándo. Esto le permite tener un horario realista.

Combinar actividades: Usted puede platicar con los residentes mientras que brinda el cuidado, combinando dos tareas importantes. Trabaje de manera más eficiente siempre que sea posible.

Pedir ayuda: Es una realidad sencilla el hecho de que no es posible que usted haga todo. En algunas ocasiones, usted necesitará ayuda para garantizar la seguridad del residente. No tenga miedo de pedir ayuda.

3. Explicar la manera de manejar y resolver conflictos

Todas las personas tienen conflictos en cierto momento de sus vidas; por ejemplo, las familias pueden discutir en la casa, los compañeros de trabajo pueden no estar de acuerdo sobre el trabajo y así sucesivamente. Si un conflicto en el trabajo no se maneja o se resuelve, puede afectar la habilidad de funcionar bien. El ambiente de trabajo puede ser afectado. Cuando se presente un conflicto, existe un momento y un lugar apropiado para atenderlo. Es posible que usted necesite hablar con su supervisor para pedir ayuda. En general, siga estos lineamientos:

Guía de Procedimientos: Resolver Conflictos

G Planee hablar sobre el problema en el momento correcto. No inicie una conversación mientras se encuentre ayudando a los residentes. Espere hasta que el supervisor

haya decidido el tiempo y el lugar adecuado. La privacidad es importante. Cierre la puerta y limite las distracciones, como el teléfono y la televisión.

G Acuerde no interrumpir a la persona. No sea rudo o sarcástico ni use apodos. Escuche de manera activa y tome turnos para hablar.

G No reaccione de manera exagerada. Algunas situaciones pueden ser muy molestas; sin embargo, su comunicación será más efectiva si puede dejar sus emociones a un lado.

G Revise su lenguaje corporal. Asegúrese que no esté tenso, molesto o amenazante. Mantenga contacto visual. Use una postura que le diga que usted está escuchando e interesado. Inclínese un poco hacia adelante. No tenga una postura encorvada.

G Mantenga el enfoque en el asunto principal. Cuando hable sobre algún conflicto, mencione cómo se sintió cuando se presentó el comportamiento. Utilice oraciones que digan "Yo". Primero describa el comportamiento real y luego utilice palabras de "sentimientos" que describan la manera en que usted se siente. Dígale a la persona cómo le ha afectado a usted el problema; por ejemplo: "Cuando usted llega tarde al trabajo, me molesta porque termino haciendo su trabajo además del mío".

G Es posible que las personas involucradas en el conflicto necesiten definir algunas posibles soluciones. Piense algunas formas en que se puede resolver el conflicto. Su supervisor puede escoger alguna solución que no complazca a todos. Quizás usted tenga que comprometerse. Esté preparado para hacerlo.

4. Describir las evaluaciones de los empleados y explicar las respuestas apropiadas ante las críticas

Periódicamente, usted recibirá evaluaciones de su empleador. Estas evaluaciones contienen ideas para ayudarle a mejorar su desempeño en el trabajo, a lo que se conoce como *retroalimentación constructiva*. La retroalimentación constructiva involucra brindar opiniones sobre el trabajo de una persona y brindar sugerencias de ayuda para cambios. La retroalimentación puede ser positiva o negativa, pero se brinda de manera no agresiva. Aquí presentamos algunas ideas para manejar las críticas y utilizarlas para su beneficio:

- Escuche el mensaje que le están dando. Trate de no molestarse para que pueda entender el mensaje.

- Las críticas hostiles y las críticas constructivas no son lo mismo. Las críticas hostiles son enfurecidas y negativas. Algunos ejemplos son: "¡Usted es un inútil!" o "Usted es floja y lenta". Las críticas hostiles no deben venir de parte de su empleador o de su supervisor. Usted tal vez las escuche de parte de los residentes, familiares u otras personas. La mejor respuesta ante esto es decirles algo como: "Siento mucho que usted esté tan decepcionado" y nada más. Brinde a la persona oportunidad para tranquilizarse antes de tratar de discutir los comentarios.

- Las críticas constructivas pueden venir de su empleador, de su supervisor y de los demás; tienen el objetivo de ayudar a mejorar. Algunos ejemplos son: "Usted realmente necesita ser más preciso al documentar en el expediente" o "Usted está llegando tarde con mucha frecuencia. Tiene que esforzarse más para llegar a tiempo". Escuchar las críticas constructivas, aceptar y tomar acciones al respecto le puede ayudar a tener más éxito en su trabajo. Ponga atención a este tipo de críticas.

- Si usted no está seguro de cómo evitar cometer un error que ya hizo, siempre pida sugerencias para mejorar su desempeño (Fig. 10-3).

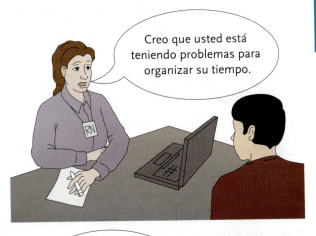

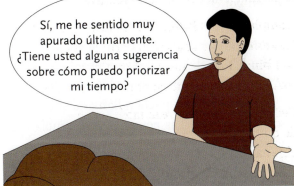

Fig. 10-3. *Pida sugerencias cuando reciba críticas constructivas.*

- Discúlpese y siga adelante. Si usted ha tenido algún error, discúlpese cuando sea necesario (Fig. 10-4). Esto puede ser con su supervisor, con un residente o con otras personas. Aprenda del incidente y déjelo atrás. No piense en eso demasiado, ni tenga resentimientos o rencor. Responder de manera profesional a las críticas es importante para ser exitoso en cualquier trabajo.

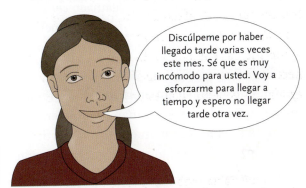

Fig. 10-4. *Tenga la disponibilidad de disculparse si usted ha cometido algún error.*

Su evaluación también incluirá conocimiento general, solución de conflictos y trabajo en equipo. La flexibilidad, la amabilidad, la confiabilidad y el servicio al cliente también serán considerados. Las evaluaciones usualmente son la base para los aumentos de salario. Una buena evaluación le puede ayudar a progresar dentro de la institución. Estar abierto a las críticas y sugerencias para mejorar le ayudará a ser más exitoso.

Si usted decide cambiar de trabajo, sea responsable. Siempre brinde a su empleador una notificación por escrito de que dejará su trabajo con al menos dos semanas de anticipación. De lo contrario, la institución se puede quedar sin suficiente personal. Tanto los residentes como los demás empleados sufrirán con su partida. Los empleadores futuros pueden llamar a sus supervisores anteriores. Las personas que cambian trabajos con mucha frecuencia o que no brindan notificación antes de dejar el trabajo tienen menos probabilidades de ser contratadas.

5. Explicar la certificación y el registro del estado

Para cumplir con los requerimientos establecidos en la ley de Ómnibus de Reconciliación Presupuestaria (OBRA por sus siglas en inglés), los estados del país deben regular el entrenamiento, la evaluación y la certificación de las asistentes de enfermería. OBRA requiere un mínimo de 75 horas de entrenamiento inicial y 12 horas de educación continua al año (llamado *entrenamiento en el servicio*). Los requisitos de muchos estados del país exceden este mínimo de horas; es buena idea revisar las reglas de su estado.

Después de terminar un programa de entrenamiento aprobado, las NA toman un examen de aptitudes (una prueba o un examen de certificación), para que puedan recibir su certificación para trabajar en cierto estado del país. Este examen usualmente incluye tanto una sección escrita como una evaluación de habilidades. Usted debe pasar ambas secciones para recibir la certificación para trabajar como asistente de enfermería.

OBRA también requiere que cada estado del país mantenga un registro de los asistentes de enfermería. Este registro lo maneja un departamento estatal, usualmente es el Consejo Estatal de Enfermería o el Departamento de Salud del Estado. El registro contiene información del entrenamiento de la NA y los resultados de los exámenes de certificación. También tiene información sobre abuso, negligencia o robo por parte de las asistentes de enfermería. Los empleadores pueden tener acceso a esta lista para revisar si usted pasó el examen de certificación; pueden ver si su certificación está al día y si usted ha sido investigado o encontrado culpable de abuso o negligencia.

Cada estado del país tiene diferentes requisitos para mantener la certificación. Investigue cuáles son los requerimientos de su estado. Sígalos exactamente como se indica o no podrá continuar trabajando. Una vez que usted tenga la certificación, se la pueden quitar si no sigue las reglas del estado. Esto también puede ocurrir si usted no trabaja en una institución de cuidado a largo plazo durante cierto tiempo o si no tiene el número requerido de horas de educación continua. También le pueden quitar la certificación por actividades criminales, incluyendo abuso o negligencia.

6. Describir la educación continua

El gobierno federal requiere que las asistentes de enfermería tengan un mínimo de 12 horas de educación continua cada año. Muchos estados del país requieren más. Los cursos de educación continua en el servicio ayudan a mantener sus conocimientos y habilidades frescas. Las clases también brindan más información sobre ciertas condiciones, retos al trabajar con residentes o cambios en las normas. Usted necesita estar actualizado en lo más nuevo de lo que se espera de usted en el trabajo.

Su empleador puede ser responsable de ofrecer cursos en el servicio; sin embargo, usted es responsable de asistir y realizarlos. Usted debe hacer lo siguiente:

- Inscribirse al curso e informarse dónde se ofrece.

- Asistir a todas las sesiones de la clase.

- Poner atención y cumplir con todos los requisitos de la clase.

- Obtener lo mejor del programa de entrenamiento en el servicio. Participar (Fig. 10-5).

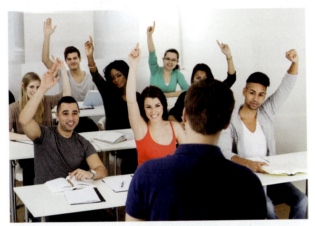

Fig. 10-5. *Ponga atención y participe durante los cursos de educación continua.*

- Guardar copias originales de todos los certificados y registros de su asistencia exitosa para que pueda comprobar que tomó las clases.

7. Explicar las maneras de manejar el estrés

Estrés es el estado de estar asustado, emocionado, confundido, irritado o en peligro. Con frecuencia pensamos que sólo las cosas malas causan estrés. Sin embargo, las situaciones positivas también lo causan; por ejemplo, casarse o tener un bebé usualmente son situaciones positivas, pero ambas pueden traer un estrés enorme por los cambios que traen en la vida de una persona.

Usted puede sentirse muy emocionado al conseguir un trabajo nuevo; sin embargo, empezar a trabajar también puede causar estrés. Usted puede sentir miedo de cometer errores, puede sentirse emocionado por ganar dinero, por ayudar a las personas o puede sentirse confundido sobre sus tareas nuevas. Aprender la manera de reconocer el estrés y sus causas es de mucha ayuda. Después usted puede dominar algunos métodos sencillos de relajación y aprender a manejar el estrés. Un **factor estresante** es algo que causa estrés. Cualquier cosa puede ser un factor estresante. Algunos ejemplos incluyen los siguientes:

- Divorcio

- Matrimonio

- Un bebé nuevo

- Paternidad

- Hijos que crecen

- Hijos que dejan el hogar

- Sentirse que no está preparado para una tarea

- Iniciar un trabajo nuevo

- Problemas en el trabajo

- Nuevas responsabilidades en el trabajo

- Sentir que no tiene apoyo en el trabajo (no recibe suficiente guía y recursos)

- Perder un trabajo

- Supervisores

- Compañeros de trabajo

- Residentes

- Enfermedades

- Finanzas

El estrés no es sólo una respuesta emocional, sino también es una respuesta física. Cuando una persona tiene estrés, se presentan cambios en el cuerpo. El sistema endocrino produce más de la hormona de adrenalina. Esto puede aumentar la respuesta del sistema nervioso, el ritmo del corazón, el ritmo de la respiración y la presión sanguínea. Ésta es la razón por la cual, en situaciones estresantes, su corazón late más rápido, usted respira fuerte y se siente acalorado o transpira.

Cada persona tiene un nivel diferente de tolerancia al estrés. Lo que una persona consideraría agobiante, tal vez no le moleste a otra persona. La tolerancia del estrés de una persona depende de su personalidad, experiencias de vida y su salud física y mental.

Guía de Procedimientos: Manejar el Estrés

Para manejar el estrés en su vida, desarrolle hábitos saludables de alimentación, ejercicio y estilo de vida:

G Consuma alimentos nutritivos.

G Realice ejercicio regularmente (Fig. 10-6). Usted puede hacer ejercicio solo o con otras personas.

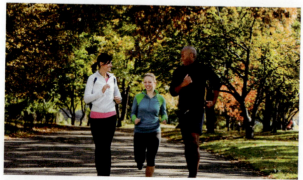

Fig. 10-6. *Realizar ejercicio con regularidad es una manera saludable de reducir el estrés.*

G Duerma lo suficiente.

G Consuma bebidas alcohólicas sólo con moderación.

G No fume.

G Encuentre tiempo, al menos varias veces por semana, para hacer algo relajante como leer un libro, coser, ver una película o cualquiera de las siguientes actividades:

- Estar en contacto con la naturaleza

- Hacer algo artístico (pintar, dibujar, escribir, cantar, etc.)

- Hacer yoga

- Recibir un masaje

- Escuchar música

- Meditar

El no manejar el estrés puede causar muchos problemas. Algunos de estos problemas afectan qué tan bien usted hace su trabajo. Los signos de que no está manejando el estrés incluyen lo siguiente:

- Estar molesto o ser abusivo con los residentes.

- Discutir con su supervisor sobre tareas.

- Tener malas relaciones con sus compañeros de trabajo y residentes.

- Quejarse sobre su trabajo y sus responsabilidades.

- Sentirse consumido en el trabajo (*consumido* es un estado de cansancio mental o físico causado por el estrés).

- Sentirse cansado cuando ha descansado.

- Tener problemas para enfocarse en los residentes y en los procedimientos.

El estrés puede parecer agobiante cuando trata de manejarlo usted mismo. En ocasiones, tan sólo hablar sobre el estrés puede ayudarlo a manejarlo mejor. Algunas veces otras personas pueden brindar sugerencias útiles. Usted puede pensar nuevas maneras de manejar el estrés con solo hablar al respecto con alguien más. Pida ayuda para manejar el estrés de una o de varias de las siguientes personas:

- Su supervisor u otro integrante del equipo de cuidado cuando sea estrés relacionado con el trabajo

- Su familia

- Sus amigos

- Un grupo de apoyo

- Su lugar de alabanza

- Su doctor

- Una agencia local de salud mental

- Cualquier línea telefónica gratuita que brinde ayuda para problemas similares o relacionados (revise en el Internet)

No es apropiado hablar con los residentes o los familiares para pedir ayuda sobre el estrés personal o el estrés relacionado con el trabajo.

Desarrollar un plan para manejar el estrés puede ser de mucha ayuda. El plan puede incluir cosas bonitas que usted realizará todos los días y cosas que deba hacer en situaciones estresantes. Antes de hacer un plan, primero necesita responder las siguientes preguntas:

- ¿Cuáles son las razones del estrés en mi vida?

- ¿Cuándo me siento estresado con más frecuencia?

- ¿Qué efectos del estrés veo en mi vida?

- ¿Qué puedo cambiar para reducir el estrés que siento?

- ¿Qué cosas tengo que aprender a sobrellevar porque no lo puedo cambiar?

Cuando usted haya respondido estas preguntas, tendrá una idea más clara de los retos que enfrenta. Entonces podrá definir estrategias para manejar el estrés.

Recorrer el cuerpo

Con frecuencia, realizar un ejercicio de relajación puede ayudarle a sentirse renovado y relajado en poco tiempo. A continuación, se presenta un ejercicio sencillo de relajación. Haga la prueba y vea si le ayuda a sentirse más relajado.

Cierre sus ojos. Enfóquese en su respiración y en su postura. Asegúrese que se sienta cómodo. Inicie en

las plantas de sus pies y concéntrese en los pies. Encuentre cualquier tensión escondida en los pies. Trate de relajarse y de liberar la tensión. Continúe muy lentamente. Respire profundamente entre cada parte del cuerpo. Avance de los pies hacia arriba, enfocándose en relajar las piernas, las rodillas, los muslos, la cadera, el estómago, la espalda, los hombros, el cuello, la mandíbula, los ojos, la frente y el cuero cabelludo. Tome varias respiraciones profundas. Abra sus ojos.

Revise todo lo que ha aprendido en este programa. Su trabajo como asistente de enfermería es muy importante. Cada día puede ser diferente y retador. En cientos de maneras diferentes, cada semana, usted ofrecerá la ayuda que solamente una persona compasiva como usted puede brindar.

No olvide valorar el trabajo que usted ha escogido realizar (Fig. 10-7). Su trabajo puede ser la diferencia entre vivir con independencia y dignidad y vivir sin eso. En ocasiones, la diferencia que usted hace es de vida o muerte. Observe la cara de cada uno de sus residentes y entienda que usted realiza un trabajo importante. Véase en un espejo cuando llegue a su casa y siéntase orgulloso de la manera en que usted se gana la vida.

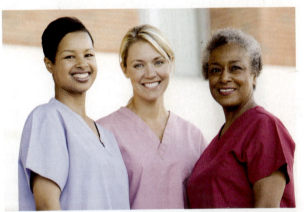

Fig. 10-7. *Valore su trabajo. Siéntase orgulloso del trabajo que usted ha escogido realizar.*

Abreviaturas

ac, a.c.	before meals *antes de comer*
ad lib	as desired *al gusto*
ADLs	activities of daily living *actividades de la vida diaria*
amb	ambulate, ambulatory *ambular, ambulatorio*
amt	amount *cantidad*
ap	apical *perteneciente al ápex*
as tol	as tolerated *como sea tolerado*
ax.	axillary (armpit) *axilar (axila)*
BID, b.i.d.	two times a day *dos veces al día*
BM	bowel movement *movimiento intestinal, defecación*
BP, B/P	blood pressure *presión sanguínea*
BPM	beats per minute *latidos por minuto*
BRP	bathroom privileges *permitido usar el baño*
BSC	bedside commode *cómodo portátil*
c̄	with *con*

C	Centigrade *grados centígrados*
cath.	catheter *catéter*
C. diff	Clostridioides difficile *Clostridioides difficile*
CHF	congestive heart failure *insuficiencia cardiaca congestiva*
c/o	complains of *se queja de*
COPD	chronic obstructive pulmonary disease *enfermedad pulmonar obstructiva crónica*
CPR	cardiopulmonary resuscitation *resucitación cardiopulmonar*
CVA	cerebrovascular accident, stroke *accidente cerebro vascular, embolia*
DAT	diet as tolerated *dieta como sea tolerada*
DNR	do not resuscitate *no resucitar*
DOB	date of birth *fecha de nacimiento*
DON	director of nursing *director de enfermería*
Dx, dx	diagnosis *diagnóstico*

F	Fahrenheit *grados fahrenheit*
ft	foot *pie*
H₂O	water *agua*
h, hr, hr.	hour *hora*
HBV	hepatitis B virus *virus de la hepatitis B*
HOB	head of bed *cabecera de la cama*
HS, hs	hours of sleep *horas de sueño (dormir)*
ht	height *altura*
HTN	hypertension *hipertensión*
hyper	above normal, too fast, rapid *arriba de lo normal, demasiado rápido, acelerado*
hypo	low, less than normal *bajo, menos de lo normal*
I&O	intake and output *ingresos y egresos*
inc	incontinent *incontinente*
isol	isolation *aislamiento*
IV, I.V.	intravenous (within a vein) *intravenoso (dentro de la vena)*

lab	laboratory	*laboratorio*
lb.	pound	*libra*
LTC	long-term care	*cuidado a largo plazo*
meds	medications	*medicamentos*
mL	milliliter	*mililitro*
mm Hg	millimeters of mercury	*milímetros de mercurio*
MRSA	methicillin-resistant *Staphylococcus aureus*	*estafilococo dorado resistente a la meticilina*
N/A	not applicable	*no aplica*
NKA	no known allergies	*no se conocen alergias*
NPO	nothing by mouth	*nada por la boca*
O$_2$	oxygen	*oxígeno*
OBRA	Omnibus Budget Reconciliation Act	*Ley de Ómnibus de Reconciliación Presupuestaria*
OOB	out of bed	*fuera de cama*
oz	ounce	*onza*

p̄	after	*después*
peri care	perineal care	*cuidado perineal*
per os, PO	by mouth	*por la boca*
PPE	personal protective equipment	*equipo de protección personal*
p.r.n., prn	when necessary	*cuando sea necesario*
q̄	every	*cada*
q2h	every two hours	*cada dos horas*
q3h	every three hours	*cada tres horas*
q4h	every four hours	*cada cuatro horas*
R	respirations, rectal	*respiraciones, rectal*
rehab	rehabilitation	*rehabilitación*
RF	restrict fluids	*restringir fluidos*
ROM	range of motion	*arco de movimiento*
s̄	without	*sin*
SOB	shortness of breath	*falta de aliento*
spec.	specimen	*espécimen*
S&S, S/S	signs and symptoms	*signos y síntomas*

stat, STAT	immediately	*inmediatamente*
T., temp	temperature	*temperatura*
TB	tuberculosis	*tuberculosis*
TID, t.i.d.	three times a day	*tres veces al día*
TPR	temperature, pulse, and respiration	*temperatura, pulso y respiración*
UTI	urinary tract infection	*infección del tracto urinario*
VS, vs	vital signs	*signos vitales*
w/c, W/C	wheelchair	*silla de ruedas*
wt.	weight	*peso*

Glosario

abducción: mover una parte del cuerpo alejándose de la línea media del cuerpo.

abrasión: una lesión que quita la superficie de la piel.

absorción: la transferencia de nutrientes de los intestinos hacia las células.

abuso: maltrato intencional que causa lesiones o dolor físico, mental o emocional a alguna persona.

abuso de sustancias: el uso repetido de substancias legales o ilegales de manera que se daña a uno mismo o a los demás.

abuso financiero: el uso inapropiado o ilegal del dinero de una persona, de sus pertenencias, propiedades u otros bienes.

abuso físico: cualquier trato, ya sea intencional o no, que dañe el cuerpo de una persona.

abuso psicológico: daño emocional causado por amenazar, asustar, humillar, intimidar, aislar o insultar a una persona o tratar a un adulto como si fuera un niño.

abuso sexual: el contacto sexual sin consentimiento de cualquier tipo.

abuso verbal: el uso de palabras escritas o habladas, dibujos o gestos que amenacen, avergüencen o insulten a una persona.

accidente cerebrovascular (CVA por sus siglas en inglés – "cerebrovascular accident"): una condición que ocurre cuando se bloquea el abastecimiento de sangre a una parte del cerebro o cuando un vaso sanguíneo gotea o se rompe dentro del cerebro; también se le conoce como *embolia*.

acoso sexual: cualquier comportamiento o acercamiento sexual no deseado que crea un ambiente de trabajo ofensivo, hostil o intimidante.

actividades de la vida diaria (ADL por sus siglas en inglés – "*Activities of Daily Living*"): actividades diarias que se realizan para el cuidado personal como el bañarse, vestirse, cuidado de la piel, cuidado de las uñas, cuidado del cabello y dientes, comer, tomar líquidos, caminar, trasladarse y evacuar.

acumulación de objetos: el hecho de coleccionar y almacenar cosas para guardarlas.

Administración de la Salud y Seguridad Ocupacional (OSHA por sus siglas en inglés – "*Occupational Safety and Health Administration*"): agencia del gobierno federal que define reglas para proteger a los trabajadores de los peligros en el trabajo.

aducción: mover una parte del cuerpo acercándose hacia la línea media del cuerpo.

afasia expresiva: problemas para comunicar pensamientos por medio del habla o la escritura.

afasia receptiva: dificultad para entender las palabras escritas o habladas.

agente causal: un microorganismo patogénico que causa una enfermedad.

agresión: una amenaza de dañar una persona teniendo como resultado que la persona se sienta con miedo de que será lastimada.

agresión física: tocar intencionalmente a una persona sin su permiso.

aislamiento involuntario: separar a una persona de los demás en contra de su voluntad.

alucinaciones: percepciones sensoriales falsas o distorsionadas.

ambulación: caminar

ambulatorio: que puede caminar.

amputación: la extracción quirúrgica parcial o total de una parte del cuerpo; usualmente es un pie, una mano, un brazo o una pierna.

andar: manera de caminar.

angina de pecho: dolor, presión o molestia en el pecho.

ansiedad: sentimiento de intranquilidad, preocupación o miedo que se siente con frecuencia sobre una situación o condición.

aparato ortopédico: un aparato que ayuda a apoyar y alinear una extremidad, y a mejorar su funcionamiento; también llamado como *ortosis*.

aparatos de asistencia: equipo especial que ayuda a una persona que está enferma o discapacitada a realizar las actividades de la vida diaria.

apatía: una falta de interés en actividades.

artritis reumatoide: un tipo de artritis donde las articulaciones se inflaman, se ponen rojas, se hinchan y son muy dolorosas, teniendo como resultado movimiento restringido y posibles deformidades.

aseo personal: prácticas para el cuidado de uno mismo como el cuidado de las uñas y del cabello.

asepsia médica: medidas utilizadas para reducir y prevenir la propagación de patógenos.

asepsia quirúrgica: el estado de estar libre de todos los microorganismos; también se le conoce como *técnica estéril*.

aspiración: la inhalación de comida, líquidos o material extraño en los pulmones.

ataque de isquemia transitorio (TIA por sus siglas en inglés – "*transient ischemic attack*"): es un signo de advertencia de un CVA/embolia como resultado de una falta temporal de oxígeno en el cerebro; los síntomas pueden durar hasta 24 horas.

atrofia: músculos que se desperdician, reducen su tamaño y se debilitan por la falta de uso.

balance de los líquidos: tomar y eliminar las mismas cantidades de fluidos.

baño parcial: un baño que se realiza los días en los que no se brinda un baño completo de cama, un baño en la bañera o en la ducha; incluye el lavado de cara, de manos, de axilas y del perineo.

cadena de infección: una manera de describir cómo se transmiten las enfermedades de un ser viviente a otro.

cadena de mando: la línea de autoridad en una institución.

cama abierta: una cama tendida con la ropa de cama doblada hacia el pie de cama.

cama cerrada: una cama que está completamente tendida con las sábanas y cobijas en su lugar.

cama desocupada: una cama que se tiende cuando ninguna persona está en la cama.

cama ocupada: una cama que se tiende mientras que el residente se encuentra acostado.

carta de poder legal para atención médica: un documento legal firmado, con fecha y testigos, que asigna a una persona para tomar decisiones médicas en el caso en que la persona no sea capaz de tomar decisiones.

catéter: un tubo delgado que se introduce en el cuerpo para drenar fluidos o inyectar fluidos.

catéter directo: un tipo de catéter urinario que es removido inmediatamente después de que la orina ha sido drenada o recolectada.

catéter interno: un tipo de catéter urinario que permanece dentro de la vejiga por cierto tiempo; también conocido como *catéter de Foley*.

catéter tipo condón: un tipo de catéter urinario que tiene una adherencia en la orilla que se acomoda en el pene; también llamado *catéter de Texas*.

catéter urinario: un tipo de catéter que se utiliza para drenar la orina de la vejiga.

Centros para la Prevención y el Control de Enfermedades (CDC por sus siglas en inglés – "*Centers for Disease Control and Prevention*"): una agencia del gobierno federal que emite lineamientos para proteger la salud de las personas y de la comunidad.

cetoacidosis diabética (DKA por sus siglas en inglés – "*diabetic ketoacidosis*"): una complicación de la diabetes que es causada por tener muy poca insulina en el cuerpo.

cianótica: azul o gris, en referencia al color de la piel.

cinturón de traslado: un cinturón hecho de lona o de algún otro material pesado que se utiliza para ayudar a trasladar a las personas que están débiles, inestables o con mala coordinación.

citar: en una institución de cuidado a largo plazo, significa documentar un problema durante una encuesta.

clichés: frases que se utilizan de manera repetitiva y que en realidad no significan nada.

***Clostridioides difficile* (que se abrevia en inglés como "*C-diff, C. difficile*"):** es una bacteria que se propaga por esporas que se encuentran en las heces fecales y que son muy difíciles de matar; causa síntomas como diarrea y náuseas y puede tener como resultado una inflamación seria del colon (colitis).

cognición: la habilidad para pensar de manera lógica y clara.

cognoscitivo: relacionado con el pensamiento y el aprendizaje.

combativo: violento u hostil.

combustión: el proceso de incendiar.

compasivo: ser afectuoso, empático, atento, comprensivo y preocuparse por la otra persona.

comunicación: el proceso de intercambiar información con los demás enviando y recibiendo mensajes.

comunicación no verbal: comunicación que no utiliza palabras.

comunicación verbal: comunicación que involucra el uso de palabras habladas, palabras escritas o sonidos.

confidencialidad: el derecho legal y el principio ético de mantener la información de manera privada.

confusión: la incapacidad de pensar de manera lógica y clara.

consciente: (adjetivo – estar consciente) el estado de estar mentalmente alerta y tener conocimiento de su alrededor, sensaciones y pensamientos.

consciente: (verbo – ser una persona consciente) ser guiado por un sentido del bien y el mal; tener principios.

consentimiento informado: el proceso en el cual una persona, con la ayuda de un doctor, toma decisiones informadas sobre el cuidado de su salud.

contacto directo: una manera de transmitir patógenos tocando a la persona infectada o sus secreciones.

contacto indirecto: una manera de transmitir patógenos por tocar un objeto que fue contaminado por la persona infectada.

contractura: la reducción permanente y, en ocasiones dolorosa, de un músculo o tendón, usualmente debido a falta de actividad.

contraer: estrechar.

control de infecciones: el grupo de métodos utilizados en las instituciones de cuidado para la salud para prevenir y controlar la propagación de enfermedades.

COVID-19: una enfermedad que se transmite por el aire y por gotas por medio de partículas producidas por una persona infectada; con frecuencia se caracteriza por síntomas respiratorios capaces de avanzar hasta llegar a síntomas severos y hasta la muerte, especialmente en personas que son mayores, tienen condiciones de salud existentes o que no están vacunados.

crónico: de largo plazo o que dura un tiempo largo.

cuadriplejía: pérdida de la función de las piernas, el tronco y los brazos.

cuidado agudo: el cuidado especializado que se brinda las 24 horas del día en hospitales y en centros de cirugía ambulatoria para las personas que requieren cuidado de inmediato y de corto plazo por lesiones y enfermedades.

cuidado a largo plazo (LTC por sus siglas en inglés – "*Long Term Care*"): cuidado que se brinda en las instituciones de cuidado a largo plazo para las personas que necesitan cuidado de enfermería supervisado las 24 horas del día.

cuidado ambulatorio: cuidado que se brinda a las personas que han tenido tratamientos, procedimientos o cirugías y necesitan cuidado especializado a corto plazo.

cuidado bucal: el cuidado de la boca, dientes y encías.

cuidado centrado en la persona: un tipo de cuidado que se enfoca en la persona que necesita el cuidado, así como en su individualidad y en sus capacidades.

cuidado completo: un tipo de cuidado que involucra cuidar a la persona por completo – tanto la mente como el cuerpo.

cuidado de hospicio: cuidado compasivo y completo que se brinda a las personas que tienen aproximadamente seis meses o menos de vida.

cuidado de la salud en el hogar: cuidado que se brinda en la casa de una persona.

cuidado de restauración: cuidado brindado después de la rehabilitación para mantener la función de una persona, mejorar su calidad de vida y aumentar su independencia.

cuidado diurno para adultos: cuidado que se brinda a las personas que necesitan algo de ayuda durante ciertas horas del día, pero que no viven en la institución donde se brinda el cuidado.

cuidado especializado: el cuidado que es médicamente necesario y que es brindado por un terapeuta o una enfermera especializada.

cuidado informado sobre traumas: un enfoque hacia el cuidado del paciente que reconoce que las personas pueden haber experimentado traumas en sus vidas y que sus traumas, experiencias y preferencias deben ser considerados al brindar el cuidado.

cuidado libre de restricciones: un ambiente donde las restricciones no se utilizan ni se dejan puestas por ninguna razón.

cuidado paliativo: cuidado que se brinda a las personas que tienen enfermedades serias o que están agonizantes y se enfoca en liberar el dolor, controlar síntomas y prevenir efectos secundarios.

cuidado perineal: el cuidado del área de los genitales y del ano.

cuidado posterior a la muerte: cuidado que se brinda al cuerpo después de la muerte.

cuidado subagudo: cuidado que se brinda en hospitales o en instituciones de cuidado a largo plazo para las personas que necesitan menos cuidado que el que necesita una enfermedad aguda, pero que requiere más cuidado que el de una enfermedad crónica.

cultura: un sistema de creencias y comportamientos aprendidos que son practicados por un grupo de personas y que frecuentemente se pasan de una generación a otra.

cómodo para fracturados: un cómodo de baño que es más plano que uno regular.

defensor del pueblo: un abogado legal para los residentes de una institución de cuidado a largo plazo que ayuda a resolver conflictos y tomar acuerdos sobre disputas.

deficiencia cognitiva: la pérdida de la habilidad de pensar de manera lógica y clara.

de Fowler: posición del cuerpo donde está parcialmente sentado con la cabeza y los hombros de la persona elevados en un ángulo de 45 a 60 grados.

delirio: un estado severo de confusión que ocurre de manera repentina y usualmente es temporal.

demencia: la pérdida severa de las habilidades mentales como pensar, recordar, razonar y comunicarse.

dentaduras postizas: dientes artificiales.

depresión: una enfermedad de mental que causa dolor, fatiga, apatía, tristeza, irritabilidad, ansiedad, insomnio y perdida del apetito, así como otros síntomas; también llamada *padecimiento depresivo mayor.*

Derechos de los Residentes: numerosos derechos identificados en la ley OBRA que se relacionan con la manera en que los residentes deben ser tratados mientras que viven en una institución. Dichos derechos forman un código ético de conducta para los trabajadores del cuidado de la salud.

desechable: que solo se puede usar una vez y luego se tira.

deshidratación: una condición seria que ocurre cuando una persona no tiene suficientes fluidos en el cuerpo.

de Sims: posición del cuerpo donde una persona está acosada sobre su lado izquierdo con la rodilla superior flexionada y levantada hacia el pecho.

desinfección: proceso que mata la mayoría de los patógenos, pero que no destruye todos; reduce el conteo de patógenos a un nivel que no es considerado infeccioso.

desorientación: confusión sobre la persona, el lugar o el tiempo.

diabetes: una condición en la cual el páncreas no produce insulina, produce muy poca insulina o no la utiliza apropiadamente.

diabetes gestacional: tipo de diabetes que aparece en las mujeres embarazadas que nunca han tenido diabetes antes, pero que tienen un nivel alto de glucosa en la sangre durante el embarazo.

diagnóstico: la determinación de una enfermedad por parte de un doctor.

diastólica: la segunda medición de la presión sanguínea; la fase cuando el corazón se relaja o descansa.

dietas especiales: dietas para personas que tienen ciertas enfermedades, condiciones o alergias de comida; también llamadas *dietas terapéuticas* o *dietas modificadas.*

dietas modificadas: dietas para personas que tienen ciertas enfermedades, condiciones o alergias de comida; también llamadas *dietas especiales* o *dietas terapéuticas.*

dietas terapéuticas: dietas para personas que tienen ciertas enfermedades, condiciones o alergias de comida; también llamadas *dietas especiales* o *dietas modificadas.*

digestión: el proceso de preparar la comida física y químicamente para que pueda ser absorbida por las células.

dilatar: agrandar

discapacidades del desarrollo: discapacidades que se presentan desde el nacimiento o emergen durante la niñez hasta los 22 años que restringe las habilidades físicas y/o mentales.

discriminación contra los ancianos: prejuicio, estereotipos y/o discriminación contra las personas adultas mayores o los ancianos.

disfagia: dificultad para deglutir.

disnea: dificultad para respirar.

diuréticos: medicamentos que reducen el volumen de fluidos en el cuerpo.

diversidad cultural: los diferentes grupos de personas con antecedentes y experiencias variados que viven juntas en el mundo.

documentar en el expediente: escribir información y las observaciones sobre los residentes.

dolor del miembro fantasma: dolor en el miembro del cuerpo (o extremidad) que fue amputado.

dorsiflexión: doblar hacia atrás.

duelo: un sufrimiento profundo o un dolor por alguna pérdida.

duración de la estancia: el número de días que una persona se queda en una institución de cuidado para la salud.

edema: inflamación ocasionada por exceso de fluidos en los tejidos del cuerpo.

egresos: todos los fluidos que son eliminados del cuerpo, incluyendo orina, heces fecales, vómito, transpiración, humedad en el aire que una persona exhala y drenaje en las heridas.

ejercicios del arco de movimiento (ROM, por sus siglas en inglés – "*range of motion*"): ejercicios que mueven a una articulación por todo su arco de movimiento.

eliminación: el proceso de expulsar desperdicios sólidos (formados por los desperdicios de comida y fluidos) que no son absorbidos por las células.

embolia: una obstrucción de un vaso sanguíneo, usualmente por un coágulo de sangre.

empatía: identificarse con los sentimientos de los demás.

enema: una cantidad específica de agua, con o sin algún aditivo, que es introducida por el colon para estimular la eliminación del excremento.

enfermedad autoinmune: una enfermedad en la que el sistema inmune del cuerpo ataca el tejido normal.

enfermedad de Alzheimer: enfermedad progresiva e incurable que causa que las fibras nerviosas se enreden y que se formen depósitos de proteínas en el cerebro, eventualmente causando demencia.

enfermedad de estrés postraumático (PTSD por sus siglas en inglés "*Post-traumatic Stress Disorder*"): una enfermedad mental causada por vivir o por ser testigo de una experiencia traumática.

enfermedad de obsesión compulsiva (OCD por sus siglas en inglés - "*obsessive compulsive disorder*"): una enfermedad mental caracterizada por pensamientos o comportamiento obsesivos, lo cual puede causar que la persona realice un comportamiento o una rutina repetidamente.

enfermedad mental: una enfermedad que afecta la habilidad de una persona de funcionar y, en ocasiones, causa comportamiento inapropiado; la confusión, desorientación, agitación y ansiedad son síntomas comunes.

enfermedad terminal: una enfermedad o condición que eventualmente causará la muerte.

entrada: los fluidos que una persona consume; también llamado *ingresos*.

equipo de protección personal (PPE, por sus siglas en inglés – "*personal protective equipment*"): equipo que ayuda a proteger a los empleados de enfermedades o lesiones serias que se presentan como resultado de estar en contacto con peligros en el lugar de trabajo.

ergonomía: la ciencia encargada de diseñar de equipo, áreas y tareas de trabajo para que sean más seguras y que correspondan con las habilidades del trabajador.

escaldaduras: quemaduras ocasionadas por líquidos calientes.

esputo: el moco espeso que se arroja de los pulmones al toser.

espécimen: una muestra que se usa en un análisis para intentar realizar un diagnóstico.

espécimen de orina rutinario: un espécimen de orina que se puede recolectar en cualquier momento que evacúe una persona.

espécimen de toma limpia: un tipo de espécimen de orina que no incluye la primera parte ni la última parte de la orina evacuada en la muestra; también llamado *espécimen de mitad de la micción*.

esquizofrenia: un tipo de enfermedad psicótica que causa problemas con el pensamiento, la comunicación y la habilidad de manejar emociones, de tomar decisiones y entender la realidad.

esterilización: un método de limpieza que destruye todos los microorganismos, incluyendo patógenos.

estoma: una abertura artificial en el cuerpo.

estreñimiento: la incapacidad de eliminar excremento o la eliminación difícil, poco frecuente y, en ocasiones, dolorosa de excremento duro y seco.

estrés: el estado de estar asustado, emocionado, confundido, irritado o en peligro.

etnicidad: un aspecto de la identidad de una persona, con frecuencia refleja una combinación de raza, cultura, nacionalidad, lenguaje y otros factores.

evacuar: orinar.

exceso de fluidos: una condición que ocurre cuando el cuerpo no puede manejar el fluido consumido.

expiración: el proceso de respirar aire hacia afuera de los pulmones.

extensión: enderezar una parte del cuerpo.

factor estresante: algo que causa estrés.

flexión: doblar una parte del cuerpo

fobia: una forma intensa de ansiedad o miedo sobre un objeto, lugar o situación.

fractura: un hueso quebrado.

fuga: en medicina, cuando una persona que tiene enfermedad de Alzheimer se aleja del área protegida y no regresa.

gastrostomía: una abertura creada quirúrgicamente en el estómago que permite la inserción de un tubo.

girar: mover a una persona como una unidad (una sola pieza) sin alterar la alineación del cuerpo.

glucosa: azúcar natural.

glándulas: órganos que producen y secretan sustancias químicas llamadas hormonas.

gónadas: glándulas sexuales.

hacer puré: mezclar o moler en una pasta espesa con consistencia como comida de bebé.

hemiparesia: debilidad en un lado del cuerpo.

hemiplejía: parálisis en un lado del cuerpo.

hepatitis: inflamación en el hígado causada por ciertos virus y otros factores, como abuso de alcohol, algunos medicamentos y traumatismos.

higiene: prácticas para mantener el cuerpo limpio y saludable.

higiene de las manos: lavarse las manos con jabón y agua y usando desinfectantes para las manos a base de alcohol.

hipertensión (HTN por sus siglas en inglés - "hypertension"): presión sanguínea alta, usualmente con medidas de 130/80 mm Hg o más.

homeostasis: la condición en la cual todos los sistemas del cuerpo se encuentran trabajando a su mejor nivel.

hormonas: sustancias químicas creadas por el cuerpo que controlan muchos de los procesos del cuerpo.

huésped susceptible: una persona que no está infectada, pero que podría enfermarse.

ilusiones falsas: creencias falsas persistentes.

impedimento: pérdida de una función o habilidad.

incidente: un accidente, problema o evento inesperado durante el cuidado que no es parte normal de la rutina en una institución de cuidado para la salud.

incontinencia: incapacidad de controlar la vejiga o los intestinos.

incontinencia fecal: la incapacidad de controlar los intestinos, ocasionando el paso involuntario del excremento.

incontinencia urinaria: la incapacidad de controlar la vejiga, lo cual tiene como resultado la pérdida involuntaria de la orina.

infarto al miocardio (MI por sus siglas en inglés – "myocardial infarction"): una condición que ocurre cuando el músculo del corazón no recibe suficiente oxígeno porque el flujo hacia el corazón está bloqueado; también se le conoce como *ataque al corazón*.

infeccioso: contagioso.

infección: el estado que resulta cuando patógenos invaden al cuerpo y se multiplican.

infección adquirida en un hospital (HAI por sus siglas en inglés – "healthcare- associated infection"): una infección que adquirida en una institución que brinda cuidado para la salud mientras que se recibe cuidado médico.

infección localizada: una infección que está limitada a una parte específica del cuerpo y tiene síntomas locales.

infección sistemática: una infección que viaja por el flujo sanguíneo y se propaga por todo el cuerpo, causando síntomas generales.

inflamable: que se puede encender fácilmente y que es capaz de incendiarse rápidamente.

inflamación: hinchazón.

información de salud protegida (PHI por sus siglas en inglés – "protected health information"): la información privada de una persona sobre su salud que incluye el nombre, la dirección, el número telefónico, el número de seguro social, dirección de correo electrónico y número de expediente médico.

información objetiva: información basada en lo que una persona ve, escucha, toca o huele; también llamados *signos*.

información subjetiva: información que una persona no puede observar o no observó, pero que se basa en algo que le reportaron a la persona que puede ser cierto o no; también llamada *síntomas*.

ingresos: los fluidos que una persona consume; también llamados *entradas*.

inodoro portátil: una silla con un asiento de inodoro y un contenedor removible por debajo que se utiliza para la evacuación; también llamado *inodoro de cama*.

inspiración: el proceso de respirar aire hacia adentro de los pulmones.

instituciones con servicios de asistencia: residencias para las personas que no necesitan cuidado especializado durante las 24 horas del día, pero que requieren algo de ayuda con el cuidado diario.

instrucciones anticipadas: documentos legales que permiten que las personas escojan qué tipo de cuidado médico desean tener si no pueden tomar dichas decisiones por ellos mismos.

insulina: una hormona que trabaja para mover la glucosa de la sangre hacia las células para usarla como energía para el cuerpo.

labilidad emocional: respuestas emocionales inapropiadas o sin provocación, incluyendo reírse, llorar y enojarse.

lado afectado: un lado débil del cuerpo que se ha debilitado debido a una embolia o una lesión; también llamado *lado más débil* o *lado involucrado*.

lado involucrado: un lado del cuerpo que se ha debilitado debido a una embolia o lesión; también conocido como el *lado más débil* o el *lado afectado*.

lateral: posición del cuerpo en donde una persona está acostada sobre el cualquiera de sus costados.

lesiones por presión: lesiones o heridas que resultan del deterioro y rompimiento de la piel; también conocidas como *úlceras por presión*, *llaga por presión*, *úlcera de cama* o *úlcera por decúbito*.

Ley de Portabilidad y Responsabilidad de Seguro Médico (HIPAA, por sus siglas en inglés – "Health Insurance Portability and Accountability Act"): una ley federal que requiere que la información de la salud se mantenga de manera privada y segura y que las organizaciones deben tomar pasos especiales para proteger esta información.

Ley de Ómnibus de Reconciliación Presupuestaria (OBRA, por sus siglas en inglés – "Omnibus Budget Reconciliation Act"): ley aprobada por el gobierno federal que incluye los estándares mínimos para el entrenamiento de las asistentes de enfermería, los requerimientos para ser contratadas, las instrucciones de evaluación para los residentes y la información sobre los derechos de los residentes.

leyes: reglas establecidas por el gobierno para ayudar a las personas a que vivan juntos en armonía y garantizar la seguridad.

limpio: en el cuidado para la salud, es una condición en la cual los objetos no están contaminados con patógenos.

masturbación: tocar o frotar los órganos sexuales para brindarse a sí mismo o a otra persona el placer sexual.

mecanismos de defensa: comportamientos inconscientes utilizados para liberar la tensión o sobrellevar el estrés.

mecánica corporal: la manera en la que las partes del cuerpo trabajan en conjunto cuando una persona se mueve.

Medicaid: programa de asistencia médica para personas que tienen ingresos bajos, así como para personas que tienen discapacidades.

Medicare: programa federal de seguro médico para las personas que tienen 65 años o más, que tienen ciertas discapacidades o insuficiencia renal permanente o que están enfermas y que no pueden trabajar.

membranas mucosas: membranas que recubren las cavidades del cuerpo que se abren hacia la parte externa del cuerpo, como las membranas que recubren la boca, la nariz, los ojos, el recto o los genitales.

menopausia: el término de la menstruación; ocurre cuando una mujer no ha tenido periodos menstruales por 12 meses.

metabolismo: procesos químicos y físicos por los cuales las sustancias se dividen o se transforman en energía o productos para que los use el cuerpo.

Microorganismo (MO por sus siglas en inglés – "microorganism"): una cosa viviente o un organismo que es tan pequeño que solamente se puede ver con un microscopio; también llamado *microbio*.

modo de transmisión: la manera en que el patógeno viaja.

MRSA (estafilococo dorado resistente a la meticilina por sus siglas en inglés - "methicillin-resistant Staphylococcus aureus"): bacteria (*Staphylococcus aureus*) que ha desarrollado resistencia a la meticilina antibiótica.

necesidades fisiológicas: necesidades que se relacionan con los procesos y las actividades que mantienen vivas a los seres y organismos vivos.

necesidades psicosociales: necesidades que involucran interacción social, emociones, intelecto y espiritualidad.

negligencia: tomar acciones, no hacer nada o no brindar el cuidado apropiado a un residente teniendo como resultado una lesión no intencionada.

negligencia médica: lesión a una persona debido a una conducta profesional indebida a través de negligencia, descuido o falta de habilidades.

no resucitación (DNR, por sus siglas en inglés — "do-not-resuscitate"): un tipo de orden médica que indica a los profesionales médicos de no realizar las técnicas de resucitación cardiovascular (CPR por sus siglas en inglés) en el caso de que se presente un paro respiratorio o un paro cardíaco.

NPO (nada por la boca por sus siglas en inglés — "nothing by mouth"): abreviatura que significa *nada por la boca*; una orden médica que significa que una persona no debe comer o beber nada.

nutrición: la manera en que el cuerpo utiliza la comida para mantenerse saludable.

nutrición parenteral (PN por sus siglas en inglés — "parenteral nutrition"): la infusión intravenosa de nutrientes administrada directamente hacia el flujo sanguíneo, sobrepasando el sistema digestivo.

nutriente: una sustancia necesaria que brinda energía, promueve el crecimiento y la salud, y ayuda a regular el metabolismo.

objetos filosos: agujas u otros objetos punzocortantes.

obligaciones de la práctica: el rango de las tareas que los proveedores del cuidado de la salud tienen permitido realizar legalmente en base a las leyes estatales o federales.

oposición: tocar el dedo pulgar con cualquier otro dedo de la mano.

osteoartritis: un tipo común de artritis que usualmente afecta la cadera, las rodillas, los dedos de las manos, los dedos pulgares y la columna vertebral; también llamada *enfermedad degenerativa de las articulaciones* (DJD por sus siglas en inglés – "degenerative joing disease") o *artritis degenerativa.*

osteoporosis: una enfermedad que causa que los huesos se vuelvan frágiles y porosos, ocasionando que se rompan fácilmente.

ostomía: una abertura creada quirúrgicamente de un área interna del cuerpo hacia el exterior.

padecimiento bipolar: una enfermedad mental que ocasiona que una persona tenga cambios de periodos de depresión profunda (episodio depresivo) a periodos de actividad extrema (episodio maníaco).

padecimiento de ansiedad generalizada (GAD por sus siglas en inglés – "generalized anxiety disorder"): una enfermedad relacionada con la ansiedad que se caracteriza por preocupación y ansiedad crónica, incluso cuando no hay una razón para estar preocupado.

padecimiento de ansiedad social: una enfermedad donde una persona tiene ansiedad en situaciones sociales.

paraplejía: la pérdida de la función de la parte baja del cuerpo y de las piernas.

patógenos: microorganismos que son capaces de causar infecciones y enfermedades.

patógenos transmitidos por la sangre: microorganismos que se encuentran en la sangre humana, fluidos del cuerpo, heridas que drenan y membranas mucosas que pueden causar infección y enfermedad en los humanos.

pediculosis: una plaga de piojos.

perineo: el área del ano y los genitales.

perseverancia: la repetición de palabras, frases, preguntas o acciones.

personal: relacionado con la vida afuera del trabajo, como la familia, los amigos y la vida en el hogar.

pie caído: una debilidad de los músculos de los pies y de los tobillos que causa problemas con la habilidad de flexionar los tobillos y caminar de manera normal.

piel no intacta: piel que está afectada por abrasiones, cortadas, sarpullido, acné, espinillas, lesiones, incisiones quirúrgicas o furúnculos.

plan de cuidado: un plan desarrollado para que cada residente logre ciertas metas; establece los pasos y las tareas que el equipo de cuidado debe realizar.

política: (regla) un curso de acciones que se deben seguir cada vez que se presente cierta situación.

ponerse: usar.

portal de entrada: cualquier abertura del cuerpo en una persona que no está infectada que permite que entren los patógenos.

portal de salida: cualquier abertura del cuerpo en una persona infectada que permite que los patógenos salgan.

posicionar: el hecho de ayudar a los residentes a acomodarse en posiciones que sean cómodas y saludables.

postura: la manera en que una persona sostiene y acomoda su cuerpo.

precauciones basadas en la transmisión: método para la prevención de infecciones que se utiliza al brindar el cuidado a personas que están infectadas o que pueden estar infectadas con ciertas enfermedades infecciosas.

precauciones estándares: un método para la prevención de infecciones en el cual toda la sangre, todos los fluidos corporales, toda la piel no intacta y todas las membranas mucosas son tratadas como si estuvieran infectadas con una enfermedad infecciosa.

prediabetes: es una condición que ocurre cuando los niveles de glucosa en la sangre de una persona se encuentran por arriba de lo normal, pero no son lo suficientemente altos para diagnosticar diabetes tipo 2.

predispuesta: con prejuicios.

presiones abdominales: método para intentar remover un objeto de la vía respiratoria de una persona que se está asfixiando.

primeros auxilios: cuidado de emergencia que se brinda de inmediato a una persona lesionada por parte de las primeras personas que responden a una emergencia.

privación ilegal de la libertad: la restricción ilegal de una persona que afecta su libertad de movimiento; incluye tanto las amenazas de ser físicamente privado de la libertad como el hecho de privar físicamente a alguien de su libertad.

procedimiento: un método o la manera de hacer algo.

profesional: relacionado con el trabajo o un empleo.

profesionalismo: el acto de comportarse de manera apropiada en el trabajo.

prominencias óseas: áreas del cuerpo donde el hueso queda cerca de la piel.

prona: posición del cuerpo donde una persona está acostada sobre el estómago o sobre la parte de enfrente del cuerpo.

pronación: voltear hacia abajo.

prótesis: es un aparato que reemplaza la parte del cuerpo que faltaba o que está deformada debido a un accidente, una lesión, una enfermedad o un defecto de nacimiento; se utiliza para mejorar la habilidad de una persona de funcionar y/o mejorar su apariencia.

psicoterapia: un método de tratamiento para enfermedades mentales que involucra hablar sobre los problemas que uno tiene con los profesionistas de salud mental.

pulso braquial: el pulso localizado dentro del codo entre 1 y 1 ½ pulgadas arriba del codo.

pulso radial: el pulso localizado en la parte interna de la muñeca, donde la arteria radial corre tan sólo por debajo de la piel.

puntos de presión: áreas del cuerpo que soportan la mayoría del peso.

quedar colgando: sentarse con las piernas colgando sobre un lado de la cama para volver a tener balance y estabilizar la presión sanguínea.

quitarse: remover.

rasgaduras: lesiones en la piel ocasionadas por el rozamiento o la fricción que resulta cuando la piel se mueve hacia un lado y el hueso que se encuentra abajo permanece fijo o se mueve hacia la dirección opuesta.

rastrillo desechable: un tipo de rastrillo que se desecha en un contenedor para material biopeligroso después de usarlo una sola vez; requiere el uso de jabón o crema para afeitar.

rastrillo de seguridad: un tipo de rastrillo que tiene una navaja filosa con un protector especial de seguridad para ayudar a prevenir cortadas; requiere el uso de jabón o crema para afeitar.

rasuradora eléctrica: un tipo de rastrillo que funciona con electricidad; no requiere el uso de jabón o crema para afeitar.

raza: grupos de personas basados en características físicas compartidas por personas con ascendencia común.

reacción a la insulina: complicación de la diabetes que puede ser el resultado por demasiada insulina o por haber consumido muy poca comida; también llamada *hipoglucemia*.

reacción catastrófica: reaccionar ante algo de manera irrazonable o exagerada.

rebuscamiento de objetos: revisar cajones, guardarropas o artículos personales que le pertenecen a uno mismo o a alguien más.

rehabilitación: cuidado que se brinda por parte de especialistas para ayudar a restablecer o mejorar una función después de que se ha presentado una enfermedad o una lesión.

reproducir: crear nueva vida humana.

reservorio: un lugar donde vive y se multiplica un patógeno.

respiraciones de Cheyne-Stokes: periodos alternantes de respiraciones lentas e irregulares y de respiraciones rápidas y poco profundas, junto con periodos sin respiración.

respiración: el proceso de inhalar aire hacia los pulmones y eliminar aire de los pulmones.

responsabilidad legal: término legal que indica que una persona puede ser responsable por lastimar a alguien más.

restricciones alternas: medidas que se utilizan en lugar de una restricción o que reducen la necesidad de una restricción.

restricción: una manera física o química de restringir el movimiento o el comportamiento voluntario.

resucitación cardiopulmonar (CPR por sus siglas en inglés – "*cardiopulmonary resuscitation*"): procedimientos médicos utilizados cuando el corazón o los pulmones de una persona han dejado de funcionar.

rotación: voltear una articulación.

salud mental: el funcionamiento normal de las habilidades emocionales e intelectuales.

sensación fantasma: calor, comezón o sensibilidad en una parte del cuerpo que fue amputada.

Serie de Datos Mínimos (MDS, por sus siglas en inglés – "*Minimum Data Set*"): una forma detallada con lineamientos para evaluar a los residentes en una institución de cuidado a largo plazo.

ser negligente: la omisión de brindar el cuidado necesario que tenga como resultado una lesión física, mental o emocional hacia una persona.

shock: (choque o ataque) una condición que ocurre cuando los órganos y los tejidos del cuerpo no reciben el abastecimiento de sangre adecuado.

signos vitales: medidas –temperatura, pulso, respiraciones y presión sanguínea– que monitorean el funcionamiento de los órganos vitales del cuerpo.

simpatía: compartir los sentimientos y las dificultades de los demás.

sin tolerancia de peso (NWB, por sus siglas en inglés – "non-weight bearing"): la orden de un doctor que indica que una persona no puede tocar el piso ni soportar ningún peso en una o en ambas piernas.

sistólica: la primera medición de la presión sanguínea; la fase cuando el corazón se encuentra trabajando, se contrae y empuja la sangre del ventrículo izquierdo del corazón.

sombrero: en el cuidado para la salud, un contenedor para recolección que se coloca en el inodoro para recolectar y medir la orina o el excremento.

sucio: en el cuidado de la salud, es una condición en la cual los objetos están contaminados con patógenos.

supina: posición del cuerpo donde una persona está acostada boca arriba, sobre la espalda.

supinación: voltear hacia arriba.

sábanas de arrastre: una sábana extra que se coloca sobre la sábana inferior; utilizada para mover a los residentes en la cama.

síncope: pérdida del conocimiento; también llamado *desmayo*.

síndrome del atardecer: ponerse inquieto y agitado en la tarde o por la noche.

tacto: mostrar sensibilidad y tener sentido de lo que es apropiado al tratar con otras personas.

terapia de comportamiento cognitivo (CBT por sus siglas en inglés – "cognitive behavioral therapy"): un tipo de psicoterapia que, con frecuencia, se utiliza para tratar la ansiedad y la depresión y se enfoca en habilidades y soluciones que una persona puede utilizar para modificar los pensamientos negativos y los patrones de comportamiento.

terapia de oxígeno: la administración de oxígeno para incrementar el abastecimiento del oxígeno a los pulmones.

terapia intravenosa (IV por sus siglas en inglés - "intravenous"): la entrega de medicamento, nutrición o líquidos por la vena de una persona.

testamento sobre la voluntad de vida: un documento que indica el cuidado médico que desea o que no desea una persona en caso de que no pueda tomar dichas decisiones.

tolerancia completa del peso (FWB, por sus siglas en inglés – "full weight bearing"): la orden de un doctor que indica que una persona tiene la habilidad de soportar el peso completo del cuerpo (100%) en ambas piernas.

tolerancia parcial de peso (PWB, por sus siglas en inglés – "partial weight bearing"): una orden de un doctor que indica que una persona puede soportar cierto peso en una o en ambas piernas.

transmisión: pasar o transferir.

trastorno de pánico: una enfermedad que se caracteriza porque una persona tiene ataques de pánico con regularidad o vive con ansiedad constante sobre tener otro ataque.

tuberculosis (TB): una enfermedad altamente contagiosa causada por una bacteria que se transmite en gotas mucosas suspendidas en el aire; usualmente afecta los pulmones y causa tos, problemas para respirar, pérdida de peso y fatiga.

tubo de gastrostopía endoscópica percutánea (PEG, por sus siglas en inglés – "percutaneous endoscopic gastrostomy"): un tubo de alimentación colocado en el estómago por medio de la pared abdominal.

tubo nasogástrico: un tubo de alimentación que ha sido insertado por la nariz y llega hasta el estómago.

tumor: un grupo de células que crecen de manera anormal.

vagando de un lado a otro: caminar de un lado a otro en la misma área.

vagando sin dirección fija: caminar sin rumbo alrededor de las instalaciones o en el patio de la institución.

validar: dar valor o aprobar.

violencia doméstica: el abuso físico, sexual o emocional realizado por cónyuges, parejas íntimas o familiares.

violencia en el lugar de trabajo: el abuso verbal, físico o sexual de empleados por parte de otros empleados, de los residentes o de visitantes.

VRE (enterococo resistente a la vancomicina, por sus siglas en inglés "*vancomycin- resistant enterococcus*"): bacteria (*enterococo*) que ha desarrollado resistencia al antibiótico de la vancomicina.

vía respiratoria obstruida: una condición en la que algo está bloqueando el tubo por donde entra el aire a los pulmones.

émesis: el hecho de vomitar o expulsar el contenido del estómago por la boca y/o por la nariz.

ética: el conocimiento sobre el bien y el mal.

Índice

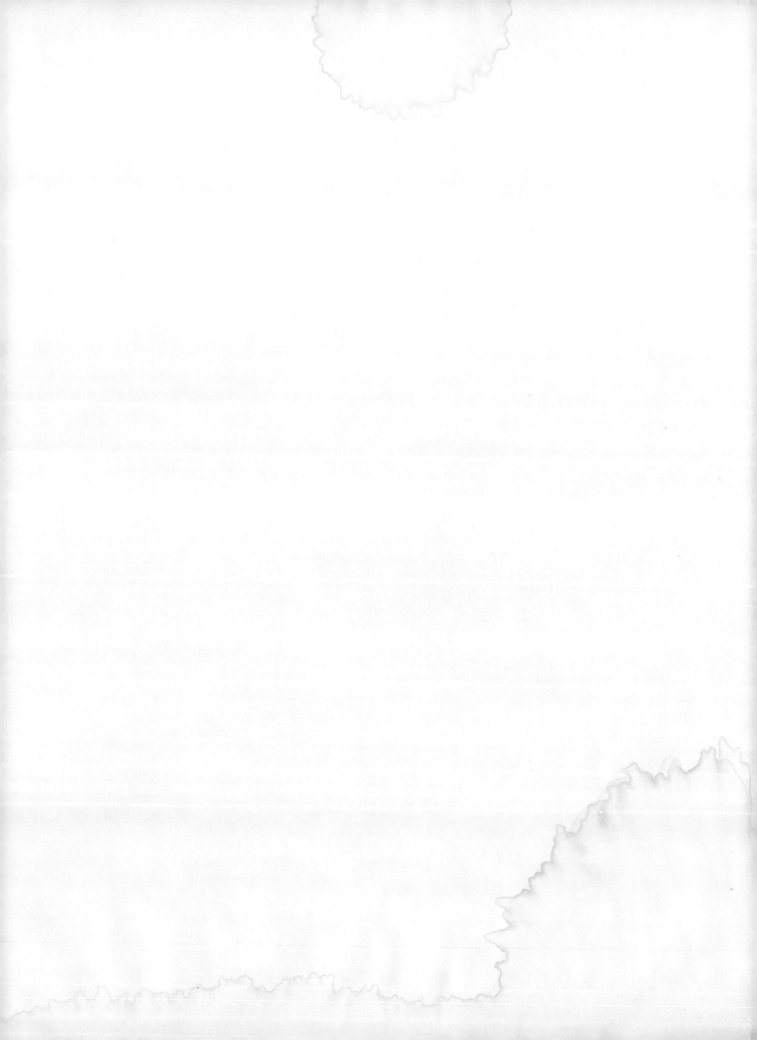